现代临床常见疾病
护理实践

主编　郭师师　贾建华　孙华娟　张雪梅
　　　李　燕　孙海燕　李学军　李顺荣

中国海洋大学出版社

·青岛·

图书在版编目（CIP）数据

现代临床常见疾病护理实践 / 郭师师等主编. —青岛：中国海洋大学出版社，2023.8

ISBN 978-7-5670-3580-5

Ⅰ．①现… Ⅱ．①郭… Ⅲ．①常见病－护理 Ⅳ．①R47

中国国家版本馆CIP数据核字（2023）第151036号

出版发行	中国海洋大学出版社		
社　　址	青岛市香港东路23号	邮政编码	266071
出 版 人	刘文菁		
网　　址	http://pub.ouc.edu.cn		
电子信箱	369839221@qq.com		
订购电话	0532-82032573（传真）		
责任编辑	韩玉堂	电　　话	0532-85902349
印　　制	日照报业印刷有限公司		
版　　次	2023年8月第1版		
印　　次	2023年8月第1次印刷		
成品尺寸	185 mm×260 mm		
印　　张	30.25		
字　　数	767千		
印　　数	1～1000		
定　　价	238.00元		

发现印装质量问题，请致电0633-8221365，由印刷厂负责调换。

编委会

F oreword 前言

近年来，由于基础医学和临床医学的迅速发展，许多疾病的病因和发病机理获得进一步阐明，从而为探索新的预防和治疗方法开辟了新路径，与之相关的临床护理要求也越来越高。

当代护理人员不仅需要具备规范的操作技能、敏锐的观察能力、机智灵活的应变能力、较强的综合分析问题和解决问题的能力，还要有获取新知识的意识和创新能力，以便在划分精细的临床工作中提供独具特色的护理内容。为了帮助临床护理人员能够从患者的整个发病过程中掌握疾病的相关信息，最终达到护理评估到位、操作准确、措施严谨、持续改进的目标，我们共同编写了这本《现代临床常见疾病护理实践》。

本书系统总结了近年来护理领域发展的最新成果，旨在为广大护理工作者提供更加规范的疾病护理标准，使临床护理工作有章可循、有法可依。本书共 15 章，包含了门诊输液室护理、急危重症护理、心内科护理、消化内科护理、神经外科护理、肿瘤科护理、妇科护理、产科护理、儿科护理、中医护理、精神科护理、手术室护理等内容。本书涉及科室全面、内容涵盖广泛，临床思维缜密，对临床实际工作具有非常高的参考价值。内容体现出较强的实用性，注重科学性和实用性的统一；理论知识参考最新、最权威的资料，并尽可能将新技术、新成果提供给读者。我们希望通过本书，可以让基层护理工作者解决工作中遇到的实际问题。

由于，编者水平有限，书中难免有不足之处，希望广大读者提出宝贵意见，以期进一步完善。

《现代临床常见疾病护理实践》编委会

2023 年 5 月

Contents 目 录

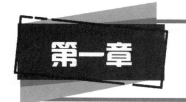

门诊输液室护理

第一节　输液室核对药物护理质量控制

一、护理质量标准

（1）护士核对患者门诊病历、医卡通，核对其姓名、年龄、性别，确定患者信息的一致性。

（2）对照病历，查对患者医嘱内容，检查医嘱是否正确，查对药物，按医嘱收取液体和药物。检查药物质量，查看有效期，打印瓶签，打印输液单。在软包装液体背面贴标签，按医嘱内容从医卡通内扣除当天费用。

（3）将当天所需液体和药物、输液单及抽取的注射序号放入专用药盒里，将药盒交给患者，交代患者在输液椅上等候，听见广播叫号后到相应窗口进行注射。

二、护理质量缺陷问题

（1）未认真核对患者病历、医卡通。

（2）未认真核对医嘱内容。

（3）未认真检查药液质量。

（4）未检查药液是否为本院药物。

三、护理质量改进措施

（1）核对护士检查病历和医卡通信息，询问患者姓名、年龄，患者自行回答，确定无误后核对药物。

（2）护士应认真查对医嘱内容，包括药物剂量、用法频次、有效时间及是否有医师签名。若发现医嘱有误、药物与医嘱不符、病历与医卡通医嘱不一致、存在配伍禁忌等情况，则先向患者解释，打电话与医师核实，医师修改医嘱正确后，方可执行。

（3）护士应按照要求认真查对药物质量，检查药液的生产日期、批号、有无过期、瓶体有无裂纹，液体内有无絮状物，软包装液体要检查有无漏液、漏气，外包装有无损坏等。

（4）护士对首次进行注射的患者，在核对药物的同时，提示患者出示取药发票，检查是否为本院药品，确认无误后方可进行核对，如为外购药品，则不予执行。

（辛艳玲）

第二节　静脉输液护理质量控制

一、护理质量标准

（一）核对
注射护士在各个注射窗口打开电子叫号器，按序号广播呼叫，收取患者药盒，查对医嘱。

（二）配药
（1）对照病历，首先核对医嘱是否正确，检查药液质量，按无菌操作原则进行配药。

（2）对于需做过敏试验的药物，护士需查看门诊病历上是否已盖皮试阴性章，是否有双人签名，手续完整后方可配药。

（3）配药后，再次查对药物。

（三）注射
（1）注射护士询问患者姓名，如果只输一瓶液体，将病历出示给患者检查，核对无误后，嘱其收好。如患者需要输注多瓶液体，应将其门诊病历及后续药物置于巡回治疗台上，随时配药、换药。

（2）询问患者其注射药物的名称、作用，如为初次注射，则需向其交代相关注意事项。

（3）询问患者有无药物、材料类过敏史。询问患者有无皮试类药物过敏史、皮试结果及上次注射结束的时间。

（4）再次查对患者姓名、药物及输液单，无误后检查输液管并排气。消毒瓶口，插输液管排气，选择血管，按照无菌操作原则进行静脉穿刺。

（5）再次查对液体与输液单，在输液单上签注执行者姓名和注射时间。

（6）调节输液滴速，交代患者相关注意事项，患者携带液体回到输液椅上进行输液。

（7）护士整理用物，进行手消毒，准备下一位患者的用物。

二、护理质量缺陷问题

（1）注射护士在收药时未检查药盒内药物、门诊病历、输液单及序号，未认真核对医嘱。

（2）护士配药时未检查药液质量，未严格执行无菌技术操作。

（3）配药后护士未再次核对药液。

（4）注射时护士未核对患者身份。

（5）抗生素类药物要求两次用药间隔时间不超过 24 h，但患者门诊病历上并未注明上次注射时间，因此仅仅通过患者口述，无法判断患者本次注射是否在有效时间内用药，无法确保安全的注射。

（6）护士在穿刺后未再次核对液体与输液单。

（7）护士未进行手消毒，易造成交叉感染。

三、护理质量改进措施

（1）注射护士在收药时，首先需要核对患者手中的号码牌，确认号码与广播呼叫号码一致后，认真检查药盒内用物,包括门诊病历、药物、输液单及号码单是否准确完整,药物、医嘱与输液单内容是否一致,查对药瓶序号、姓名、药名、剂量、浓度时间、用法及有效期是否准确。

（2）配药时,首先检查药液质量:瓶塞是否松动,瓶体有无裂纹,对光检查液体是否有浑浊、变色、结晶、沉淀,有无絮状物及其他杂质,查看有效期,查对安瓿类药物标签是否清楚。药液无质量问题后打开液体瓶盖,消毒,检查注射器有无漏气,配药时认真执行无菌操作原则,规范消毒,避免跨越无菌面。

（3）配完药后再次检查空安瓿,对光检查液体瓶内有无浑浊、沉淀物及絮状物,药物是否完全溶解。无误后在瓶体标签处清晰注明配药护士姓名及时间。

（4）注射前,护士需认真核对患者身份:采用问答式,听到回答后护士口头重复一遍,确保姓名准确无误,禁止直呼其名进行查对;将病历出示给患者,患者确定无误后嘱其收好。

（5）护士为患者注射抗生素类药物时,需要向患者交代注意事项,如两次用药间隔时间不可超过 24 h,注射完毕需要观察 30 min 方可离开等,并且在病历上注明当天注射的时间,告知患者第二天需要在此时间前进行注射。

（6）穿刺后,需要再次认真核对液体与输液单是否一致,查对患者姓名、液体质量,对光检查液体瓶内有无浑浊、沉淀物及絮状物,检查输液管内有无气体。无误后在输液单上签注执行者姓名及执行时间,临时医嘱需在门诊病历上签注姓名及时间。

（7）操作完毕,护士整理用物,洗手或用快速手消毒剂进行手消毒之后,方可准备下一位患者的用物。

（高　炯）

第三节　输液室药物更换护理质量控制

一、护理质量标准

（1）巡回护士对注射患者定期巡视,根据医嘱要求调节输液速度。

（2）患者需要更换药物时,巡回护士端注射盘至患者座位处,询问患者姓名,查对无误后,消毒液体袋（瓶）口,换药,调节输液速度,在输液单上签注姓名与更换时间。

（3）患者输液结束,巡回护士查看输液单,检查当天液体是否全部输完,检查液体瓶（袋）及输液管内液体输入情况,无误后拔针,交代患者休息观察 30 min,无不适后方可离开。

二、护理质量缺陷问题

（1）巡回护士未定期巡视,未做到随时调节输液速度。

（2）护士未端注射盘至患者处换药,不符合操作要求。

（3）换药时未查对患者身份,未查对医嘱。

三、护理质量改进措施

（1）巡回护士对注射患者进行定期巡视,根据医嘱要求调节输液速度,观察输液是否通畅,询问患者有无不良反应,并随时进行处理。

(2)护士给患者更换药物时,需要将配好的液体置于注射盘内,携带门诊病历至患者座位处,按照程序换药。

(3)患者需要更换药物时,巡回护士端注射盘至患者座位处,询问患者姓名,查对门诊病历,确认患者病历无误后,护士查对药物、病历及输液单内容,无误后消毒液体袋(瓶)口后换药,调节输液速度,在输液单上签注姓名与更换时间,如所换液体为最后一瓶,则将病历交与患者。

(高　炯)

第四节　医院输液室感染质量控制

一、护理质量标准

(1)坚持每天清洁消毒制度。将注射大厅进行对流通风1 h,大厅天花板内安装通风系统,地面进行擦拭消毒,输液椅每天擦拭消毒,治疗室每天紫外线消毒1 h。

(2)各项技术操作严格执行无菌原则,消毒液、无菌物品及各种药液应均在有效期内。

(3)注射护士每次给患者注射后,注意做好手消毒,严格执行一人一针一管一带的规定。治疗车内物品摆放有序,上层为清洁区,下层为污染区,注射窗口及治疗车均配备快速手消毒剂。注射盘及药筐每天浸泡消毒一次。每班工作结束后,责任护士做好工作区域终末消毒。

(4)注射室的医疗垃圾分为感染性与损伤性两类,按照标准进行分类放置,每天称重、登记,与回收人员交接。

(5)认真执行七步洗手法,配备专用洗手液及干净抽纸。每个操作区域均配备快速手消毒液,做到一操作一消毒。

二、护理质量缺陷问题

(1)注射大厅未定时通风,未进行消毒。

(2)护士操作中未严格执行无菌操作原则。

(3)护士未做好个人手消毒。

(4)医疗废物未做到分类放置。

(5)医疗垃圾无专人管理,对于称重、登记及回收无法做到责任明确、准确无误。

三、护理质量改进措施

(1)安排保洁人员每天早8时之前与晚5时之后,将注射大厅进行对流通风1 h;大厅天花板内安装通风系统;每天晚5时后,配置含氯消毒液对大厅地面进行擦拭消毒,并擦拭消毒输液椅;治疗室每天晚5时后有专人进行紫外线消毒1 h。

(2)各项技术操作认真执行无菌原则。消毒液开启后注明开启时间,连续使用不超过3 d;无菌棉签开封启用不超过24 h;抽出的药液、开启的静脉输入用药物须注明启用时间,超过2 h不得使用;启封抽吸的各种液体超过24 h不得使用。

（3）严格落实工作人员手消毒制度,配备专业洗手液。各注射窗口均配备快速手消毒液,护士操作结束后认真洗手或进行手消毒,之后方可进行下一步工作。

（4）注射室的医疗垃圾分为感染性与损伤性两类,按照标准进行分别放置;设置专门的医疗垃圾保存柜,每个注射窗口及配药操作台均设置医疗垃圾分类箱,操作中各种医疗垃圾随时进行明确分类;针头类锐器及碎安瓿放置于专门的锐器盒内,严防针刺伤;用过的输液管、输液袋、棉签等均放于感染性医疗垃圾袋内。

（5）每班人员做好各自工作区域医疗垃圾的分类及处理,每天医疗垃圾由专人进行总负责,在下午5时前将当天产生的所有医疗废物进行统一称重、登记,与回收人员进行明确交接,严防医疗垃圾外泄。

（高　炯）

第五节　皮内注射

一、目的

（1）进行药物过敏试验,以观察有无变态反应。

（2）预防接种。

（3）局部麻醉的起始步骤。

二、评估

（一）评估患者
（1）双人核对医嘱。

（2）核对患者床号、姓名、住院号和腕带(请患者自己说出床号和姓名)。

（3）评估患者病情、意识状态、配合能力、用药史、药物过敏史、不良反应史。

（4）向患者解释操作目的和过程,取得患者配合。

（5）查看注射部位皮肤情况(皮肤颜色,有无皮疹、感染和皮肤划痕阳性)。

（6）协助患者取舒适坐位或卧位。

（二）评估环境
安静整洁,宽敞明亮,必要时遮挡。

三、操作前准备

（一）人员准备
仪表整洁,符合要求。洗手,戴口罩。

（二）按医嘱配制药液
（1）操作台(治疗室):注射盘、无菌治疗巾、无菌镊子、1 mL注射器、药液、安尔碘、75%乙醇、无菌棉签等。

（2）双人核对药液标签,药名、浓度、剂量、有效期、给药途径。

（3）检查瓶口有无松动、瓶身有无破裂、药液有无混浊、沉淀、絮状物和变质。

（4）检查注射器、安尔碘、75％乙醇、无菌棉签包装无破裂、是否在有效期内。

（5）按正规操作抽吸药液，并贴好标识，置于无菌盘内。

（6）再次核对皮试液，并签名。

（三）物品准备

治疗车上层放置无菌盘（内置已抽吸好的药液）、治疗盘（75％乙醇、无菌棉签）、备用（1 mL注射器1支、0.1％盐酸肾上腺素1支，变态反应时用）、快速手消毒剂、注射单，以上物品符合要求，均在有效期内。治疗车下层放置生活垃圾桶、医疗废物桶、锐器盒。

四、操作程序

（1）携用物推车至患者床旁，核对床号、姓名、住院号、腕带和药物过敏史（请患者自己说出床号和姓名）。

（2）选择注射部位（过敏试验选择前臂掌侧下 1/3；预防接种选择上臂三角肌下缘；局部麻醉则选择麻醉处）。

（3）75％乙醇常规消毒皮肤。

（4）二次核对患者床号、姓名和药名。

（5）排尽空气，药液至所需刻度，且药液不能外溢。

（6）一手绷紧局部皮肤，一手持注射器，针头斜面向上，与皮肤呈 5°刺入皮内。

（7）待针头斜面完全进入皮内后，放平注射器，固定针栓并注入 0.1 mL 药液，使局部形成一个圆形隆起的皮丘（皮丘直径 5 mm，皮肤变白，毛孔变大）。

（8）迅速拔出针头，勿按揉和压迫注射部位。

（9）20 min 后观察患者局部反应，做出判断。

（10）协助患者取舒适体位，整理床单位。

（11）快速手消毒剂消毒双手，签名。

（12）推车回治疗室，按医疗废物处理原则处理用物。

五、20 min 后判断结果

（1）核对患者床号、姓名、住院号和腕带（请患者自己说出床号和姓名）。

（2）须经两人判断皮试结果，并将结果告知患者和家属。

（3）洗手，皮试结果记录在病历、护理记录单和病员一览表等处。阳性用红笔标记"＋"，阴性用蓝色或黑笔标记"－"。

（4）如对结果有怀疑，应在另一侧前臂皮内注入 0.1 mL 生理盐水做对照试验。

六、皮内试验结果判断

（一）阴性

皮丘无改变，周围无红肿，并无自觉症状。

（二）阳性

局部皮丘隆起，局部出现红晕、硬块，直径＞1 cm 或周围有伪足；或局部出现红晕，伴有小水疱者；或局部发痒者为阳性。严重时可出现过敏性休克。观察反应的同时，应询问有无头晕、心慌、恶心、胸闷、气短、发麻等不适症状,如出现上述症状时不可使用青霉素。

七、注意事项

(1)皮试药液要现用现配,剂量准确。

(2)备好相应抢救设备与药物,及时处理变态反应。

(3)行皮试前,尤其行青霉素过敏试验前必须询问患者家族史、用药史和药物过敏史,如有药物过敏史者不可做试验。

(4)药物过敏试验时,患者体位要舒适,不可采取直立位。

(5)选择注射部位时应注意避开瘢痕和皮肤红晕处。

(6)皮肤试验时禁用碘剂消毒,对乙醇过敏者可用生理盐水消毒,避免反复用力涂擦局部皮肤。

(7)拔出针头后,注射部位不可用棉球按压揉擦,以免影响结果观察。

(8)进针角度以针尖斜面全部刺入皮内为宜,进针角度过大易将药液注入皮下,影响结果的观察和判断。

(9)如需做对照实验,应用另一注射器和针头,抽吸无菌生理盐水,在另一前臂相同部位皮内注射0.1 mL,观察 20 min 进行对照。告知患者皮试后 20 min 内不要离开病房。如对结果有怀疑,应在另一侧前臂皮内注入 0.1 mL 生理盐水做对照试验。

(10)正确判断试验结果,对皮试结果阳性者,应在病历、床头或腕带、门诊病历和病员一览表上醒目标记,并将结果告知医师、患者和家属。

(11)特殊药物皮试,按要求观察结果。

(高　炯)

第六节　皮　下　注　射

一、目的

(1)注入小剂量药物,用于不宜口服给药而需在一定时间内发生药效时。

(2)预防接种。

(3)局部供药,如局部麻醉用药。

二、评估

(一)评估患者

(1)双人核对医嘱。

(2)核对患者床号、姓名、住院号和腕带(请患者自己说出床号和姓名)。

(3)评估患者病情、意识状态、配合能力、用药史、药物过敏史、不良反应史等。

(4)向患者解释操作目的和过程,取得患者配合。

(5)查看注射部位皮肤情况(皮肤颜色,有无皮疹、感染)。

(6)协助患者取舒适坐位或卧位。

(二)评估环境

安静整洁,宽敞明亮,必要时遮挡。

三、操作前准备

(一)人员准备

仪表整洁,符合要求。洗手,戴口罩。

(二)按医嘱配制药液

(1)操作台上放置注射盘、纸巾、无菌治疗巾、无菌镊子、2 mL 注射器、医嘱用药液、安尔碘、75%乙醇、无菌棉签。

(2)双人核对药液标签、药名、浓度、剂量、有效期、给药途径。

(3)检查瓶口有无松动、瓶身有无破裂、药液有无混浊、沉淀、絮状物和变质。

(4)检查注射器、安尔碘、75%乙醇、无菌棉签等,包装无破裂,在有效期内。

(5)按正规操作抽吸药液,并贴好标识,置于无菌盘内。

(6)再次核对药液,记录时间并签名。

(三)物品准备

治疗车上层放置无菌盘(内置抽吸好的药液)、治疗盘(安尔碘、75%乙醇)、注射单、快速手消毒剂,以上物品符合要求,均在有效期内。治疗车下层放置生活垃圾桶、医疗废物桶、锐器盒。

四、操作程序

(1)携用物推车至患者床旁,核对床号、姓名、住院号和腕带(请患者自己说出床号和姓名)。

(2)根据注射目的选择注射部位(上臂三角肌下缘、两侧腹壁、后背、股前侧和外侧等)。

(3)常规消毒皮肤,待干。

(4)二次核对患者床号、姓名和药名。

(5)排尽空气;取干棉签夹于左手示指与中指之间。

(6)一手绷紧皮肤,另一手持注射器,示指固定针栓,针头斜面向上,与皮肤呈30°～40°(过瘦患者可捏起注射部位皮肤,并减少穿刺角度)快速刺入皮下,深度为针梗的1/2～2/3;松开绷紧皮肤的手,抽动活塞,如无回血,缓慢推注药液。

(7)注射毕用无菌干棉签轻压针刺处,快速拔针后按压片刻。

(8)再次核对患者床号、姓名和药名,注射器按要求放置。

(9)协助患者取舒适体位,整理床单位,并告知患者注意事项。

(10)快速手消毒剂消毒双手,记录时间并签名。

(11)推车回治疗室,按医疗废物处理原则处理用物。

(12)洗手,根据病情书写护理记录单。

五、注意事项

(1)遵医嘱和药品说明书使用药品。

（2）长期注射者应注意更换注射部位。

（3）注射中、注射后观察患者不良反应和用药效果。

（4）注射<1 mL药液时须使用1 mL注射器，以保证注入药液剂量准确无误。

（5）持针时，右手示指固定针栓，但不可接触针梗，以免污染。

（6）针头刺入角度不宜超过45°，以免刺入肌层。

（7）尽量避免应用对皮肤有刺激作用的药物作皮下注射。

（8）若注射胰岛素时，需告知患者进食时间。

（高　炯）

第七节　肌　内　注　射

一、目的

注入药物，用于不宜或不能口服或静脉注射，且要求比皮下注射更快发生疗效时。

二、评估

（一）评估患者

（1）双人核对医嘱。

（2）核对患者床号、姓名、住院号和腕带（请患者自己说出床号和姓名）。

（3）评估患者病情、治疗情况、意识状态、用药史、药物过敏史、不良反应史、肢体活动能力和合作程度。

（4）向患者解释操作目的和过程，取得患者配合。

（5）查看注射部位皮肤情况（皮肤颜色，有无皮疹、感染和皮肤划痕阳性）。

（6）协助患者取舒适坐位或卧位。

（二）评估环境

安静整洁，宽敞明亮，必要时遮挡。

三、操作前准备

（一）人员准备

仪表整洁，符合要求。洗手，戴口罩。

（二）按医嘱配制药液

（1）操作台：注射盘、无菌盘、2 mL注射器、5 mL注射器、医嘱所用药液、安尔碘、无菌棉签。如注射用药为油剂或混悬液，需备较粗针头。

（2）双人核对药物标签、药名、浓度、剂量、有效期、给药途径。

（3）检查瓶口有无松动、瓶身有无破裂、药液有无混浊、变质。

（4）检查无菌注射器、安尔碘、无菌棉签等，包装无破裂，在有效期内。

（5）按正规操作抽吸药液，并贴好标识，置于无菌盘内。

(6)再次核对药液,记录时间并签名。

(三)物品准备

治疗车上层放置无菌盘(内置抽吸好药液)、安尔碘、注射单、无菌棉签、快速手消毒剂,以上物品符合要求,均在有效期内。治疗车下层放置生活垃圾桶、医疗废物桶、锐器盒。

四、操作程序

(1)携用物推车至患者床旁,核对床号、姓名、住院号和腕带(请患者自己说出床号和姓名)。

(2)协助患者取舒适体位,暴露注射部位,注意保暖,保护患者隐私,必要时可遮挡。

(3)选择注射部位(臀大肌、臀中肌、臀小肌、股外侧和上臂三角肌)。

(4)常规消毒皮肤,待干。

(5)再次核对患者床号、姓名和药名。

(6)拿取药液并排尽空气,取干棉签,夹于左手示指与中指之间,以一手拇指和示指绷紧局部皮肤,另一手持注射器,中指固定针栓,将针头迅速垂直刺入,深度约为针梗的 2/3。

(7)松开紧绷皮肤的手,抽动活塞。如无回血,缓慢注入药液,同时观察反应。

(8)注射毕,用无菌干棉签轻按进针处,快速拔针,按压片刻。

(9)再次核对患者床号、姓名和药名。

(10)协助患者取舒适体位,整理床单位,注射后观察用药反应。

(11)快速手消毒剂消毒双手,记录时间并签名。

(12)推车回治疗室,按医疗废物处理原则处理用物。

(13)洗手,根据病情书写护理记录单。

五、常用肌内注射定位方法

(一)臀大肌肌内注射定位法

注射时应避免损伤坐骨神经。

1.十字法

从臀裂顶点向左或右侧画一水平线,然后从髂嵴最高点作一垂线,将一侧臀部被划分为 4 个象限,其外上象限并避开内角为注射区。

2.连线法

从髂前上棘至尾骨做一连线,其外 1/3 处为注射部位。

(二)臀中肌、臀小肌肌内注射定位法

(1)以示指尖和中指尖分别置于髂前上棘和髂嵴下缘处,在髂嵴、示指、中指之间构成一个三角形区域,示指与中指构成的内角为注射部位。

(2)髂前上棘外侧三横指处(以患者手指的宽度为标准)。

(三)股外侧肌内注射定位法

在股中段外侧,一般成人可取髋关节下 10 cm 至膝关节的范围。此处大血管、神经干很少通过,且注射范围广,可供多次注射,尤适用于 2 岁以下的幼儿。

(四)上臂三角肌内注射定位法

取上臂外侧,肩峰下 2～3 横指处。此处肌肉较薄,只可做小剂量注射。

(五)体位准备

1.卧位

臀部肌内注射时,为使局部肌肉放松,减轻疼痛与不适,可采用以下姿势。

(1)侧卧位:上腿伸直,放松,下腿稍弯曲。

(2)俯卧位:足尖相对,足跟分开,头偏向一侧。

(3)仰卧位:常用于危重和不能翻身的患者,采用臀中肌、臀小肌肌内注射法较为方便。

2.坐位

为门诊患者接受注射时常用体位。可供上臂三角肌或臀部肌内注射时采用。

六、注意事项

(1)遵医嘱和药品说明书使用药品。

(2)药液要现用现配,在有效期内,剂量要准确。选择两种药物同时注射时,应注意配伍禁忌。

(3)注射时应做到"两快一慢"(进针、拔针快,推注药液慢)。

(4)选择合适的注射部位,避免刺伤神经和血管,无回血时方可注射。

(5)注射时切勿将针梗全部刺入,以防针梗从根部衔接处折断。若针头折断,应先稳定患者情绪,并嘱患者保持原位不动,固定局部组织,以防断针移位,同时尽快用无菌血管钳夹住断端取出;如断端全部埋入肌肉,应速请外科医师处理。

(6)对需长期注射者,应交替更换注射部位,并选择细长针头,以避免减少硬结的发生。如因长期多次注射出现局部硬结时,可采用热敷、理疗等方法予以处理。

(7)2岁以下婴幼儿不宜选用臀大肌内注射,因其臀大肌尚未发育好,注射时有损伤坐骨神经的危险,最好选择臀中肌和臀小肌内注射射。

(高 炯)

第八节 静 脉 注 射

一、目的

(1)所选用药物不宜口服、皮下、肌内注射,又需迅速发挥药效时。

(2)注入药物做某些诊断性检查,如对肝、肾、胆囊等造影时需静脉注入造影剂。

二、评估

(一)评估患者

(1)双人核对医嘱。

(2)核对患者床号、姓名、住院号和腕带(请患者自己说出床号和姓名)。

(3)了解患者病情、意识状态、配合能力、药物过敏史、用药史。

(4)评估患者穿刺部位的皮肤状况、肢体活动能力、静脉充盈度和管壁弹性。选择合适静脉注射的部位,评估药物对血管的影响程度。

(5)向患者解释静脉注射的目的和方法,告知所注射药物的名称,取得患者配合。

(二)评估环境

安静整洁,宽敞明亮。

三、操作前准备

(一)人员准备

仪表整洁,符合要求。洗手,戴口罩。

(二)物品准备

1.操作台

治疗单、静脉注射所用药物、注射器。

2.按要求检查所需用物,符合要求方可使用

(1)双人核对药物名称、浓度、剂量、有效期、给药途径。

(2)检查药物的质量、标签,液体有无沉淀和变色,有无渗漏、混浊和破损。

(3)检查注射器和无菌棉签的有效期、包装是否紧密无漏气,安尔碘的使用日期是否在有效期内。

3.配制药液

(1)安尔碘棉签消毒药物瓶口,掰开安瓿,瓿帽弃于锐器盒内。

(2)打开注射器,将外包装袋置于生活垃圾桶内,固定针头,回抽针栓,检查注射器,取下针帽置于生活垃圾桶内,抽取安瓿内药液,排气,置于无菌盘内。在注射器上贴上患者床号、姓名、药物名称、用药方法的标签。

(3)再次核对空安瓿和药物的名称、浓度、剂量、用药方法和时间。

4.备用物品

治疗车上层治疗盘内放置备用注射器一支、安尔碘、无菌棉签,无菌盘内放置配好的药液、垫巾。以上物品符合要求,均在有效期内。治疗车下层放置生活垃圾桶、医疗废物桶、锐器盒,含有效氯250 mg/L消毒液桶。

四、操作程序

(1)携用物推车至患者床旁,核对床号、姓名、住院号和腕带(请患者自己说出床号和姓名)。

(2)向患者说明静脉注射的方法、配合要点、注射药物的作用和不良反应。

(3)协助患者取舒适体位,充分暴露穿刺部位,放垫巾于穿刺部位下方。

(4)在穿刺部位上方5~6 cm处扎压脉带,末端向上,以防污染无菌区。

(5)安尔碘棉签消毒穿刺部位皮肤,以穿刺点为中心向外螺旋式旋转擦拭,直径>5 cm。

(6)再次核对患者床号、姓名和药名。

(7)嘱患者握拳,使静脉充盈,左手拇指固定静脉下端皮肤,右手持注射器与皮肤呈15°~30°自静脉上方或侧方刺入,见回血可再沿静脉进针少许。

(8)保留静脉通路者安尔碘棉签消毒静脉注射部位三通接口,以接口处为中心向外螺旋式旋转擦拭。

(9)静脉注射过程中,观察局部组织有无肿胀,严防药液渗漏,如出现渗漏立即拔出针头,按

压局部,另行穿刺。

（10）拔针后,指导患者按压穿刺点 3 min,勿揉,凝血功能差的患者适当延长按压时间。

（11）再次核对患者床号、姓名和药名。

（12）将压脉带与输液垫巾对折取出,输液垫巾置于生活垃圾桶内,压脉带放于含有效氯250 mg/L消毒液桶中。整理患者衣物和床单位,观察有无不良反应,并向患者讲明注射后注意事项。快速手消毒剂消毒双手,推车回治疗室,按医疗废物处理原则整理用物。

（13）洗手,在治疗单上签名并记录时间。按护理级别书写护理记录单。

五、注意事项

（1）严格执行查对制度,需双人核对医嘱。

（2）严格遵守无菌操作原则。

（3）了解注射目的、药物对血管的影响程度、给药途径、给药时间和药物过敏史。

（4）选择粗直、弹性好、易固定的静脉,避开关节和静脉瓣。常用的穿刺静脉为肘部浅静脉:贵要静脉、肘正中静脉、头静脉。小儿多采用头皮静脉。

（5）根据患者年龄、病情和药物性质掌握注入药物的速度,并随时听取患者主诉,观察病情变化。必要时使用微量注射泵。

（6）对需要长期注射者,应有计划地由小到大、由远心端到近心端选择静脉。

（7）根据药物特性和患者肝肾或心脏功能,采用合适的注射速度。随时听取患者主诉,观察体征和其病情变化。

（高　炯）

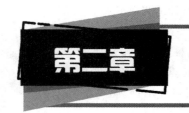

第二章　急危重症护理

第一节　危重症护理评估

评估是对危重患者实施有效护理的重要环节,ICU护士应熟悉护理评估内容,掌握护理评估的技能,通过评估了解患者的状况,并依据评估中的问题,有针对地实施护理。本节介绍常用及重要的护理评估指标。

一、身体评估

(一)一般状态评估

一般状态评估是对评估对象全身状态的概括性观察。评估方法以视诊为主,配合触诊、听诊和嗅诊完成。评估内容包括性别、年龄、生命体征、发育与体型、营养状态、意识状态、面容与表情、语调与语态、体位、姿势与步态。

以营养状态评估为例,最方便快捷的方法是判断皮下脂肪的充实程度。最方便和最适宜的评估部位是前臂屈侧、上臂背侧下1/3处,此处脂肪分布的个体差异最小;最简单、直接、可靠、重要的指标是测量体质量,但应结合内脏功能测定进行分析;体质量指数是反映蛋白质、热量、营养不良及肥胖的可靠指标。体质量指数(BMI)＝体质量(kg)/身高^2(m^2)。

(二)皮肤评估

以视诊为主,必要时结合触诊。主要包括对皮肤颜色、湿度、温度、弹性、皮疹、压疮、皮下出血、蜘蛛痣与肝掌、水肿的评估。

以水肿的评估为例,评估时,指压后应停留片刻,观察有无凹陷及平复情况。常用评估部位为浅表骨表面(如胫骨前、踝部、足背、腰骶骨及额前等)及眼睑。以手指按压局部组织可出现凹陷者,称凹陷性水肿。而黏液性水肿及象皮肿,尽管肿胀明显,但受压后无组织凹陷,为非凹陷性水肿。

根据水肿的程度可分为轻、中、重度三度。

轻度:仅见于眼睑、眶下软组织、胫骨前、踝部皮下组织,指压后可见轻度凹陷,平复较快。

中度:全身软组织均可见明显水肿,指压后可见明显凹陷,平复缓慢。

重度:全身组织明显水肿,身体低垂部位皮肤紧张发亮,甚至有液体渗出,胸、腹腔等浆膜腔可有积液,外阴部也可见明显水肿。

（三）全身浅表淋巴结评估

1.评估方法

评估者主要用滑动触诊。

2.评估顺序

耳前、耳后、乳突区、枕骨下区、颈后三角、锁骨上窝、腋窝、滑车上、腹股沟、腘窝等。

3.评估内容

触及肿大的淋巴结时应注意其大小、数目、硬度、压痛、活动度、有无粘连,局部皮肤有无红肿、瘢痕、瘘管等,注意寻找引起淋巴结肿大的原发病灶。

（四）头部及其器官和颈部评估

1.头部

头部的评估包括头发、头皮及头颅。

2.面部及其器官

（1）眼的评估:通常由外向内,遵循眼睑、结膜、巩膜、角膜、眼球、视功能评估、眼底检查的顺序依次进行。

（2）耳的评估:外耳注意耳郭有无畸形、外耳道是否通畅,有无分泌物或异物;乳突及听力。

（3）鼻的评估:鼻外形;有无鼻翼翕动、鼻出血;鼻腔黏膜;鼻腔分泌物;鼻窦。

（4）口的评估:应从口唇、口腔黏膜、牙齿、牙龈、舌、咽部及扁桃体、口腔气味、腮腺,沿由外向内的顺序依次进行。

3.颈部

包括颈部外形与活动、颈部血管、甲状腺及气管的评估。

（五）胸部评估

评估者嘱评估对象取坐位或仰卧位,按视、触、叩、听顺序,先评估前胸部和侧胸部,再评估背部,对称部位应左右对比。

1.胸部的体表标志

（1）骨骼标志:胸骨角、剑突、腹上角、肋间隙、肩胛骨、脊柱棘突、肋脊角。

（2）自然陷窝:胸骨上窝;锁骨上、下窝;腋窝。

（3）人工画线:前正中线、后正中线、锁骨中线（左右）、腋前线（左右）、腋后线（左右）、腋中线（左右）、肩胛下角线（左右）。

（4）人工分区:肩胛上区、肩胛下区、肩胛间区、肩胛区。

2.胸壁、胸廓及乳房

（1）胸壁评估:静脉、皮下气肿及胸壁压痛。

（2）胸廓评估:是否对称、前后径与左右径的比例。

（3）乳房评估:先视诊,后触诊。除评估乳房外,还应注意引流乳房部位的淋巴结。

3.肺和胸膜

（1）视诊:呼吸运动类型、有无呼吸困难;呼吸频率、呼吸幅度、呼吸节律。

（2）触诊:胸廓扩张度、触觉语颤、胸膜摩擦感。

（3）叩诊:先评估前胸,再评估侧胸及背部,有无异常胸部叩诊音。

（4）听诊:是肺部评估最重要的方法。内容包括:正常肺部呼吸音（支气管呼吸音、肺泡呼吸音、支气管肺泡呼吸音）;异常肺部呼吸音（异常肺泡呼吸音、异常支气管呼吸音、异常支气管肺泡呼吸音);啰音(干啰音、湿啰音);语言共振;胸膜摩擦音。

(六)心脏评估

(1)视诊包括心前区外形及心尖冲动。

(2)触诊包括心前区搏动,震颤、心包摩擦感。

(3)叩诊主要指叩诊心界。

(4)听诊是评估心脏的重要方法。听诊内容包括心率、心律、心音、额外心音、杂音、心包摩擦音。

(七)血管评估

(1)视诊观察有无肝颈静脉回流征及毛细血管搏动征。

(2)触诊包括脉搏速度改变、节律改变、强弱改变、波形异常。

(3)听诊有无动脉杂音;枪击音及 Duroziez 双重杂音。

(4)血压测量。

(八)腹部评估

1.腹部的体表标志

腹部的体表标志包括肋弓下缘、脐、髂前上棘、腹直肌外缘、腹中线、肋脊角、耻骨联合。

2.腹部分区

腹部分区包括四分区法和九分区法。

3.腹部评估方法

(1)视诊:评估者立于评估对象的右侧,自上而下视诊,有时为观察腹部细小隆起或蠕动波,评估者需将视线降低至腹平面,从侧面呈切线方向观察。腹部视诊内容包括腹部外形;呼吸运动;腹壁静脉曲张;胃肠型及蠕动波;注意有无皮疹、色素、腹纹、瘢痕、疝等。

(2)听诊:由于触诊和叩诊可能会增加肠蠕动而增加听诊效果,因而腹部听诊常在视诊后进行。听诊内容包括肠鸣音和血管杂音。

(3)叩诊:腹部叩诊主要用于评估某些腹腔脏器的大小、位置、叩痛,胃肠道充气情况,腹腔肿物、积气或积液等。腹部叩诊多采取间接叩诊法。

(4)触诊:要求评估对象排尿后低枕仰卧位,两臂自然放于身体两侧,两腿屈曲稍分开,是腹部放松,作张口缓慢腹式呼吸。评估者立于评估对象右侧,手要温暖,动作要轻柔,一般自左下腹开始逆时针方向评估。原则是先触健侧再触患侧。边触诊边观察评估对象的反应及表情,并与之交谈,可转移其注意力而减少腹肌紧张。浅部触诊法适用于检查腹部紧张度、抵抗感、浅表压痛、包块搏动和腹壁上的肿物等。深部触诊法适用于检查腹腔脏器状况、深部压痛、反跳痛及肿物等。

(九)脊柱与四肢评估

(1)脊柱的评估主要包括脊柱弯曲度、脊柱活动度、脊柱压痛和叩击痛。

(2)四肢评估以视诊和触诊为主。主要从形态和功能两方面评估。

(十)神经系统评估

1.运动功能评估

(1)肌力是评估对象主动运动时肌肉的收缩力。嘱评估对象作肢体伸屈运动,评估者从相反方向给予阻力,评估其对阻力的克服力量。注意两侧肢体的对比,两侧力量显著不等时有重要意义。

肌力的记录采用0～5级的6级分级法。

0级:完全瘫痪,无肌肉收缩。

1级:只有肌肉收缩,但无动作。

2级:肢体能在床面水平移动,但不能抬离床面。

3级:肢体能抬离床面,但不能克服阻力。

4级:能克服阻力,但较正常稍差。

5级:正常肌力。

(2)肌张力情况。

(3)随意、不随意及共济运动。

2.感觉功能评估

评估时,评估对象必须意识清晰、合作,注意左右、远近对比。

(1)浅感觉:主要有皮肤、黏膜的痛觉、温觉和触觉。

(2)深感觉:包括关节觉、震动觉。

(3)复合感觉:包括皮肤定位觉、两点辨别觉、实物辨别觉和体表图形觉。

3.神经反射评估

(1)生理反射。①浅反射为刺激皮肤或黏膜引起的反射,包括角膜反射、腹部反射、提睾反射、跖反射。②深反射为刺激骨膜、肌腱引起的反射,包括肱二头肌反射、肱三头肌反射、膝腱反射、跟腱反射、霍夫曼征。

(2)病理反射包括巴宾斯基征、奥本海姆征、戈登征、查多克征。

(3)脑膜刺激征为脑膜受激惹的表现,包括颈强直、凯尔尼格征、布鲁津斯基征。

二、常见症状评估

(一)一般情况评估

1.体温的身体变化

如高热环境中体温可稍高;情绪激动可使体温暂时升高等。

2.发热的原因或诱因

有无传染病接触史、预防接种史、手术史等;是否受凉、过度劳累、饮食不洁、损伤、精神刺激等。

3.发热的临床经过

注意发热的时间、体温上升的急缓、发热的高低、持续时间的长短、各病期的主要表现等。

4.发热的程度、热期及热型

定时测量体温,绘制体温曲线,观察发热的程度、热期,注意有无特征性热型。

5.伴随症状

有无寒战、乏力、头痛、肌肉酸痛、咳嗽、咳痰、恶心、呕吐、出血、皮疹、昏迷、抽搐等。

6.身心状况

(1)密切观察生命体征、瞳孔及意识状态、皮肤、口腔黏膜及尿量的改变。

(2)了解高热对机体重要脏器的影响及程度。

(3)体温下降期的患者,注意有无大汗及脱水的表现。

(4)长期发热者注意有无食欲减退及体质量下降。

(5)还需注意患者的精神状况、心理反应、睡眠情况等。

7.诊疗及护理经过

(1)做过任何检查、结果怎样。

(2)诊断为何种疾病;其治疗护理措施。

(3)是否进行过物理降温。

(4)是否使用过抗生素、激素、解热药,药物的剂量及疗效。

(二)疼痛的护理评估要点

1.疼痛部位

疼痛部位通常为病变所在部位。

2.疼痛性质

疼痛性质与病变部位及病变性质密切相关。

3.疼痛程度

疼痛与病情严重性有无平行关系。

4.疼痛发生的时间及其持续时间

某些疼痛可发生在特定的时间。

5.疼痛的影响因素

疼痛的影响因素包括诱发、加重与缓解的因素。

6.相关病史

疼痛前有无外伤、手术史、有无感染、药物及食物中毒,有无类似发作史及家庭史等。

7.伴随症状及体征

不同病因所致疼痛的伴随症状和体征不同。

8.疼痛的身心反应

密切观察患者的呼吸、心率、脉搏。血压、面色变化,有无恶心、呕吐、食欲缺乏或睡眠不佳、强迫体位、呻吟或哭叫,有无因疼痛而产生的焦虑、愤怒、恐惧等情绪反应,剧烈疼痛者还应观察有无休克的表现。

(三)水肿的护理评估要点

1.水肿部位及程度

水肿首先出现部位。

2.水肿的特点

水肿出现的时间,发生急缓,水肿性质,使水肿加重、减轻的因素,水肿体位变化和活动的关系。

3.营养与饮食

食欲有无改变,每天进食食物的种类、量;营养物质的搭配是否合理,能否满足身体的需要;体质量有无明显变化;对有心、肝、肾脏疾病或功能不全的患者还应该注意钠盐和液体的摄入量。

4.出入液体量

详细记录 24 h 出入液量。对尿量明显减少者应注意观察有无急性肺水肿发生;有无肾功能损害及电解质酸碱平衡紊乱,如氮质血症、高钾血症等。

5.相关病史

有无心、肝、肾、内分泌代谢性疾病史;有无营养不良、应用激素类药物、甘草制剂等;有无创伤和过敏史;女性患者水肿应注意与月经、妊娠有无关系。

6.水肿的身心反应

观察体质量、胸围、腹围、脉搏、呼吸、血压、体位等情况;注意水肿部位皮肤黏膜的弹性、光泽、温湿度;观察长期卧床或严重水肿者的皮肤有无水疱、渗液、破溃或继发感染;注意有无胸腔积液征、腹水征及各种伴随症状;患者是否因水肿引起形象的改变、活动障碍、身体不适而心情烦躁。

7.诊疗及护理经过

水肿发生后就医情况;是否使用过利尿剂,药物种类、剂量、疗效和不良反应;休息、饮食、保护皮肤等护理措施的实施情况。

(四)呼吸困难的护理评估要点

1.呼吸困难的发生和进展特点

是突然发生,还是渐进性发展;是持续存在,还是反复间断;呼吸困难发生的诱因、时间及环境;与活动及体位的关系。

2.呼吸困难的严重程度

通常以呼吸困难与日常生活自理能力水平的关系来评估。让患者自我表述呼吸困难对日常活动的影响,如与同龄人行走、登高、劳动时有无气促;是否需要停下喘气、休息;洗脸、穿衣或休息时有无呼吸困难。

3.呼吸困难的类型及表现

是吸气性、呼气性还是混合性;是劳力性、还是夜间阵发性;呼吸是表浅还是浅慢或深快。

4.相关病史

了解患者的职业、年龄;以往有无呼吸困难发作史;有无心血管疾病、肺和胸膜疾病、内分泌代谢性疾病病史,有无感染、贫血、颅脑外伤史;有无刺激性气体、变应原接触史;有无饮食异常、药物及毒物摄入史;有无过度劳累、情绪紧张或激动等。

5.伴随症状

呼吸困难伴咳嗽、咳痰、咯血、胸痛等首先应考虑为心肺疾病;呼吸困难伴发热最常见于呼吸系统感染性疾病;呼吸困难伴昏迷见于急性中毒、严重的代谢性疾病、中枢神经严重损害等;发作性呼吸困难伴哮鸣音见于支气管哮喘、心源性哮喘。

6.呼吸困难的身心反应

注意观察呼吸的频率、节律和深度,脉搏、血压;意识状况;面容及表情;营养状况;体位;皮肤黏膜有无水肿、发绀;颈静脉充盈程度等。有无"三凹征"、肺部湿啰音或哮鸣音;有无心律失常、心脏杂音等。询问患者入睡的方式,观察患者睡眠的时间、质量,是否需要辅助睡眠的措施。患者是否有疲乏、情绪紧张、焦虑或甚至有恐惧、惊慌、濒死感等心理反应。

7.诊疗及护理经过

是否给氧治疗,给氧的方式、浓度、流量、时间及疗效;使用支气管扩张剂后呼吸困难是否能缓解等。

(五)咳嗽与咳痰的护理评估要点

1.咳嗽的特点

注意咳嗽的性质、音色、程度、频率、发生时间与持续时间,有无明显诱因,咳嗽与环境、气候、季节、体位的关系。

2.痰的特点

注意痰液的性质、颜色、气味、黏稠度及痰量。患者的痰液是否容易咳出,体位对痰液的排出有何影响;收集的痰液静置后是否出现分层现象。

3.相关病史

患者的年龄、职业;是否患有慢性呼吸道疾病、心脏病;有无颅脑疾病、癔症病史;有无吸烟史及过敏史;有无呼吸道传染病接触史及有害气体接触史。

4.伴随症状

咳嗽伴有发热多见于呼吸道感染、急性渗出性胸膜炎等;咳嗽伴呼吸困难多见于气道阻塞、重症肺炎和肺结核、胸膜病变、肺淤血、肺水肿等。咳嗽伴胸痛见于胸膜疾病或肺部病变累及胸膜;咳嗽伴大量咯血常见于支气管扩张症及空洞型肺结核。

5.咳嗽咳痰的身心反应

有无长期剧烈、频繁咳嗽所致的头痛、疲劳、食欲减退、胸腹疼痛、睡眠不佳、精神萎靡、情绪不稳定、眼睑水肿、尿失禁等;注意患者生命体征的变化及胸部体征;剧咳者警惕自发性气胸、咯血、胸腹部手术伤口的开裂等;痰液不易咳出者有无肺部感染的发生和加重。

6.诊疗及护理经过

是否服用过止咳祛痰药物,其药物种类、剂量及疗效;是否使用过促排痰的护理措施,效果如何。

(六)发绀的护理评估要点

1.发绀的发生情况

发生的年龄、起病时间、可能诱因、出现的急缓。

2.发绀的特点及严重程度

注意发绀的部位及范围、青紫的情况,是全身性还是局部性;发绀部位皮肤的温度,经按摩或加温后发绀能否消退;发绀是否伴有呼吸困难。

3.相关病史

有无心肺疾病及其他与发绀有关的疾病史;是否出生及幼年时期就发生发绀;有无家族史;有无相关药物、化学物品、变质蔬菜摄入史,和在持久便秘情况下过食蛋类或硫化物病史等。

4.伴随症状

急性发绀伴意识障碍见于某些药物或化学物质急性中毒、休克、急性肺部感染、急性肺水肿等;发绀伴杵状指见于发绀型先天性心脏病、某些慢性肺部疾病;发绀伴呼吸困难见于重症心、肺疾病、气胸、大量胸腔积液等。

5.诊疗及护理经过

是否使用过药物,其种类、剂量及疗效;有无氧气疗法的应用,给氧的方式、浓度、流量、时间及效果。

(七)心悸的护理评估要点

1.心悸的特点

注意心悸发作的时间、频率、性质、诱因及程度。是休息时出现还是活动中发生;是偶然发作还是持续发作;持续时间与间隔时间的长短;发作前有无诱因;起病及缓解方式;严重程度;发作当时的主观感受及伴随症状;如是否心跳增强、心跳过速、心跳不规则或心跳有停顿感,有否胸闷、气急、呼吸困难等。

2.相关病史

有无器质性心脏病、内分泌疾病、贫血、神经症等病史;有无烟、酒、浓茶、咖啡的嗜好;有无阿托品、氨茶碱、麻黄碱等药物的使用;有无过度劳累、精神刺激、高热、心律失常等。

3.伴随症状

心悸伴呼吸困难见于心力衰竭、重症贫血等;心悸伴晕厥、抽搐见于严重心律失常所致的心源性脑缺血综合征;心悸伴心前区疼痛见于心绞痛、心肌梗死、心肌炎、心包炎、心脏神经功能症等;心悸伴食欲亢进、消瘦、出汗见于甲状腺功能亢进症;心悸伴发热见于风湿热、心肌炎、心包炎、感染性心内膜炎等。

4.心悸的身心反应

注意生命体征及神志的变化,观察有无呼吸困难、意识改变、脉搏异常、血压降低、心律失常等;评估心悸对心脏功能及日常活动自理能力的影响,有无心悸引起的心理反应及情绪变化。

5.诊疗及护理经过

是否向患者解释过心悸症状本身的临床意义;是否使用过镇静剂和抗心律失常药物,其药物种类、剂量及疗效;有无电复律、人工心脏起搏治疗;已采取过哪些护理措施、效果如何。

(八)黄疸的评估要点

1.黄疸的特点

注意发生的急缓,是间断发生还是持续存在;皮肤黏膜及巩膜黄染的程度、色泽;尿液及粪便颜色的改变;有无皮肤瘙痒及其程度等。

2.相关病史

有无溶血性疾病、肝脏疾病、胆道疾病等病史;有无肝炎患者密切接触史或近期内血制品输注史;有无长期大量酗酒及营养失调;如 G-6-PD 缺乏症还应注意有无食用蚕豆等病史。

3.伴随症状

黄疸伴寒战、高热、头痛、腰痛、酱油色尿多见于急性溶血;黄疸出现前有发热、乏力、食欲减退、恶心呕吐、黄疸出现后症状反而减轻者,甲型病毒性肝炎的可能性大;黄疸伴食欲减退、消瘦、蜘蛛痣、肝掌、腹水、脾大等应考虑肝硬化;黄疸伴右上腹剧烈疼痛见于胆道结石或胆道蛔虫等。

4.黄疸的身心反应

注意有无贫血外貌及急性溶血的全身表现;有无恶心、呕吐、腹胀、腹痛、腹泻或便秘等消化道症状;有无皮肤黏膜出血;有无因严重瘙痒而致皮肤搔抓破损,或影响休息和睡眠;有无巩膜、皮肤明显黄染而产生病情严重的预感及焦虑、恐惧等情绪反应。

5.诊疗及护理经过

注意与黄疸有关的实验室检查结果,以利于3种类型黄疸的鉴别;有否做过创伤性的病因学检查;治疗及护理措施,效果如何。

(九)意识障碍的护理评估要点

1.起病情况

起病时间、发病前有无诱因、病情进展情况及病程长短等。

2.意识障碍的程度

根据患者对刺激的反应,回答问题的准确性、肢体活动情况、痛觉试验、神经反射等判断有无意识障碍及程度。也可以按格拉斯哥昏迷评分表(GCS)对意识障碍的程度进行评估。

3.相关病史

有无急性重症感染、原发性高血压、严重心律失常、糖尿病、肺性脑病、肝肾疾病、颅脑外伤、癫痫等病史;有无类似发作史;有无毒物或药物接触史等。

4.伴随症状

先发热后有意识障碍可见于重症感染性疾病;先有意识障碍然后有发热见于脑出血,蛛网膜下腔出血等;意识障碍伴高血压可见于脑出血、高血压脑病、尿毒症等;意识障碍伴低血压可见于感染性休克等;意识障碍伴呼吸缓慢可见于吗啡、巴比妥类、有机磷等中毒;意识障碍伴偏瘫见于脑出血,脑梗死、颅内占位性病变;意识障碍伴脑膜刺激征见于脑膜炎、蛛网膜下腔出血等。

5.意识障碍的身体反应

定时测量生命体征,观察瞳孔变化。注意有无大小便失禁;有无咳嗽反应及吞咽反射的减弱及消失;有无肺部感染或尿路感染的发生;有无口腔炎、结膜炎、角膜炎、角膜溃疡;有无营养不良及压疮形成;有无肢体肌肉挛缩、关节僵硬、肢体畸形及活动受限。

6.诊疗及护理经过

是否作过必要的辅助检查以明确诊断;消除脑水肿、保持呼吸道通畅、给氧、留置导尿管、抗感染,防止并发症;治疗和护理措施的应用及疗效等。

(十)恶心与呕吐的护理评估要点

1.恶心与呕吐的特点

注意呕吐前有无恶心的感觉;呕吐的方式是一口口吐出、溢出或喷射性;恶心与呕吐发生的时间,是晨间还是夜间;呕吐的原因或诱因;与进食有无关系;吐后是否感轻松;呕吐是突发,还是经常反复发作,病程的长短;呕吐的频率等。

2.呕吐物的特征

注意呕吐物的性质、气味、颜色、量及内容物,观察是否混有血液、胆汁、粪便等。

3.相关病史

有无消化系统疾病、泌尿及生殖系统疾病、中枢神经系统、内分泌代谢疾病等病史;有无进食不洁饮食及服药史;有无腹部手术史、毒物及传染病接触史;有无精神因素作用;女性患者要注意月经史。

4.伴随症状

呕吐伴剧烈头痛、意识障碍常见于中枢神经系统疾病;呕吐伴右上腹痛与发热、寒战、黄疸应考虑为胆囊炎或胆石症等;呕吐伴眩晕、眼球震颤见于前庭器官疾病;呕吐伴腹痛、腹泻多见于急性胃肠炎或细菌性食物中毒。

5.恶心与呕吐的身心反应

观察生命体征,有无心动过速、呼吸急促、血压降低、直立性低血压等血容量不足的表现;有无失水征象,如软弱无力、口渴、皮肤干燥、弹性减低、尿量减少等;有无食欲减退、营养不良及上消化道出血;儿童、老人意识障碍者应注意面色、呼吸道是否通畅等,警惕有无窒息情况发生。注意患者的精神状态,有无疲乏无力,有无痛苦、焦虑、恐惧等情绪反应。

6.诊疗及护理经过

是否作过呕吐物毒物分析;血电解质及酸碱平衡的监测结果;是否已做胃镜、腹部 B 超、X 线钡餐等辅助检查;治疗的方法及使用药物的种类、剂量、疗效;已采取的护理措施及效果。

(李顺荣)

第二节 多器官功能障碍综合征

多器官功能障碍综合征(multiple organ dysfunction syndrome,MODS)是指在严重创伤、感染和休克时,原无器官功能障碍的患者同时或者在短时间内相继出现两个以上器官系统的功能障碍以致机体内环境的稳定必须靠临床干预才能维持的综合征。

MODS 的原发致病因素是急性而继发受损,器官可在远隔原发伤部位,不包括慢性疾病、组织器官退化、机体失代偿时。常呈序惯性器官受累,致病因素与发生 MODS 必须>24 h。发生 MODS 前,机体器官功能基本正常,功能损害呈可逆性,一旦发病机制阻断、及时救治,器官功能有望恢复。

一、病因

(一)严重创伤

严重创伤是诱发 MODS 的常见因素之一,主要见于复合伤、多发伤、战地伤、烧伤及大手术创伤,并由此可引起心、肺、肝、肾、造血系统、消化道等多个组织器官系统的功能障碍。

(二)休克

各种原因导致的休克是引起 MODS 的重要发病因素,尤其是出血性休克和感染性休克更易引发 MODS。休克过程中机体各重要器官血流不足而呈低灌注状态,引起广泛性全身组织缺氧、缺血,代谢产物蓄积,影响细胞代谢、损害器官的功能,最后导致 MODS。

(三)严重感染

严重感染是引发 MODS 的最主要因素之一,尤其是腹腔感染,是诱发 MODS 的重要原因。据相关资料统计,腹腔感染在多种 MODS 致病因素中占首位。其中革兰氏阴性杆菌占大多数,如腹腔内脓肿、急性化脓性阑尾炎、急性坏死性胰腺炎、急性腹膜炎、急性胆囊炎等更易导致 MODS 的发生。有报道 MODS 患者 69%～75%的病因与感染有关。

(四)医源性因素

医源性因素也是造成 MODS 的一个重要因素。尤其是急危重症患者,病情错综复杂,如治疗措施应用不当,对脏器容易造成不必要的损伤而引发 MODS。较常见的因素如下。

(1)长时间(至少>6 h)高浓度给氧可破坏肺表面活性物质,损害肺血管内皮细胞。

(2)大量输血、输液可导致急性肺水肿、急性左心功能不全。

(3)药物使用不当可导致肝、肾等重要脏器功能障碍。

(4)不适当的人工机械通气可造成心肺功能障碍。

(5)血液吸附或血液透析造成的不均衡综合征、出血和血小板减少。

(五)心搏、呼吸骤停

心搏、呼吸骤停致使机体各重要脏器严重缺血、缺氧,若能在短时间内得到有效及时的抢救,复苏成功后,血流动力学改善,各大器官恢复灌流,形成"缺血-再灌注",但同时也可能引发"再灌注"损伤,导致 MODS。

二、临床表现

MODS多以某一器官功能受损开始发病,并序贯地影响到其他器官,由于首先受累器官的不同及受累器官组合的不同,因此,其临床表现也不尽相同,下面将各器官受累时的主要表现分别介绍(表2-1)。

表2-1 MODS的临床表现

项目	休克	复苏	高分解代谢	MOF
全身情况	萎靡、不安	差、烦躁	很差	终末
循环	需输液	依赖容量	CO↓,休克	药物依赖
呼吸	气促	呼碱低氧	ARDS	O_2↓,CO_2↑
肾脏	少尿	氨↑	氨↑,需透析	恶化
胃肠	胀气	摄食↓	应激性溃疡	功能紊乱
肝脏	肝功轻度↓	中度↓	严重↓	衰竭
代谢	血糖↑需胰岛素	高分解代谢	代谢性酸中毒,血糖↑	肌萎缩,酸中毒
CNS	意识模糊	嗜睡	昏迷	深昏迷
血液	轻度异常	BPC↓,WBC↑	凝血异常	DIC

(一)心脏

心脏的主要功能是泵功能,并推动血液在体内进行周而复始的循环,无论是心脏发生继发性损伤或原发性损伤都能够引起泵功能障碍,从而引起急性心功能不全,主要临床特征表现为急性肺循环淤血和供血不足。

急性心功能不全可概括为急性右心功能不全和急性左心功能不全,临床上急性右心功能不全极为少见,因此一般急性心功能不全即泛指急性左心功能不全,临床上最常见的是急性左心室功能不全。临床症状及体征表现如下。

1.呼吸困难

按诱发呼吸困难急性程度的不同又可分为劳力性呼吸困难、夜间阵发性呼吸困难和端坐呼吸。端坐呼吸和夜间阵发性呼吸困难是急性左心功能不全早期或急性发作时的典型表现之一,必须给予高度重视。

2.咳嗽与咯血

急性心功能不全引起的咳嗽主要特征为无其他原因可解释的刺激性干咳,尤以平卧或活动时为明显,半卧位或坐位及休息时咳嗽可缓解。若发生肺水肿时可见大量白色或粉红色泡沫样痰,严重者可发生咯血。

心排血量急剧下降是严重急性左心功能不全可引起的病变,从而引起心源性晕厥、心源性休克及心搏骤停。

(二)呼吸功能

临床特征表现为发绀和呼吸困难,血气分析检查常呈现为低氧血症。严重者可出现急性呼吸窘迫综合征(ARDS)或急性呼吸功能不全。ARDS是MODS常伴发的一种临床表现,其病理改变为急性非心源性肺水肿。临床特点如下。

(1)起病急,呼吸极度困难,经鼻导管高流量吸氧不能缓解。

（2）呼吸频率加快，常超过每分钟 28～30 次，并进行性加快，严重者可达每分钟 60 次以上，患者所有呼吸肌都参与了呼吸运动，仍不能满足呼吸对氧的需求而呈现为窘迫呼吸。

（3）血气分析呈现为 $PaO_2 < 8.0$ kPa（60 mmHg），并呈进行性下降，高流量氧疗也难以使 PaO_2 提高，而必须采用人工机械通气。

（三）肝

当肝脏功能遭到严重损害时，临床表现为肝细胞性黄疸，巩膜、皮服黄染，尿色加深呈豆油样，血清生化检查显示：总胆红素升高（直接胆红素与间接胆红素均升高）并伴有肝脏酶学水平升高，同时 ALT、AST、LDH 均大于正常值的 2 倍以上，还可伴有清蛋白含量、血清总蛋白下降及凝血因子减少，既往有肝病史者或病情严重者即可发生肝性脑病。

（四）肾

在急危重症的抢救过程中，多种原因都可能造成肾小管功能受损或急性肾小球功能受损，从而引起急性肾功能不全，其临床表现主要为氮质血症、少尿、无尿和水、电解质及酸碱平衡失调。当发生急性肾功能不全后，常易导致病情急剧进展或明显恶化，在以各种原因所导致的休克为 MODS 的原发病变时，肾功能不全也可能为最早的表现。

（五）胃肠道

各种原因引起的胃肠黏膜缺血及病变、治疗过程中的应激，导致的胃泌素与肾上腺皮质激素分泌增加，而导致胃黏膜病变，引起消化道大出血，或者其他因素所致的胃肠道蠕动减弱，从而发生胃肠麻痹。

（六）凝血功能

毛细血管床开放，血流缓慢或淤积，致使凝血系统被激活，引起微循环内广泛形成微血栓，导致弥散性血管内凝血可由任何原因所致的组织微循环功能障碍造成。进一步使大量凝血因子和血小板被消耗，引发全身组织发生广泛出血。临床常表现为黏膜、皮肤形成花斑，皮下出血，注射部位或手术切口、创面自发性弥漫性渗血，术后引流管内出血量增多，严重者内脏器官也发生出血。化验检查可见血浆蛋白原含量降低，纤维组织蛋白原降解产物增加，血小板计数呈进行性减少，凝血酶原时间延长。

（七）脑

由于危重病变发生发展过程中的多种因素影响而使脑组织发生缺血、缺氧和水肿，从而在临床上引起患者意识障碍。如出现淡漠、烦躁、自制力和定向力下降，对外界环境、自己及亲人不能确认，甚至出现嗜睡、昏睡、昏迷。同时常伴有瞳孔及神经系统的病理反射及呼吸病理性变化等。

三、护理

（一）一般护理

1.饮食护理

MODS 患者机体常处于全身炎性反应高代谢状态，机体消耗极度升高，免疫功能受损，内环境紊乱，因此保证营养供应至关重要。根据病情选择进食方式，尽量经口进食，必要时给予管饲或静脉营养，管饲时注意营养液的温度及速度，避免误吸及潴留。

（1）肠道营养：根据患者病情选择管饲途径：口胃管、鼻胃管、鼻肠管、胃造口管、空肠造瘘等。

（2）肠外营养：根据患者病情给予不同成分的全胃肠外营养（TPN）治疗。

2.环境管理

病室清洁安静,最好住单人房间,室内每天消毒1次。

3.心理护理

因患者起病突然、病情严重,容易恐惧,护士耐心解释疾病发生发展的原因,帮助患者树立信心并取得积极配合,保证患者情绪稳定。

（二）重症护理

1.病情观察

全面观察,及早发现、预防各器官功能不全征象。

（1）循环系统:血压,心率及心律,CVP、PCWP的监测,严格记录出入液量。

（2）呼吸系统:呼吸频率及节律,动脉血气分析,经皮血氧饱和度的监测。

（3）肾功能监测:监测尿量,计算肌酐清除率,规范使用抗生素,避免使用肾毒性强的药物,必要时行CRRT治疗。

（4）神经系统:观察患者的意识状态、神志、瞳孔、反应等的变化。

（5）定时检测肝功能,注意保肝,必要时行人工肝治疗。加强血糖监测。

（6）肠道功能监测与支持:根据医嘱正确给予营养支持,合理使用肠道动力药物,保持肠道通畅。

（7）观察末梢温度和皮肤色泽。

2.各脏器功能的护理

（1）呼吸功能的护理:加强呼吸道的湿化与管理,合理湿化,建立人工气道患者及时吸痰。根据患者病情,及时稳定脱机。多次进行机械通气、病情反复的患者,对脱机存在恐惧感,得知要脱机即表现为紧张、恐惧,这种情绪将影响患者的正常生理功能,如产生呼吸、心率加快、血压升高等,影响脱机的实施。需对患者实施有效的心理护理。

（2）循环功能的护理:MODS患者在抢救治疗过程中,循环系统不稳定,血压波动大且变化迅速,需通过有创动脉测压及时可靠准确地连续提供动脉血压,为及时发现病情变化并给治疗提供可靠的资料。同时注意观察患者痰液色、质、量,及时发现心力衰竭早期表现。

（3）肝肾功能的护理:注意肝肾功化验指标的变化,严密监测尿量、尿色、尿比重,保持水电解质平衡。避免使用肝肾毒性药物。维持血容量及血压,保证和改善肾脏血流灌注。严重衰竭患者及时采用连续血液净化治疗。

（4）胃肠道功能的护理:应激性溃疡出血是MODS常见的胃肠功能衰竭症状,早期进行胃肠道内营养,补充能量,促进胃肠蠕动的恢复,维持菌群平衡,保护胃黏膜。观察患者是否存在腹胀,及时听诊肠鸣音,观察腹部体征的变化。患者发生恶心、呕吐时及时清理呕吐物,避免误吸。发生腹泻时,及时清理,保持床单位清洁,观察大便性状、色质、量,留取异常大便标本并及时送检。

3.药物治疗的护理

（1）根据医嘱补液,为避免发生肺水肿,可在PCWP及CVP指导下调整补液量及速度。

（2）按常规使用血管活性药物。

（3）血压过低时不可使用利尿剂,用后观察尿量变化。

（4）使用制酸剂和胃黏膜保护剂后,要监测胃液pH。

（5）观察要点:持续心电监护,监测体温。

（李顺荣）

第三节 休 克

休克是一个由多种病因引起的以循环障碍为主要特征的急性循环衰竭。在休克时,由于组织的灌注不良,而引起组织血、氧及营养物质供应不充足,并产生代谢方面的异常。细胞代谢异常将导致细胞的功能异常、炎性递质释放和细胞损伤。如果组织的灌注能得以迅速恢复,细胞的损伤将可得到控制;如果细胞的损伤和代谢功能方面的异常严重或广泛,则休克就不可逆转。因此,对于休克的现代解释为持续的、血液灌注不足的多器官功能障碍综合征(multiple organ dysfunction syndrome,MODS)的亚临床病变。休克典型的临床表现是意识障碍、皮肤苍白、湿冷、血压下降、脉压减小、脉搏细速、发绀及尿少等。

一、病因

(一)血容量不足
由于大量出血(内出血或外出血)、失水(呕吐、腹泻、大量排尿等)、失血浆(烧伤、腹膜炎、创伤、炎症)等原因,血容量突然减少。

(二)创伤
创伤多因撕裂伤、挤压伤、爆炸伤、冲击波伤引起内脏、肌肉和中枢神经系统损伤。此外,骨折和手术亦可引起创伤性休克,属神经源性休克。

(三)感染
细菌、真菌、病毒、立克次体、衣原体、原虫等感染,亦称中毒性休克。

(四)变态反应
某些药物或生物制品使机体发生变态反应,尤其是青霉素过敏,常引起血压下降、喉头水肿、支气管痉挛、呼吸极度困难甚至死亡。

(五)心源性因素
心源性因素常继发于急性心肌梗死、心脏压塞、心瓣膜口堵塞、心肌炎、心肌病变和严重心律失常等。

(六)神经源性因素
剧痛、麻醉意外、脑脊髓损伤等刺激,致使反射性周围血管扩张,有效血容量相对减少。

二、分类

休克分类方法很多,目前尚无一致的意见。传统的休克分类法主要按病因及病理生理学分类。

(一)按病因分类
(1)失血性休克(低血容量性休克)。

(2)感染性休克。

(3)心源性休克。

(4)过敏性休克。

（5）神经源性休克。

（6）内分泌性休克（黏液性水肿、嗜铬细胞瘤和肾上腺皮质功能不全等）。

（7）伴血流阻塞的休克（肺栓塞、夹层动脉瘤）。

（二）按病理生理学分类

根据血流动力学机制、血容量分布的改变，Weil提出了一种新的休克早期分类的方法（表2-2）。

表2-2　休克分类

休克类型	特征
Ⅰ.低血容量性	
A.外源性	出血引起的全血丢失，烧伤、炎症引起的血浆丧失，腹泻、脱水引起的电解质丧失
B.内源性	炎症、创伤、过敏、嗜铬细胞瘤、蜇刺毒素作用引起的血浆外渗
Ⅱ.心源性	心肌梗死、急性二尖瓣关闭不全、室间隔破裂、心力衰竭、心律失常
Ⅲ.阻塞性（按解剖部位）	
A.腔静脉	压迫
B.心包	填塞
C.心腔	环状瓣膜血栓形成、心房黏液瘤
D.肺动脉	栓塞
E.主动脉	夹层动脉瘤
Ⅳ.血流分布性（机制不十分清楚）	
1.高或正常阻力（静脉容量增加，心排血量正常或降低）	杆菌性休克（革兰氏阴性肠道杆菌）、巴比妥类药物中毒、神经节阻滞（容量负荷后）、颈脊髓横断
2.低阻力（血管扩张、体循环动静脉短路伴正常高心排血量）	炎症（革兰氏阳性菌肺炎）、腹膜炎、反应性充血

传统的分类方法过于繁杂，完全可以将这些种类的休克浓缩集中，以便于临床分类与治疗。美国克氏外科学（第15版）中将休克按病原分类的方法，克服了传统分类法的不利面，有明显的优越性。但在实际临床应用时，仍会有一定的限制，因为常有休克患者的病因包括多种致病因素，如创伤休克者可能同时伴有败血症，或同时存在神经方面的因素，判断这种患者的休克分类是比较困难的，故在临床诊断和治疗各种休克时，一定要综合分析判断其病因病原，以便使患者得到最有效的治疗。以下将参考新的休克分类法进行叙述。

（1）低血容量性休克：出血和血浆容量丢失。

（2）心源性休克：本身因素和外来因素。

（3）神经源性休克。

（4）血管源性休克：①全身性炎症反应综合征、感染（脓毒血症）、非感染；②过敏；③肾上腺皮质功能不全；④创伤。

三、休克的分期

不同原因造成的休克过程是十分复杂的，不论什么原因造成的心功能不全及外周组织器官的灌注差，均可产生一系列组织低灌注的临床症状。休克的发生是有一定阶段性的，了解其各个阶段的特点和临床表现对于指导抢救治疗是非常有益的。一般情况下,休克时微循环的变化分为三个阶段。

(一)缺血缺氧期

由于组织的低灌注,使氧供明显减少。此期心排血量明显下降,临床表现为血压下降、脉压小、脉搏频速、尿量减少、心烦气躁、皮肤苍白、出冷汗、四肢发凉、四肢末梢出现轻度缺氧性发绀等。参与此期机体代偿的病理生理机制有如下几个方面。

1.交感-肾上腺髓质系统兴奋

由于该系统的激活,使内源性儿茶酚胺类物质的释放增加,以利增加心肌收缩力、增快心率、收缩外周血管使血压回升。

2.肾素-血管紧张素系统的作用

该系统兴奋后肾素的释放增多,在血管紧张素转化酶的作用下,肾素转化为血管紧张素Ⅱ和血管紧张素Ⅲ,在精氨酸加压素(arginine vasopressin,AVP)和肾上腺释放的醛固酮协同作用下,使腹腔脏器和外周大血管的阻力增加,使血压回升。

3.血管活性脂的作用

细胞膜磷脂在磷脂酶 A_2 作用下生成的几种具有广泛生物活性的物质:血小板激活因子(PAF)、花生四烯酸环氧合代谢产物中的血栓素(TXA_2)、脂氧合代谢产物白三烯(LTC4,LTD4,LTE4,LTB4),可使全身的微血管收缩,但同时也有抑制心肌的作用。

4.溶酶体水解酶-心肌抑制因子系统

在该系统的作用下,溶酶体膜不稳定以致肠、肝、胰释放溶酶体酶类。胰腺则产生心肌抑制因子(myocardial depressant factor,MDF)并可使腹腔脏器小血管收缩。该系统的激活也可以代偿性地使回心血量增加以达到回升血压的目的。

此阶段系休克的早期代偿阶段,如果病变不十分严重,或其他因素干扰较小及原有的病因解除得好,那么患者的情况经紧急处理与对症对因治疗后可较快好转。例如,患者是因为外伤后所造成的大失血等原因而致休克,在此休克的代偿期给予补充血容量和有效的伤部处理止痛等,患者的休克状态可以很快恢复到正常循环功能。但如果是严重感染后的细菌内外毒素所造成的休克,由于病因不可能马上解除,因此有可能休克的治疗效果就不那么明显或迅速。此期的正确判定与治疗是十分重要的,如果不能很好地控制病情,而使之进入淤血缺氧期(即失代偿期),则治疗的难度更大。

(二)淤血缺氧期

此期是指休克进入失代偿期,由于缺氧情况的进一步加重,组织的灌注状态更加不好,由于明显的缺氧代谢,致组织器官产生酸中毒现象,各器官的功能进一步减退,机体的代偿功能也明显转向失代偿,其临床表现为血压下降、脉搏细速、四肢末梢表现为严重的发绀及皮肤花斑、全身湿冷,尿量减少等。参与此期的病理生理机制有如下几个方面。

1.氢离子的作用

由于组织的供氧不足,造成严重的酸性代谢产物增加,同时也由于血供不足而造成酸性代谢产物不能及时排出,血液中缓冲物质减少、肾功能不全和肺功能不全等,氢离子大量蓄积,致使体内的各种酶类的功能下降、器官功能不全,此时机体的心血管系统对于各种药物的敏感性明显下降而疗效不佳,休克的程度逐渐加重。

2.血管活性物质的作用

由于各种致病因子的作用,血压降低和炎性物质的进一步刺激,前列腺素的释放增加,组胺、缓激肽、腺苷、PAF 等逐渐增多,而且代偿期的几个加压系统功能不全,升血压物质,心血管系统对于血管活性物质的反应减弱致使全身的血管扩张、血小板趋于聚集而使微循环状态更差甚至造成微循环衰竭。

3.自由基的作用

由于组织的严重缺氧和酸中毒,使之产生大量的氧自由基和羟自由基,促使脂质过氧化加剧,对于组织细胞造成严重的损伤而加重器官的功能不全或衰竭。

4.其他

由于血管内皮细胞的损伤,使白细胞易于附壁黏着,大量的细胞因造成血管功能的改变,使毛细血管后阻力增加,加重微循环障碍。

淤血缺氧期是休克的严重病变期,此期内如果不能除去病因和进行有效的对症治疗,将不可避免地使休克进入终末期,即 DIC 期。因此,在此期的救治过程中,要确实地除去病因,纠正缺氧与酸中毒,使病情向好的方面转化,而不使之进入下一期。

(三)微循环凝血期

微循环凝血期是休克的终末期,由于微血管内广泛血栓形成,使组织已经无法得到充分的血供氧供,也不能排出体内或组织器官的酸性代谢产物,各器官的功能已基本走向衰竭。临床表现为患者严重的烦躁不安,有的患者表现为意识不清或出现昏迷等,血压显著下降甚至测不到、肺出血或消化道出血、皮肤出现出血点或者瘀斑、无尿。患者于此期已处于濒死状态。化验室检查示凝血因子减少、血小板减少、3P 试验阳性等。

四、临床表现

按照休克的发病过程可分为休克代偿期、休克抑制期和休克失代偿期,或称休克早期、休克期和休克晚期。

(一)休克代偿期

当血容量丧失未超过总血容量的 20% 时,机体处于代偿阶段,患者的中枢神经系统兴奋性提高,交感神经的活动增强,患者表现为精神紧张、兴奋、烦躁不安,面色苍白、四肢湿冷、脉搏细速、呼吸增快,血压正常或稍高,但脉压缩小,肾血管收缩,尿量减少,每小时尿量＜30 mL,在此期间如能及时正确处理,补足血容量,休克可迅速纠正,反之,如处理不当导致病情发展,进入休克抑制期。

(二)休克抑制期

当血容量丧失达到总血容量的 20%～40% 时,患者由兴奋转为抑制,表现为神志淡漠、反应迟钝,口唇和肢端发绀。皮肤出现花斑纹,四肢厥冷,出冷汗,脉搏细速,血压下降,收缩压下降至 10.7 kPa(80 mmHg)。以下病情严重时,全身皮肤黏膜明显发绀,脉搏摸不清,无创血压测不到,体内组织严重缺氧,大量乳酸及有机酸增加,出现代谢性酸中毒。若抢救及时仍可好转,若处理不当,病情迅速恶化,出现进行性呼吸困难。脉速或咳出粉红色痰,动脉血氧分压降至 8.0 kPa(60 mmHg),以下虽大量给氧也不能改善呼吸困难症状,提示已发生呼吸窘迫综合征,如皮肤、黏膜出现瘀斑或发生消化道出血,则表示病情已发展至弥散性血管内凝血阶段,常继发有心、脑、肾等器官的功能衰竭而死亡。

(三)休克失代偿期

当血容量丧失超过总血容量的 40%,由于组织缺少血液灌注,细胞因严重缺氧而发生变性坏死;加之严重的酸中毒又可使细胞内的溶酶体膜破裂,释出的溶酶体酶(如蛋白水解酶等)和某些休克动因(如脂多糖等)都可使细胞发生严重的乃至不可逆的损害,从而使包括脑、心在内的各重要器官的功能代谢障碍也更加严重,这样就给治疗造成极大的困难,故本期又称休克难治期。

五、治疗

尽管引起休克的原因不同,但都有共同的病理生理变化,即存在有效循环血量不足,微循环障碍和程度不同的体液代谢变化,故治疗的原则是针对引起休克的原因和休克不同发展阶段的生理紊乱,争取相应的治疗。

(一)一般措施

一般措施包括积极处理引起休克的原发伤、病。适当应用镇痛剂。采取头和躯干抬高20°～30°,下肢抬高 15°～20°体位,以增加回心血量,减轻呼吸负荷。及早建立静脉通路,并注意保温。病情危重者,可考虑作气管内插管或气管切开。休克患者气管内插管和机械通气的指征如下。

(1)每分通气量<9～12 L/min 或>18 L/min。

(2)潮气量<4～5 mL/kg。

(3)肺活量<10～12 mL/kg。

(4)$PaCO_2$>6.0 kPa(45 mmHg),合并代谢性酸中毒;或 $PaCO_2$ 6.7～7.3 kPa(50～55 mmHg),碳酸氢盐正常。

(5)吸入氧浓度为40%时,PaO_2<8.0 kPa(60 mmHg)。

(6)呼吸频率>30～35 次/分钟。

(7)呼吸困难。

(二)补充血容量

纠正休克引起的组织低灌注及缺氧的关键,应在连续监测动脉血压、尿量和CVP的基础上,结合患者皮肤温、末梢循环、脉搏幅度及毛细血管充盈时间等微循环情况,观察补充血容量的效果。通常首先采用晶体液,但由于其维持扩容作用的时间仅 1 h 左右,故还应准备全血、血浆、压缩红细胞、清蛋白或血浆增量剂等胶体液输注。也有用 3.0%～7.5%高渗溶液进行休克复苏治疗。通过高渗液的渗透压作用,吸出组织间隙和肿胀细胞内的水分,从而起到扩容的效果;高钠还可增加碱储备及纠正酸中毒。

(三)积极处理原发病

外科疾病引起的休克,如内脏大出血的控制、坏死肠襻切除、消化道穿孔修补和脓液引流等,多存在需手术处理的原发病变。应在尽快恢复有效循环血量后,及时施行手术处理原发病变,才能有效地治疗休克。紧急情况下,应在积极抗休克的同时施行手术,以保障抢救时机。

(四)纠正酸碱平衡失调

由于休克患者组织灌注不足和细胞缺氧,常伴有不同程度的酸中毒,而酸性内环境均抑制心肌、血管平滑肌和肾功能。在休克早期,又可能因过度通气,引起低碳酸血症、呼吸性碱中毒。根据血红蛋白氧解离曲线的规律,碱中毒使血红蛋白氧解离曲线左移,氧不易从血红蛋白中释出,可使组织缺氧加重。故不主张早期使用碱性药物。而酸性环境有利于氧与血红蛋白解离,从而增加组织供氧。机体在获得充足血容量和微循环改善后,轻度酸中毒得到缓解而不需再用碱性药。但重度休克合并酸中毒经扩容治疗不满意时，仍需使用碱性药物。用药前需保证呼吸功能正常，以免引起 CO_2 潴留和继发呼吸性酸中毒。给药后应按血气分析的结果调整剂量。

（五）血管活性药物的应用

严重休克时，单靠扩容治疗不易迅速改善循环和升高血压。若血容量已基本补足，但循环状态仍未好转表现为发绀、皮肤湿冷时，则应选用下列血管活性药物。

1.血管收缩剂

血管收缩剂包括去甲肾上腺素、间羟胺和多巴胺等。

去甲肾上腺素是以兴奋 α 受体为主、轻度兴奋 β 受体的血管收缩剂，能兴奋心肌，收缩血管，升高血压及增加冠状动脉血流量，作用时间短。常用量为 0.5～2.0 mg，加入 5％葡萄糖溶液 100 mL 静脉滴注。

间羟胺（阿拉明）间接兴奋 α、β 受体，对心脏和血管的作用同去甲肾上腺素，但作用弱，维持时间约 30 min。常用量 2～10 mg 肌内注射或 2～5 mg 静脉注射；也可 10～20 mg 加入 5％葡萄糖溶液 100 mL 静脉滴注。

多巴胺是最常用的血管收缩剂，具有兴奋 α、$β_1$ 和多巴胺受体作用，其药理作用与剂量有关。当剂量每分钟＜10 μg/kg 时，主要作用于 $β_1$ 受体，可增强心肌收缩力和增加 CO，并扩张肾和胃肠道等内脏器官血管；剂量每分钟＞15 μg/kg 时则为 α 受体作用，增加外周血管阻力；抗休克时主要用其强心和扩张内脏血管的作用，宜采取小剂量。为提升血压，可将小剂量多巴胺与其他缩血管药物合用，从而不增加多巴胺的剂量。

多巴酚丁胺对心肌的正性肌力作用较多巴胺强，能增加 CO，降低 PCWP，改善心泵功能。常用量为每分钟 2.5～10.0 μg。小剂量有轻度缩血管作用。

异丙肾上腺素是能增强心肌收缩和提高心率的 β 受体兴奋剂，剂量 0.1～0.2 mg 溶于 100 mL 输液中。但对心肌有强大收缩作用和容易发生心律失常，不能用于心源性休克。

2.血管扩张剂

血管扩张剂分 α 受体阻滞剂和抗胆碱能药两类。α 受体阻滞剂包括酚妥拉明、酚苄明等，能解除去甲肾上腺素所引起的小血管收缩和微循环淤滞并增强左室收缩力。

抗胆碱能药物包括阿托品、山莨菪碱和东莨菪碱。临床上较多用于休克治疗的是山莨菪碱（人工合成品为 654-2），可对抗乙酰胆碱所致平滑肌痉挛使血管舒张，起到改善微循环的作用。用法是每次 10 mg，每 15 min 一次，静脉注射，或者每小时 40～80 mg 持续泵入，直到临床症状改善。

硝普钠也是一种血管扩张剂，作用于血管平滑肌，能同时扩张小动脉和小静脉，但对心脏无直接作用。剂量为 100 mL 液体中加入 5～10 mg 静脉滴注。滴速应控制在每分钟 20～100 μg，以防其中的高铁离子转变为亚铁离子。用药超过 3 d 者应每天检测血硫氰酸盐浓度，血硫氰酸盐浓度超过 12.8％时即应停药。

3.强心药

强心药包括兴奋 α 和 β 肾上腺素能受体兼有强心功能的药物，如多巴胺和多巴酚丁胺等，其他还有可增强心肌收缩力，减慢心率作用的强心苷，如毛花苷 C。当在中心静脉压监测下，输液量已充分，当动脉压仍低而其中心静脉压显示已达 1.47 kPa（15 cmH_2O）以上时，可经静脉注射毛花苷 C 行快速洋地黄化（每天 0.8 mg），首次剂量 0.4 mg 缓慢静脉注射，有效时可再给维持量。

休克时应结合当时的主要病情选择血管活性药物,如休克早期主要病情与毛细血管前微血管痉挛有关;后期则与微静脉和小静脉痉挛有关。固应采用血管扩张剂配合扩容治疗。在扩容尚未完成时,如有必要,可适量使用血管收缩剂,应抓紧时间扩容,所用血管收缩剂的剂量不宜太大,时间不能太长。

为了兼顾各重要脏器的灌注水平,常将血管收缩剂与扩张剂联合应用。例如,去甲肾上腺素每分钟 $0.1\sim0.5\ \mu g/kg$ 和硝普钠每分钟 $1.0\sim10\ \mu g/kg$ 联合静脉滴注,可增加心脏指数 30%,减少外周阻力 45%,使血压提高到 $10.7\ kPa(80\ mmHg)$ 以上,尿量维持在每天 $400\ mL$ 以上。

(六)皮质类固醇和其他药物的应用

皮质类固醇可用于感染性休克及其他较严重的休克。其作用主要如下。

(1)阻断 α 受体兴奋作用,使血管扩张,降低外周血管阻力,改善微循环。

(2)保护细胞内溶酶体,防止溶酶体破裂。

(3)增强心肌收缩力,增加心排血量。

(4)增进线粒体功能和防止白细胞凝集。

(5)促进糖异生,使乳酸转化为葡萄糖,减轻酸中毒。一般主张应用大剂量,静脉滴注,一次滴完。为了防止多用皮质类固醇后可能产生的不良反应,一般只用 1~2 次。

(七)治疗 DIC 改善微循环

对诊断明确的 DIC,可用肝素抗凝,成人首次可用 10 000 U(1 mg 相当于 125 U 左右),一般 1.0 mg/kg,6 h 一次;有时还使用抗纤溶药如氨甲苯酸、氨基己酸,抗血小板黏附和聚集的阿司匹林、双嘧达莫和小分子右旋糖酐。

(八)营养支持

休克患者行合理的营养支持有助于保护胃肠黏膜完整性、提高免疫功能、促进伤口愈合和减少脓毒血症的发生。严重创伤或感染时,机体呈高分解状态,每天所供热量应在 125~146 kJ/kg。发生呼吸衰竭时,碳水化合物供给过多会加重二氧化碳潴留,可用长链脂肪酸来提供部分热量。增加蛋白质供应以维持正氮平衡。补充各种维生素和微量元素。维生素 C 和维生素 E 是氧自由基清除剂,可适当增加用量。

肠道淋巴组织控制病原菌的局部免疫反应。休克时,缺血、应激和应用抗生素、H_2 受体阻断药、抗酸药和糖皮质激素治疗常破坏肠道免疫防御功能,易发生细菌移位。长期肠外营养可导致胃肠黏膜萎缩。肠道营养能刺激 IgA 和黏液分泌,保护胃肠黏膜免遭损伤,防止细菌易位和脂多糖吸收进入血液循环。只要胃肠功能存在,可开始肠道营养。

其他类药物包括:①钙离子阻滞剂如维拉帕米、硝苯地平和地尔硫草等,具有防止钙离子内流、保护细胞结构与功能的作用;②吗啡类拮抗剂纳洛酮,可改善组织血液灌流和防止细胞功能异常;③氧自由基清除剂如超氧化物歧化酶(SOD),能减轻缺血再灌注损伤中氧自由基对组织的破坏作用;④调节体内前列腺素(PGE),如输注依前列醇(PGI_2)以改善微循环。

六、病情监测和护理

根据病因,结合临床表现,通过监测,不但可了解患者病情变化和治疗反应,为休克的早期诊治争取有利时机,还可为调整治疗方案提供客观依据。

(一)病情监测

1.一般监测

(1)精神状态:是脑组织有效血液灌流和全身循环状况的反映。例如,患者意识清楚,对外界的刺激能正常反应,说明患者循环血量已基本恢复;相反,若患者表情淡漠、不安、谵妄或嗜睡和昏迷,反映大脑因循环不良而发生障碍。

(2)皮肤温度、色泽:是体现灌流情况的标志。如患者的四肢暖、皮肤干,轻压甲床或口唇时,局部暂时缺血呈苍白,松压后色泽迅速转为正常,可判断末梢循环已恢复、休克好转;反之说明休克情况仍存在。

(3)血压:维持血压稳定在休克治疗中十分重要。但是,血压并不是反映休克程度最敏感的指标。例如,心排血量已有明显下降时,血压的下降常滞后约 40 min;当心排血量尚未完全恢复时,血压可已趋正常。因此,在判断病情时,还应兼顾其他的参数进行综合分析。在观察血压情况时,还要强调定时测量、比较血压情况。通常认为收缩压<12.0 kPa(90 mmHg)、脉压<2.7 kPa(20 mmHg)是休克的表现;血压回升、脉压增大则是休克好转的征象。

(4)脉率:脉率的变化多出现在血压变化之前。脉率已恢复且肢体温暖者,虽血压还较低,但常表示休克趋向好转。常用脉率/收缩压(mmHg)计算休克指数,帮助判定休克的有无及轻重。指数为 0.5 多表示无休克;1.0~1.5 有休克;>2.0 为严重休克。

(5)尿量:是反映肾血液灌注情况的有用指标。早期休克和休克复苏不完全的表现通常是少尿。对疑有休克或已确诊者,应观察每小时尿量,必要时留置导尿管。尿量<25 mL/h、比重增加者表明仍存在肾血管收缩和供血量不足;血压正常但尿量仍少且比重偏低者,提示有急性肾衰竭可能。当尿量维持在 30 mL/h 以上时,则休克已得到纠正。此外,创伤危重患者复苏时使用高渗溶液者可能有明显的利尿作用;涉及垂体后叶的颅脑损伤可出现尿崩现象;尿路损伤可导致少尿与无尿。判断病情时应予注意。

2.特殊监测

(1)中心静脉压(CVP):中心静脉压代表右心房或者胸腔段腔静脉内压力的变化,一般比动脉压要早,反映全身血容量及心功能状况。CVP 的正常值为 0.49~1.18 kPa(5~10 cmH$_2$O)。当 CVP<0.49 kPa 时,表示血容量不足;高于 1.47 kPa(15 cmH$_2$O)时,则提示心功能不全、肺循环阻力增高或静脉血管床过度收缩;若 CVP 超过 1.96 kPa(20 cmH$_2$O),则表示存在充血性心力衰竭。临床实践中,通常进行连续测定,动态观察其变化趋势以准确反映右心前负荷的情况(表 2-3)。

表 2-3　休克时中心静脉压与血压变化的关系及处理原则

CVP	血压	原因	处理原则
低	低	血容量相对不足	充分补液
低	正常	心收缩力良好,血容量相对不足	适当补液,注意改善心功能
高	低	心功能不全或血容量相对过多	强心剂、纠正酸中毒和扩张血管
高	正常	容量血管过度收缩,肺循环阻力增高	扩张血管
正常	低	心功能不全或血容量不足	补液试验

(2)肺毛细血管楔压(PCWP):应用 Swan-Ganz 漂浮导管可测得肺动脉(PAP)和肺毛细血管楔压(PCWP),可反映左心房、左心室压和肺静脉压。PCWP 的正常值为 0.8~2.0 kPa(6~

15 mmHg),与左心房内压接近;PAP 的正常值为 1.3～2.9 kPa(10～22 mmHg)。PCWP 增高常见于肺循环阻力增高(例如肺水肿)时,PCWP 低于正常值反映血容量不足(较 CVP 敏感)。因此,临床上当发现 PCWP 增高时,即使 CVP 尚属正常,也应限制输液量以免发生或加重肺水肿。此外,还可在作 PCWP 时获得血标本进行混合静脉血气分析,了解肺内通气/灌流比或肺内动静脉分流的变化情况。但必须指出,肺动脉导管技术是一项有创性检查,有发生严重并发症的可能(发生率为 3%～5%),故应当严格掌握适应证。

(3)心排血量(CO)和心脏指数(CI):CO 是心率和每搏排出量的乘积,可经 Swan-Ganz 倒灌应用热稀释法测出。成人 CO 的正常值为每分钟 4～6 L;单位体表面积上的 CO 便称作心脏指数(CI),正常值为每分钟 2.5～3.5 L/m²。此外,还可按下列公式计算出总外周血管阻力(SVR):SVR=(平均动脉压－中心静脉压)/心排血量×80。

SVR 正常值为 100～130 kPa。SVL 了解和监测上述各参数对于抢救休克时及时发现和调整异常的血流动力学有重要意义。CO 值通常在休克时均较正常值有所降低;有的感染性休克时却可能高于正常值。因此,在临床实践中,测定患者的 CO 值并结合正常值。

(二)休克护理

1.一般护理

(1)将患者安置在单间病房,室温 22 ℃～28 ℃,湿度 70% 左右,保持通风良好,空气新鲜。

(2)设专人护理,护理人员不离开患者身边,保持病室安静,避免过多搬动患者,建立护理记录,详细记录病情变化及用药。

(3)体位:休克患者体位很重要,最有利的体位是头和腿均适当抬高 30°,松解患者紧身的领口、衣服,使患者平卧,立即测量患者的血压、脉搏、呼吸,并在以后每 5～10 min 重复 1 次,直至平稳。

(4)保温:大多数患者有体温下降、怕冷等表现,需要适当保暖,但不需在体表加温,不用热水袋。因体表加温可使皮肤血管扩张,减少了生命器官的血液供应,破坏了机体调节作用,对抗休克不利。但在感染性休克持续高热时,可采用降温措施,因低温能降低机体对氧的消耗。

(5)吸氧与保持呼吸道通畅:休克患者都有不同程度缺氧症状,应给予氧气吸入。吸入氧浓度 40% 左右,并保持气道通畅。必要时,可以建立人工气道。用鼻导管或面罩吸氧时,尤应注意某些影响气道通畅的因素,如舌后坠,有颌面、颅底骨折,咽部血肿、鼻腔出血的患者,吸入异物及呕吐物后的患者;气道灼伤,变态反应引起的喉头水肿的患者;颈部血肿压迫气管及严重的胸部创伤的患者,为防止出现气道梗阻,应给予必要的急救护理措施。如用舌钳将舌头拉出;清除患者口中异物、分泌物;使患者侧卧头偏向一侧;尽可能建立人工气道,确保呼吸道通畅。

(6)输液:开放两条及以上静脉通路,尽快进行静脉输液。必要时,可采用中心静脉置管输液。深静脉适宜快速输液,浅表静脉适宜均匀而缓慢地滴入血管活性药物或其他需要控制滴速的药物。输液前要采集血标本进行有关化验,并根据病情变化随时调整药物。低血容量性休克且无心脏疾病的患者,速度可适当加快,老年人或有心肺疾病者速度不宜过快,避免发生急性肺水肿。抗休克时,输液药物繁多,要注意药物间的配伍禁忌、药物浓度及滴速。此外,抢救过程中常有大量的临时口头医嘱,用药后及时记录,且执行前后应及时查对,避免差错。意识不清、烦躁不安患者输液时,肢体应以夹板固定。输液装置上应写明床号、姓名、药名及剂量等。

(7)记出入液量:密切观察病情变化,准确记录 24 h 出入液量,以供补液计划作参考。放置导尿管,以观察和记录单位时间尿量,扩容的有效指标是每小时尿量维持在 30 mL 以上。

2.临床护理

(1)判断休克的前期、加重期和好转期:护理人员通过密切观察病情,及早发现与判断休克的症状,与医师密切联系,做到及早给予治疗。

休克前期:护理人员要及早判断患者病情,在休克症状未充分表现之前,就给予治疗,往往可以使病情向有利方面转化,避免因治疗不及时而导致病情恶化。患者意识清醒,烦躁不安,恶心、呕吐,略有发绀或面色苍白,肢体湿冷,出冷汗,心搏加快,但脉搏尚有力,收缩压可接近正常,但不稳定,遇到这些情况,应考虑到休克的早期表现,及时采取措施,使患者病情向好的方面发展。

休克加重期:表现为烦躁不安,表情淡漠,意识模糊甚至昏迷,皮肤发紫、冷汗、或出现出血点,瞳孔反射迟钝,脉搏细弱,血压下降,脉压变小,尿少或无尿。此时,医护人员必须密切合作,采取各种措施,想方设法挽救患者生命。

休克好转期:表现为神志逐渐转清、表情安静、皮肤转为红润和出冷汗停止,脉搏有力且变慢,呼吸平稳而规则,脉压增大,血压回升,尿量增多且每小时多于 30 mL,皮肤及肢体变暖。

(2)迅速除去病因,积极采取相应措施:临床上多种多样的原因可导致休克,积极而又迅速除去病因占重要地位。如立即对开放伤口进行包扎、止血和固定伤肢,抗过敏、抗感染治疗,给予镇静、镇痛药物,使患者能安静接受治疗等。如过敏性休克患者,在医师未到之前,应立即给予皮下或肌内注射 0.1%肾上腺素 1 mL,并且给予氧气吸入及建立输液通道。如外科疾病,内脏出血、肠坏死、急性化脓性胆管炎等及妇产科前置胎盘、宫外孕大出血等。应一方面及时地恢复有效循环血量;另一方面要积极地除去休克的病因,即施行手术才能挽救患者生命。护理人员在抗休克治疗的同时,必须迅速做好术前准备,立即将患者送至手术室进行手术。

(3)输液的合理安排:护理人员在执行医嘱时,要注意输液速度及量与质的合理安排,开始输液时决定量和速度比决定补什么溶液更为重要。在紧急情况下,血源困难抢救休克时,可立即大量迅速输入 0.9%氯化钠溶液。输入单纯的晶体液虽然能补充血容量,但由于晶体液很快转移到血管外,不能有效地维持血管内的血容量。应将该晶体液与胶体液交替输入,以便保持血管胶体渗透压来维持血容量。在输入血管收缩剂或血管扩张剂时,如去甲肾上腺素、多巴胺等,因这些药物刺激性强,对注射局部容易产生坏死,而休克患者反应迟钝,故护理患者要特别谨慎,经常观察输液局部变化,发现异常要及时处理和更换部位。

(4)仔细观察病情变化:休克是一个严重的变化多端的动态过程,要取得最好的治疗效果,必须注意加强临床护理中的动态观察。护理人员在精心护理的过程中,从病床边可以随时获得可靠的病情进展的重要指标。关键是对任何细微的变化都不能放过,同时,要作出科学的判断。其观察与判断的内容具体叙述如下。

意识表情:患者的意识表情的变化能反映中枢神经系统血液灌流情况。脑组织灌注不足、缺氧,表现为烦躁、神志淡漠、意识模糊或昏迷等。严重休克时细胞反应降低,患者由兴奋转为抑制,表示脑缺氧加重病情恶化。患者经治疗后意识转清楚,反应良好,提示循环改善。早期休克患者有时需要心理护理,耐心劝慰患者,使之配合治疗与护理。另外,对谵妄、烦躁和意识障碍者,应给予适当约束加用床档,以防坠床发生意外。

末梢循环:患者皮肤色泽、温度和湿度能反映体表的血液灌注情况。正常人轻压指甲或唇部时,局部因暂时缺血而呈苍白色,松压后迅速转为红润。轻压口唇、甲床苍白色区消失时间超过 1 s,为微循环灌注不足或有瘀滞现象。休克时患者面色苍白、皮肤湿冷表明病情较重,患者皮色从苍白转为发绀,则提示进入严重休克,由发绀又出现皮下瘀点、瘀斑,注射部位渗血,则提示有DIC 的可能,应立即与医师联系。如果患者四肢温暖,皮肤干燥,压口唇或指甲后苍白消失快(＜1 s),迅速转为红润,表明血液灌注良好,休克好转。

颈静脉和周围静脉:颈静脉和周围静脉充盈常提示高血容量的情况。休克时,由于血容量锐减,静脉瘪陷,当休克得到纠正时,颈静脉和周围静脉充盈,若静脉怒张则提示补液量过多或心功能不全。

体温:休克患者体温常低于正常,但感染性休克有高热。护理时应注意保暖,如盖被、低温电热毯或空气调温等,但不宜用热水袋加温,以免烫伤和使皮肤血管扩张,加重休克。高热患者可以采用冰袋、冰帽或低温等渗盐水灌肠等方法进行物理降温,也可配合室内通风或药物降温法。

脉搏:休克时脉率增快,常出现于血压下降之前。随着病情恶化,脉率加速,脉搏变细弱甚至摸不到。若脉搏逐渐增强,脉率转为正常,脉压由小变大,提示病情好转。为准确起见,有时需结合心脏听诊和心电图监测。若心率超过每分钟 150 次或高度房室传导阻滞等可降低心排血量,值得注意。

呼吸:注意呼吸次数,有无节律变化,呼吸增速、变浅和不规则,说明病情恶化;反之,呼吸频率、节律及深浅度逐渐恢复正常,提示病情好转。呼吸增至每分钟 30 次以上或降至每分钟 8 次以下,表示病情危重。应保持呼吸道通畅,有分泌物及时吸出,鼻导管给氧时用每分钟 6～8 L 的高流量(氧浓度 40%～50%),输入氧气应通过湿化器或在患者口罩处盖上湿纱布,以保持呼吸道湿润,防止黏膜干燥。每 2～4 小时检查鼻导管是否通畅。行气管插管或切开、人工辅助通气的患者,更应注意全面观察机器工作状态和患者反应两方面的变化。每 4～6 h 测量全套血流动力学指标、呼吸功能及血气分析 1 次。高流量用氧停用前应先降低流量,逐渐停用,使呼吸中枢逐渐兴奋,不能骤停吸氧。

瞳孔:正常瞳孔两侧等大、圆形。双侧瞳孔不等大应警惕脑疝的发生。如双侧瞳孔散大,对光反射减弱或消失,说明脑组织缺氧,病情危重。

血压与脉压:观察血压的动态变化对判断休克有重要作用。脉压越低,说明血管痉挛程度越重。而脉压增大,则说明血管痉挛开始解除,微循环趋向好转。此外,在补充血容量后,血流改善,血压也必然上升。通常认为上肢收缩压低于 12.0 kPa(90 mmHg)、脉压小于 2.7 kPa(20 mmHg),且伴有毛细血管灌流量减少症状,如肢端厥冷、皮肤苍白等是休克存在的证据。休克过程中,血流和血压是成正比的。因此,对休克患者的血压观察不能忽视。但治疗休克的目的在于改善全身组织血液灌注,恢复机体的正常代谢。不能单纯以血压高低来判断休克的治疗效果。在休克早期或代偿期,由于交感神经兴奋,儿茶酚胺释放,舒张压升高,而收缩压则无明显改变,故应注意脉压下降和交感兴奋的征象。相反,如使用血管扩张剂或硬膜外麻醉时,收缩压 12 kPa 左右而脉压正常(4.0～5.3 kPa),且无其他循环障碍表现,则为非休克状态。此外,平时患高血压的患者,发生休克后收缩压仍可能大于 16.0 kPa(120 mmHg),但组织灌注已不足。因此,应了解患者基础血压。致休克因素使收缩压降低 20% 以上时考虑休克。重度休克患者,袖带测压往往不准确,可用桡动脉穿刺直接测压。休克治疗过程,定时测压,对判断病情、指导治疗很有价值。若血压逐渐下降甚至不能测知,且脉压减小,则说明病情加重。血压回升到正常值,或血压虽低,但脉搏有力,手足转暖,则休克趋于好转。

尿量:观察尿量就是观察肾功能的变化,也是护理人员对休克患者重点观察的内容之一。尿量和尿比重是反映肾脏毛细血管灌流量,也是内脏血液流量的一个重要指标。在休克过程中,长时间的低血容量和低血压,或使用了大量血管收缩剂后,可使肾脏灌流量不足,肾缺血而影响肾功能。此时,患者肾小球滤过率严重下降,临床出现少尿或无尿。如经扩容治疗后,尿量仍每小时少于 25 mL,应与医师联系,协助医师进行利尿试验。用 20% 甘露醇溶液 100~200 mL 于 15~30分钟内静脉滴注,或用呋塞米 20~40 mg于 1~2 min 内静脉注入。如不能使尿量改善,则表示已发生肾衰竭。此时应立即控制入量,补液应十分慎重。急性肾衰竭时,肾小管分泌钾的功能下降,同时大量组织破坏,蛋白质分解代谢亢进,钾从细胞内大量溢出进入细胞外液,故急性肾衰竭少尿期,血钾必然升高。当血钾升高超过 7 mmol/L 时,如不积极治疗,可发生各种心室颤动和心搏骤停,因此要限制钾的摄入。反复测定血钾、钠、氯,根据化验报告和尿量的情况来考虑钾的应用。可给予碳酸氢钠纠正酸中毒,使钾离子再进入细胞内,或给予葡萄糖加胰岛素静脉滴入,可使血清钾离子暂时降低。如果经过治疗尿量稳定在每小时 30 mL 以上时,提示休克好转。因此,严格、认真记录尿量极为重要。

其他。除此之外,还应注意并发症的观察,休克肺、心力衰竭、肾衰竭及 DIC 是休克死亡的常见并发症。①成人呼吸窘迫综合征(ARDS,又称休克肺):应注意观察有无进行性呼吸困难、呼吸频率加快(每分钟>35 次);有无进行性严重缺氧,经一般氧疗不能纠正,$PaO_2 < 70$ mmHg (9.33 kPa)并有进行性下降的趋势。特别常见于原有心、肾功能不全的患者,过度输入非胶体溶液更易发生。如有上述表现立即报告医师,及时处理。②急性肾衰竭:如血容量已基本补足,血压已回升接近正常或已达正常,而尿量仍<20 mL/h,并对利尿剂无反应者,应考虑急性肾衰竭的可能。③心功能不全:如血容量已补足,中心静脉压达 12 cmH_2O(1.18 kPa),又无酸中毒存在,而患者血压仍未回升,则提示心功能不全,尤其老年人或原有慢性心脏病的患者有发生急性肺水肿的可能,应立即减慢输液速度或暂停输液。④DIC:如休克时间较长的患者,应注意观察皮肤有无瘀点、瘀斑或血尿、便血等,如有以上出血表现,则需考虑并发 DIC,应立即取血作血小板、凝血酶原时间、纤维蛋白原等检查,并协助医师进行抗凝治疗。

(5)应用血管活性药物的护理。①开始用升压药或更换升压药时血压常不稳定,应每5~10 分钟测量血压 1 次,有条件的连续监测动脉压。随血压的高低调节药物浓度。对升压药较敏感的患者,收缩压可由测不到而突然升高甚至可达26.7 kPa(200 mmHg)。在患者感到头痛、头晕、烦躁不安时应立即停药,并报告医师。用升压药必须从最低浓度且慢速开始,每 5 min 测血压 1 次,待血压平稳及全身情况改善后,改为每 30 min 测量一次,并按药物浓度及剂量计算输入量。②静脉滴注升压药时,切忌使药物外渗,以免导致局部组织坏死。③长期输液的患者,应每 24 h 更换 1 次输液管,并注意保护血管及穿刺点。选择血管时先难后易,先下后上。输液肢体应适当制动,但必须松紧合适,以免回流不畅。

(6)预防肺部感染:病房内定期空气消毒并控制探视,定期湿化消毒。避免交叉感染,进行治疗操作时,注意遮挡,适当暴露以免受凉。如有人工气道,注意口腔护理,鼓励患者有效咳痰。痰不易咳出时,行雾化吸入。不能咳痰者及时吸痰,保证呼吸道通畅,以防止肺部并发症。

(7)心理护理:经历休克复杂而紧急的抢救后,患者受到强烈刺激,易使患者倍感自己病情危重与面临死亡而产生恐惧、焦虑、紧张和烦躁不安。这时亲属的承受能力、应变能力也随之下降,则将严重影响与医护人员的配合。因此,护士应积极主动配合医疗,认真、准确无误地执行医嘱;紧急情况下医护人员也要保持镇静,快而有序、忙而不乱地进行抢救工作,以稳定患者及家属的情绪,并取得他们的信赖和主动配合;待患者病情稳定后,及时做好安慰和解释工作,使患者积极配合治疗及护理,树立战胜疾病的信心;保持安静、整洁舒适的环境,减少噪声,让患者充分休息;应将患者病情的危险性和治疗、护理方案及治疗期望前途告诉患者家属,在让他们心中有数的同时,协助医护人员做好患者的心理支持,以利于早日康复。

（李顺荣）

第四节　电　击　伤

电击伤俗称触电,通常是指一定量的电流或电能量(静电)直接接触人体,或高压电经过空气或其他导电介质传递电流,通过人体引起组织不同程度损伤和器官功能障碍,严重者甚至发生呼吸停止和心搏骤停而死亡。电击包括低压电（≤380 V）、高压电（＞380 V）和超高压电或雷击（电压10 000 V）三种类型。

一、病因及发病机制

(一)病因

1.违反用电操作程序和检修原则

不按程序操作、检修或安装电路等,使用电动机时未使用个人防护用具。

2.未采取安全电压

在特别危险的工作地点使用手提灯,引起触电等。

3.电气设备损坏或放置不当

电气设备损坏后其绝缘性能下降。

4.其他

在日常生活中少年儿童由于对高压电无知,放风筝缠在电线上,或爬到电杆上玩耍、抓鸟等。意外事故如遭受台风、暴风雪或火灾时电线折断落到人体等。

(二)发病机制

电击伤主要是电流作用与热烧伤。电损伤的严重程度取决于:接触电压高低、电流强弱、直流电和交流电、频率高低、通电时间、接触部位和电流路径等。

电流具有使肌细胞膜去极化作用,引起肌肉强烈收缩,交流电的损伤比直流电大,交流电有持续挛缩作用,能"牵引住"接触者,使其不能脱离电流,故交流电的危害性较直流电更大。电流能量可转化为热量,皮肤等组织在通电后产热,在电阻最大的部位产热也最显著,温度迅速上升,局部组织迅速被烧伤和炭化,炭化后电阻明显降低,使通过电量更为增高,其他因衣物燃烧可引起烧伤。如电流通过大脑或心脏,即引起窒息或心脏骤停;如电流通过肌肉,肌肉受挫可致骨折;如通过外周神经,则可致急性或迟发性外周神经病,迟发性损伤。电击伤一般有"入口"及"出口",此两部位烧伤最严重,入口处比出口处烧伤严重。由于电流在人体按直线最短距离行走,其所经过的肢体关节屈曲褶皱处,如肘、腋和腹股沟等处常有较深的创面。所以电击伤的创面可以呈"多发性""节段性"及"跳跃性"。

二、临床表现

电击伤是多系统损伤,除皮肤外,心、肺、血管、中枢神经系统、肌肉及骨骼亦常累及。

(一)全身表现

1.轻型

如瞬间接触电压低、电流弱的电源时常表现为精神紧张、脸色苍白、表情呆滞、呼吸及心跳加速,接触部位肌肉收缩。敏感者常可出现晕厥、短暂的意识丧失,一般都能恢复。恢复后可能有肌肉疼痛、疲乏、头痛、神经兴奋和心律失常。

2.重型

情况严重者发生昏迷、持续抽搐、心室颤动或心跳和呼吸骤停,如不及时脱离电源立即抢救,大多可死亡。有些严重电击患者当时症状虽不重,但在 1 h 后可突然恶化。此外,电击伤可以引起各种内脏损伤。

(二)局部表现

局部表现主要为电烧伤,分为以下两类。

1.低压电引起的烧伤

时间短伤口小,直径为 0.5～2.0 cm,呈椭圆形或圆形,焦黄及灰白色,创面干燥,常有进、出口。一般不损伤内脏,截肢率低。

2.高压电引起的烧伤

面积不大,但可深达肌肉、血管、神经和骨骼,有"口小底大,外浅内深"的特征;有一处进口和多处出口;肌肉组织常呈夹心性坏死;电流可造成血管壁的变性坏死或血管栓塞,从而引起继发性出血或组织的继发性坏死,故电烧伤的致残率很高。

三、急救护理

(一)现场急救

1.解脱电源

迅速切断电源或用绝缘物使患者脱离电源。防止急救者自身触电或伤及他人。高压电触电时应迅速通知供电部门停电。

2.心肺复苏

在迅速诊断后如发现心跳和呼吸停止者,必须进行心肺复苏支持生命。

3.明确性质

以后再进一步明确所接触电源性质、电流强度、电压大小、电流出入口、接触时间和通电途径等情况。对轻型触电,神志仍清醒,四肢麻木者,应就地休息,严密观察 1～2 h,以减轻心脏负担,促使患者恢复至正常状态。

(二)进一步复苏

1.药物治疗

心跳呼吸骤停者立即心肺复苏,建立静脉通道,遵医嘱用药纠正心律失常。

(1)盐酸肾上腺素:增加心肌收缩力,因而增加冠脉和脑血管血供,可使心室细颤变为粗颤,易于电除颤。作为触电后心脏骤停心肺复苏时的首选药物。

(2)利多卡因:为治疗室性异位心律的首选药物,稀释后静脉缓慢推注。

2.胸外电除颤

胸外直流电除颤是心室颤动最有效的治疗方法。

(三)创面的急救处理

在现场要保护好电烧伤创面,最好用消毒无菌敷料或干净被单覆盖包扎,避免污染,然后按照烧伤处理。高强度电流损伤常伴有大面积软组织水肿和小血管内血栓形成,需要进行筋膜切开减压,切除坏死组织,以减轻伤处周围压力,改善肢体血液循环。当组织缺损多,肌腱、神经、血管和骨骼已暴露者,在彻底清创后,应行皮瓣修复。对需要截肢者,必须严格掌握手术指征。

(四)抗休克

液体疗法是防治休克的主要措施。补液量不能根据其表面烧伤面积计算,对深部组织损伤应充分估计,较同等面积烧伤者为多。可根据患者全身状态、末梢循环、心率、中心静脉压、尿的颜色和尿的比重、每小时尿量血细胞的比容和血气分析来调整补液的质、量和速度。

(五)脑复苏

对呼吸心跳停止者,在心肺复苏的同时应进行脑复苏。脑水肿患者应把头部置于冰帽中,冰袋放在大血管处,使体温降至 32 ℃。静脉内滴注 20% 甘露醇并应用激素可提高抢救及复苏成功率。

(李顺荣)

第五节 中 暑

中暑是指在高温(35 ℃以上)环境下发生的以体温调节中枢功能障碍、汗腺衰竭和水、电解质丢失过多等所产生的一种急性临床综合征,多以中枢神经系统和循环系统功能障碍或衰竭为主要临床表现,好发于夏季或高温工作环境。易合并各种危重并发症。随着全球变暖,中暑的发生率、病死率及致残率居高不下。在中暑病例中,对原有慢性心肺疾病的患者和老年人,因其热适应能力低,预后差,死亡率高,尤其重症中暑病死率为 20%~70%,50 岁以上者高达 80%,且可出现不同程度的后遗症。

一、病因及发病机制

(一)病因与诱因

1.病因

在高温或在强热辐射下从事长时间劳动,如无足够防暑降温措施,可发生中暑;在气温不高而湿度较高和通风不良环境从事重体力劳动也可中暑。

2.诱因

不良健康状况,如年老体弱、营养不良、疲劳、肥胖、饮酒、饥饿、失盐和最近发热;有基础疾病,如甲亢、糖尿病、心血管病、广泛皮肤损害、先天性汗腺缺乏、震颤麻痹和智能低下者;药物,如服用氯丙嗪的精神病患者。

(二)发病机制

产热与散热动态平衡:人体是恒温的,一般恒定于 37 ℃左右。在正常生理状态下,机体物质代谢及肌肉收缩是产热的主要来源,当环境温度低于人体温度时,机体通过增加代谢与产热,使体温保持在37℃左右;反之,当环境温度超过机体或皮肤温度时,机体又可通过辐射、蒸发、对流和传导等方式排除多余的热量,出汗蒸发是常见的散热现象。正常情况下,机体在下丘脑体温调节中枢的作用下,通过各种产热和散热的方式,保持着产热与散热两个矛盾的相互平衡,使体温始终恒定在一定范围。

当某种因素造成机体产热过多或散热障碍时,正常状态下存在的产热与散热动态平衡受到影响或破坏,就可能引起机体温度升高。中暑发生的主要机制在于某种因素造成机体产热多于散热或散热功能障碍,致体内热量蓄积造成组织和器官功能损害。

二、临床表现

中暑的临床表现多样,按病情严重程度分为先兆中暑、轻症中暑与重症中暑。

(一)先兆中暑

高温环境下,一段时间后患者出现大量出汗、口渴、头昏、胸闷、心悸、恶心、全身乏力、注意力不集中和动作迟缓等症状,体温正常或略有升高(37.5℃以下)。

(二)轻症中暑

除有先兆中暑症状外,出现面色潮红、皮肤灼热、大量出汗和体温升高至38.5℃以上,也可有周围循环衰竭的早期症状如面色苍白、血压偏低和脉搏增快等。

(三)重症中暑

分为三类,三种类型可以单一形式出现,临床上亦可混合存在,不能截然区分。

1.热痉挛

热痉挛以青壮年、剧烈活动伴大量出汗者多见。由于排汗过多而大量饮水,但盐分补充不足而出现对称性四肢骨骼肌的疼痛性痉挛,尤以腓肠肌多见,疼痛性痉挛可波及腹壁肌肉,甚至胃肠道平滑肌发生阵发性痉挛和疼痛,呈现为类似急腹症的表现,实验室检查有血钠和氯化物降低,尿肌酸增高。

2.热衰竭

热衰竭常发生于老年人及未能适应者,是中暑最多见的类型。出现头晕、恶心、口渴、胸闷、面色苍白、大汗淋漓、脉搏细弱或缓慢、血压偏低,可出现晕厥,并有手足抽搐,严重者可出现呼吸困难、发绀、血压下降、神志不清和瞳孔散大等。实验室检查有血钠和血钾降低。

3.热射病

热射病常发生于高温环境工作时间较长或高温持续时间长、年老体弱和有慢性疾病患者,常在轻症中暑基础上继而出现高热、皮肤干燥无汗和意识障碍,表现为嗜睡、谵妄或昏迷,可出现周围循环衰竭表现,四肢和全身肌肉可有抽搐,呼吸浅而快,后期呈潮式呼吸,严重时出现休克、心力衰竭、肺水肿、脑水肿或肝肾衰竭、DIC等。血pH降低,血钠和血钾下降,心电图有心律失常和心肌损害表现。

三、急救护理

(一)急救原则

脱离高温环境、迅速降温,有效纠正水、电解质和酸碱平衡紊乱,保护重要脏器功能,预防并发症。

（二）急救护理

1.先兆中暑与轻症中暑

立即撤离高温、高湿环境，将患者移至阴凉通风处或电扇下，最好移至空调室，平卧休息，松解或脱去衣服。体温高者给予冷敷或酒精擦浴，以增加辐射散热，给予口服清凉、含盐饮料，可选用仁丹、十滴水和藿香正气丸等，用风油精和清凉油涂擦太阳穴。有周围循环衰竭者，可静脉滴注5％葡萄糖氯化钠注射液1 000～2 000 mL。经上述及时处理后，休息30 min到数小时即可恢复正常。

2.重症中暑

（1）热痉挛：在补足体液情况下，若仍有四肢肌肉抽搐和痉挛性疼痛，可缓慢静脉注射10％葡萄糖酸钙10 mL＋维生素C 0.5 g。

（2）热衰竭：快速静脉滴注5％葡萄糖氯化钠注射液2 000～3 000 mL，如血压仍未回升，可适当加用多巴胺和间羟胺等升压药。

（3）热射病：本症是最严重的一种类型，病死率可达30％，应进行全面救护治疗。

吸氧：保证呼吸道通畅，经鼻导管吸氧。

降温。①应首选物理降温，用体表降温，将化学冰袋或一般冰袋放置头部及全身大血管暴露部位，或4 ℃～10 ℃冷水加40％～50％乙醇进行擦浴，或将患者浸浴在4 ℃水中并按摩四肢皮肤，有条件时最好使用降温毯降温。体温持续不退时采用4 ℃氯化钠注射液250～500 mL灌肠或经胃管注入胃内，有腹胀和腹泻者慎用。②环境降温：将患者搬入有空调的急诊抢救室内，室温调节至20 ℃～25 ℃。③药物降温，必须与物理降温同时进行，可达到保护中枢神经系统和抗惊厥的良好效果。使用氯丙嗪25～50 mg加入5％葡萄糖氯化钠注射液250～500 mL静脉滴注，在1～2 h内滴完。如患者病情危急，将氯丙嗪25 mg及异丙嗪25 mg加入5％葡萄糖注射液或氯化钠注射液100～200 mL中快速（10～20 min）滴注。

纠正低血容量：应给足够量晶体液，使尿量维持在0.5～1.0 mL/（kg・h）。血压下降的患者给予升压药，如多巴胺和间羟胺，必要时使用异丙肾上腺素，使收缩压维持在12.0 kPa（90 mmHg）以上，勿用血管收缩药，以防影响皮肤散热。对降温后血压仍未上升者，输入氯化钠注射液或血浆等扩容，但要注意因心肌损害而导致心源性休克。

纠正水、电解质及酸碱失衡。

对症治疗：当患者抽搐时，静脉注射地西泮10 mg或肌内注射苯巴比妥钠0.1 g。颅内压增高者常规静脉滴入20％甘露醇250 mL，15～20 min内输完。早期急性肾衰竭者，可使用利尿剂或行腹膜透析，为保护肾脏灌流，可行持续性血液滤过治疗。

（李顺荣）

第六节　过敏性休克

过敏性休克是由于某些抗原物质进入特异性机体后（与相应的抗体结合）激发Ⅰ型变态反应，全身毛细血管扩张和通透性增加，使大量血管活性物质释放，微循环功能障碍而导致循环血量急剧下降所致的临床综合征。

一、病因及发病机制

(一)病因

过敏性休克一般属于Ⅰ型变态反应,其致敏药物(即致敏原)一般为抗原或半抗原,其中以半抗原居多。当半抗原与体内的蛋白质结合成抗原,抗原进入人体后,经过一段潜伏期,形成 IgE 为主的抗体,吸附于组织的肥大细胞或血液中的嗜碱性粒细胞表面上。当再次进入同一致敏药物时,则在肥大细胞表面发生抗原抗体反应,使细胞膜的腺苷酸环化酶受到抑制,从而使细胞中的 cAMP 降低,导致肥大细胞的脱颗粒,释放化学物质,如组胺、缓慢反应物质及嗜酸性粒细胞趋化因子等,这些物质作用于靶器官,引起局部平滑肌痉挛、血管通透性增高、微血管扩张充血、血浆外渗和水肿等而发病。但有些药物之间有交叉反应可能,例如,青霉素产生过敏性休克患者,对链霉素也可发生过敏性休克反应。少数患者初次应用抗生素或其他药物也会发生过敏性休克,此症状可能与真菌感染、空气或食物中含有致敏物质有关。

(二)发病机制

有效循环血量锐减和组织灌注不足,由此引起的微循环障碍、代谢改变和内脏器官的继发性损害是休克发生的病理生理基础。

二、临床表现

患者接触过敏物质后出现口唇和手足麻木,喉部发痒,咳嗽,喉头或支气管痉挛和水肿,皮肤发痒,周身发热,头痛,面色苍白,四肢发冷,出冷汗,眼球上翻,脉搏细弱,血压为零或者血压明显下降至正常水平以下,胸闷、恶心、呕吐、呼吸困难伴气急、发绀和全身皮肤可见红斑或荨麻疹样斑丘疹,部分患者也可伴有血管神经性水肿。严重患者可出现意识障碍、抽搐、昏迷、有便意感或者大小便失禁,甚至窒息及猝死等症状。

三、急救护理

(一)急救原则

脱离变应原,就地抢救。

(二)急救措施

(1)一旦发生变态反应,立即停用一切可疑药物。

(2)安置患者平卧,取休克体位或平卧位,保暖,给予中、高流量吸氧,急呼医师救助的同时争分夺秒地积极抢救。

(3)立即肌内注射 1‰肾上腺素 0.5~1.0 mg,小儿每次 0.020~0.025 mg/kg。严重者可用肌内注射量的 1/3~1/2 稀释于 50%葡萄糖溶液 40~50 mL 中静脉注射。如患者心跳突然停止,可用 1‰肾上腺素 1 mg 直接作心内注射,并进行胸外心脏按压。肾上腺素首次注射后 10~15 min如无效,可重复注射 1 次。另外,也可以将 1~2 mg 肾上腺素加入 5%葡萄糖溶液 100~200 mL 中静脉滴注。

(4)抗组胺类药物:如苯海拉明 25~50 mg 或盐酸异丙嗪 25 mg 肌内注射。

(5)钙剂:因其有脱敏及对链霉素毒性有解毒作用,链霉素过敏者可加 10%葡萄糖酸钙 10~20 mL 静脉注射,半小时后可再给药 1 次。

(6)补充血容量:常用 5%葡萄糖氯化钠注射液静脉滴注,以供应能量,输入液也可用中分子量或低分子量右旋糖苷。如有需要也可输入血浆或血清白蛋白,但应注意输液量不宜过多、过快,以免发生肺水肿。

(7)肾上腺皮质激素:0.9%生理盐水 250 mL 加氢化可的松 100~200 mg 静脉滴注,也可用地塞米松 5~10 mg 静脉滴注,可增强肾上腺素的作用,对抗 β 受体的阻断,高浓度时可阻止 cAMP 的分解。

(8)磷酸二酯酶抑制剂:如氨茶碱 500 mg,10~20 min 静脉缓慢注入,可更进一步提高 cAMP 的浓度。

(9)其他药物:若经过两次肾上腺素注射,休克延迟半小时以上仍不恢复者,可考虑使用其他血管活性药物,如去甲肾上腺素和间羟胺等,或 0.9%生理盐水 250 mL 加多巴胺 60 mg 等对症治疗,至症状缓解。

(李顺荣)

第七节　镇静、安眠类药物中毒

一、疾病概论

(一)病因及发病机制

镇静、安眠类药物的种类一般分为巴比妥类和非巴比妥类,但无论哪种药物对中枢神经系统均有抑制作用,大剂量使用时可抑制呼吸中枢。引起呼吸衰竭;抑制血管运动中枢,导致循环衰竭。

(二)临床表现

镇静、安眠类药物中毒的临床表现与药物的种类、剂量和治疗的早晚有关。一般表现为神志模糊、言语不清、判断力下降、嗜睡、深睡和昏迷;各种反射消失,脉搏快而弱,血压下降,严重时可出现呼吸困难、发绀和呼吸衰竭。

(三)救治原则

(1)纠正致死性症状:致死的主要原因是呼吸和循环衰竭。重点在于维持有效的气体交换及血容量。

(2)防止毒物进一步吸收,加速已吸收毒物的清除,包括洗胃、导泻、利尿和透析等。

(3)中枢兴奋剂的应用。

二、护理评估

(一)病史

有确定的应用中毒量镇静安眠药史,应询问药名、剂量及服用的时间和是否经常服用该药。

(二)症状及体征

1.轻度中毒

嗜睡或深睡,反应迟钝,言语不清,判断力及定向力障碍。

2.中度中毒

昏睡或昏迷,强烈刺激虽能唤醒,但不能言语,旋即又入睡。呼吸略慢,但无呼吸、循环障碍。

3.重度中毒

深昏迷,出现呼吸、循环衰竭。严重者出现休克、少尿和皮肤水疱。后期全身弛缓,各种反射消失,瞳孔缩小,对光反射消失。

(三)心理状况评估

尤其对于自杀患者,应了解患者自杀的原因及患者的心理状态。

(四)辅助检查

辅助检查可留取患者的胃内容物、血和尿做药物定性及定量检查。

三、护理诊断

(一)急性意识障碍

急性意识障碍与药物对中枢神经系统的抑制有关。

(二)有误吸的危险

误吸与患者意识障碍,呕吐物、呼吸道分泌物清除困难有关。

(三)绝望

绝望与导致患者自杀的诱因有关。

(四)有皮肤破损的危险

皮肤破损与患者意识障碍不能自行改变体位有关。

(五)有再次自杀的危险

再次自杀与导致患者自杀的诱因未解除有关。

四、护理目标

(1)患者意识趋于好转,未发生误吸。

(2)患者愿意表达内心的感受,再次自杀的危险性减小。

(3)患者未发生皮肤破损。

五、护理措施

(1)给予吸氧,保持呼吸道畅通,有呼吸衰竭者给予辅助呼吸。

(2)密切观察病情,注意呼吸、血压、体温和脉搏的变化,准确记录病情变化。

(3)准确记录出入液量,防止酸、碱及水、电解质失衡。

(4)患者低温时注意保温。

(5)躁动患者要防止坠床和外伤。

(6)耐心听取患者的诉说,在患者需要时陪伴患者,充分利用患者的社会及家庭支持系统。

六、护理评价

(1)患者意识是否好转,是否发生误吸。

（2）患者是否愿意表达内心的感受,再次自杀的危险性有无减小。

（3）患者是否发生皮肤破损。

（李顺荣）

第八节　急性一氧化碳中毒

一、疾病介绍

(一)定义

急性一氧化碳中毒是指人体短时间内吸入过量 CO 所造成的脑及全身其他组织缺氧性疾病,严重者可引起死亡。

(二)病因

1.职业性中毒

职业性中毒如矿山采掘放炮、煤矿瓦斯爆炸、火灾现场、钢铁冶炼、化肥生产、制造甲醇和丙酮等都可产生大量的一氧化碳,若通风防护不当,吸入可致中毒。

2.生活性中毒

日常生活中,煤炉产生的气体中一氧化碳含量达 6%～30%。室内门窗紧闭,火炉无烟囱或烟囱堵塞、漏气都可引起一氧化碳中毒。

(三)发病机制

一氧化碳被人体吸入进入血液后,85%与血红蛋白(Hb)结合形成稳定的碳氧血红蛋白。由于一氧化碳与血红蛋白的亲和力约比氧和血红蛋白的亲和力大 240 倍,其解离又比氧合血红蛋白慢 3600 倍。因此,血液中一氧化碳与氧竞争 Hb 时,大部分血红蛋白成为碳氧血红蛋白。碳氧血红蛋白携氧能力差,引起组织缺氧,而碳氧血红蛋白解离曲线左移,血氧不易释放更加重组织缺氧。此外,一氧化碳还可与还原型细胞色素氧化酶的二价铁结合,抑制该酶活性,影响组织细胞呼吸与氧化过程,阻碍对氧利用。脑和心脏(对缺氧最敏感的器官)最易遭受损害。脑内小血管迅速麻痹扩张。脑内 ATP 无氧情况下耗尽,钠泵运转不灵,钠离子蓄积于细胞内而诱发脑细胞内水肿。

(四)临床表现

一般有明确的一氧化碳吸入史,中毒的程度与吸入时间的长短、吸入的浓度、机体对一氧化碳的敏感性和耐受性密切相关。一氧化碳急性中毒的临床表现根据碳氧血红蛋白形成的程度可分为三级。

1.轻度中毒

血液中碳氧血红蛋白占 10%～20%,患者有头痛、眩晕、心悸、恶心、呕吐和四肢无力,可有短暂的晕厥,还可诱发心绞痛发生,及时吸入新鲜空气后症状会迅速消失。

2.中度中毒

血液中碳氧血红蛋白占 30%～40%,除上述症状外,患者还可昏睡或浅昏迷,瞳孔对光反应迟钝,皮肤和黏膜出现典型樱桃红色,应及时抢救。呼吸新鲜空气或氧气后可较快清醒,各种症状数小时内消失,一般不留后遗症。

3.重度中毒

血液中碳氧血红蛋白达到50%以上,患者呈深昏迷,各种反射消失,瞳孔散大,血压下降,呼吸不规则,皮肤黏膜苍白或发绀,中毒性肝炎、休克和急性肾功能不全,患者可数小时甚至数天不能清醒,死亡率高。

4.迟发性脑病(神经精神后发症)

急性CO中毒患者在清醒后,经过2～60 d的"假愈期",可出现下列临床表现:①精神意识障碍,出现幻视、幻听、忧郁和烦躁等精神异常,少数可发展为痴呆;②锥体外系神经障碍,出现震颤麻痹综合征,部分患者逐渐发生表情缺乏,肌张力增加,肢体震颤及运动迟缓;③锥体系神经损害及大脑局灶性功能障碍,可发生肢体瘫痪、大小便失禁,失语,失明等。

(五)治疗要点

1.现场急救

(1)迅速脱离中毒现场:迅速将患者转移到空气新鲜的地方,卧床休息,保暖;保持呼吸道通畅。

(2)转运:清醒的患者,保持无障碍呼吸,有条件者应持续吸氧;昏迷中的患者,除持续吸氧外,应注意呼吸道护理,避免呼吸道异物阻塞。

2.院内救护

纠正缺氧:迅速纠正缺氧状态。吸入高浓度氧气可加速COHb解离,增加一氧化碳的排出。目前高压氧舱治疗效果最好。呼吸停止时,应及早进行人工呼吸,或用呼吸机维持呼吸。危重患者可考虑血浆置换。

3.进一步治疗

首先建立静脉通道,遵医嘱用药,防止并发症的发生。

(1)20%甘露醇:严重中毒后,脑水肿可在24～48 h发展到高峰。脱水疗法很重要。目前最常用的是20%甘露醇静脉快速滴注,也可注射呋塞米脱水。

(2)能量合剂:常用药物有三磷酸腺苷、辅酶A和细胞色素C和大量维生素C等,促进脑细胞功能恢复。

(3)血管扩张剂:常用的有1%普鲁卡因500 mL静脉滴注,川芎嗪注射液80 mg溶于250 mL液体内静脉滴注等,防治迟发性脑病。

4.做好急诊监护

(1)应密切观察患者的生命体征,包括体温、脉搏、呼吸、血压、面色、神志和瞳孔的变化,尤其是中、重度中毒以呼吸困难、呼吸肌麻痹为主者,所以需要密切观察患者呼吸的频率、深浅度的变化;严密观察患者有无呕吐现象,观察患者的血压、神志、意识及瞳孔的变化,监测水、电解质平衡,纠正酸中毒,并预防吸入性肺炎或肺部继发感染。

(2)防治并发症和后发症,加强昏迷期间的护理。保持呼吸道通畅,必要时行气管切开。定时翻身以防发生压疮和肺炎。注意营养,必要时鼻饲。高热者可采用物理降温方法,如头部用冰帽,体表用冰袋,使体温保持在32 ℃左右。如降温过程中出现寒战或体温下降困难时,可用冬眠药物;严重中毒患者清醒后应继续高压氧治疗,绝对卧床休息,密切监护2～3周,直至脑电图恢复正常为止,预防迟发性脑病。

二、护理评估与观察要点

(一)护理评估

(1)病史评估:一氧化碳接触史。

(2)身体评估:生命体征、意识状态、瞳孔大小和头痛程度。

(3)实验室及其他检查:脑电图可见弥漫性低波幅慢波,与缺氧性脑病进展相平行。

(4)高压氧治疗的效果。

(5)有无焦虑等心理改变。

(二)观察要点

1.现存问题观察

CO中毒的后果是严重的低氧血症,从而引起组织缺氧,吸入氧气可加速碳氧血红蛋白解离,增加CO的排出。严密观察患者意识、瞳孔变化,生命体征,重点是呼吸和体温、缺氧情况。尿量改变,准确记录出入量。氧浓度过高肺表面活性物质相对减少,易出现肺不张。应严格执行给氧浓度和给氧时间,根据病情随时调整用氧流量,清醒者可间歇给氧。CO中毒6 h内给予高压氧治疗,可减少迟发性脑病的发生,并能促进昏迷患者觉醒。

2.并发症的观察

(1)吸入性肺炎及肺水肿:常于中毒2~4 d发生肺水肿、肺炎及时清除呼吸道分泌物及呕吐物,严密观察体温、心率和血压等变化。应用抗生素控制感染,合并肺水肿时,控制液体滴速,给予强心利尿,准确记录出入液量。

(2)脑水肿:中毒严重者,脑水肿一般在24~48 h发展到高峰,应密切观察患者有无呕吐现象。呕吐时是否为喷射状,并及时认真听取患者的主诉,一旦发现患者瞳孔不等大,呼吸不规则,抽搐等提示脑疝形成,应给予及时抢救处理。输液过程中密切观察输液的速度和量,观察是否有药液外渗,避免输液过快、过多,防止发生急性脑水肿。应用脱水剂后观察膀胱充盈情况,对于昏迷不能自行排尿者,给予留置导尿,并要准确记录出入量,注意尿量及颜色的变化。

(3)心律失常:保证持续氧气吸入,纠正缺氧状态,应用抗心律失常药及营养心肌药物,严密监测心率(律)、血压变化,迅速处理危急情况。

(4)急性肾衰竭:严密观察尿量及液体出入量,纠正休克及缺氧,必要时给予利尿药,血液透析时做好相应护理。

(李俊梅)

第九节　急性酒精中毒

急性酒精中毒是由于服用过量的酒精或酒类饮料引起的中枢神经系统兴奋及抑制状态。绝大多数酒精在胃、十二指肠和空肠的第一段吸收,十二指肠和空肠为最主要的吸收部位。酒精进入空胃,通常30~90 min内能完全被吸收入血。酒精吸收入血后迅速分布于全身各组织和体液,并通过血-脑屏障进入大脑。进入体内的酒精90%以上都是经肝氧化脱氢分解,最终变成二氧化碳和水。肝代谢主要是依靠肝内的酒精代谢酶,不同个体酶的水平及活性不同。

一、中毒机制

酒精的主要毒理作用是抑制中枢神经系统。首先从大脑皮质开始,选择性抑制网状结构上行激动系统,使较低级功能失去控制,而呈现一时性兴奋状态,在短时间内自我控制能力减退;然后,皮质下中枢、脊髓和小脑功能受到抑制,出现共济失调等运动障碍,分辨力、记忆力、洞察力、注意力减退甚至消失,视觉、语言、判断力失常;最后抑制延髓血管运动中枢和呼吸中枢,呼吸中枢麻痹是重度酒精中毒者死亡的主要原因。

二、护理评估

(一)病史
有大量饮酒或摄入含酒精的饮料史。

(二)临床表现
与酒精的浓度、饮酒量、饮酒速度和是否空腹有关。急性中毒的主要症状和体征是中枢神经系统抑制、循环系统和呼吸系统功能紊乱。临床大致可分为以下 3 期。

1.兴奋期

血酒精含量在 200～990 mg/L,患者出现眩晕和欣快,易感情用事,说话滔滔不绝,言辞动作常粗鲁无理、喜怒无常,不承认自己饮酒过量,自制力很差,有时则寂静入睡。

2.共济失调期

血酒精含量达 1 000～2 999 mg/L。患者动作笨拙、步态不稳、言语含糊不清、语无伦次,似精神错乱。

3.昏迷期

血酒精含量达 3 000 mg/L 以上。患者由兴奋转为抑制,常昏睡不醒、呼吸慢并带鼾声、体温偏低、面色苍白、皮肤发绀、口唇微紫、脉搏细速,常呈休克状态,瞳孔正常或散大,严重者昏迷、抽搐和大小便失禁,最后发生呼吸麻痹致死。

(三)辅助检查
(1)酒精检测:呼气中酒精浓度与血清酒精浓度相当。

(2)动脉血气分析:可有轻度代谢性酸中毒。

(3)血清电解质检测:可见低钾血症、低镁血症、低钙血症。

(4)血清葡萄糖检测:可有低血糖症。

(5)心电图检查:可见心律失常和心肌损害。

三、病情诊断

根据患者大量饮酒或摄入含酒精的饮料史,临床表现为急性中毒的中枢神经抑制症状、呼气中有酒味,参考实验室检查,可作出急性酒精中毒的诊断。

四、急救护理

(一)紧急救护
1.清除毒物

轻度醉酒一般不需作驱毒处理。饮酒量过大者,如神志尚清可予以催吐,但应严防误吸;如神志已模糊者应考虑洗胃。对来诊时已处于严重状态者,应早期进行血液透析治疗。

2.解除中枢抑制作用

解除中枢抑制作用可用内啡肽拮抗药纳洛酮 0.4～0.8 mg,静脉注射,可每半小时左右重复注射,多数患者数次应用后可清醒。同时可用 10％高渗葡萄糖液 500 mL 加胰岛素 8～16 U 静脉滴注,加维生素 C、B 族维生素,促进酒精氧化。

（二）一般护理

1.卧床休息

采取侧卧位,以防呕吐致窒息和吸入性肺炎,同时要注意保暖。

2.加强病情观察

如患者出现昏迷、呼吸慢而不规则、脉搏细弱、皮肤湿冷、大小便失禁、抽搐等异常情况,要及时进行处理。

3.加强饮食指导

鼓励多饮水,绿豆汤、西瓜汁等都有较好的解酒作用,也可给予浓茶醒酒。

4.加强药物应用的护理

注意观察用药效果,如吗啡、氯丙嗪等中枢抑制剂,同时做好液体出入量记录。

5.对症治疗

保持呼吸道通畅、给氧;呼吸中枢抑制时,及时插管,机械辅助呼吸,慎用呼吸兴奋剂;及时解痉镇静,发生抽搐可用地西泮 5～10 mg 肌内注射或静脉注射,忌用巴比妥类;防止脑水肿、水电解质紊乱和酸碱平衡失调;纠正低血糖;注意防治呼吸道感染和吸入性肺炎。

6.健康指导

（1）生活指导。加强酒精中毒引起不良后果的宣传,倡导适量饮酒,严禁嗜酒的生活习惯。

（2）健康指导。加强宣传和教育,尤其是注意防止意外伤害及意外事故的发生:①意外伤害,如醉酒后可因落水、高坠、吸入呕吐物窒息而死;若冬季昏倒睡在室外,则易被冻伤甚则冻死,应予预防并避免。②意外事故,如酒后驾车肇事、打架斗殴、伤人毁物、工伤事故及其他暴力犯罪等,而且必须承担相关法律责任,应予以预防并及时制止。

（李俊梅）

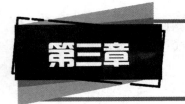

第三章　**心内科护理**

第一节　心　绞　痛

一、稳定型心绞痛

(一)概念和特点

稳定型心绞痛也称劳力性心绞痛,是在冠状动脉固定性严重狭窄基础上,由于心肌负荷的增加引起心肌急剧的、暂时的缺血缺氧的临床综合征。其特点为阵发性的前胸压榨性疼痛或憋闷感觉,主要位于胸骨后部,可放射至心前区和左上肢尺侧,常发生于劳力负荷增加时,持续数分钟,休息或用硝酸酯类制剂后疼痛消失。疼痛发作的程度、频度、性质及诱发因素在数周至数月内无明显变化。

(二)相关病理生理

患者在心绞痛发作之前,常有血压增高、心律增快、肺动脉压和肺毛细血管压增高的变化,反映心脏和肺的顺应性减低。发作时可有左心室收缩力和收缩速度降低、射血速度减慢、左心室收缩压下降、心搏量和心排血量降低、左心室舒张末期压和血容量增加等左心室收缩和舒张功能障碍的病理生理变化。左心室壁可呈收缩不协调或部分心室壁有收缩减弱的现象。

(三)主要病因及诱因

本病的基本病因是冠脉粥样硬化。正常情况下,冠脉循环血流量具有很大的储备力量,其血流量可随身体的生理情况有显著的变化,休息时无症状。当劳累、激动、心力衰竭等使心脏负荷增加、心肌耗氧量增加时,对血液的需求增加,而冠脉的供血已不能相应增加,即可引起心绞痛。

(四)临床表现

1.症状

心绞痛以发作性胸痛为主要临床表现,典型疼痛的特点如下。

(1)部位:主要在胸骨体中、上段之后,可波及心前区,界限不很清楚。常放射至左肩、左臂尺侧达无名指和小指,偶或至颈、咽或下颌部。

(2)性质:胸痛常有压迫、憋闷或紧缩感,也可有烧灼感,偶尔伴有濒死感。

(3)持续时间:疼痛出现后常逐步加重,持续 3～5 min,休息或含服硝酸甘油可迅速缓解,很少超过半小时。可数天或数周发作 1 次,亦可 1 d 内发作数次。

2.体征

心绞痛发作时,患者面色苍白、出冷汗、心率增快、血压升高、表情焦虑。心尖部听诊有时出现"奔马律",可有暂时性心尖部收缩期杂音,是乳头肌缺血以致功能失调引起二尖瓣关闭不全所致。

3.诱因

发作常由体力劳动、情绪激动、饱餐、寒冷、吸烟、心动过速、休克等所致。

(五)辅助检查

1.心电图

(1)静息时心电图:约有半数患者在正常范围,也可有陈旧性心肌梗死的改变或非特异性ST段和T波异常。有时出现心律失常。

(2)心绞痛发作时心电图:绝大多数患者可出现暂时性心肌缺血引起的ST段压低(≥ 0.1 mV),有时出现T波倒置,在平时有T波持续倒置的患者,发作时可变为直立(假性正常化)。

(3)心电图负荷试验:运动负荷试验及24 h动态心电图,可显著提高缺血性心电图的检出率。

2.X线检查

心脏检查可无异常,若已伴发缺血性心肌病可见心影增大、肺充血等。

3.放射性核素

利用放射性铊心肌显像所示灌注缺损,提示心肌供血不足或血供消失,对心肌缺血诊断较有价值。

4.超声心动图

多数稳定型心绞痛患者静息时超声心动图检查无异常,有陈旧性心肌梗死者或严重心肌缺血者二维超声心动图可探测到坏死区或缺血区心室壁的运动异常,运动或药物负荷超声心动图检查可以评价心肌灌注和存活性。

5.冠状动脉造影

选择性冠状动脉造影可使左、右冠状动脉及主要分支得到清楚的显影,具有确诊价值。

(六)治疗原则

治疗原则是改善冠脉血供和降低心肌耗氧量以改善患者症状,提高生活质量,同时治疗冠脉粥样硬化,预防心肌梗死和死亡,以延长生存期。

1.发作时的治疗

(1)休息:发作时立即休息,一般患者停止活动后症状即可消失。

(2)药物治疗:宜选用作用快的硝酸酯类制剂,这类药物除可扩张冠脉增加冠脉血流量外,还可扩张外周血管,减轻心脏负荷,从而缓解心绞痛。如硝酸甘油0.3～0.6 mg或硝酸异山梨酯3～10 mg舌下含化。

2.缓解期的治疗

缓解期一般不需卧床休息,应避免各种已知的诱因。

(1)药物治疗:以改善预后的药物和减轻症状、改善缺血的药物为主,如阿司匹林、氯吡格雷、β受体阻滞剂、他汀类药物、血管紧张素转换酶抑制剂、硝酸酯类制剂,其他如代谢性药物、中医中药。

（2）非药物治疗：包括运动锻炼疗法、血管重建治疗、增强型体外反搏等。

二、不稳定型心绞痛

（一）概念和特点

目前已趋向将典型的稳定型劳力性心绞痛以外的缺血性胸痛统称为不稳定型心绞痛。不稳定型心绞痛根据临床表现可分为静息型心绞痛、初发型心绞痛、恶化型心绞痛3种类型。

（二）相关病理生理

与稳定型心绞痛的差别主要在于冠脉内不稳定的粥样斑块继发的病理改变，使局部的心肌血流量明显下降，如斑块内出血、斑块纤维帽出现裂隙、表面有血小板聚集和/或刺激冠脉痉挛，导致缺血性心绞痛，虽然也可因劳力负荷诱发，但劳力负荷终止后胸痛并不能缓解。

（三）主要病因及诱因

少部分不稳定型心绞痛患者心绞痛发作有明显的诱因。

1.增加心肌氧耗

感染、甲状腺功能亢进症或心律失常。

2.冠脉血流减少

低血压。

3.血液携氧能力下降

贫血和低氧血症。

（四）临床表现

1.症状

不稳定型心绞痛患者胸部不适的性质与典型的稳定型心绞痛相似，通常程度更重，持续时间更长，可达数十分钟，胸痛在休息时也可发生。

2.体征

体检可发现一过性第三心音或第四心音，以及由于二尖瓣反流引起的一过性收缩期杂音，这些非特异性体征也可出现在稳定型心绞痛和心肌梗死患者，但详细的体格检查可发现潜在的加重心肌缺血的因素，并成为判断预后非常重要的依据。

（五）辅助检查

1.心电图

（1）大多数患者胸痛发作时有一过性 ST 段（抬高或压低）和 T 波（低平或倒置）改变，其中 ST 段的动态改变（≥0.1 mV 的抬高或压低）是严重冠脉疾病的表现，可能会发生急性心肌梗死或猝死。

（2）连续心电监护：连续 24 h 心电监测发现，85%～90%的心肌缺血，可不伴有心绞痛症状。

2.冠脉造影剂及其他侵入性检查

在长期稳定型心绞痛基础上出现的不稳定型心绞痛患者，常有多支冠脉病变，而新发作静息心绞痛患者，可能只有单支冠脉病变。在所有的不稳定型心绞痛患者中，3支血管病变占40%，2支血管病变占20%，左冠脉主干病变约占20%，单支血管病变约占10%，没有明显血管狭窄者占10%。

3.心脏标志物检查

心脏肌钙蛋白（cTn）T（CTnT）及 I（cTnT）较传统的肌酸激酶（CK）和肌酸激酶同工酶（CK-MB）更为敏感、更可靠。

4.其他

胸部 X 线、心脏超声和放射性核素检查的结果与稳定型心绞痛患者的结果相似,但阳性发现率会更高。

(六)治疗原则

不稳定型心绞痛是严重、具有潜在危险的疾病,病情发展难以预料,应使患者处于监控之下,疼痛发作频繁或持续不缓解及高危组的患者应立即住院。其治疗包括抗缺血治疗、抗血栓治疗和根据危险度分层进行优创治疗。

1.一般治疗

发作时立即卧床休息,床边 24 h 心电监护,严密观察血压、脉搏、呼吸、心率、心律变化,有呼吸困难、发绀者应给氧吸入,维持血氧饱和度达到 95% 以上。如有必要,重测心肌坏死标志物。

2.止痛

烦躁不安、疼痛剧烈者,可考虑应用镇静剂如吗啡 5~10 mg 皮下注射;硝酸甘油或硝酸异山梨酯持续静脉点滴或微量泵输注,以 10 μg/min 开始,每 3~5 min 增加 10 μg/min,直至症状缓解或出现血压下降。

3.抗凝(栓)

抗血小板和抗凝治疗是不稳定型心绞痛治疗至关重要的措施,应尽早应用阿司匹林、氯吡格雷和肝素或低分子量肝素,以有效防止血栓形成,阻止病情进展为心肌梗死。

4.其他

对于个别病情极严重患者,保守治疗效果不佳,心绞痛发作时 ST 段抬高或降低≥0.1 mV,持续时间>20 min,或血肌钙蛋白升高者,在有条件的医院可行急诊冠脉造影,考虑经皮冠脉成形术。

三、护理评估

(一)一般评估

(1)患者有无面色苍白、出冷汗、心率加快、血压升高。

(2)患者主诉有无心绞痛发作症状。

(二)身体评估

(1)有无表情焦虑、皮肤湿冷、出冷汗。

(2)有无心率增快、血压升高。

(3)心尖区听诊是否闻及收缩期杂音,或听到第三心音或第四心音。

(三)心理-社会评估

患者能否控制情绪,避免激动或愤怒,以减少心肌耗氧量;家属能否做到给予患者安慰及细心的照顾,并督促定期复查。

(四)辅助检查结果的评估

(1)心电图有无 ST 段及 T 波异常改变。

(2)24 h 连续心电监测有无心肌缺血的改变。

(3)冠脉造影检查结果有无显示单支或多支病变。

(4)心脏标志物肌钙蛋白(cTn)T 的峰值是否超过正常对照值的百分位数。

（五）常用药物治疗效果的评估

1.硝酸酯类药物

心绞痛发作时，能及时舌下含化，迅速缓解疼痛。

2.他汀类药物

长期服用可以维持 LDL-C 的目标值＜3.9 mol/L(70 mg/dL)，且不出现肝酶和肌酶升高等不良反应。

四、主要护理诊断/问题

（一）胸痛

与心肌缺血、缺氧有关。

（二）活动无耐力

与心肌氧的供需失调有关。

（三）知识缺乏

缺乏控制诱发因素及预防心绞痛发作的知识。

（四）潜在并发症

心肌梗死。

五、护理措施

（一）休息与活动

1.适量运动

应以有氧运动为主，运动的强度和时间因病情和个体差异而不同，必要时在监测下进行。

2.心绞痛发作时

立即停止活动，就地休息。不稳定型心绞痛患者，应卧床休息，并密切观察。

（二）用药指导

1.心绞痛发作时

立即舌下含化硝酸甘油，用药后注意观察患者胸痛变化情况，如 3～5 min 后仍不缓解，隔 5 min后可重复使用。对于心绞痛发作频繁者，静脉滴注硝酸甘油时，患者及家属不要擅自调整滴速，以防低血压发生。部分患者用药后出现面部潮红、头部胀痛、头晕、心动过速、心悸等不适，应告知患者是药物的扩血管作用所致，不必有顾虑。

2.应用他汀类药物时

应严密监测转氨酶及肌酸激酶等生化指标，及时发现药物可能引起的肝脏损害和肌病。采用强化降脂治疗时，应注意监测药物的安全性。

（三）心理护理

安慰患者，消除紧张、不安情绪，改变急躁易怒性格，保持心理平衡。告知患者及家属过劳、情绪激动、饱餐、用力排便、寒冷刺激等都是心绞痛发作的诱因，应注意避免。

（四）健康教育

1.疾病知识指导

（1）合理膳食：宜摄入低热量、低脂、低胆固醇、低盐饮食，多食蔬菜、水果和粗纤维食物如芹菜、糙米等，避免暴饮暴食，应少食多餐。

（2）戒烟、限酒。

（3）适量运动：应以有氧运动为主,运动的强度和时间因病情和个体差异而不同,必要时在监测下进行。

（4）心理调适：保持心理平衡,可采取放松技术或与他人交流的方式缓解压力,避免心绞痛发作的诱因。

2.用药指导

指导患者出院后遵医嘱用药,不擅自增减药量,自我检测药物的不良反应。外出时随身携带硝酸甘油以备急用。硝酸甘油遇光易分解,应放在棕色瓶内存放于干燥处,以免潮解失效。药瓶开封后每 6 个月更换 1 次,以确保疗效。

3.病情检测指导

教会患者及家属心绞痛发作时的缓解方法,胸痛发作时应立即停止活动或舌下含服硝酸甘油。如连续含服 3 次仍不缓解,或心绞痛发作比以往频繁、程度加重、疼痛时间延长,应及时就医,警惕心肌梗死的发生。不典型心绞痛发作时,可能表现为牙痛、肩周炎、上腹痛等,为防治误诊,应尽快到医院做相关检查。

4.及时就诊的指标

（1）心绞痛发作时,舌下含化硝酸酯类药物无效或重复用药仍未缓解。

（2）心绞痛发作比以往频繁、程度加重、疼痛时间延长。

六、护理效果评估

（1）患者能坚持长期遵医嘱用药物治疗。

（2）心绞痛发作时,能立即停止活动,并舌下含服硝酸甘油。

（3）能预防和控制缺血症状,减低心肌梗死的发生。

（4）能戒烟、控制饮食和糖尿病治疗。

（5）能坚持定期门诊复查。

（苗　青）

第二节　心　律　失　常

一、疾病概述

(一)概念和特点

心律失常是指心脏冲动频率、节律、起源部位、传导速度或激动次序的异常。按其发生原理可分为冲动形成异常和冲动传导异常两大类。按照心律失常发生时心率的快慢,可分为快速性与缓慢性心律失常两大类。

心律失常可发生在没有明确心脏病或其他原因的患者。心律失常的后果取决于其对血流动力学的影响,可从心律失常对心、脑、肾灌注的影响来判断。轻者可无症状,一般表现为心悸,但也可出现心绞痛、气短、晕厥等症状。心律失常持续时间不一,有时仅持续数秒、数分,有时可持续数天以上,如慢性心房颤动。

(二)相关病理生理

正常生理状态下,促成心搏的冲动起源于窦房结,并以一定的顺序传导于心房与心室,使心脏在一定频率范围内发生有规律的搏动。如果心脏内冲动的形成异常和/或传导异常,使整个心脏或其一部分的活动变为过快、过慢或不规则,或者各部分活动的程序发生紊乱,即形成心律失常。心律失常有多种不同的发生机制,如折返、自律性改变、触发活动和平行收缩等。然而,由于条件限制,目前能直接对人体内心脏研究的仅限于折返机制,临床检查尚不能判断大多数心律失常的电生理机制。产生心律失常的电生理机制主要包括冲动发生异常、冲动传导异常及触发活动。

(三)主要病因与诱因

1.器质性心脏病

心律失常可见于各种器质性心脏病,其中以冠心病、心肌病、心肌炎和风湿性心脏病为多见,尤其在发生心力衰竭或急性心肌梗死时。

2.非心源性疾病

几乎其他系统疾病均可引发心律失常,常见的有内分泌失调、麻醉、低温、胸腔或心脏手术、中枢神经系统疾病及自主神经功能失调等。

3.酸碱失衡和电解质紊乱

各种酸碱代谢紊乱、钾代谢紊乱可使传导系统或心肌细胞的兴奋性、传导性异常而引起心律失常。

4.理化因素和中毒

电击可直接引起心律失常甚至死亡,中暑、低温也可导致心律失常。某些药物可引起心律失常,其机制各不相同,洋地黄、奎尼丁、氨茶碱等直接作用于心肌,洋地黄、夹竹桃、蟾蜍等通过兴奋迷走神经,拟肾上腺素药、三环类抗抑郁药等通过兴奋交感神经,可溶性钡盐、棉酚、排钾性利尿剂等引起低钾血症,窒息性毒物则引起缺氧诱发心律失常。

5.其他

发生在健康者的心律失常也不少见,部分病因不明。

(四)临床表现

心律失常的诊断大多数要靠心电图,但相当一部分患者可根据病史和体征作出初步诊断。详细询问发作时的心率快慢,节律是否规整,发作起止与持续时间,发作时是否伴有低血压、昏厥、心绞痛或心力衰竭等表现及既往发作的诱因、频率和治疗经过,有助于心律失常的诊断,同时要对患者全身情况、既往治疗情况等进行全面的了解。

(五)辅助检查

1.心电图检查

心电图检查是诊断心律失常最重要的一项无创性检查技术。应记录 12 导联心电图,并记录清楚显示 P 波导联的心电图长条以备分析,通常选择 V_1 导联或 II 导联。必要时采用动态心电图,连续记录患者24 h的心电图。

2.运动试验

患者在运动时出现心悸,可做运动试验协助诊断。运动试验诊断心律失常的敏感性不如动态心电图。

3.食管心电图

解剖上左心房后壁毗邻食管,因此,插入食管电极导管并置于心房水平时,能记录到清晰的心房电位,并能进行心房快速起搏或程序电刺激。

4.心腔内电生理检查

心腔内电生理检查是将几根多电极导管经静脉和/或动脉插入,放置在心腔内的不同部位辅以8～12通道以上多导生理仪,同步记录各部位电活动,包括右心房、右心室、希氏束、冠状静脉窦(反映左心房、左心室电活动)。其适应证包括:①窦房结功能测定;②房室与室内传导阻滞;③心动过速;④不明原因晕厥。

5.三维心脏电生理标测及导航系统

三维心脏电生理标测及导航系统(三维标测系统)是近年来出现的新的标测技术,能够减少X线曝光时间,提高消融成功率,加深对心律失常机制的理解。

(六)窦性心律失常治疗原则

(1)若患者无心动过缓有关的症状,不必治疗,仅定期随诊观察。对于有症状的病窦综合征患者,应接受起搏器治疗。

(2)心动过缓-心动过速综合征患者发作心动过速,单独应用抗心律失常药物治疗可能加重心动过缓。应用起搏治疗后,患者仍有心动过速发作,可同时应用抗心律失常药物。

(七)房性心律失常治疗原则

1.房性期前收缩

无须治疗。当有明显症状或因房性期前收缩触发室上性心动过速时,应给予治疗。治疗药物包括普罗帕酮、莫雷西嗪或β受体拮抗剂。

2.房性心动过速

(1)积极寻找病因,针对病因治疗。

(2)抗凝治疗。

(3)控制心室率。

(4)转复窦性心律。

3.心房扑动

(1)药物治疗:减慢心室率的药物包括β受体拮抗剂、钙通道阻滞剂(维拉帕米、地尔硫䓬)或洋地黄制剂(地高辛、毛花苷C)。转复心房扑动的药物包括ⅠA(如奎尼丁)或ⅠC(如普罗帕酮)类抗心律失常药,如心房扑动患者合并冠心病、充血性心力衰竭等时,不用ⅠA或ⅠC类药物,应选用胺碘酮。

(2)非药物治疗:直流电复律是终止心房扑动最有效的方法。其次食管调搏也是转复心房扑动的有效方法。射频消融可根治心房扑动。

(3)抗凝治疗:持续性心房扑动的患者,发生血栓栓塞的风险明显增高,应给予抗凝治疗。

4.心房颤动

应积极寻找心房颤动的原发疾病和诱发因素,进行相应处理。

治疗包括:①抗凝治疗;②转复并维持窦性心律;③控制心室率。

(八)房室交界区性心律失常治疗原则

1.房室交界区性期前收缩

通常无须治疗。

2.房室交界区性逸搏与逸搏心律

一般无须治疗,必要时可起搏治疗。

3.非阵发性房室交界区性心动过速

主要针对病因治疗。洋地黄中毒引起者可停用洋地黄,可给予钾盐、利多卡因或β受体拮抗剂治疗。

4.与房室交界区相关的折返性心动过速

急性发作期应根据患者的基础心脏状况,既往发作的情况及对心动过速的耐受程度做出适当处理。

主要药物治疗如下述。

(1)腺苷与钙通道阻滞剂:为首选。起效迅速,不良反应为胸部压迫感、呼吸困难、面部潮红、窦性心动过缓、房室传导阻滞等。

(2)洋地黄与β受体拮抗剂:静脉注射洋地黄可终止发作。对伴有心功能不全患者仍作为首选。β受体拮抗剂也能有效终止心动过速,选用短效β受体拮抗剂较合适如艾司洛尔。

(3)普罗帕酮1~2 mg/kg 静脉注射。

(4)其他:食管心房调搏术、直流电复律等。

预防复发:是否需要给予患者长期药物预防,取决于发作的频繁程度及发作的严重性。药物的选择可依据临床经验或心内电生理试验结果。

5.预激综合征

对于无心动过速发作或偶有发作但症状轻微的预激综合征患者的治疗,目前仍存有争议。如心动过速发作频繁伴有明显症状,应予治疗。治疗方法包括药物和导管消融。

(九)室性心律失常治疗原则

1.室性期前收缩

首先应对患者室性期前收缩的类型、症状及其原有心脏病变做全面的了解;然后,根据不同的临床状况决定是否给予治疗,采取何种方法治疗及确定治疗的终点。

2.室性心动过速

一般遵循的原则:有器质性心脏病或有明确诱因应首先给予针对性治疗;无器质性心脏病患者发生非持续性短暂室速,如无症状或无血流动力学影响,处理的原则与室性期前收缩相同;持续性室性发作,无论有无器质性心脏病,应给予治疗。

3.心室扑动与颤动

快速识别心搏骤停、高声呼救、进行心肺复苏,包括胸外按压、开放气道、人工呼吸、除颤、气管插管、吸氧、药物治疗等。

(十)心脏传导阻滞治疗原则

1.房室传导阻滞

应针对不同病因进行治疗。一度与二度Ⅰ型房室阻滞心室率不太慢者,无须特殊治疗。二度Ⅱ型与三度房室阻滞如心室率显著缓慢,伴有明显症状或血流动力学障碍,甚至 Adams-Strokes 综合征发作者,应给予起搏治疗。

2.室内传导阻滞

慢性单侧束支阻滞的患者如无症状,无须接受治疗。双分支与不完全性三分支阻滞有可能进展为完全性房室传导阻滞,但是否一定发生及何时发生均难以预料,不必常规预防性起搏器治疗。急性前壁心肌梗死发生双分支、三分支阻滞或慢性双分支、三分支阻滞,伴有晕厥或阿斯综合征发作者,则应及早考虑心脏起搏器治疗。

二、护理评估

(一)一般评估

心律失常患者的生命体征,发作间歇期无异常表现。发作期则出现心悸、气短、不敢活动,心电图显示心率过快、过慢、不规则或暂时消失而形成窦性停搏。

(二)身体评估

发作时体格检查应着重于判断心律失常的性质及心律失常对血流动力学状态的影响。听诊心音了解心室搏动的快、慢和规则与否,结合颈静脉搏动所反映的心房活动情况,有助于做出心律失常的初步鉴别诊断。缓慢(<60 次/分钟)而规则的心率为窦性心动过缓,快速(>100 次/分钟)而规则的心率常为窦性心动过速。窦性心动过速较少超过 160 次/分钟,心房扑动伴 2∶1 房室传导时心室率常固定在 150 次/分钟左右。不规则的心律中以期前收缩为最常见,快而不规则者以心房颤动或心房扑动、房速伴不规则房室传导阻滞为多。心律规则而第一心音强弱不等(大炮音),尤其是伴颈静脉搏动间断不规则增强(大炮波),提示房室分离,多见于完全性房室传导阻滞或室速。

(三)心理-社会评估

心律失常患者常有焦虑、恐惧等负性情绪,护理人员应做好以下几点:①帮助患者认识到自己的情绪反应,承认自己的感觉,指导患者使用放松术。②安慰患者,告诉患者较轻的心律失常通常不会威胁生命。有条件时安排单人房间,避免与其他焦虑患者接触。③经常巡视病房,了解患者的需要,帮助其解决问题,如主动给患者介绍环境,耐心解答有关疾病的问题等。

(四)辅助检查结果的评估

1.心电图(ECG)检查

心律失常发作时的心电图记录是确诊心律失常的重要依据。应记录 12 导联心电图,包括较长的 Ⅱ 或 V_1 导联记录。注意 P 和 QRS 波形态、P-QRS 关系、P-P、P-R 与 R-R 间期,判断基本心律是窦性还是异位。通过逐个分析提早或延迟心搏的性质和来源,最后判断心律失常的性质。

2.动态心电图

对心律失常的检出率明显高于常规心电图,尤其是对易引起猝死的恶性心律失常的检出尤为有意义。对心律失常的诊断优于普通心电图。

3.运动试验

运动试验可增加心律失常的诊断率和敏感性,是对 ECG 很好的补充,但运动试验有一定的危险性,需严格掌握禁忌证。

4.食管心电图

食管心电图是食管心房调搏最佳起搏点判定的可靠依据,更能在心律失常的诊断与鉴别诊断方面起到特殊而独到的作用。食管心电图与心内电生理检查具有高度的一致性,为导管射频消融术根治阵发性室上性心动过速(PSVT)提供可靠的分型及定位诊断。亦有助于不典型的预激综合征患者确立诊断。

5.心腔内电生理检查

心腔内电生理检查为有创性电生理检查,除能确诊缓慢性和快速性心律失常的性质外,还能在心律失常发作间隙应用程序电刺激方法判断窦房结和房室传导系统功能,诱发室上性和室性快速性心律失常,确定心律失常起源部位,评价药物与非药物治疗效果,以及为手术、起搏或消融治疗提供必要的信息。

(五)常用药物治疗效果的评估

(1)治疗缓慢性心律失常:一般选用增强心肌自律性和/或加速传导的药物,如拟交感神经药、迷走神经抑制药或碱化剂(摩尔乳酸钠或碳酸氢钠)。护理评估:①服药后心悸、乏力、头晕、胸闷等临床症状有无改善;②有无不良反应发生。

(2)治疗快速性心律失常:选用减慢传导和延长不应期的药物,如迷走神经兴奋剂和拟交感神经药间接兴奋迷走神经或抗心律失常药物。护理评估:①用药后的疗效,有无严重不良反应发生;②药物疗效不佳时,考虑电转复或射频消融术治疗,并做好术前准备。

(3)临床上抗心律失常药物繁多,药物的分类主要基于其对心肌的电生理学作用。治疗缓慢性心律失常的药物,主要提高心脏起搏和传导功能,如肾上腺素类药物(肾上腺素、异丙肾上腺素),拟交感神经药如阿托品、山莨菪碱,β受体兴奋剂如多巴胺类、沙丁胺醇等。

(4)及时就诊的指标:①心动过速发作频繁伴有明显症状,如低血压、休克、心绞痛、心力衰竭或晕厥等;②出现洋地黄中毒症状。

三、主要护理诊断/问题

(一)活动无耐力

与心律失常导致心悸或心排血量减少有关。

(二)焦虑

与心律失常反复发作,对治疗缺乏信心有关。

(三)有受伤的危险

与心律失常引起的头晕、晕厥有关。

(四)潜在并发症

心力衰竭、脑栓塞、猝死。

四、护理措施

(一)体位与休息

当心律失常发作导致胸闷、心悸、头晕等不适时采取高枕卧位、半卧位或其他舒适体位,尽量避免左侧卧位,以防左侧卧位时感觉到心脏搏动而加重不适。有头晕、晕厥发作或曾有跌倒病史者应卧床休息。保证患者充分的休息与睡眠,必要时遵医嘱给予镇静剂。

(二)给氧

伴呼吸困难、发绀等缺氧表现时,给予氧气吸入,2～4 L/min。

(三)饮食

控制膳食总热量,以维持正常体质量为度,40岁以上者尤应预防发胖。一般以体质量指数(BMI)20～24为正常体质量。或以腰围为标准,一般以女性≥80 cm,男性≥85 cm为超标。超重或肥胖者应减少每天进食的总热量,以低脂、低胆固醇膳食,并限制酒及糖类食物的摄入。严禁暴饮暴食。以免诱发心绞痛或心肌梗死。合并高血压或心力衰竭者,应同时限制钠盐。避免摄入刺激性食物如咖啡、浓茶等,保持大便通畅。

(四)病情观察

严密进行心电监测,出现异常心律变化,如 3～5 次/分钟的室性期前收缩或阵发性室性心动过速、窦性停搏、二度Ⅱ型或三度房室传导阻滞等,立即通知医师。应将急救药物备好,需争分夺秒地迅速给药。有无心悸、胸闷、胸痛、头晕、晕厥等。检测电解质变化,尤其是血钾。

(五)用药指导

接受各种抗心律失常药物治疗的患者,应在心电监测下用药,以便掌握心律的变化情况和观察药物疗效。密切观察用药反应,严密观察穿刺局部情况,谨防药物外渗。皮下注射给予抗凝溶栓及抗血小板药时,注意更换注射部位,避免按摩,应持续按压 2～3 min。严格按医嘱给药,避免食用影响药物疗效的食物。用药前、中、后注意心率、心律、P-R 间期、Q-T 间期等的变化,以判断疗效和有无不良反应。

(六)除颤的护理

持续性室性心动过速患者,应用药物效果不明显时,护士应密切配合医师将除颤器电源接好,检查仪器性能是否完好,备好电极板,以便及时顺利除颤。对于缓慢型心律失常患者,应用药物治疗后仍不能增加心率,且病情有所发展或反复发作阿斯综合征时,应随时做好安装人工心脏起搏器的准备。

(七)心理护理

向患者说明心律失常的治疗原则,介绍介入治疗如心导管射频消融术或心脏起搏器安置术的目的及方法,以消除患者的紧张心理,使患者主动配合治疗。

(八)健康教育

1.疾病知识指导

向患者及家属讲解心律失常的病因、诱因及防治知识。

2.生活指导

指导患者劳逸结合,生活规律,保证充足的休息与睡眠。无器质性心脏病者应积极参加体育锻炼。保持情绪稳定,避免精神紧张、激动。改变不良饮食习惯,戒烟、酒、避免浓茶、咖啡、可乐等刺激性食物。保持大便通畅,避免排便用力而加重心律失常。

3.用药指导

嘱患者严格按医嘱按时按量服药,说明所用药物的名称、剂量、用法、作用及不良反应,不可随意增减药物的剂量或种类。

4.制订活动计划

评估患者心律失常的类型及临床表现,与患者及家属共同制订活动计划。对无器质性心脏病的良性心律失常患者,鼓励其正常工作和生活,保持心情舒畅,避免过度劳累。窦性停搏、二度Ⅱ型或三度房室传导阻滞、持续性室速等严重心律失常患者或快速心室率引起血压下降者,应卧床休息,以减少心肌耗氧量。卧床期间加强生活护理。

5.自我监测指导

教会患者及家属测量脉搏的方法,心律失常发作时的应对措施及心肺复苏术,以便于自我检测病情和自救。对安置心脏起搏器的患者,讲解自我监测与家庭护理方法。

6.及时就诊的指标

(1)当出现头晕、气促、胸闷、胸痛等不适症状。

(2)复查心电图发现异常时。

五、护理效果评估

(1)患者及家属掌握自我监测脉搏的方法,能复述疾病发作时的应对措施及心肺复苏术。

(2)患者掌握发生疾病的诱因,能采取相应措施尽可能避免诱因的发生。

(3)患者心理状态稳定,养成正确的生活方式。

(4)患者未发生猝死或发生致命性心律失常时能得到及时发现和处理。

(苗 青)

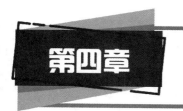

消化内科护理

第一节　反流性食管炎

反流性食管炎,是指胃、十二指肠内容物反流入食管所引起的食管黏膜炎症、糜烂、溃疡和纤维化等病变,甚至引起咽喉、气道等食管以外的组织损害。其发病男性多于女性,男女比例大约为(2～3):1,发病率为1.92%。随着年龄的增长,食管下段括约肌收缩力的下降,胃、十二指肠内容物自发性反流,而使老年人反流性食管炎的发病率有所增加。

一、病因与发病机制

(一)抗反流屏障削弱

食管下括约肌是指食管末端3～4 cm长的环形肌束。正常人静息时压力为10～30 mmHg(1.3～4.0 kPa),为一高压带,防止胃内容物反流入食管。由于年龄的增长,机体老化导致食管下括约肌的收缩力下降引起食物反流。一过性食管下括约肌松弛也是反流性食管炎的主要发病机制。

(二)食管清除作用减弱

正常情况下,一旦发生食物的反流,大部分反流物通过1～2次食管自发和继发性的蠕动性收缩将食管内容物排入胃内,即容量清除,剩余的部分则由唾液缓慢地中和。老年人食管蠕动缓慢和唾液产生减少,影响了食管的清除作用。

(三)食管黏膜屏障作用下降

反流物进入食管后,可以凭借食管上皮表面黏液、不移动水层和表面 HCO_3^-、复层鳞状上皮等构成上皮屏障,以及黏膜下丰富的血液供应构成的后上皮屏障,发挥其抗反流物对食管黏膜损伤的作用。随着机体老化,食管黏膜逐渐萎缩,黏膜屏障作用下降。

二、护理评估

(一)健康史

询问患者的饮食结构及习惯、有无长期服用药物史。

(二)身体评估

1.反流症状

反酸、反食、反胃(指胃内容物在无恶心和不用力的情况下涌入口腔)、嗳气等,多在餐后明显或加重,平卧或躯体前屈时易出现。

2.反流物引起的刺激症状

胸骨后或剑突下烧灼感、胸痛、吞咽困难等。常由胸骨下段向上伸延,常在餐后 1 h 出现,平卧、弯腰或腹压增高时可加重。反流物刺激食管痉挛导致胸痛,常发生在胸骨后或剑突下。严重时可为剧烈刺痛,可放射到后背、胸部、肩部、颈部和耳后,有的酷似心绞痛的特点。

3.其他症状

咽部不适,有异物感、棉团感或堵塞感,可能与酸反流引起食管上段括约肌压力升高有关。

4.并发症

(1)上消化道出血:因食管黏膜炎症、糜烂及溃疡可以导致上消化道出血。

(2)食管狭窄:食管炎反复发作致使纤维组织增生,最终导致瘢痕性狭窄。

(3)Barrett 食管:在食管黏膜的修复过程中,食管-贲门交界处 2 cm 以上的食管鳞状上皮被特殊的柱状上皮取代,称之为 Barrett 食管。Barrett 食管发生溃疡时,又称 Barrett 溃疡。Barrett食管是食管癌的主要癌前病变,其腺癌的发生率较正常人高 30～50 倍。

(三)辅助检查

1.内镜检查

内镜检查是反流性食管炎最准确、最可靠的诊断方法,能判断其严重程度和有无并发症,结合活检可与其他疾病相鉴别。

2.24 h 食管 pH 监测

应用便携式 pH 记录仪在生理状态下对患者进行 24 h 食管 pH 连续监测,可提供食管是否存在过度酸反流的客观依据。在进行该项检查前 3 天,应停用抑酸药与促胃肠动力的药物。

3.食管吞钡 X 线检查

对不愿意接受或不能耐受内镜检查者行该检查。严重患者可发现阳性 X 线征。

(四)心理-社会状况

反流性食管炎长期持续存在,病情反复、病程迁延,因此,患者会出现食欲减退,体质量下降,导致患者心情烦躁、焦虑;合并消化道出血时会使患者紧张、恐惧。应注意评估患者的情绪状态及对本病的认知程度。

三、常见护理诊断及问题

(一)疼痛:胸痛

胸痛与胃食管黏膜炎性病变有关。

(二)营养失调:低于机体需要量

低于机体需要量与害怕进食、消化吸收不良等有关。

(三)有体液不足的危险

体液不足的危险与合并消化道出血引起活动性体液丢失、呕吐及液体摄入量不足有关。

(四)焦虑

焦虑与病情反复、病程迁延有关。

（五）知识缺乏

缺乏对反流性食管炎病因和预防知识的了解。

四、诊断要点与治疗原则

（一）诊断要点

临床上有明显的反流症状；内镜下有反流性食管炎的表现，食管过度酸反流的客观依据即可作出诊断。

（二）治疗原则

以药物治疗为主，对药物治疗无效或发生并发症者可手术治疗。

1.药物治疗

目前多主张采用递减法，即开始使用质子泵抑制剂加促胃肠动力药，迅速控制症状，待症状控制后再减量维持。

（1）促胃肠动力药：目前主要常用的药物是西沙必利。常用量为每次 5～15 mg，每天 3～4 次，疗程8～12周。

（2）抑酸药：①H_2 受体拮抗剂（H_2RA）：西咪替丁 400 mg、雷尼替丁 150 mg、法莫替丁 20 mg，每天2次，疗程 8～12周；②质子泵抑制剂（PPI）：奥美拉唑 20 mg、兰索拉唑 30 mg、泮托拉唑 40 mg、雷贝拉唑 10 mg 和埃索美拉唑 20 mg，一日 1 次，疗程 4～8 周；③抗酸药：仅用于症状轻、间歇发作的患者作为临时缓解症状用。反流性食管炎有并发症或停药后很快复发者，需要长期维持治疗。H_2RA、西沙必利、PPI 均可用于维持治疗，其中以 PPI 效果最好。维持治疗的剂量因患者而异，以调整至患者无症状的最低剂量为合适剂量。

2.手术治疗

手术为不同术式的胃底折叠术。手术指征：①严格内科治疗无效；②虽经内科治疗有效，但患者不能忍受长期服药；③经反复扩张治疗后仍反复发作的食管狭窄；④确证由反流性食管炎引起的严重呼吸道疾病。

3.并发症的治疗

（1）食管狭窄：大部分狭窄可行内镜下食管扩张术治疗。扩张后予以长程 PPI 维持治疗可防止狭窄复发。少数严重瘢痕性狭窄需行手术切除。

（2）Barrett 食管：药物治疗是预防 Barrett 食管发生和发展的重要措施，必须使用 PPI 治疗及长期维持。

五、护理措施

（一）一般护理

为减少平卧时及夜间反流可将床头抬高15～20 cm。避免睡前2 h 内进食，白天进餐后亦不宜立即卧床。应避免食用使食管下括约肌压力降低的食物和药物，如高脂肪、巧克力、咖啡、浓茶及硝酸甘油、钙拮抗剂等。应戒烟及禁酒。减少一切影响腹压增高的因素，如肥胖、便秘、紧束腰带等。

（二）用药护理

遵医嘱给予药物治疗，注意观察药物的疗效及不良反应。

1.H₂受体拮抗剂

药物应在餐中或餐后即刻服用,若需同时服用抗酸药,则两药应间隔1 h以上。若静脉给药应注意控制速度,过快可引起低血压和心律失常。西咪替丁对雄性激素受体有亲和力,可导致男性乳腺发育、阳痿及性功能紊乱,应做好解释工作。该药物主要通过肾排泄,用药期间应监测肾功能。

2.质子泵抑制剂

奥美拉唑可引起头晕,应嘱患者用药期间避免开车或做其他必须高度集中注意力的工作。兰索拉唑的不良反应包括荨麻疹、皮疹、瘙痒、头痛、口苦、肝功能异常等,轻度不良反应不影响继续用药,较严重时应及时停药。泮托拉唑的不良反应较少,偶可引起头痛和腹泻。

3.抗酸药

该药在饭后1 h和睡前服用。服用片剂时应嚼服,乳剂给药前应充分摇匀。

抗酸剂应避免与奶制品、酸性饮料及食物同时服用。

(三)饮食护理

(1)指导患者有规律地定时进餐,饮食不宜过饱,选择营养丰富、易消化的食物。避免摄入过咸、过甜、过辣的刺激性食物。

(2)制订饮食计划:与患者共同制订饮食计划,指导患者及家属改进烹饪技巧,增加食物的色、香、味,刺激患者食欲。

(3)观察并记录患者每天进餐次数、量、种类,以了解其摄入营养素的情况。

六、健康指导

(一)疾病知识的指导

向患者及其家属介绍本病的有关病因,避免诱发因素。保持良好的心理状态,平时生活要有规律,合理安排工作和休息时间,注意劳逸结合,积极配合治疗。

(二)饮食指导

指导患者加强饮食卫生和饮食营养,养成有规律的饮食习惯;避免过冷、过热、辛辣等刺激性食物及浓茶、咖啡等饮料;嗜酒者应戒酒。

(三)用药指导

根据病因及病情进行指导,嘱患者长期维持治疗,介绍药物的不良反应,如有异常及时复诊。

(孙海燕)

第二节　慢 性 胃 炎

慢性胃炎是指由多种原因引起的胃黏膜慢性炎症。其发病率在各种胃病中居首位,男性多于女性,各个年龄段均可发病,且随年龄增长发病率逐渐增高。慢性胃炎的分类方法很多,2 000年,全国慢性胃炎研讨会共识意见中采纳了国际上新悉尼系统的分类方法,将慢性胃炎分为浅表性(又称非萎缩性)、萎缩性和特殊类型3大类。慢性浅表性胃炎是指不伴有胃黏膜萎缩性改变的慢性炎症,幽门螺杆菌感染是其主要病因;慢性萎缩性胃炎是指胃黏膜已经发生了萎缩性改变,常伴有肠上皮化生,又分为多灶萎缩性胃炎和自身免疫性胃炎两大类;特殊类型胃炎种类很多,临床上较少见。

一、病因及诊断检查

(一)致病因素

1.幽门螺杆菌感染

幽门螺杆菌感染是慢性浅表性胃炎最主要的病因。幽门螺杆菌具有鞭毛,其分泌的黏液素可直接侵袭胃黏膜,释放的尿素酶可分解尿素产生 NH_3 中和胃酸,使幽门螺杆菌在胃黏膜定居和繁殖,同时可损伤上皮细胞膜;幽门螺杆菌产生的细胞毒素还可引起炎症反应和菌体壁诱导自身免疫反应的发生,导致胃黏膜慢性炎症。

2.饮食因素

高盐饮食,长期饮烈酒、浓茶、咖啡,摄取过热、过冷、过于粗糙的食物等,均易引起慢性胃炎。

3.自身免疫

患者血液中存在自身抗体,如抗壁细胞抗体和抗内因子抗体,可使壁细胞数目减少,胃酸分泌减少或缺失,还可使维生素 B_{12} 吸收障碍导致恶性贫血。

4.其他因素

各种原因引起的十二指肠液反流入胃,削弱或破坏胃黏膜的屏障功能;老年胃黏膜退行性病变;胃黏膜营养因子缺乏,如胃泌素缺乏;服用非甾体类消炎药等,均可引起慢性胃炎。

(二)身体状况

慢性胃炎起病缓慢,病程迁延,常反复发作,缺乏特异性症状。由幽门螺杆菌感染引起的慢性胃炎患者多数无症状;部分患者有上腹不适、腹部隐痛、腹胀、食欲减退、恶心和呕吐等消化不良的表现;少数患者可有少量上消化道出血;自身免疫性胃炎患者可出现明显厌食、体质量减轻和贫血。体格检查可有上腹部轻压痛。

(三)心理-社会状况

病情反复、病程迁延不愈可使患者出现烦躁、焦虑等不良情绪。

(四)实验室及其他检查

1.胃镜及活组织检查

胃镜及活组织检查是诊断慢性胃炎最可靠的方法。慢性浅表性胃炎可见红斑(点、片状或条状)、黏膜粗糙不平、出血点或出血斑;慢性萎缩性胃炎可见黏膜呈颗粒状、黏膜血管显露、色泽灰暗、皱襞细小。

2.幽门螺杆菌检测

可通过侵入性(如快速尿素酶试验、组织学检查和幽门螺杆菌培养等)和非侵入性(如[13]C或[14]C尿素呼气试验、粪便幽门螺杆菌抗原检测和血清学检查等)方法检测幽门螺杆菌。

3.胃液分析

自身免疫性胃炎时,胃酸缺乏;多灶萎缩性胃炎时,胃酸分泌正常或偏低。

4.血清学检查

自身免疫性胃炎时,血清抗壁细胞抗体和抗内因子抗体可呈阳性,血清胃泌素水平明显升高;多灶萎缩性胃炎时,血清胃泌素水平正常或偏低。

二、护理诊断及医护合作性问题

(一)疼痛

腹痛与胃黏膜炎性病变有关。

(二)营养失调,低于机体需要量

营养失调与厌食、消化吸收不良等有关。

(三)焦虑

焦虑与病情反复、病程迁延有关。

(四)潜在并发症

有癌变的可能。

(五)知识缺乏

缺乏对慢性胃炎病因和预防知识的了解。

三、治疗及护理措施

(一)治疗要点

治疗原则是积极祛除病因,根除幽门螺杆菌感染,对症处理,防治癌前病变。

1.病因治疗

根除幽门螺杆菌感染:目前,多采用的治疗方案是以胶体铋剂或质子泵抑制药为基础加上两种抗生素的三联治疗方案。如常用奥美拉唑或枸橼酸铋钾,与阿莫西林及甲硝唑或克拉霉素3种药物联用,两周为1个疗程。治疗失败后再治疗比较困难,可换用两种抗生素,或采用胶体铋剂和质子泵抑制药合用的四联疗法。

其他病因治疗:因非甾体类消炎药引起者,应立即停药并给予制酸药或硫糖铝;因十二指肠液反流引起者,应用硫糖铝或氢氧化铝凝胶吸附胆汁;因胃动力学改变引起者,应给予多潘立酮或莫沙必利等。

2.对症处理

有胃酸缺乏和贫血者,可用胃蛋白酶合剂等以助消化;对于上腹胀满者,可选用胃动力药、理气类中药;有恶性贫血时可肌内注射维生素 B_{12}。

3.胃黏膜异型增生的治疗

异型增生是癌前病变,应定期随访,给予高度重视。对不典型增生者可给予维生素C、维生素 E,β-胡萝卜素、叶酸和微量元素硒预防胃癌的发生;对已经明确的重度异型增生可手术治疗,目前多采用内镜下胃黏膜切除术。

(二)护理措施

1.病情观察

主要观察有无上腹不适、腹胀、食欲减退等消化不良的表现;观察腹痛的部位、性质,呕吐物与大便的颜色、量及性状;评估实验室及胃镜检查结果。

2.饮食护理

(1)营养状况评估:观察并记录患者每天进餐次数、量和品种,以了解机体的营养摄入状况。定期监测体质量,监测血红蛋白浓度、血清蛋白等有关营养指标的变化。

(2)制订饮食计划:①与患者及其家属共同制订饮食计划,以营养丰富、易消化、少刺激为原则。②胃酸低者可适当食用刺激胃酸分泌或酸性的食物,如浓肉汤、鸡汤、山楂、食醋等;胃酸高者应指导患者避免食用酸性和多脂肪食物,可进食牛奶、菜泥、面包等。③鼓励患者养成良好的饮食习惯,进食应规律,少食多餐,细嚼慢咽。④避免摄入过冷、过热、过咸、过甜、辛辣和粗糙的食物,戒除烟酒。⑤提供舒适的进餐环境,改进烹饪技巧,保持口腔清洁卫生,以促进患者的食欲。

3.药物治疗的护理

(1)严格遵医嘱用药,注意观察药物的疗效及不良反应。

(2)枸橼酸铋钾:宜在餐前半小时服用,因其在酸性环境中方起作用;服药时要用吸管直接吸入,防止将牙齿、舌染黑;部分患者服药后出现便秘或黑粪,少数患者有恶心、一过性血清转氨酶升高,停药后可自行消失,极少数患者可能出现急性肾衰竭。

(3)抗菌药物:服用阿莫西林前应详细询问患者有无青霉素过敏史,用药过程中要注意观察有无变态反应的发生;服用甲硝唑可引起恶心、呕吐等胃肠道反应及口腔金属味、舌炎、排尿困难等不良反应,宜在餐后半小时服用。

(4)多潘立酮及西沙必利:应在餐前服用,不宜与阿托品等解痉药合用。

4.心理护理

护理人员应主动安慰、关心患者,向患者说明不良情绪会诱发和加重病情,经过正规的治疗和护理慢性胃炎可以康复。

5.健康指导

向患者及家属介绍本病的有关知识、预防措施等;指导患者避免诱发因素,保持愉快的心情,生活规律,养成良好的饮食习惯,戒除烟酒;向患者介绍服用药物后可能出现的不良反应,指导患者按医嘱坚持用药,定期复查,如有异常及时复诊。

(孙海燕)

第三节　消化性溃疡

消化性溃疡主要指发生于胃和十二指肠的慢性溃疡,即胃溃疡和十二指肠溃疡,因溃疡的形成与胃酸/胃蛋白酶的消化作用有关而得名。临床以慢性病程、周期性发作和节律性上腹部疼痛为主要特点。消化性溃疡是消化系统的常见病,我国总发病率为10%～12%,秋冬和冬春之交好发。临床上十二指肠溃疡较胃溃疡多见,二者之比约为3∶1。男性患病较女性多见,男女之比为(3～4)∶1。十二指肠溃疡好发于青壮年,胃溃疡的发病年龄高峰比十二指肠溃疡约晚10年。

一、病因及诊断检查

(一)致病因素

1.幽门螺杆菌感染

大量研究表明幽门螺杆菌感染是消化性溃疡的主要病因,尤其是十二指肠溃疡。其机制尚未完全阐明,可能是幽门螺杆菌感染通过直接或间接作用于胃、十二指肠黏膜,使黏膜屏障作用削弱,胃酸分泌增加,引起局部炎症和免疫反应,导致胃、十二指肠黏膜损害和溃疡形成。

2.胃酸和胃蛋白酶

消化性溃疡的最终形成是由于胃酸/胃蛋白酶对黏膜的自身消化所致。胃酸分泌增多不仅破坏胃黏膜屏障,还能激活胃蛋白酶,从而降解蛋白质分子,损伤黏膜,故胃酸在溃疡的形成过程中起关键作用,是溃疡形成的直接原因。

3.非甾体类消炎药

如阿司匹林、吲哚美辛等可直接作用于胃、十二指肠黏膜,损害黏膜屏障,还可抑制前列腺素合成,削弱其对黏膜的保护作用。

4.其他因素

(1)遗传:O型血人群的十二指肠溃疡发病率高于其他血型。

(2)吸烟:烟草中的尼古丁成分可引起胃酸分泌增加、幽门括约肌张力降低、胆汁及胰液反流增多,从而削弱胃肠黏膜屏障。

(3)胃十二指肠运动异常:胃排空增快,可使十二指肠壶腹部酸负荷增大;胃排空延缓,可引起十二指肠液反流入胃,增加胃黏膜侵袭因素。

总之,胃酸/胃蛋白酶的损害作用增强和/或胃、十二指肠黏膜防御/修复机制减弱是本病发生的根本环节。但胃和十二指肠溃疡发病机制也有所不同,胃溃疡的发病主要是防御/修复机制减弱,十二指肠溃疡的发病主要是损害作用增强。

(二)身体状况

临床表现轻重不一,部分患者可无症状或症状较轻,或以出血、穿孔等并发症为首发表现。典型的消化性溃疡有如下临床特点。①慢性病程:病史可达数年至数十年。②周期性发作:发作与缓解交替出现,发作常有季节性,多在秋冬和冬春之交好发。③节律性上腹部疼痛:腹痛与进食之间有明显的相关性和节律性。

1.症状

(1)上腹部疼痛:为本病的主要症状,疼痛部位多位于中上腹,可偏右或偏左。疼痛性质可为钝痛、胀痛、灼痛、剧痛或饥饿不适感。多数患者疼痛有典型的节律性,胃溃疡疼痛常在餐后1 h内发生,至下次餐前消失,即进食-疼痛-缓解,故又称饱食痛;十二指肠溃疡疼痛常在两餐之间发生,至下次进餐后缓解,即疼痛-进食-缓解,故又称空腹痛或饥饿痛,部分患者也可出现午夜痛。

(2)其他:可有反酸、嗳气、恶心、呕吐、腹胀、食欲减退等消化不良的症状,或有失眠、多汗等自主神经功能失调的表现,病程长者可出现消瘦、体质量下降和贫血。

2.体征

溃疡发作期上腹部可有局限性轻压痛,胃溃疡压痛点常位于剑突下稍偏左,十二指肠溃疡压痛点多在剑突下稍偏右。缓解期无明显体征。

3.并发症

(1)出血:是最常见的并发症。出血引起的临床表现取决于出血的量和速度,轻者仅表现为呕血与黑粪,重者可出现休克征象。

(2)穿孔:急性穿孔是最严重的并发症,常见诱因有饮食过饱、饮酒、劳累、服用非甾体类消炎药等。表现为突发的剧烈腹痛,迅速蔓延至全腹,并出现腹肌紧张、弥漫性腹部压痛、反跳痛、肝浊音界缩小或消失、肠鸣音减弱或消失等体征,部分患者出现休克。慢性穿孔的症状不如急性穿孔剧烈,往往表现为腹痛节律的改变,常放射至背部。

(3)幽门梗阻:多由十二指肠溃疡或幽门管溃疡引起。溃疡急性发作时炎症水肿可引起暂时性梗阻,慢性溃疡愈合后形成瘢痕可致永久性梗阻。主要表现为上腹胀痛,餐后明显,频繁大量呕吐,呕吐物含酸性发酵宿食。严重呕吐可致脱水和低氯低钾性碱中毒,常继发营养不良和体质量减轻。上腹部空腹振水音、胃蠕动波及插胃管抽液量超过 200 mL 是幽门梗阻的特征性表现。

(4)癌变:少数胃溃疡可发生癌变。对有长期胃溃疡病史、年龄在 45 岁以上、胃溃疡上腹痛的节律性消失、症状顽固且经严格内科治疗无效、粪便隐血试验持续阳性者,应考虑癌变,需进一步检查和定期随访。

(三)心理-社会状况

由于本病病程长、周期性发作和节律性腹痛,会使患者产生紧张、焦虑或抑郁等情绪,当并发出血、穿孔或癌变时,易产生恐惧心理。

(四)实验室及其他检查

1.胃镜及胃黏膜活组织检查

胃镜及胃黏膜活组织检查是确诊消化性溃疡首选的检查方法。胃镜检查可直接观察溃疡部位、病变大小和性质,还可在直视下取活组织做病理学检查及幽门螺杆菌检测。

2.X 线钡剂检查

龛影是溃疡的 X 线检查直接征象,对溃疡有确诊价值;激惹和变形等间接征象,提示可能有溃疡的发生。

3.幽门螺杆菌检测

幽门螺杆菌检测是消化性溃疡诊断的常规检查项目,因为有无幽门螺杆菌感染决定治疗方案的选择。

4.粪便隐血试验

隐血试验阳性提示溃疡活动期,胃溃疡患者如隐血试验持续阳性,提示癌变的可能。

二、护理诊断及医护合作性问题

(1)疼痛:腹痛与胃酸刺激溃疡面、引起化学性炎症或并发穿孔等有关。

(2)营养失调(低于机体需要量):与疼痛所致摄食减少或频繁呕吐有关。

(3)焦虑:与溃疡反复发作、迁延不愈或出现并发症使病情加重有关。

(4)潜在并发症:出血、穿孔、幽门梗阻、癌变。

(5)缺乏溃疡病防治知识。

三、治疗及护理措施

(一)治疗要点

本病的治疗目的是消除病因、控制症状、促进溃疡愈合、防止复发和防治并发症。

1.一般治疗

注意休息,劳逸结合,饮食规律,戒烟、酒,消除紧张、焦虑情绪,停用或慎用非甾体类消炎药等。

2.药物治疗

(1)降低胃酸药物:有碱性抗酸药和抑制胃酸分泌药两大类。

碱性抗酸药:如氢氧化铝、铝碳酸镁及其复方制剂等,能中和胃酸,缓解疼痛,因其疗效差,不良反应较多,现很少应用。

抑制胃酸分泌的药物:①H$_2$受体拮抗药,是目前临床使用最为广泛的抑制胃酸分泌、治疗消化性溃疡的药物。常用药物有西咪替丁、雷尼替丁和法莫替丁等,4~6周为1个疗程。②质子泵抑制药,是目前最强的抑制胃酸分泌药物,其解除溃疡疼痛,促进溃疡愈合的效果优于H$_2$受体拮抗药,且能抑制幽门螺杆菌的生长。常用药物有奥美拉唑、兰索拉唑和泮托拉唑等,疗程一般为6~8周。

(2)保护胃黏膜药物:常用硫糖铝、枸橼酸铋钾和米索前列醇。

(3)根除幽门螺杆菌药物:对于有幽门螺杆菌感染的消化性溃疡,无论初发或复发、活动或静止、有无并发症,均应予以根除幽门螺杆菌治疗。

3.手术治疗

对于大量出血经内科治疗无效、急性穿孔、瘢痕性幽门梗阻、胃溃疡疑有癌变、正规内科治疗无效的顽固性溃疡者可选择手术治疗。

(二)护理措施

1.病情观察

密切观察患者腹痛的规律和特点,与进食、服药的关系,呕吐物及粪便的颜色和性状;监测生命体征及腹部体征的变化。观察患者有无出血、穿孔、幽门梗阻和癌变征象,一旦发现及时通知医师,并配合做好各项护理工作。

2.生活护理

(1)适当休息:溃疡活动期且症状较重或有并发症者,应适当休息。

(2)饮食护理:基本要求同慢性胃炎。指导患者进餐定时定量、少食多餐、细嚼慢咽。选择营养丰富、易消化,低脂、适量蛋白质的食物,如脱脂牛奶、鸡蛋和鱼等;主食以面食为主,因其柔软、含碱且易消化,不习惯于面食则以软米饭或米粥代替;避免辛辣、油炸、过酸、过咸食物及浓茶、咖啡等刺激食物和饮料,以减少胃酸分泌。

3.药物治疗的护理

严格遵医嘱用药,注意观察药物的疗效及不良反应,并告知患者用药的注意事项。

(1)碱性抗酸药:应在饭后1h和睡前服用,避免与奶制品、酸性食物及饮料同服。氢氧化铝凝胶能阻碍磷的吸收,引起磷缺乏症,长期大量服用还可引起严重便秘;服用镁制剂可引起腹泻。

(2)H$_2$受体拮抗药:应在餐中或餐后即刻服用,也可将一日的剂量在睡前顿服,若与抗酸药联用时,两药间隔1h以上。静脉给药时要注意控制速度,避免低血压和心律失常的发生。长期大量应用西咪替丁可出现男性乳房肿胀、性欲减退、腹泻、眩晕、头痛、肌肉痉挛或肌痛、皮疹、脱发,偶见粒细胞减少、精神错乱等。

(3)质子泵抑制药:奥美拉唑可引起头晕,告知患者服药期间避免从事注意力高度集中的工作;兰索拉唑的主要不良反应有荨麻疹、皮疹、瘙痒、头痛、口干、肝功能异常等,不良反应严重时应及时停药;泮托拉唑的不良反应较少,偶有头痛和腹泻。

(4)保护胃黏膜药物:硫糖铝片应在餐前1h服用,可有便秘、口干、皮疹、眩晕、嗜睡等不良反应;米索前列醇可引起子宫收缩,孕妇禁用。

(5)根除幽门螺杆菌药物:应在餐后服用抗生素,尽量减少对胃黏膜的刺激,服药要定时定量,以达到根除幽门螺杆菌的目的。

4.并发症的护理

(1)穿孔:急性穿孔时,禁食并胃肠减压,做好术前准备工作;慢性穿孔时,密切观察疼痛的性质,指导患者遵医嘱用药。

(2)幽门梗阻:观察患者呕吐物的性状,准确记录出入液量,重者禁食禁水、胃肠减压,及时纠正水、电解质、酸碱平衡紊乱。

(3)出血:出血患者按出血护理常规护理。

5.心理护理

正确评估患者及家属的心理反应,告知患者及家属,经过正规治疗和积极预防,溃疡是可以痊愈的,并说明不良情绪会诱发和加重病情,使患者树立信心,消除紧张、恐惧心理。指导患者心理放松,转移注意力,保持乐观的情绪。

6.健康指导

(1)疾病知识指导:向患者及家属介绍导致溃疡发生及加重的相关因素;指导患者生活规律,保持乐观的心态,保证充足的睡眠和休息,适当锻炼,提高机体抵抗力;建立合理的饮食习惯和结构,戒除烟酒,避免摄入刺激性食物。

(2)用药指导:指导患者严格遵医嘱正确服药,学会观察药物疗效和不良反应,不可自行停药和减量,以避免溃疡复发;忌用或慎用对胃黏膜有损害的药物,如阿司匹林、咖啡因、糖皮质激素等;若用药后腹痛节律改变或出现并发症应及时就医。

(孙海燕)

第四节 胆囊结石

一、概述

胆囊结石是指原发于胆囊的结石,是胆石症中最多见的一种疾病。近年来随着卫生条件的改善及饮食结构的变化,胆囊结石的发病率呈升高趋势,已高于胆管结石。胆囊结石以女性多见,男女之比为 1:(3~4);其以胆固醇结石或以胆固醇为主要成分的混合性结石为主。少数结石可经胆囊管排入胆总管,大多数存留于胆囊内,且结石越聚越大,可呈多颗小米粒状,在胆囊内可存在数百粒小结石,也可呈单个巨大结石;有些终身无症状而在尸检中发现(静止性胆囊结石),大多数反复发作腹痛症状,一般小结石容易嵌入胆囊管发生阻塞引起胆绞痛症状,发生急性胆囊炎。

二、诊断

(一)症状

1.胆绞痛

胆绞痛是胆囊结石并发急性胆囊炎时的典型表现,多在进油腻食物后胆囊收缩,结石移位并嵌顿于胆囊颈部,胆囊压力升高后强力收缩而发生绞痛。小结石通过胆囊管或胆总管时可发生典型的胆绞痛,疼痛位于右上腹,呈阵发性,可向右肩背部放射,伴恶心、呕吐,呕吐物为胃内容物,吐后症状并不减轻。存留在胆囊内的大结石堵塞胆囊腔时并不引起典型的胆绞痛,故胆绞痛常反映结石在胆管内的移动。急性发作、特别是坏疽性胆囊炎时还可出现高热、畏寒等显著的感染症状,严重病例由于炎性渗出或胆囊穿孔可引起局限性腹膜炎,从而出现腹膜刺激症状。胆囊结石一般无黄疸,但30％的患者因伴有胆管炎或肿大的胆囊压迫胆管,肝细胞损害时也可有一过性黄疸。

2.胃肠道症状

大多数慢性胆囊炎患者有不同程度的胃肠道功能紊乱,表现为右上腹隐痛不适、厌油、进食后上腹饱胀感,常被误认为"胃病"。有近半数的患者早期无症状,称为静止性胆囊结石,此类患者在长期随访中仍有部分出现腹痛等症状。

(二)体征

1.一般情况

无症状期间患者大多一般情况良好,少数急性胆囊炎患者在发作期可有黄疸,症状重时可有感染中毒症状。

2.腹部情况

如无急性发作,患者腹部常无明显异常体征,部分患者右上腹可有深压痛;急性胆囊炎患者可有右上腹饱满、呼吸运动受限、右上腹触痛及肌紧张等局限性腹膜炎体征,墨菲征阳性。有1/3～1/2的急性胆囊炎患者,在右上腹可扪及肿大的胆囊或由胆囊与大网膜粘连形成的炎性肿块。

(三)检查

1.化验检查

胆囊结石合并急性胆囊炎有血液白细胞升高,少数患者谷丙转氨酶也升高。

2.B超检查

B超检查简单易行,价格低廉,且不受胆囊大小、功能、胆管梗阻或结石含钙多少的影响,诊断正确率可达96％以上,是首选的检查手段。典型声像特征是胆囊腔内有强回声光团并伴声影,改变体位时光团可移动。

3.胆囊造影

胆囊造影能显示胆囊的大小及形态并了解胆囊收缩功能,但易受胃肠道功能、肝功能及胆囊管梗阻的影响,应用很少。

4.X线检查

腹部X线平片对胆囊结石的显示率为10％～15％。

5.十二指肠引流

有无胆汁可确定是否有胆囊管梗阻,胆汁中出现胆固醇结晶提示结石存在,但此项检查目前已很少用。

6.CT、MRI、ERCP、PTC检查

在B超不能确诊或者怀疑有肝内胆管、肝外胆管结石或胆囊结石术后多年复发又疑有胆管结石者,可酌情选用其中某一项或几项诊断方法。

(四)诊断要点

1.症状

20％～40％的胆囊结石可终生无症状,称"静止性胆囊结石"。有症状的胆囊结石的主要临床表现:进食后,特别是进油腻食物后,出现上腹部或右上腹部隐痛不适、饱胀,伴嗳气、呃逆等。

2.胆绞痛

胆囊结石的典型表现,疼痛位于上腹部或右上腹部,呈阵发性,可向肩胛部和背部放射,多伴恶心、呕吐。

3.米瑞兹综合征

持续嵌顿和压迫胆囊壶腹部与颈部的较大结石,可引起肝总管狭窄或胆囊管瘘,以及反复发作的胆囊炎、胆管炎及梗阻性黄疸,称米瑞兹综合征。

4.墨菲征

右上腹部局限性压痛、肌紧张,Muiphu征阳性。

5.B超检查

胆囊暗区有一个或多个强回声光团,并伴声影。

（五）鉴别诊断

1.肾绞痛

胆绞痛需与肾绞痛相鉴别,后者疼痛部位在腰部,疼痛向外生殖器放射,伴有血尿,可有尿路刺激症状。

2.胆囊非结石性疾病

胆囊良、恶性肿瘤、胆囊息肉样病变等,B超、CT等影像学检查可提供鉴别线索。

3.胆总管结石

胆总管结石可表现为高热、黄疸、腹痛,超声等影像学检查可以鉴别,但有时胆囊结石可与胆总管结石并存。

4.消化性溃疡性穿孔

消化性溃疡性穿孔多有溃疡病史,腹痛发作突然并很快波及全腹,腹壁呈板状强直,腹部X线平片可见膈下游离气体。较小的十二指肠穿孔,或穿孔后很快被网膜包裹,形成一个局限性炎性病灶时,易与急性胆囊炎混淆。

5.内科疾病

一些内科病（如肾盂肾炎、右侧胸膜炎、肺炎等）亦可发生右上腹疼痛症状,若注意分析不难获得正确的诊断。

三、治疗

（一）一般治疗

饮食宜清淡,防止急性发作,对无症状的胆囊结石应定期B超随诊;伴急性炎症者不宜进食,注意维持水、电解质平衡,并静脉应用抗生素。

（二）药物治疗

溶石疗法服用鹅去氧胆酸或熊去氧胆酸对胆固醇结石有一定溶解效果,主要用于胆固醇结石。但此种药物有肝毒性,服药时间长,反应大,价格贵,停药后结石易复发。其适应证为:胆囊结石直径在2 cm以下;结石为含钙少的X线能够透过的结石;胆囊管通畅;患者的肝脏功能正常,无明显的慢性腹泻史。目前多主张采取熊去氧胆酸单用或与鹅去氧胆酸合用,不主张单用鹅去氧胆酸。鹅去氧胆酸总量为15 mg/(kg·d),分次口服。熊去氧胆酸为8～10 mg/(kg·d),分餐后或晚餐后2次口服。疗程1～2年。

（三）手术治疗

对于无症状的静止胆囊结石,一般认为无需施行手术切除胆囊。但有下列情况时,应进行手术治疗:①胆囊造影胆囊不显影;②结石直径超过2～3 cm;③并发糖尿病且在糖尿病已控制时;

④老年人或有心肺功能不全者。

腹腔镜胆囊切除术适于无上腹创伤及手术史者,无急性胆管炎、胰腺炎和腹膜炎及腹腔脓肿的患者。对并发胆总管结石的患者应同时行胆总管探查术。

1.术前准备

择期胆囊切除术后引起死亡的最常见原因是心血管疾病。这强调了详细询问病史发现心绞痛和仔细进行心电图检查注意有无心肌缺血或以往心肌梗死证据的重要性。此外,还应寻找脑血管疾病特别是一过性缺血发作的症状。若病史阳性或有问题时应做非侵入性颈动脉血管检查。此时对择期胆囊切除术应当延期,按照指征在冠状动脉架桥或颈动脉重新恢复血管流通后施行。除心血管病外,引起择期胆囊切除术后第二位的死亡原因是肝胆疾病,主要是肝硬化。除术中出血外,还可发生肝功能衰竭和败血症。自从在特别挑选的患者中应用预防性措施以来,择期胆囊切除术后感染中毒性并发症的发生率已有显著下降。慢性胆囊炎患者胆汁内的细菌滋生率占10%～15%;而在急性胆囊炎消退期患者中则高达50%。细菌菌种为肠道菌如大肠杆菌、产气克雷伯杆菌和粪链球菌,其次也可见到产气荚膜杆菌、类杆菌和变形杆菌等。胆管内细菌的发生率随年龄而增长,故主张年龄在60岁以上、曾有过急性胆囊炎发作刚恢复,术前应预防性使用抗生素。

2.手术治疗

对有症状胆石症已成定论的治疗是腹腔镜胆囊切除术。虽然此技术的常规应用时间尚短,但是其效果十分突出,以致仅在不能施行腹腔镜手术或手术不安全时,才选用开腹胆囊切除术,包括无法安全地进入腹腔完成气腹,或者由于腹内粘连,或者解剖异常不能安全地暴露胆囊等。外科医师在遇到胆囊和胆管解剖不清及遇到止血或胆汁渗漏而不能满意地控制时,应当及时中转开腹。目前,中转开腹率在5%以下。

(四)其他治疗

体外震波碎石适用于胆囊内胆固醇结石,直径不超过3 cm,且胆囊具收缩功能。治疗后部分患者可发生急性胆囊炎或结石碎片进入胆总管而引起胆绞痛和急性胆管炎,此外,碎石后仍不能防止结石的复发。因并发症多,疗效差,现已基本不用。

四、护理措施

(一)术前护理

1.饮食

指导患者选用低脂肪、高蛋白质、高糖饮食。因为脂肪饮食可促进胆囊收缩排出胆汁,加剧疼痛。

2.术前用药

严重的胆石症发作性疼痛可使用镇痛剂和解痉剂,但应避免使用吗啡,因吗啡有收缩胆总管的作用,可加重病情。

3.病情观察

应注意观察胆石症急性发作患者的体温、脉搏、呼吸、血压、尿量及腹痛情况,及时发现有无感染性休克征兆。注意患者皮肤有无黄染及粪便颜色变化,以确定有无胆管梗阻。

(二)术后护理

1.症状观察及护理

定时监测患者生命体征的变化,注意有无血压下降、体温升高及尿量减少等全身中毒症状,及时补充液体,保持出入量平衡。

2.T 形管护理

胆总管切开放置 T 形管的目的是为了引流胆汁,使胆管减压:①T 形管应妥善固定,防止扭曲、脱落;②保持 T 形管无菌,每天更换引流袋,下地活动时引流袋应低于胆囊水平,避免胆汁回流;③观察并记录每天胆汁引流量、颜色及性质,防止胆汁淤积引起感染;④拔管:如果 T 形管引流通畅,胆汁色淡黄、清澄、无沉渣且无腹痛、无发热等症状,术后 10～14 d 可夹闭管道。开始每天夹闭 2～3 h,无不适可逐渐延长时间,直至全日夹管。在此过程中要观察患者有无体温增高,腹痛,恶心,呕吐及黄疸等。经 T 形管造影显示胆管通畅后,再引流 2～3 日,以及时排出造影剂。经观察无特殊反应,可拔除 T 形管。

3.健康指导

少进油腻,多进高维生素、低脂饮食。烹调方式以蒸煮为宜,少吃油炸类的食物。

4.加强锻炼

适当体育锻炼,提高机体抵抗力。

（孙海燕）

第五节　胆道系统肿瘤

一、疾病概述

(一)概念

胆道肿瘤包括胆囊和胆管的肿瘤。胆管良性肿瘤不常见。胆管癌发病率存在地区、性别和人群差异。在世界上大部分地区,胆管癌的发病率是比较低的。

1.胆囊息肉样病变

胆囊息肉样病变是指来源于胆囊壁,并向胆囊腔内突出或隆起的局限性息肉样病变的总称。良性多见。形态多样,有球形或半球形,带蒂或基底较宽。

2.胆囊癌

胆囊癌是指发生在胆囊的癌性病变,以胆囊体和底部多见。发病率不高。但在胆管系统恶性肿瘤中却是较常见的一种,约占肝外胆管癌的 25%。发病年龄在 50 岁以上者占 82%,其中女性发病率为男性的3～4 倍。胆囊癌是为数很少的女性发病率高于男性的一种恶性肿瘤。我国胆囊癌的发生率在消化系统肿瘤中占第 6 位。

3.胆管癌

胆管癌包括肝内胆管细胞癌、肝门胆管癌和胆总管癌 3 种。肝门胆管癌和胆总管癌属肝外胆管癌,男女发病率无差异,50 岁以上多见。肝外胆管癌发病率低于胆囊癌。我国是胆管癌发病率低的国家。由于胆管癌的预后甚差,故是一个值得重视的问题。女性胆管癌发病率增长速度在所有恶性肿瘤中名列前茅,而男性的增长速度仅次于前列腺癌和肾癌,位居第三。

(二)相关病理生理

1.胆囊息肉样病变

胆囊息肉样病变在病理上分为肿瘤性息肉和非肿瘤性息肉。肿瘤性息肉包括腺瘤、腺癌、血管瘤、脂肪瘤、平滑肌瘤、神经纤维瘤等;非肿瘤性息肉包括胆固醇息肉、炎性息肉、腺肌性增生等。由于术前难以确诊病变性质,故统称为胆囊息肉样病变。

2.胆囊癌

有40%以上的胆囊癌患者合并有胆囊结石,同时胆囊结石患者中有1.5%～6.3%发生胆囊癌。多发生在胆囊体部和底部。癌细胞浸润可使胆囊壁呈弥漫性增厚,乳头状癌突出于囊腔可阻塞胆囊颈和胆囊管而引起胆囊积液。以腺癌多见,约占胆囊癌的85%,其次是未分化癌、鳞状细胞癌、腺鳞癌等。病理上分为肿块型和浸润型,前者表现为胆囊腔内大小不等的息肉样病变,后者表现为胆囊壁增厚与肝牢固粘连。转移方式主要为直接浸润肝实质及邻近组织器官,如十二指肠、胰腺、肝总管和肝门胆管。也可通过淋巴结转移,通常先累及胆囊周围和门静脉及胆总管淋巴结,然后转移至胰头部、肠系膜上动脉、肝动脉周围淋巴结及腹主动脉旁淋巴结。血行转移少见。

3.胆管癌

胆管癌较少见。国外资料报道尸检发现率为0.012%～0.850%,在胆管手术中的发现率为0.03%～1.80%。男性略多于女性(男:女=1.3:1),发病年龄在17～90岁之间,平均发病年龄约60岁。大多数胆管癌为腺癌,约占95%,分化好;少数为低分化癌、未分化癌、乳头状癌或鳞癌。胆管癌生长缓慢,主要沿胆管壁向上、下浸润生长。肿瘤多为小病灶,呈扁平纤维样硬化、同心圆生长,引起胆管梗阻,并直接浸润相邻组织。沿肝内、外胆管及其淋巴分布和流向转移,并沿肝十二指肠韧带内神经鞘浸润是其转移的特点。亦可经腹腔种植或血行转移。

(三)危险因素

胆管肿瘤的病因尚不十分明确,但与下列因素密切相关。

1.胆石

胆石是迄今所知与胆管癌尤其是胆囊癌关系最密切的危险因素。在胆囊未切除的胆石症患者随访的队列研究中发现,随访20年后胆囊癌的累计发病率约为1%;与非胆石症者比较,胆石症者胆囊癌的相对危险度为3,有20年以上胆囊症状者的相对危险度更高达6倍。约85%的胆囊癌患者合并有胆囊结石,可能与胆囊黏膜受结石长期物理性刺激、慢性炎症及细菌代谢产物中的致癌物质等因素的作用而导致细胞异常增生有关。

2.炎症与感染

胆管癌患者常有慢性胆囊炎病史,尤其是萎缩性胆囊炎患者患癌的危险性很高。手术史、先天畸形,如胰管和胆管的异常联合与胆囊癌和肝外胆管癌有关,患癌的危险性增高20倍。

3.遗传因素

研究中发现,一级亲属中有胆石症史者不仅胆石症危险性增高,胆囊癌和肝外胆管癌的危险性也升高。

4.其他危险因素

测定肥胖程度的身体质量指数(BMI)与胆囊癌危险性之间有紧密的联系性,尤其是女性胆囊癌。肥胖也与男、女性肝外胆管癌危险性升高有关。有些研究发现妊娠次数与胆石症及胆囊癌间有正相关,也曾报道月经生育史与胆管癌有联系。吸烟、饮酒与胆管癌的关系尚不明确,有待进一步研究。

近年的流行病学调查显示胆囊癌发病与萎缩性胆囊炎、胆囊息肉样病变有一定的关系,胆囊空肠吻合术后、完全钙化的瓷化胆囊和溃疡性结肠炎等亦可能成为致癌因素。胆管癌与胆管结石、原发性硬化性胆管炎、先天性胆管扩张症、慢性炎性肠病、胆管空肠吻合术后及肝吸虫病等有关。近年的研究提示,胆管癌的发生还与乙型肝炎、丙型肝炎病毒感染有关。

(四)临床表现

1.胆囊息肉样病变

常无特殊临床表现,部分患者有右上腹部疼痛或不适,偶尔有恶心呕吐、食欲减退、消化不良等轻微的症状。体格检查可有右上腹部深压痛。若胆囊管梗阻,可扪及肿大的胆囊。

2.胆囊癌

发病隐匿,早期无特异性症状,但并非无规律可循。按出现频率由高至低临床表现依次为腹痛、恶心呕吐、黄疸和体质量减轻等。部分患者可因胆囊结石切除时意外发现。合并胆囊结石或慢性胆囊炎者,早期表现类似胆囊结石或胆囊炎的症状,如上腹部持续性隐痛、食欲减退、恶心、呕吐等。当肿瘤侵犯浆膜层或胆囊床时,出现右上腹痛,可放射至肩背部,胆囊管梗阻时可触及肿大的胆囊。胆囊癌晚期,可在右上腹触及肿块,并出现腹胀、体质量减轻或消瘦、贫血、黄疸、腹水及全身衰竭等。少数肿瘤可穿透浆膜,导致胆囊急性穿孔、急性腹膜炎、胆管出血等。

3.胆管癌

(1)症状。①腹痛:少数无黄疸者有上腹部隐痛、胀痛或绞痛,可向腰背部放射。②寒战、高热:合并胆管炎时,体温呈持续升高达 39 ℃~40 ℃或更高,呈弛张热型。③消化道症状:许多患者在黄疸出现之前,感上腹部不适、饱胀、食欲下降、厌油、易乏等症状。但这些并非特异性症状,常常被患者忽视。

(2)体征。①黄疸:临床上,90%的患者出现无痛性黄疸。包括巩膜黄染、尿色深黄、无胆汁大便(呈灰白色或陶土样)、皮肤黄染及全身皮肤瘙痒等;肝外胆管癌常常在相对早期时出现梗阻性黄疸,其程度可迅速进展或起伏。黄疸常在肿瘤相对小、未广泛转移时出现。②胆囊肿大:肿瘤发生在胆囊以下胆管时,常可触及肿大的胆囊,墨菲征可呈阴性;当肿瘤发生在胆囊以上胆管和肝门部胆管时,如发生在近端胆管癌(左右肝管、肝总管),患者的肝内胆管常常扩张,胆囊不能触及,胆总管常常萎陷。③肝大:部分患者出现肝大、质硬,有触痛或叩痛;晚期可在上腹部触及肿块,可伴有腹水和下肢水肿。

(五)辅助检查

1.实验室检查

(1)胆囊癌:患者的血清癌胚抗原(CEA)或肿瘤标记物、CA125 等均可升高,但无特异性。

(2)胆管癌:患者的血清总胆红素、直接胆红素、AKP、ALP 显著升高,肿瘤标记物 CA19-9也可能升高。

2.影像学检查

(1)胆囊息肉样病变:B 超是诊断本病的首选方法,但很难分辨其良、恶性;CT 增强扫描、常规B 超加彩色多普勒超声、内镜超声及超声引导下经皮细针穿刺活检等可帮助明确诊断。

(2)胆囊癌:B 超、CT 检查可见胆囊壁呈不同程度增厚或显示胆囊内新生物,亦可发现肝转移或淋巴结肿大;增强 CT 或 MRI 可显示肿瘤的血供情况;B 超引导下细针穿刺抽吸活检,可帮助明确诊断。经皮穿刺肝胆道成像(PTC)在肝外胆管梗阻时操作容易,诊断价值高,对早期胆囊癌诊断帮助不大。

(3)胆管癌:B超可见肝内、外胆管扩张或查见胆管肿瘤,作为首选检查,其诊断胆管癌的定位和定性准确性分别为96%和60%～80%。CT扫描对胆管癌的诊断符合率优于B超,其定位和定性准确性分别约为72%和60%。磁共振胰胆管成像(MRCP)目前已成为了解胆系解剖和病理情况的一种理想的检查方法,其总体诊断精度已达97%以上,能清楚显示肝内、外胆管的影像,显示病变的部位效果优于B超、PTC、CT和MRI检查。

(六)主要治疗原则

1.胆囊息肉样病变

胆囊息肉样病变有明显症状者,排除精神因素、胃十二指肠和其他胆管疾病后,宜行手术治疗。无症状者,有以下情况需考虑手术治疗:胆囊多发息肉样变;单发息肉,直径超过1 cm;胆囊颈部息肉;胆囊息肉伴胆囊结石;年龄超过50岁者,短期内病变迅速增大者,若发生恶变,则按胆囊癌处理。暂不手术的患者,应每6个月B超复查一次。

2.胆囊癌

胆囊癌首选手术治疗。化疗及放疗效果均不理想。手术方法有单纯胆囊切除术、胆囊癌根治性切除术或扩大的胆囊切除术、姑息性手术。

3.胆管癌

手术切除是本病的主要治疗手段。化疗和放疗效果均不肯定。手术方法有肝门胆管癌可行肝门胆管癌根治切除术;中、上段胆管癌在切除肿瘤后行胆总管-空肠吻合术;下段胆管癌多需行十二指肠切除术。肿瘤晚期无法手术切除者,为解除梗阻,可选择胆总管-空肠吻合术、U形管引流术、经皮肝胆管引流术或放置支架引流等。

二、护理评估

(一)术前评估

1.健康史及相关因素

(1)病因与发病:发病与饮食、活动的关系,有无明显诱因,有无肝内、外胆管结石或胆囊炎反复发作史,有无类似疼痛史等,以及发病的特点、病情及其程度。

(2)既往史:有无胆管手术史、有无用药史、过敏史及腹部手术史。

2.身体状况

(1)全身:生命体征(T、P、R、BP),患者在发病过程中体温变化情况。有无伴呼吸急促、出冷汗、脉搏细速及血压升高或下降等,有无神志改变,有无巩膜及皮肤黄染及黄染的程度等。

(2)局部:腹痛的部位、性质、程度及有无放射痛等;肝区有无压痛、叩击痛;腹膜刺激征是否为阳性;腹部有无不对称性肿大等。

(3)辅助检查。①实验室检查:检测患者的血清癌胚抗原(CEA)或肿瘤标记物、CA125,血清总胆红素、直接胆红素、AKP、ALP,肿瘤标记物CA19-9水平。②影像学检查:B超检查是胆囊息肉样病变首选的检查方法,胆囊癌患者B超、CT检查可见胆囊壁呈不同程度增厚或显示胆囊内新生物,亦可发现肝转移或淋巴结肿大;增强CT或MRI可显示肿瘤的血供情况;B超引导下细针穿刺抽吸活检,可帮助明确诊断。胆管癌患者B超可见肝内、外胆管扩张或查见胆管肿瘤,作为首选检查。MRCP能清楚显示肝内、外胆管的影像,显示病变的部位效果优于B超、PTC、

CT 和 MRI。

3.心理和社会支持状况

了解患者和家属对疾病的认知、家庭经济状况、心理承受程度及对治疗的期望。

(二)术后评估

1.手术中情况

了解手术方案、术中探查、减压及引流情况;术中生命体征是否平稳;肿瘤清除及引流情况;各种引流管放置位置和目的等。

2.术后病情

术后生命体征及手术切口愈合情况;T 形管及其他引流管引流情况等。

3.心理-社会评估

患者及其家属对术后康复的认知和期望程度。

三、主要护理诊断(问题)

(一)焦虑

焦虑与担心肿瘤预后及病后家庭、社会地位改变有关。

(二)疼痛

疼痛与肿瘤浸润、局部压迫及手术创伤有关。

(三)营养失调

低于机体需要量与肿瘤所致的高代谢状态、摄入减少及吸收障碍有关。

四、主要护理措施

(一)减轻焦虑

根据患者的心理特点及心理承受能力提供相应的护理措施和心理支持。

(1)积极主动关心患者,鼓励患者表达内心的感受,让患者产生信赖感。

(2)说明手术的意义、重要性及手术方案,使患者积极配合检查、手术和护理。

(3)及时为患者提供有利于治疗和康复的信息,增强战胜疾病的信心。

(二)缓解疼痛

根据疼痛的程度,采取非药物和药物法止痛。

(三)营养支持

营造良好的进食环境,提供清淡饮食;对于因疼痛、恶心、呕吐而影响食欲者,餐前可适当用药控制症状,鼓励患者尽可能经口进食;不能经口进食或摄入不足者,根据其营养状况,给予肠内、外营养支持,以改善患者的营养状况,提高对手术及其他治疗的耐受性,促进康复。

五、护理效果评估

(1)患者对疾病的心理压力得到及时的调适与干预。依从性较好,并对疾病的诊治有一定的了解。

(2)患者自觉症状好转,腹痛得到有效缓解,能叙述自我缓解疼痛的方法。

(3)患者的营养状况保持良好。

(4)有效预防、处理并发症的发生。

(孙海燕)

第六节　门静脉高压症

门静脉的正常压力是 $1.27\sim2.35$ kPa($13\sim24$ cmH$_2$O),当门静脉血流受阻、血液淤滞时,压力超过2.35 kPa(24 cmH$_2$O)时,称为门静脉高压症,临床上常有脾大及脾功能亢进、食管胃底静脉曲张破裂出血、腹水等一系列表现。

门静脉主干由肠系膜上、下静脉和脾静脉汇合而成。门静脉系统位于两个毛细血管网之间,一端是胃、肠、脾、胰的毛细血管网,另一端连接肝小叶内的肝窦。门静脉流经肝脏的血液约占肝血流量的75%,肝动脉供血约占25%,由此可见肝脏的双重供血以门静脉供血为主。门静脉内的血含氧量较体循环的静脉血高,故门静脉对肝的供氧几乎和肝动脉相等。此外门静脉系统内无控制血流方向的静脉瓣,与腔静脉之间存在 4 个交通支:①胃底、食管下段交通支;②直肠下段、肛管交通支;③前腹壁交通支;④腹膜后交通支。这些交通支中,最主要的是胃底、食管下段交通支,上述交通支在正常情况下都很细小,血流量很少。

门静脉血液淤滞或血流阻力增加均可导致门静脉高压,但以门静脉血流阻力增加更为常见。按阻力增加的部位,可将门静脉高压症分为肝前、肝内和肝后 3 型。在我国肝内型多见,其中肝炎后肝硬化是引起门静脉高压症的常见病因;但在西方国家,酒精性肝硬化是门静脉高压最常见的原因。由于增生的纤维束和再生的肝细胞结节挤压肝小叶内的肝窦,使其变窄或闭塞,导致门静脉血流受阻,其次由于位于肝小叶间汇管区的肝动脉小分支和门静脉小分支之间的许多动静脉交通支大量开放,引起门静脉压力增高。肝前型门静脉高压症的常见病因是肝外门静脉血栓形成(脐炎、腹腔内感染、胰腺炎、创伤等)、先天畸形(闭锁、狭窄或海绵样变等)和外在压迫。肝前型门静脉高压症患者肝功能多正常或轻度损害,预后较好。肝后型门静脉高压症常见病因包括 Budd-Chiari 综合征、缩窄性心包炎、严重右心衰竭等。

一、护理评估

(一)健康史
应注意询问患者有无肝炎病史、酗酒、血吸虫病史。既往有无出现肝昏迷、上消化道出血的病史,及诱发的原因。对于原发病是否进行治疗。

(二)身体状况
1.脾大、脾功能亢进

脾大程度不一,早期质软、活动,左肋缘下可扪及;晚期,脾内纤维组织增生而变硬,活动度减少,左上腹甚至左下腹可扪及肿大的脾脏并能出现左上腹不适及隐痛、胀满,常伴有血白细胞、血小板数量减少,称脾功能亢进。

2.侧支循环建立与开放

门静脉与体静脉之间有广泛的交通支,在门静脉高压时,为了使淤滞在门静脉系统的血液回流,这些交通支大量开放,经扩张或曲张的静脉与体循环的静脉发生吻合而建立侧支循环。主要表现有:①食管下段与胃底静脉曲张,最常见,出现早,一旦曲张的静脉破裂可引起上消化道大出血,表现为呕血和黑便,是门静脉高压病最危险的并发症。由于肝功能损害引起凝血功能障碍,加之脾功能亢进引起的血小板减少,因此出血不易自止。②脐周围的上腹部皮下静脉曲张。③直肠下、肛管静脉曲张形成痔。

3.腹水

腹水是由于门静脉压力增高,使门静脉系统毛细血管床滤过压增高;同时肝硬化引起的低蛋白血症,造成血浆胶体渗透压下降;淋巴液生成增加,使液体从肝表面、肠浆膜面漏入腹腔形成腹水。此外,由于中心血流量减少,刺激醛固酮分泌过多,导致水、钠潴留而加剧腹水形成。

4.肝性脑病

门静脉高压症时由于门静脉血流绕过肝细胞或肝实质细胞功能严重受损,导致有毒物质(如氨、硫醇、γ-氨基丁酸)不能代谢与解毒而直接进入体循环,从而对脑产生毒性作用并出现精神综合征,称为肝性脑病,是门静脉高压的并发症之一。肝性脑病常因胃肠道出血、感染、大量摄入蛋白质、镇静药物、利尿剂而诱发。

5.其他

可伴有肝大、黄疸、蜘蛛病、肝掌、男性乳房发育、睾丸萎缩等。

(三)心理-社会状况

患者因反复发作、病情逐渐加重、面临手术、担心出现严重并发症和手术后的效果而有恐惧心理。另外由于治疗费用过高,长期反复住院治疗,及生活工作严重受限产生长期的焦虑情绪。

(四)辅助检查

1.血常规检查

脾功能亢进时,血细胞计数减少,以白细胞计数降至 $3 \times 10^9/L$ 以下和血小板计数至 $70 \times 10^9/L$ 以下最为明显。出血、营养不良、溶血、骨髓抑制都可引起贫血。

2.肝功能检查

肝功能检查常有血浆清蛋白降低,球蛋白增高,白、球比例倒置;凝血酶原时间延长;还应做乙型肝炎病原学和甲胎蛋白检查。

3.食管吞钡 X 线检查

食管吞钡 X 线检查在食管为钡剂充盈时,曲张的静脉使食管及胃底呈虫蚀样改变,曲张的静脉表现为蚯蚓样或串珠状影。

4.腹部超声检查

腹部超声检查可显示腹水、肝密度及质地异常、门静脉扩张。

5.腹腔动脉造影的静脉相或直接肝静脉造影

腹腔动脉造影的静脉相或直接肝静脉造影可以使门静脉系统和肝静脉显影,确定静脉受阻部位及侧支回流情况,还可以为手术提供参考资料。

(五)治疗要点

外科治疗门静脉高压症主要是预防和控制食管胃底曲张静脉破裂出血。

1.食管胃底曲张静脉破裂出血

食管胃底曲张静脉破裂出血主要包括非手术治疗和手术治疗。

(1)非手术治疗。①常规处理:绝对卧床休息,立即建立静脉通道,输液、输血扩充血容量;维持呼吸道通畅,防止呕吐物引起窒息或吸入性肺炎。②药物止血:应用内脏血管收缩药,常用药物有垂体后叶素和生长抑素。③内镜治疗:经纤维内镜将硬化剂直接注入曲张静脉,使之闭塞及黏膜下组织硬化,达到止血和预防再出血的目的。④三腔管压迫止血:利用充气的气囊分别压迫胃底和食管下段的曲张静脉,达到止血目的。⑤经颈静脉肝内门体分流术:采用介入放射方法,经颈静脉途径在肝内静脉与门静脉主要分支间建立通道,置入支架以实现门体分流。主要适用于药物和内镜治疗无效、肝功能差不宜急诊手术的患者,或等待肝移植的患者。

(2)手术治疗:上述治疗无效时,应采用手术治疗,多主张行门-奇静脉断流术,目前多采用脾切除加贲门周围血管离断术;若患者一般情况好,肝功能较好的可行急诊分流术。血吸虫性肝硬化并食管胃底静脉曲张且门静脉压力较高的,主张行分流术,常用术式有门静脉-下腔静脉分流术,脾-肾静脉分流术。

2.严重脾大,合并明显的脾功能亢进

严重脾大,合并明显的脾功能亢进多见于晚期血吸虫病,也见于脾静脉栓塞引起的左侧门静脉高压症。这类患者单纯脾切除术效果良好。

3.肝硬化引起的顽固性腹水

肝硬化引起的顽固性腹水有效的治疗方法是肝移植。其他方法包括经颈静脉肝内门体分流术和腹腔-上腔静脉转流术。

4.肝移植

肝移植已成为外科治疗终末期肝病的有效方法,但供肝短缺,终身服用免疫抑制药的危险,手术风险,及费用昂贵,限制了肝移植的推广。

二、护理诊断及合作性问题

(一)焦虑或恐惧

其与担心自身疾病的愈后不良,环境改变,对手术效果有疑虑,害怕检查、治疗有关。

(二)有窒息的危险

其与呕吐、咯血和置管有关。

(三)体液不足

其与呕吐、咯血、胃肠减压、不能进食有关。

(四)营养失调

其与摄入低于人体需要量有关。

(五)潜在并发症

上消化道大出血、肝性脑病。

三、护理目标

患者无焦虑和恐惧心情,无窒息发生,能得到及时的营养补充,肝功能及全身营养状况得到改善,体液平衡得到维持,无上消化道大出血、肝性脑病等并发症发生。

四、护理措施

(一)非手术治疗及术前护理

1.心理护理

通过谈话、观察等方法,及时了解患者心理状态,医护人员要针对性地做好解释及思想工作,多给予安慰和鼓励,使之增强信心、积极配合,以保证治疗和护理计划顺利实施。对急性上消化道大出血患者,要专人看护,关心体贴。工作中要冷静沉着,抢救操作应娴熟,使患者消除精神紧张和顾虑。

2.注意休息

术前保证充分休息,必要时卧床休息。可减轻代谢方面的负担,能增进肝血流量,有利于保护肝功能。

3.加强营养,采取保肝措施

(1)给低脂、高糖、高维生素饮食,一般应限制蛋白质饮食量,但肝功尚好者可给予富含蛋白质饮食。

(2)营养不良、低蛋白血症者静脉输给支链氨基酸、人血清蛋白或血浆等。

(3)贫血及凝血机制障碍者可输给鲜血,肌内注射或静脉滴注维生素 K。

(4)适当使用肌苷、辅酶 A、葡萄糖醛酸内脂等保肝药物,补充维生素 B、维生素 C、维生素 E,避免使用巴比妥类、盐酸氯丙嗪、红霉素等有害肝功能的药物。

(5)手术前 3～5 d 静脉滴注 GIK 溶液(即每天补给葡萄糖200～250 g,并加入胰岛素及氯化钾),以促进肝细胞营养储备。

(6)在出血性休克及合并较重感染的情况下应及时吸氧。

4.防止食管胃底曲张静脉破裂出血

避免劳累及恶心、呕吐、便秘、咳嗽等使腹内压增高的因素;避免干硬食物或刺激性食物(辛辣食物或酒类);饮食不宜过热;口服药片应研成粉末冲服。手术前一般不放置胃管,必要时选细软胃管充分涂以液状石蜡,以轻巧手法协助患者徐徐吞入。

5.预防感染

手术前 2 d 使用广谱抗生素。护理操作要遵守无菌原则。

6.分流手术前准备

除以上护理措施外,手术前 2～3 d 口服新霉素或链霉素等肠道杀菌剂及甲硝唑,减少肠道氨的产生,防止手术后肝性脑病;手术前 1 d 晚清洁灌肠,避免手术后肠胀气压迫血管吻合口;脾-肾静脉分流术前要检查明确肾功能正常。

7.食管胃底静脉曲张大出血三腔管压迫止血的护理

(1)准备:置管前先检查三腔管有无老化、漏气,向患者解释放置三腔管止血的目的、意义、方法和注意事项,以取得患者的配合;将食管气囊和胃气囊分别注气约 150 mL 和 200 mL,后观察气囊是否膨胀均匀、弹性良好,有无漏气,然后抽空气囊,并分别做好标记备用。

(2)插管方法:管壁涂液体石蜡,经患者一侧鼻孔或口腔轻轻插入,边插边嘱患者做吞咽动作,直至插入 50～60 cm;用注射器从胃管内抽得胃液后,向胃气囊注入 150～200 mL 空气,用止血钳夹闭管口,将三腔管向外提拉,感到不再被拉出并有轻度弹力时,利用滑车置在管端悬以0.5 kg重物作牵引压迫。然后抽取胃液观察止血效果,若仍有出血,再向食管气囊注入 100～150 mL空气以压迫食管下端。置管后,胃管接胃肠减压器或用生理盐水反复灌洗,观察胃内有无新鲜血液吸出。若无出血,同时脉搏、血压渐趋稳定,说明出血已得到控制;反之,表明三腔管压迫止血失败。

(3)置管后护理:①患者半卧位或头偏向一侧,及时清除口腔、鼻咽腔分泌物,防止吸入性肺炎。②保持鼻腔黏膜湿润,观察调整牵引绳松紧度,防止鼻黏膜或口腔黏膜长期受压发生糜烂、坏死;三腔管压迫期间应每 12 h 放气 10～20 min,使胃黏膜局部血液循环暂时恢复,避免黏膜因长期受压而糜烂、坏死。③观察、记录胃肠减压引流液的量、颜色,判断出血是否停止,以决定是否需要紧急手术;若气囊压迫 48 h 后,胃管内仍有新鲜血液抽出,表明压迫止血无效,应紧急手术止血。④旁备剪刀,若气囊上移阻塞呼吸道,可引起呼吸困难甚至窒息,应立即剪断三腔管。⑤拔管:三腔管放置时间不宜超过 3 d,以免食管、胃底黏膜长时间受压而缺血、坏死。气囊压迫 24 h 如出血停止,可考虑拔管。放松牵引,先抽空食管气囊、再抽空胃气囊,继续观察 12～24 小时,若无出血,让患者口服液体石蜡 30～50 mL,缓慢拔出三腔管;若再次出血,可继续行三腔管压迫止血或手术。

(二)术后护理

(1)观察病情变化:密切注视有无手术后各种并发症的发生。

(2)防止分流术后血管吻合口破裂出血,48 h 内平卧位或 15°低半卧位;翻身动作宜轻柔;一般手术后卧床 1 周,做好相应生活护理;保持排尿排便通畅;分流术后短期内发生下肢肿胀,可予适当抬高。

(3)防止脾切除术后静脉血栓形成:手术后 2 周内定期或必要时隔天复查 1 次血小板计数,如超过 $600×10^9/L$ 时,考虑给抗凝处理,并注意用药前后凝血时间的变化。脾切除术后不再使用维生素 K 及其他止血药物。

(4)饮食护理:分流术后应限制蛋白质饮食,以免诱发肝性脑病。

(5)加强护肝,警惕肝性脑病:遵医嘱使用高糖、高维生素、能量合剂,禁用有损肝功能的药物。对分流术后患者,特别注意神志的变化,如发现有嗜睡、烦躁、谵妄等表现,警惕是肝性脑病发生,及时报告医师。

(三)健康指导

指导患者保持心情乐观愉快,保证足够的休息,避免劳累和较重体力劳动;禁忌烟酒、过热、刺激性强的食物;按医嘱使用护肝药物,定期来医院复查。

五、护理评价

患者有无焦虑和恐惧心情,有无窒息发生,能否得到及时的营养补充,肝功能及全身营养状况是否得到改善,体液平衡是否得到维持,有无上消化道大出血、肝昏迷等并发症发生。

(孙海燕)

第七节　肝　硬　化

肝硬化是长期肝细胞坏死继发广泛纤维化伴结节形成的结果。一种或多种致病因子长期或反复损伤肝实质,致使肝细胞弥散性变性、坏死和再生,进而引起肝脏结缔组织弥散性增生和肝细胞再生,最后导致肝小叶结构破坏和重建,肝内血液循环发生障碍。肝功能损害和门静脉高压为本病的主要临床表现,晚期常出现严重的并发症。

肝硬化是世界性疾病,所有种族、不论国籍、年龄或性别均可罹患。男性和中年人易罹患。在我国主要为肝炎后肝硬化。血吸虫病性、单纯酒精性、心源性、胆汁性肝硬化均少见。

一、病因

引起肝硬化的病因很多,以病毒性肝炎最为常见。同一病例可由一种、两种或两种以上病因同时或先后作用引起,有些病例则原因不明。

(一)病毒性肝炎

病毒性肝炎经慢性活动性肝炎阶段逐步演变为肝硬化,称为肝炎后肝硬化。乙型肝炎和丙型肝炎常见,甲型肝炎一般不发展为肝硬化。由急性或亚急性重型肝炎演变的肝硬化称为坏死后肝硬化。

(二)寄生虫感染

感染血吸虫时,大量血吸虫卵进入肝窦前的门静脉小血管内,刺激结缔组织增生引起门静脉高压。肝细胞的坏死和增生一般不明显,没有肝细胞的结节再生。但如伴发慢性乙型肝炎,其结果多为混合结节型肝硬化。

(三)酒精中毒

酒精中毒主要由酒精的中间代谢产物(乙醛)对肝脏的直接损害引起。酗酒引起长期营养失调,使肝脏对某些毒性物质的抵抗力降低,在发病机制上也起一定作用。

(四)胆汁淤积

肝外胆管阻塞或肝内胆汁淤积持续存在时,高浓度的胆酸和胆红素对肝细胞有损害作用,久之可发展为肝硬化。由于肝外胆管阻塞引起的肝硬化称为继发性胆汁性肝硬化。由原因未明的肝内胆汁淤积引起的肝硬化称为原发性胆汁性肝硬化。

(五)循环障碍

慢性充血性心力衰竭、缩窄性心包炎和各种病因引起肝小静脉阻塞综合征等,导致肝脏充血、肝细胞缺氧,引起小叶中央区肝细胞坏死及纤维组织增生,最终发展为肝硬化。

(六)药物和化学毒物

长期服用某些药物如双醋酚汀、辛可芬、异烟肼、甲基多巴、对氨基水杨酸和利福平等或反复接触化学毒物如四氯化碳、磷、砷、氯仿等均可损伤肝脏,引起中毒性肝炎,最后演变为肝硬化。

(七)遗传和代谢性疾病

血友病、肝豆状核变性、半乳糖血症、糖原贮积等遗传代谢性疾病,亦可发展为肝硬化,称之代谢性肝硬化。

(八)慢性肠道感染和营养不良

慢性菌痢、溃疡性结肠炎等常引起消化和吸收障碍,发生营养不良,同时肠内的细菌毒素及蛋白质腐败的分解产物等经门静脉到达肝内,引起肝细胞损害,演变为肝硬化。

(九)隐匿性肝硬化

病因难以肯定的称为隐匿性肝硬化,其中很大部分病例可能与隐匿性无黄疸型肝炎有关。

二、临床表现

肝硬化的病程一般比较缓慢,可能隐伏数年至数十年之久。由于肝脏具有很强的代偿功能,因此,早期临床表现常不明显或缺乏特征性。肝硬化的临床分期为肝功能代偿期和肝功能失代偿期。

（一）肝功能代偿期

一般症状较轻，缺乏特征性。常有乏力、食欲减退、消化不良、恶心、厌油、腹胀、中上腹隐痛或不适及腹泻，部分有踝部水肿、鼻衄、齿龈出血等。上述症状多呈间歇性，常因过度疲劳而发病，经适当休息及治疗可缓解。体征一般不明显，肝脏可轻度肿大，无或有轻度压痛，部分患者可有脾脏肿大。肝功能检查结果多在正常范围内或有轻度异常。

（二）肝功能失代偿期

随着疾病的进展，症状逐渐明显，肝脏常逐渐缩小，质变硬。临床表现主要是肝功能减退和门静脉高压。

1.肝功能减退

（1）营养障碍：表现为消瘦、贫血、乏力、水肿、皮肤干燥而松弛、面色灰暗、黝黑、口角炎、毛发稀疏无光泽等。

（2）消化道症状：早期出现的食欲缺乏、腹胀、恶心、腹泻等消化道症状逐渐明显，稍进油腻肉食，即引起腹泻。部分患者还可出现轻度黄疸。

（3）出血倾向：轻者有鼻衄、齿龈出血，重者有胃肠道黏膜弥散性出血及皮肤紫癜。这与肝脏合成凝血因子减少，脾大及脾功能亢进引起血小板减少有关。毛细血管脆性增加是出血倾向的附加因素。

（4）发热：部分患者可有低热，多为病变活动及肝细胞坏死时释出的物质影响体温调节中枢所致。此类发热用抗生素治疗无效，只有肝病好转时才能消失。如持续发热或高热，则提示合并有感染、血栓性门静脉炎、原发性肝癌等。

（5）黄疸：表现为巩膜浅黄、尿色黄。如巩膜甚至全身皮肤黏膜呈深度金黄色，应考虑有肝硬化伴肝内胆汁淤积的可能。

（6）内分泌功能失调的表现：肝对雌激素灭活作用减退导致脸、颈、肩、手背及上胸处的蜘蛛痣及（或）毛细血管扩张。肝掌表现为大、小鱼际和指尖斑点状发红，加压后褪色。可出现男性乳房发育、睾丸萎缩、性功能减退，女性月经不调、闭经、不孕等。皮肤色素沉着，面色污黑、晦暗，可能由继发性肾上腺皮质功能减退所致，也可能与肝脏不能代谢黑色素有关。继发性醛固酮、抗利尿激素增加导致水、钠潴留，尿量减少，对浮肿与腹水的形成亦起重要促进作用。

2.门静脉高压症

在肝硬化发展过程中，肝细胞的坏死、再生结节的形成、结缔组织增生和肝细胞结构的改建，使门静脉小分支闭塞、扭曲，门静脉血流障碍，导致门静脉压力增高。

（1）脾大及脾功能亢进：门静脉压力增高时，脾脏淤血、纤维结缔组织及网状内皮细胞增生，使脾脏肿大（多为正常的2～3倍，部分可平脐或达脐下）。脾肿大时常伴有脾功能亢进，表现为末梢血中白细胞和血小板减少，红细胞也可减少。胃底静脉破裂出血时脾缩小，输血、补液后渐增大。关于脾功能亢进的原因，可能由于增生的网状内皮细胞对血细胞的吞噬、破坏作用加强；或由于脾脏产生某些体液因素抑制骨髓造血功能或加速血细胞的破坏。

（2）侧支循环的形成：因门静脉回流受阻，门静脉与腔静脉间的吻合支渐次扩张开放，形成侧支循环。胃冠状静脉与食管静脉丛吻合，形成食管下段和胃底静脉曲张。这些静脉位于黏膜下疏松组织中，常由于腹内压突然增高或消化液反流侵蚀及食物的摩擦而破裂出血。脐旁静脉与脐周腹壁静脉沟通，形成脐周腹壁静脉曲张，有时该处可听到连续的静脉杂音。直肠上静脉与直肠中、下静脉吻合扩张形成内痔。门静脉回流受阻时，侧支循环血流方向见图4-1。

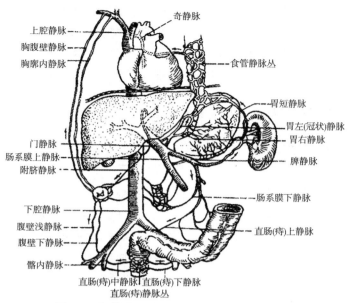

图 4-1　门静脉回流受阻时,侧支循环血流方向

（3）腹水:腹水的产生表明肝硬化病情较重。初起时有腹胀感,体检可发现移动性浊音（腹水量＞500 mL）。大量腹水可使横膈抬高而致呼吸困难和心悸,腹部膨隆,腹壁皮肤紧张发亮,有移动性浊音和水波感。腹内压力明显增高时,脐可突出而形成脐疝。在腹水出现的同时,常可发生肠胀气。部分腹水患者伴有胸腔积液,其中以右侧多见,两侧者较少。胸腔积液系腹水通过横膈淋巴管进入胸腔所致。腹水为草黄色漏出液。腹水形成的主要因素有:清蛋白合成减少、蛋白质摄入和吸收障碍,当血浆清蛋白＜23～30 g/L 时,血浆胶体渗透压降低,促使血浆外渗;门静脉压力增高至 2.94～5.88 kPa,腹腔毛细血管的滤过压增高,组织液回吸收减少而漏入腹腔;进入肝静脉血流受阻使肝淋巴液增加与回流障碍,淋巴管内压增高,造成大量淋巴液从肝包膜及肝门淋巴管溢出;肝脏对醛固酮、抗利尿激素灭活作用减退;腹水形成后循环血容量减少,通过肾小球旁器使肾素分泌增加,产生肾素-血管紧张素-醛固酮系统反应,醛固酮分泌增多,导致肾远曲小管水钠潴留作用加强,腹水进一步加重。

（4）食管和胃底曲张静脉破裂出血:是门脉高压症的主要并发症,死亡率为 30％～60％。当门静脉压力超过下腔静脉压力达 1.47～1.60 kPa 时,曲张静脉就可发生出血。曲张静脉大者比曲张静脉小者更易破裂出血。最常见的表现是呕血。出血可以是大量的,并迅速发生休克;也可自行停止,以后再发。偶尔仅表现为便血或黑便。

3.肝肾综合征

肝肾综合征（功能性肾衰）指严重肝病患者出现肾功能不良,并排除其他引起肾功不良的原因。肝肾综合征的发病机制尚未明确。肝肾综合征通常见于严重的肝脏疾病患者。主要表现为少尿、蛋白尿、尿钠低（＜10 mmol/L）,尿与血浆肌酐比值≥30∶1,尿与血浆渗透压比值＞1。这些尿的改变与急性肾小管坏死不同。肾功能损害的发展不一,一些患者于数天内肾功能完全丧失,另一些患者血清肌酐随肝脏功能逐渐恶化而缓慢上升达数周之久。

4.肝性脑病

肝性脑病指肝脏功能衰竭而导致代谢紊乱、中枢神经系统功能失调的综合征,是晚期肝硬化的最严重表现,也是常见致死原因。临床上以意识障碍和昏迷为主要表现。

肝硬化是肝性脑病的最主要原发病因。常见的诱发因素有上消化道出血,感染,摄入高蛋白饮食、含氮药物、大量利尿或放腹水、大手术、麻醉、安眠药和饮酒等。肝性脑病的发病机制尚未明了。主要有氨和硫醇中毒学说,假性神经介质学说、γ-氨基丁酸能神经传导功能亢进等学说。

临床上按意识障碍、神经系统表现和脑电图改变分为四期(表 4-1)。

表 4-1　肝性脑病分期

分　期	精神状况	运动改变
亚临床期	常规检查无变化;完成工作或驾驶能力受损	完成常规精神运动试验或床边实验,如画图或数字连接的能力受损
Ⅰ期(前驱期)	思维紊乱、淡漠、激动、欣快、不安、睡眠紊乱	细震颤,协调动作缓慢,扑翼样震颤
Ⅱ期(昏迷前期)	嗜睡、昏睡、定向障碍、行为失常	扑翼样震颤,发音困难,初级反射出现
Ⅲ期(昏睡期)	思维显著紊乱,言语费解	反射亢进,巴宾斯征,尿便失禁,肌阵挛,过度换气
Ⅳ期(昏迷期)	昏迷	去大脑体位,短促的眼头反射,疼痛刺激反应早期存在,进展为反应减弱和刺激反应消失

肝性脑病患者呼气中常具有一种类似烂苹果样臭味,这与肝脏不能分解甲硫氨酸中间产物二甲基硫和甲基硫醇有关,肝臭可在昏迷前出现,是一种预后不良的征象。

5.其他

肝硬化患者常因抵抗力降低,并发各种感染,如支气管炎、肺炎、自发性腹膜炎、结核性腹膜炎、尿路感染等。腹膜炎发生的机制可能是细菌通过血液或淋巴液弥散入腹腔,并可穿过肠壁而入腹腔。腹水患者易于发生,死亡率高,早期诊断非常重要。自发性腹膜炎起病较急者常为腹痛和腹胀。起病缓者则多为低热或不规则的发热,伴有腹部隐痛、恶心、呕吐及腹泻。体检可发现腹膜刺激征,腹水性质由漏出液转为渗出液。

长期低钠盐饮食,利尿及大量放腹水易发生低钠血症和低钾血症。长期使用高渗葡萄糖溶液与肾上腺糖皮质激素、呕吐及腹泻亦可使钾、氯减少,而产生低钾、低氯血症,并致代谢性碱中毒和肝性脑病。

(三)肝脏体征

肝脏大小不一,早期肝脏肿大,质地中等或中等偏硬,晚期缩小、坚硬、表面呈颗粒状或结节状。一般无压痛,但在肝细胞进行性坏死或并发肝炎或肝周围炎时,则可有触痛与叩击痛。肝边缘锐利提示无炎症活动,边缘圆钝表明有炎症、水肿、脂肪浸润或纤维化。肝硬化时右叶下缘不易触及而左叶增大。

三、检查

(一)血常规检查

白细胞数和血小板数明显减少。失血、营养障碍、叶酸及维生素 B_{12} 缺乏导致缺铁性或巨幼红细胞性贫血。

(二)肝功能检查

早期蛋白电泳即显示球蛋白增高,而清蛋白到晚期才降低。絮状及浊度试验在肝功能代偿期可正常或轻度异常,而在失代偿期多为异常。失代偿期转氨酶活力可呈轻、中度升高,一般以SGPT 活力升高较显著,肝细胞有严重坏死时,则血清谷草转氨酶(SGOT)活力常高于 SGPT。

静脉注射磺溴酞 5 mg/kg 体质量 45 min 后,正常人血内滞留量应低于 5%,肝硬化时多有不同程度的增加。磺溴酞可有变态反应,检查前应做皮内过敏试验。吲哚靛青绿亦是一种染料,一般静脉注射0.5 mg/kg体质量 15 min 后,正常人血中滞留量<10%,肝硬化尤其是结节性肝硬化患者的潴留值明显增高,在 30% 以上。本试验为诊断肝硬化的最好的方法,比磺溴酞试验更敏感,更安全可靠。

肝功能代偿期,血中胆固醇多正常或偏低;失代偿期,血中胆固醇下降,特别是胆固醇酯部分常低于正常水平。凝血酶原时间测定在代偿期可正常,失代偿期则呈不同程度延长,虽注射维生素 K 亦不能纠正。

(三)影像学检查

B 型超声波检查可探查肝、脾大小及有无腹水。可显示脾静脉和门静脉增宽,有助于诊断。食管静脉曲张时,吞钡 X 线检查可见蚯蚓或串珠状充盈缺损,纵行黏膜皱襞增宽。胃底静脉曲张时,可见菊花样充盈缺损。放射性核素肝脾扫描可见肝摄取减少、分布不规则,脾摄取增加,脾脏增大可明显显影。

(四)纤维食管镜

纤维食管镜检查可见食管钡餐检查阴性的食管静脉曲张。

(五)肝穿刺活组织检查

肝活组织检查常可明确诊断,但此为创伤性检查,仅在临床诊断确有困难时才选用。

(六)腹腔镜检查

腹腔镜检查可直接观察肝脏表面、色泽、边缘及脾脏等改变,并可在直视下进行有目的穿刺活组织检查,对鉴别肝硬化、慢性肝炎和原发性肝癌及明确肝硬化的病因很有帮助。

四、基本护理

(一)观察要点

一般症状和体征的观察:观察患者全身情况,有无消瘦、贫血、乏力、面色灰暗黝黑、口角炎、毛发稀疏无光泽等营养障碍表现。观察皮肤黏膜、巩膜有无黄染,尿色有无变化。注意蜘蛛痣、杵状指、色素沉着、肝臭、水肿、男性乳房发育等体征。了解有无肝区疼痛、食欲缺乏、厌油、恶心、呕吐、排便不规则、腹胀等消化道症状。

(二)并发症的观察

1.门静脉高压症

观察腹水、腹胀和其他压迫症状,腹壁静脉曲张、痔出血、贫血及鼻衄、齿龈出血、瘀点、瘀斑、呕血、黑便。

2.腹水

观察尿量、腹围、体质量变化和有无水肿。

3.肝性脑病

注意意识和精神活动,有无嗜睡、昏睡、昏迷、定向障碍、胡言乱语,有无睡眠节律紊乱和扑翼样震颤。

（三）一般护理

1.合理的休息

研究证明卧位与站立时肝脏血流量有明显差异,前者比后者多40%以上。因此合理的休息既可减少体能消耗,又能降低肝脏负荷,增加肝脏血流量,防止肝功能进一步受损和促进肝细胞恢复。肝功能代偿期患者应适当减少活动和工作强度,注意休息,避免劳累。若病情不稳定、肝功能试验异常,则应减少活动,充分休息。有发热、黄疸、腹水等表现的失代偿患者,应以卧床休息为主,并保证充足的睡眠。

2.正确的饮食

饮食营养是改善肝功能的基本措施之一。正确的进食和合理的营养,能促进肝细胞再生,反之则会加重病情,诱发上消化道出血、肝昏迷、腹泻等。肝硬化患者应以高热量、高蛋白、高维生素且易消化的食物为宜。适当限制动物脂肪的摄入。不吃增加肝脏解毒负荷的食物和药物。一般要求每天总热量在104.6~125.5 kJ(25~30 kcal)。蛋白质每天1.2 g/kg,蛋白食物宜多样化、易消化、含有丰富的必需氨基酸。脂肪每天40~50 g。要有足量的维生素B、维生素C等。为防便秘,可给含纤维素多的食物。肝功能显著减退的晚期患者或有肝昏迷先兆者给予低蛋白饮食,限制蛋白每天在30 g左右。伴有腹水者按病情给予低盐(每天3~5 g)和无盐饮食。腹水严重时应限制每天的入水量。黄疸患者补充胆盐。禁忌饮酒、咖啡、烟草和高盐食物。避免有刺激性及粗糙坚硬的食物,进食时应细嚼慢咽,以防引起食管或胃底静脉破裂出血。教育患者和家属认识到正确饮食和合理营养的意义,并且理解饮食疗法必须长期持续,要有耐心和毅力,使患者能正确地掌握、家属能予以监督。

（四）心理护理

肝硬化患者病程漫长,久治不愈,尤其进入失代偿期后,患者心身遭受很大痛苦,承受的心理压力大,心理变化也大,因此在常规治疗护理中更应强调心理护理,须做好以下几方面:①保持病房的整洁、安静、舒适,从视、听、嗅、触等方面消除不良刺激,使患者在生活起居感到满意。②对病情稳定者,要主动指导患者和家属掌握治疗性自我护理方法,包括通过多种形式宣教有关医疗知识,消除他们恐惧悲观感,树立信心;帮助分析并发症发生的诱因,增强患者预防能力;对心理状态稳定型患者可客观地介绍病情及检查化验结果,以取得其配合。③对病情反复发作者,要热情帮助其恢复生活自理能力,增加战胜疾病的信心。对忧郁悲观型患者应予极大的同情心,充分理解他们,帮助他们解决困难。对怀疑类型的患者应明确告知诊断无误,客观介绍病情,并使其冷静面对现实。④根据病情需要适当安排娱乐活动。

（五）药物治疗的护理

严重患者特别是老年患者进食少时,可静脉供给能量,以补充机体所需。研究表明,80%~100%的肝硬化患者存在程度不同的蛋白质能量营养不足。因此老年人按每天每千克体质量摄入1.0 g蛋白质作为基础要量,附加由疾病相关因素造成的额外丢失。补充蛋白质(氨基酸)时,应提供以必需氨基酸为主的氨基酸溶液。若肝功损害严重,则以含丰富支链氨基酸(45%)的溶液作为氮源为佳。目前冰冻血浆的使用越来越广泛,使用过程中应注意掌握正确的融化方法和输注不良反应的观察。一般融化后不再复冻。

使用利尿剂时,应教会患者正确服用利尿药物。通常需向患者讲述常用利尿药的作用及不良反应。指导患者掌握利尿药观察方法,如体质量每天减少0.5 kg,尿量每天达2 000~2 500 mL,腹围逐渐缩小。

（孙海燕）

第八节 炎症性肠病

炎症性肠病是一种病因不明的肠道慢性非特异性炎症性疾病。包括溃疡性结肠炎(ulcerative colitis,UC)和克罗恩病(Crohn's disease,CD)。一般认为,UC 和 CD 是同一疾病的不同亚类,组织损伤的基本病理过程相似,但可能由于致病因素不同,发病的具体环节不同,最终导致组织损害的表现不同。

一、溃疡性结肠炎

UC 是一种病因不明的直肠和结肠慢性非特异性炎症性疾病。病变主要位于大肠的黏膜与黏膜下层。主要症状有腹泻、黏液脓血便和腹痛,病程漫长,病情轻重不一,常反复发作。本病多见于 20～40 岁,男女发病率无明显差别。

(一)病理

病变主要位于直肠和乙状结肠,可延伸到降结肠,甚至整个结肠。病变一般仅限于黏膜和黏膜下层,少数重症者可累及肌层。活动期黏膜呈弥漫性炎症反应,可见水肿、充血与灶性出血,黏膜脆弱,触之易出血。由于黏膜与黏膜下层有炎性细胞浸润,大量中性粒细胞在肠腺隐窝底部聚集,形成小的隐窝脓肿。当隐窝脓肿融合破溃,黏膜即出现广泛的浅小溃疡,并可逐渐融合成不规则的大片溃疡。结肠炎症在反复发作的慢性过程中,大量新生肉芽组织增生,常出现炎性息肉。黏膜因不断破坏和修复,丧失其正常结构,并且由于溃疡愈合形成瘢痕,黏膜肌层与肌层增厚,使结肠变形缩短,结肠袋消失,甚至出现肠腔狭窄。少数患者有结肠癌变,以恶性程度较高的未分化型多见。

(二)临床分型

临床上根据本病的病程、程度、范围和病期进行综合分型。

1.根据病程经过分型

(1)初发型:无既往史的首次发作。

(2)慢性复发型:最多见,发作期与缓解期交替。

(3)慢性持续型:病变范围广,症状持续半年以上。

(4)急性暴发型:少见,病情严重,全身毒血症状明显,易发生大出血和其他并发症。

上述后 3 型可相互转化。

2.根据病情程度分型

(1)轻型:多见,腹泻每天 4 次以下,便血轻或无,无发热、脉速,贫血轻或无,红细胞沉降率正常。

(2)重型:腹泻频繁并有明显黏液脓血便,有发热、脉速等全身症状,红细胞沉降率加快、血红蛋白下降。

(3)中型:介于轻型和重型之间。

3.根据病变范围分型

根据病变范围分型可分为直肠炎、直肠乙状结肠炎、左半结肠炎、全结肠炎,以及区域性结肠炎。

4.根据病期分型

根据病期分型可分为活动期和缓解期。

(三)临床表现

起病多数缓慢,少数急性起病,偶见急性暴发起病。病程长,呈慢性经过,常有发作期与缓解期交替,少数症状持续并逐渐加重。

1.症状

(1)消化系统表现:主要表现为腹泻与腹痛。①腹泻为最主要的症状,黏液脓血便是本病活动期的重要表现。腹泻主要与炎症导致大肠黏膜对水钠吸收障碍及结肠运动功能失常有关。粪便中的黏液或黏液脓血,为炎症渗出和黏膜糜烂及溃疡所致。排便次数和便血程度可反映病情程度,轻者每天排便2～4次,粪便呈糊状,可混有黏液、脓血,便血轻或无,重者腹泻每天可达10次以上,大量脓血,甚至呈血水样粪便。病变限于直肠和乙状结肠的患者,偶有腹泻与便秘交替的现象,此与病变直肠排空功能障碍有关。②腹痛,轻者或缓解期患者多无腹痛或仅有腹部不适,活动期有轻或中度腹痛,为左下腹的阵痛,亦可涉及全腹。有疼痛-便意-便后缓解的规律,大多伴有里急后重,为直肠炎症刺激所致。若并发中毒性巨结肠或腹膜炎,则腹痛持续且剧烈。③其他症状可有腹胀、食欲缺乏、恶心、呕吐等。

(2)全身表现:中、重型患者活动期有低热或中等度发热,高热多提示有并发症或急性暴发型。重症患者可出现衰弱、消瘦、贫血、低清蛋白血症、水和电解质平衡紊乱等表现。

(3)肠外表现:本病可伴有一系列肠外表现,包括口腔黏膜溃疡、结节性红斑、外周关节炎、坏疽性脓皮病、虹膜睫状体炎等。

2.体征

患者呈慢性病容,精神状态差,重者呈消瘦贫血貌。轻者仅有左下腹轻压痛,有时可触及痉挛的降结肠和乙状结肠。重症者常有明显腹部压痛和鼓肠。若有反跳痛、腹肌紧张、肠鸣音减弱等应注意中毒性巨结肠和肠穿孔等并发症。

(四)护理

1.护理目标

患者大便次数减少,粪质正常;腹痛缓解,营养改善,体质量恢复,未发生并发症,焦虑减轻。

2.护理措施

(1)一般护理。①休息与活动:在急性发作期或病情严重时均应卧床休息,缓解期适当休息,注意劳逸结合。②合理饮食:指导患者食用质软、易消化、少纤维素又富含营养、有足够热量的食物,以利于吸收、减轻对肠黏膜的刺激并供给足够的热量,以维持机体代谢的需要。避免食用冷饮、水果、多纤维的蔬菜及其他刺激性食物,忌食牛乳和乳制品。急性发作期患者,应进流质或半流质饮食,病情严重者应禁食,按医嘱给予静脉高营养,以改善全身状况。应注意给患者提供良好的进餐环境,避免不良刺激,以增进患者食欲。

(2)病情观察:观察患者腹泻的次数、性质,腹泻伴随症状,如发热、腹痛等,监测粪便检查结果。严密观察腹痛的性质、部位及生命体征的变化,以了解病情的进展情况,如腹痛性质突然改变,应注意是否发生大出血、肠梗阻、中毒性巨结肠、肠穿孔等并发。观察患者进食情况,定期测量患者的体质量,监测血红蛋白、血清电解质和清蛋白的变化,了解营养状况的变化。

(3)用药护理:遵医嘱给予柳氮磺吡啶(SASP)、糖皮质激素、免疫抑制剂等治疗,以控制病情,使腹痛缓解。注意药物的疗效及不良反应,如应用 SASP 时,患者可出现恶心、呕吐、皮疹、粒细胞减少及再生障碍性贫血等。应嘱患者餐后服药,服药期间定期复查血象,应用糖皮质激素者,要注意激素不良反应,不可随意停药,防止反跳现象,应用硫唑嘌呤或巯嘌呤时患者可出现骨髓抑制的表现,应注意监测血白细胞计数。

（4）心理护理:安慰鼓励患者,向患者解释病情,使患者以平和的心态应对疾病,自觉地配合治疗。

（5）健康指导。①心理指导:由于病情反复发作,迁延不愈,常给患者带来痛苦,尤其是排便次数的增加,给患者的精神和日常生活带来很多困扰,易产生自卑、忧虑,甚至恐惧心理。应鼓励患者以平和的心态应对疾病,积极配合治疗。②指导患者合理饮食及活动:指导患者食用质软、易消化、少纤维素又富含营养、有足够热量的食物,避免食用冷饮、水果、多纤维的蔬菜及其他刺激性食物,忌食牛乳和乳制品。在急性发作期或病情严重时均应卧床休息,缓解期适当休息,注意劳逸结合。③用药指导:嘱患者坚持治疗,不要随意更换药物或停药。教会患者识别药物的不良反应,出现异常症状要及时就诊,以免耽搁病情。

3.护理评价

患者腹泻、腹痛缓解,营养改善,体质量恢复。

二、克罗恩病

CD 是一种病因尚不十分清楚的胃肠道慢性炎性肉芽肿性疾病。病变多见于末段回肠和邻近结肠,但从口腔至肛门各段消化道均可受累,呈节段性或跳跃式分布。临床上以腹痛、腹泻、体质量下降、腹块、瘘管形成和肠梗阻为特点,可伴有发热等全身表现及关节、皮肤、眼、口腔黏膜等肠外损害。本病有终生复发倾向,重症患者迁延不愈,预后不良。

(一)病理

病变表现为同时累及回肠末段与邻近右侧结肠者,只涉及小肠者,局限在结肠者。病变可涉及口腔、食管、胃、十二指肠,但少见。

大体形态上,克罗恩病特点:①病变呈节段性或跳跃性,而不呈连续性。②黏膜溃疡早期呈鹅口疮样溃疡,随后溃疡增大、融合,形成纵行溃疡和裂隙溃疡,将黏膜分割呈鹅卵石样外观。③病变累及肠壁全层,肠壁增厚变硬,肠腔狭窄。

组织学上,克罗恩病的特点为:①非干酪性肉芽肿,由类上皮细胞和多核巨细胞构成,可发生在肠壁各层和局部淋巴结。②裂隙溃疡,呈缝隙状,可深达黏膜下层甚至肌层。③肠壁各层炎症,伴固有膜底部和黏膜下层淋巴细胞聚集、黏膜下层增宽、淋巴管扩张及神经节炎等。肠壁全层病变致肠腔狭窄,可发生肠梗阻。溃疡穿孔引起局部脓肿,或穿透至其他肠段、器官、腹壁,形成内瘘或外瘘。肠壁浆膜纤维素渗出、慢性穿孔均可引起肠粘连。

(二)临床分型

区别本病不同临床情况,有助全面估计病情和预后,制订治疗方案。

1.临床类型

依疾病行为分型,可分为狭窄型(以肠腔狭窄所致的临床表现为主)、穿通型(有瘘管形成)和非狭窄非穿通型(炎症型)。各型可有交叉或互相转化。

2.病变部位

参考影像和内镜结果确定,可分为小肠型、结肠型、回结肠型。如消化道其他部分受累亦应注明。

3.严重程度

根据主要临床表现的程度及并发症计算 CD 活动指数（CDAI），用于疾病活动期与缓解期区分、病情严重程度估计（轻、中、重度）和疗效评定。

（三）临床表现

起病大多隐匿、缓渐，从发病早期症状出现至确诊往往需数月至数年。病程呈慢性，长短不等的活动期与缓解期交替，有终生复发倾向。少数急性起病，可表现为急腹症，酷似急性阑尾炎或急性肠梗阻。腹痛、腹泻和体质量下降三大症状是本病的主要临床表现。但本病的临床表现复杂多变，这与临床类型、病变部位、病期及并发症有关。

1.消化系统表现

（1）腹痛：为最常见症状。多位于右下腹或脐周，间歇性发作，常为痉挛性阵痛伴腹鸣。常于进餐后加重，排便或肛门排气后缓解。腹痛的发生可能与进餐引起胃肠反射或肠内容物通过炎症、狭窄肠段，引起局部肠痉挛有关。体检常有腹部压痛，部位多在右下腹。腹痛亦可由部分或完全性肠梗阻引起，此时伴有肠梗阻症状。出现持续性腹痛和明显压痛，提示炎症波及腹膜或腹腔内脓肿形成。全腹剧痛和腹肌紧张，提示病变肠段急性穿孔。

（2）腹泻：亦为本病常见症状，主要由病变肠段炎症渗出、蠕动增加及继发性吸收不良引起。腹泻先是间歇发作，病程后期可转为持续性。粪便多为糊状，一般无脓血和黏液。病变涉及下段结肠或肛门直肠者，可有黏液血便及里急后重。

（3）腹部包块：见于 10％～20％患者，由于肠粘连、肠壁增厚、肠系膜淋巴结肿大、内瘘或局部脓肿形成所致。多位于右下腹与脐周。固定的腹块提示有粘连，多已有内瘘形成。

（4）瘘管形成：是克罗恩病的特征性临床表现，因透壁性炎性病变穿透肠壁全层至肠外组织或器官而成。瘘分内瘘和外瘘，前者可通向其他肠段、肠系膜、膀胱、输尿管、阴道、腹膜后等处，后者通向腹壁或肛周皮肤。肠段之间内瘘形成可致腹泻加重及营养不良。肠瘘通向的组织与器官因粪便污染可致继发性感染。外瘘或通向膀胱、阴道的内瘘均可见粪便与气体排出。

（5）肛门周围病变：包括肛门周围瘘管、脓肿形成及肛裂等病变，见于部分患者，有结肠受累者较多见。有时这些病变可为本病的首发或突出的临床表现。

2.全身表现

（1）发热：为常见的全身表现之一，与肠道炎症活动及继发感染有关。间歇性低热或中度热常见，少数呈弛张高热伴毒血症。少数患者以发热为主要症状，甚至较长时间不明原因发热之后才出现消化道症状。

（2）营养障碍：由慢性腹泻、食欲减退及慢性消耗等因素所致。主要表现为体质量下降，可有贫血、低蛋白血症和维生素缺乏等表现。青春期前患者常有生长发育迟滞。

3.肠外表现

本病肠外表现与溃疡性结肠炎的肠外表现相似，但发生率较高，据我国统计报道以口腔黏膜溃疡、皮肤结节性红斑、关节炎及眼病为常见。

（四）护理

1.护理目标

患者腹泻、腹痛缓解，营养改善，体质量恢复，无并发症。

2.护理措施

(1)一般护理。①休息与活动:在急性发作期或病情严重时均应卧床休息,缓解期适当休息,注意劳逸结合。必须戒烟。②合理饮食:一般给高营养低渣饮食,适当给予叶酸、维生素 B_{12} 等多种维生素。重症患者酌用要素饮食或全胃肠外营养,除营养支持外还有助于诱导缓解。

(2)病情观察:观察患者腹泻的次数、性质,腹泻伴随症状,如发热、腹痛等,监测粪便检查结果。严密观察腹痛的性质、部位及生命体征的变化,测量患者的体质量,监测血红蛋白、血清电解质和清蛋白的变化,了解营养状况的变化。

(3)用药护理:遵医嘱腹痛、腹泻可使用抗胆碱能药物或止泻药,合并感染者静脉途径给予广谱抗生素。给予柳氮磺吡啶(SASP)、糖皮质激素、免疫抑制剂等治疗,以控制病情,使腹痛缓解。注意避免药物的不良反应,如应嘱患者餐后服药,服药期间定期复查血象,不可随意停药,防止反跳现象等。

(4)心理护理:向患者解释病情,使患者树立战胜疾病信心,自觉地配合治疗。

(5)健康指导。①疾病知识指导:指导患者合理休息与活动,戒烟,食用质软、易消化、少纤维素又富含营养、有足够热量的食物,避免食用冷饮、水果、多纤维的蔬菜及其他刺激性食物,忌食牛乳和乳制品。②安慰鼓励患者:使患者树立信心,积极地配合治疗。③用药指导:嘱患者坚持服药并了解药物的不良反应,病情有异常变化要及时就诊。

3.护理评价

患者腹泻、腹痛缓解,无发热、营养不良,体质量增加。

(孙海燕)

第九节 肠 梗 阻

一、疾病概述

(一)概念

肠梗阻指肠内容物由于各种原因不能正常运行,在通过肠道过程中受阻,为常见急腹症之一。在起病初期,梗阻肠段先有解剖和功能性改变,继则发生体液和电解质的丢失、肠壁循环障碍、坏死和继发感染,最后可致毒血症、休克、死亡。

(二)相关病理生理

肠梗阻的主要病理生理改变为肠管膨胀、体液和电解质的丢失,以及感染和毒血症。这些改变的严重程度视梗阻部位的高低、梗阻时间的长短及肠壁有无血液供应障碍而不同。

1.肠管膨胀

机械性肠梗阻时,一方面,食管上端括约肌发生反射性松弛,患者在吸气时不自觉地将大量空气吞入胃肠(肠腔积气的 70% 是咽下的空气,其中大部分是氮气,不易被胃肠吸收,其余 30% 的积气是肠内酸碱中和与细菌发酵作用产生的,或自血液弥散至肠腔的 CO_2、H_2 等气体);另一方面,肠梗阻时大量液体和气体聚积在梗阻近端引起肠膨胀,而膨胀能抑制肠壁黏膜吸收水分,以后又刺激其增加分泌,如此肠腔内液体越积越多,使肠膨胀进行性加重,肠腔压力逐渐增大(正常成人每天消化道分泌的唾液、胃液、胆液、胰液和肠液的总量约 8 L,绝大部分被小肠黏膜吸收,以保持体液平衡。在单纯性肠梗阻,肠管内压力一般较低,初时常低于 0.8 kPa（8 cmH$_2$O）。但随着梗阻时间的延长,肠管内压力甚至可达到 1.8 kPa（18 cmH$_2$O）。结肠梗阻时肠腔内压力平均多在 2.5 kPa（25 cmH$_2$O）以上,甚至有高到 5.1 kPa（52 cmH$_2$O）。肠腔膨胀可引起肠蠕动增强,导致肠绞痛。肠管内压力增高可使肠壁静脉回流障碍,引起肠壁充血水肿,通透性增加。肠管内压力继续增高可使肠壁血流阻断,使单纯性肠梗阻变为绞窄性肠梗阻,严重的肠膨胀甚至可使横膈抬高,影响患者的呼吸和循环功能。

2.体液和电解质的丢失

肠梗阻时肠膨胀可引起反射性呕吐。高位小肠梗阻时呕吐频繁,大量水分和电解质被排出体外。如梗阻位于幽门或十二指肠上段,呕出过多胃酸,则易产生脱水和低氯低钾性碱中毒。如梗阻位于十二指肠下段或空肠上段,则重碳酸盐的丢失严重。低位肠梗阻,呕吐虽远不如高位者常见,但因肠黏膜吸收功能降低而分泌液量增多,梗阻以上肠腔中积留大量液体,有时多达 5～10 L,内含大量碳酸氢钠。这些液体虽未被排出体外,但封闭在肠腔内不能进入血液,等于体液的丢失。此外,过度的肠膨胀影响静脉回流,导致肠壁水肿和血浆外渗,在绞窄性肠梗阻时,血和血浆的丢失尤其严重。因此,患者多发生脱水伴少尿、氮质血症和酸中毒。如脱水持续,血液进一步浓缩,则导致低血压和低血容量休克。失钾和不进饮食所致的血钾过低可引起肠麻痹,进而加重肠梗阻的发展。

3.感染和毒血症

正常人的肠蠕动使肠内容物经常向前流动和更新,因此小肠内是无菌的,或只有极少数细菌。单纯性机械性小肠梗阻时,肠内即使有细菌和毒素也不能通过正常的肠黏膜屏障,因而危害不大。若梗阻转变为绞窄性,开始时,静脉血流被阻断,受累的肠壁渗出大量血液和血浆,使血容量进一步减少,继而动脉血流被阻断而加速肠壁的缺血性坏死。绞窄段肠腔中的液体含大量细菌（如梭状芽孢杆菌、链球菌、大肠杆菌等）、血液和坏死组织,细菌的毒素及血液和坏死组织的分解产物均具有极强的毒性。这种液体通过破损或穿孔的肠壁进入腹腔后,可引起强烈的腹膜刺激和感染,被腹膜吸收后,则引起脓毒血症。严重的腹膜炎和毒血症是导致肠梗阻患者死亡的主要原因。

除上述三项主要的病理生理改变之外,如发生绞窄性肠梗阻往往还伴有肠壁、腹腔和肠腔内的渗血,绞窄的肠襻越长,失血量越大,亦是导致肠梗阻患者死亡的原因之一。

（三）病因与诱因

按肠梗阻发生的基本原因可以分为三类。

1.机械性肠梗阻

机械性肠梗阻最常见。是由于各种原因引起的肠腔狭窄,使肠内容物通过发生障碍。主要原因包括由于粘连与粘连带压迫、嵌顿性外疝或内疝、肠扭转、肠外肿瘤或腹块压迫等。肠腔内堵塞,如结石粪块、寄生虫、异物等。肠管外受压,如肠扭转、腹腔内肿瘤压迫、粘连引起肠管扭曲、嵌顿疝等。肠壁病变,如肿瘤、肠套叠、先天性肠道闭锁等。

2.动力性肠梗阻

动力性肠梗阻是神经反射或毒素刺激引起肠壁肌肉功能紊乱,使肠蠕动消失或肠管痉挛,以致肠内容物无法正常通行,而本身无器质性肠腔狭窄。可分为麻痹性肠梗阻和痉挛性肠梗阻。麻痹性肠梗阻常见于腹部大手术后腹膜炎、腹部外伤、腹膜后出血、某些药物肺炎、脓胸脓毒血症、低钾血症或其他全身性代谢紊乱均可并发麻痹性肠梗阻;痉挛性肠梗阻是肠管暂时性痉挛,多由肠道炎症及神经系统功能紊乱引起。

3.血运性肠梗阻

血运性肠梗阻是由于肠管血运障碍引起肠失去蠕动能力，肠内容物停止运行。肠系膜动脉栓塞或血栓形成和肠系膜静脉血栓形成为主要病因。

（四）临床表现

1.腹痛

机械性肠梗阻发生时，由于梗阻部位以上强烈肠蠕动，表现为阵发性绞痛，疼痛多在腹中部，也可偏于梗阻所在的部位。腹部发作时可伴有肠鸣，自觉有"气块"在腹中窜动，并受阻于某一部位。有时能见到肠型和肠蠕动波。听诊为连续高亢的肠鸣音，或呈气过水音或金属音。如果腹痛间歇期不断缩短，以至成为剧烈的持续性腹痛，则应该警惕可能是绞窄性肠梗阻的发生。

2.呕吐

在肠梗阻早期，呕吐呈反射性，吐出物为食物或胃液；进食或饮水均可引起呕吐。此后，呕吐随梗阻部位高低而有所不同，一般是梗阻部位愈高，呕吐出现愈早、愈频繁。高位肠梗阻时呕吐频繁，吐出物主要为胃及十二指肠内容物。低位肠梗阻时，呕吐出现迟而少，吐出物可呈粪样。结肠梗阻时，呕吐到晚期才出现。呕吐物如呈棕褐色或血性，是肠管血运障碍的表现。麻痹性肠梗阻时，呕吐多呈溢出性。

3.腹胀

一般出现晚于其他三个症状，其程度与梗阻部位有关。高位肠梗阻腹胀不明显，但有时可见胃型。低位肠梗阻及麻痹性肠梗阻腹胀显著，遍及全腹。结肠梗阻时，如果回盲瓣关闭良好，梗阻以上结肠可成闭襻，则腹周膨胀显著。腹部隆起不均匀对称，是肠扭转等闭襻性肠梗阻的特点。

4.停止肛门排气排便

完全性肠梗阻发生后，患者多不再排气排便，但梗阻早期，尤其是高位肠梗阻，可因梗阻以下肠内尚残存的粪便和气体，仍可自行或在灌肠后排出，不能因此而否定肠梗阻的存在。某些绞窄性肠梗阻，如肠套叠、肠系膜血管栓塞或血栓形成，则可排出血液黏液样粪便。

5.腹部体征

腹壁见肠型、膨胀、压缩，可有反跳痛和肌紧张，可触及包块。当有渗出时，可有移动性浊音，听诊时肠管里可有像水中过气样音，称"气过水声"。如果为麻痹性肠梗阻可使肠鸣音消失。

（五）辅助检查

1.实验室检查

血常规：单纯性肠梗阻早期无明显改变，随病情发展可出现白细胞升高、中性粒细胞比例升高（多见于绞窄性肠梗阻）；由于缺水可能使血红蛋白值、血细胞比容升高。水、电解质和酸碱失衡；尿常规检查尿比重可增高；由于肠血运障碍时，呕吐物及粪便可含大量红细胞或潜血阳性。

2.影像学检查

影像学检查站立位时见小肠"阶梯样"液平。平卧位时见积气肠管进入盆腔提示小肠梗阻；CT平扫见结肠肠腔扩张及结肠内气液平提示结肠梗阻；空气灌肠可见肠套叠处呈"杯口"状改变；钡剂灌肠X线检查见扭转部位钡剂受阻，钡影尖端呈"鸟嘴"形为乙状结肠扭转；X线平片检查见小肠、结肠均胀气明显为麻痹性肠梗阻；X线平片检查见孤立性肠襻绞窄性肠梗阻。

（六）治疗原则

肠梗阻的治疗包括非手术治疗和手术治疗，治疗方法的选择根据梗阻的原因、性质、部位及全身情况和病情严重程度而定。不论采用何种治疗均首先纠正梗阻带来的水、电解质与酸碱平衡紊乱，改善患者的全身情况。肠梗阻的治疗原则：①纠正水、电解质、酸碱平衡失调；②补充循环血量；③降低肠内张力；④使用抗生素，防治感染；⑤解除梗阻原因，恢复肠道通畅；⑥手术处理肠绞窄。

1.非手术治疗

（1）胃肠减压治疗：胃肠减压抽出积聚在梗阻上端的气体和液体，降低肠内张力，有利于改善肠壁血循环，减轻全身中毒症状，改善呼吸、循环功能。有效的胃肠减压对单纯性肠梗阻和麻痹性肠梗阻可达到解除梗阻的目的，对于需要手术者也是一种良好的术前准备。

（2）液体治疗：重点在纠正水、电解质、酸碱平衡失调，肠绞窄时因丢失大量血浆和血液，故在适当补液后应输全血或血浆。

（3）营养支持治疗：肠梗阻时手术或非手术治疗都有相当一段时间不能进食，所以营养支持很重要。一般的外周静脉输液通常达不到营养支持的要求，可采用全胃肠外营养，也就是通过静脉途径输注身体所必需的营养液。肠梗阻时采用全胃肠外营养，既可作为术前的准备，也可作为非手术治疗或术后不能及早进食的支持治疗。若肠梗阻解除和肠功能恢复，最好尽早口服。不能进正常饮食的患者，可进要素膳食。

（4）抗生素治疗：肠梗阻时，在梗阻上端肠腔内细菌可迅速繁殖。肠梗阻患者应使用针对需氧菌和厌氧菌的抗生素。

2.手术治疗

对绞窄性肠梗阻经短期术前准备，补足血容量，应尽早手术。但若伴有休克，则需待休克纠正或好转后手术比较安全。有时估计已有肠坏死存在，而休克又一时难以纠正，则一面抗休克，一面手术，将坏死肠段切除，休克才会缓解。

肠梗阻的手术目的是解除梗阻原因，恢复肠道通畅，但具体手术方式应根据梗阻的原因、部位、性质、病程早晚及全身状况来决定。如粘连性肠梗阻手术方式就很多，难易程度相差甚远，轻者仅需切断一条纤维束带，重者令术者难以操作，不得不切除大量肠襻，或行短路吻合，或作肠造口减压术以求缓解梗阻症状，更有甚者因粘连过重未能施行任何其他操作而中止手术，可见要处理好粘连性肠梗阻手术并非易事，需要在术前有完善的手术方案与良好的技术准备。

二、护理评估

（一）一般评估

1.生命体征

监测生命体征（T、P、R、BP），如出现脱水，可能出现脉搏加快而细弱，血压降低；并发感染时体温可能升高，呼吸加快。

2.患者主诉

询问腹痛发生的时间、部位、性质、持续时间、如何缓解；有无呕吐；呕吐物性质、颜色、量；有无腹胀；何时停止排气、排便；有无消化系统疾病史；有无手术史。

（二）身体评估

1.视诊

腹壁是否膨胀；腹部有无瘢痕；有无肠型或蠕动波。

2.触诊

腹壁是否紧张;有无压痛、反跳痛和肌紧张;能否触及包块。

3.叩诊

有无移动性浊音。

4.听诊

肠鸣音频率、强度;有无肠鸣音减弱或消失(麻痹性肠梗阻时可出现肠鸣音减弱或消失);有无气过水声(机械性肠梗阻时,可出现肠鸣音亢进)。

(三)心理-社会评估

了解患者及家属的心理反应和心理承受能力,对本病的认识程度、治疗合作情况;有无焦虑表现,家庭经济及社会支持情况。

(四)辅助检查阳性结果评估

1.实验室检查

单纯性肠梗阻血常规检查早期无明显改变,随病情发展可出现白细胞升高、中性粒细胞比例升高(多见于绞窄性肠梗阻);由于缺水可能使血红蛋白值、血细胞比容升高。水、电解质和酸碱失衡;尿常规检查尿比重可增高;由于肠血运障碍时,呕吐物及粪便可含大量红细胞或潜血阳性。

2.影像学检查

影像学检查站立位时见小肠"阶梯样"液平。平卧位时见积气肠管进入盆腔提示小肠梗阻;CT平扫见结肠肠腔扩张及结肠内气液平提示结肠梗阻;空气灌肠可见肠套叠处呈"杯口"状改变;钡剂灌肠 X 线检查见扭转部位钡剂受阻,钡影尖端呈"鸟嘴"形为乙状结肠扭转;X 线平片检查见小肠、结肠均胀气明显为麻痹性肠梗阻;X 线平片检查见孤立性肠襻绞窄性肠梗阻。

(五)治疗效果评估

1.非手术治疗评估要点

腹痛、呕吐有无缓解;肠蠕动是否恢复;肠鸣音是否恢复正常;是否排便排气;有无出现水电解质失衡现象;有无出现感染性休克表现。

2.手术治疗评估要点

手术过程是否顺利;手术切口有无渗血渗液;是否愈合良好;有无出现术后肠粘连。

三、主要护理诊断(问题)

(一)疼痛

其与梗阻的肠内容物不能运行或通过障碍、肠蠕动增强或肠壁缺血有关。

(二)体液不足

其与禁食、呕吐、肠腔积液、持续胃肠减压造成血容量不足有关。

(三)潜在并发症

肠坏死、腹膜炎、术后肠粘连。

四、主要护理措施

(一)休息

手术回病房后根据麻醉给予适当的卧位;麻醉清醒后,血压、脉搏平稳给予半卧位。鼓励患者早期活动,以利于肠功能恢复,防止肠粘连。

（二）饮食

肠梗阻者应禁食，并留置胃肠减压管，待梗阻缓解后 12 h 方可进少量流食，但忌甜食和牛奶，以免引起肠胀气，48 h 后可试进半流食。手术后 2～3 d 内禁食，进行胃肠减压，待肛门排气肠道功能开始恢复后，可拔出胃管，并在当日每 1～2 h 饮 20～30 mL 水，第 2 d 喝米汤，第 3 d 流食，1 周后改半流食，2 周后软饭。忌生冷、油炸及刺激性食物。

（三）用药护理

肠梗阻的治疗，在于缓解梗阻，恢复肠管的通畅，并及时纠正水与电解质紊乱，减少肠腔膨胀。包括持续胃肠减压，以减轻腹胀；根据肠梗阻的部位，梗阻的时间长短，以及化验检查的结果来进行水、电解质的补充，由于呕吐与胃肠减压所丢失的液体，与细胞外液相似，因此补充的液体以等渗液为主。对严重脱水的患者，术前进行血容量的补充尤其重要，否则在麻醉情况下可引起血压下降。绞窄性肠梗阻，除补充等渗液体外，血浆及全血的补充尤为重要，特别是在血压及脉率已发生改变时；补充液体时，保证输液通畅，并记录 24 h 出、入液体量，观察水、电解质失衡纠正情况等；合理应用抗生素，单纯性肠梗阻无须应用抗生素，但对于绞窄性肠梗阻则应使用抗生素，以减少细菌繁殖，预防感染，并减少毒素吸收，减轻中毒症状；经以上治疗若腹痛加重、呕吐未止、血白细胞增高、体温也增高时，则必须进行手术治疗。

（四）心理护理

做好患者及家属的沟通解释工作，稳定其情绪，减轻焦虑恐惧；鼓励并帮助患者面对和接受疾病带来的变化，尽快适应患者角色，增强战胜疾病的信心和勇气。

（五）健康教育

养成良好的卫生习惯，预防和治疗肠蛔虫病，不食不洁净的食物，不暴饮暴食，多吃易消化的食物，进食后不做剧烈运动；保持大便通畅，老年及肠功能不全者有便秘现象应及时给予缓泻剂，必要时灌肠，促进排便；对患有腹壁疝的患者，应予以及时治疗，避免因嵌顿、绞窄造成肠梗阻；如果出现腹痛、腹胀、呕吐等及时就诊。

五、护理效果评估

（1）患者腹痛、腹胀是否减轻。

（2）患者肠功能是否逐渐恢复（肠鸣音逐渐恢复正常），开始出现肛门排气排便。

（3）患者有没有发生水、电解质失衡，如有，是否得到及时处理。

（4）手术切口恢复良好，没有出现粘连性肠梗阻。

（孙　婷）

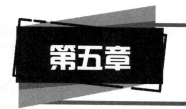

第五章　血液内科护理

第一节　缺铁性贫血

一、定义

缺铁性贫血(iron deficient anemia,IDA)是指体内可用来制造血红蛋白的贮存铁缺乏,血红蛋白合成减少而引起的一种小细胞、低色素性贫血,是最常见的一种贫血,以生育年龄的妇女(特别是孕妇)和婴幼儿发病率较高。

二、临床表现

(一)贫血表现

常见乏力、易倦、头昏、头痛、耳鸣、心悸、气促、食欲缺乏等,伴苍白、心率增快。

(二)组织缺铁表现

精神行为异常,如烦躁、易怒、注意力不集中、异食癖;体力、耐力下降;易感染;儿童生长发育迟缓、智力低下;口腔炎、舌炎、舌乳头萎缩、口角炎、缺铁性吞咽困难(称 Plummer-Vinson 征);毛发干枯、脱落;皮肤干燥、皱缩;指(趾)甲缺乏光泽、脆薄易裂,重者指(趾)甲变平,甚至凹下呈勺状(匙状甲)。

(三)缺铁原发病表现

如消化性溃疡、肿瘤或痔疮导致的黑便、血便、腹部不适,肠道寄生虫感染导致的腹痛或大便性状改变,妇女月经过多,肿瘤性疾病的消瘦,血管内溶血的血红蛋白尿等。

三、诊断

(1)患者具有缺铁性贫血的症状及体征:乏力、易倦、气促、食欲缺乏等,注意患者是否存在精神行为异常和缺铁原发病表现。

(2)根据国内的诊断标准,缺铁性贫血的诊断标准符合以下 3 条:①贫血为小细胞低色素性。男性血红蛋白含量<120 g/L,女性血红蛋白含量<110 g/L,孕妇血红蛋白含量<100 g/L;平均红细胞体积<80 fl,红细胞平均血红蛋白含量<27 pg,红细胞平均血红蛋白浓度<32%(320 g/L)。②有缺铁的依据:符合贮铁耗尽(ID)或缺铁性红细胞生成(IDE)的诊断。

ID 符合下列任一条即可诊断。①血清铁蛋白<12 $\mu g/L$。②骨髓铁染色显示骨髓小粒可染铁消失,铁粒幼红细胞少于 15%。

IDE:①符合 ID 诊断标准。②血清铁低于 8.95 $\mu mol/L$,总铁结合力升高>64.44 $\mu mol/L$,转铁蛋白饱和度<15%。③红细胞原始卟啉/血红蛋白含量>4.5 $\mu g/gHb$。

(3)存在铁缺乏的病因,铁剂治疗有效。

四、治疗

(一)病因治疗

IDA 的病因诊断是治疗 IDA 的前提,只有明确诊断后方有可能去除病因。如婴幼儿、青少年和妊娠妇女营养不足引起的 IDA,应改善饮食;胃、十二指肠溃疡伴慢性失血或胃癌术后残胃癌所致的 IDA,应多次检查大便潜血,做胃肠道 X 线或内镜检查,必要时手术根治。月经过多引起的 IDA,应调理月经;寄生虫感染者应驱虫治疗等。

(二)补铁治疗

首选口服铁剂,如琥珀酸亚铁 0.1 g,3 次/天。餐后服用胃肠道反应小且易耐受。应注意,进食谷类、乳类和茶等会抑制铁剂的吸收,鱼、肉类、维生素 C 可加强铁剂的吸收。口服铁剂后,先是外周血网织红细胞增多,高峰在开始服药 5~10 d,2 周后血红蛋白浓度上升,一般 2 个月左右恢复正常。铁剂治疗在血红蛋白恢复正常至少持续 4~6 个月,待铁蛋白正常后停药。若口服铁剂不能耐受或吸收障碍,可用右旋糖酐铁肌内注射,每次 50 mg,每天或隔天 1 次,缓慢注射,注意变态反应。注射用铁的总需量(mg)=(需达到的血红蛋白浓度-患者的血红蛋白浓度)×0.33×患者体质量(kg)。

五、护理措施

(一)一般护理措施

1.休息活动

轻度的缺铁性贫血症可适当活动,一般生活基本能自理,但不宜进行剧烈运动和重体力劳动;严重的缺铁性贫血多存在慢性出血性疾病,体质虚弱,活动无耐力,应卧床休息,给予生活协助。患者调整变换体位时要缓慢并给予扶持,防止因体位突变发生晕厥、摔伤。

2.皮肤毛发

保持皮肤、毛发的清洁,除日常洗漱,如洗脸、洗手、泡足、洗外阴、刷牙漱口之外,定时周身洗浴、洗头、更衣,夏日每天 1~2 次洗澡,春秋每周 1~2 次,冬日每周 1 次,每月理发一次。重度卧床患者可在床上洗头、擦浴、更衣、换被单。长期卧床者要有预防压疮的措施,如定时翻身、变换卧位,同时对受压部位给予温水擦拭及压疮贴贴敷,保持床位平整、清洁、干燥、舒适。

3.营养

给予高蛋白、富含铁的饮食,纠正偏食不良习惯。除谷物主食外,多选用动物肝、肾、瘦肉、蛋类、鱼类、菌藻类,增加维生素 C 含量,食用新鲜蔬菜和水果,以利于铁的吸收。

4.心理

主动关心、体贴患者,做好有关疾病及其自我护理知识的宣传教育。多与患者沟通交谈,了解和掌握其心理状态,特别是久病的重症者,要及时发现其情绪上的波动,并给予有针对性的帮助,疏导解除其不良心态使之安心疗养。

(二)重点护理措施

1.疲乏、无力、心悸、气短者

应卧床休息以减少耗氧量,必要时给予吸氧疗法。

2.皮肤干皱,指(趾)甲脆薄者

注意保护,应用维生素 A 软膏或润肤霜涂擦,滋润皮肤防止干裂出血、疼痛;不留长指(趾)甲,定时修剪,防止折断损伤;选用中性无刺激性洗涤剂,不用碱性皂类。

3.口腔炎、舌炎疼痛者

给予漱口液漱口,餐后定时进行特殊口腔护理,有溃疡时可用 1‰龙胆紫涂抹创面或贴敷溃疡药膜。

4.出现与缺铁有关的异常行为者

及时与医师联系给予合理的处理。

5.药物护理

按医嘱给患者服用铁剂,并向患者说明服用铁剂时的注意事项:①为避免胃肠道反应,铁剂应在餐后服用,并从小剂量开始。②服用铁剂时忌饮茶,避免与牛奶同服,以免影响铁的吸收。③可同服维生素 C 以增加铁的吸收。④口服液体铁剂时,患者必须使用吸管,避免牙齿染黑。⑤要告诉患者对口服铁剂疗效的观察及坚持用药的重要性。治疗后网织红细胞数开始上升,1 周左右达高峰,血红蛋白于 2 周后逐渐上升,1~2 个月后可恢复正常。在血红蛋白完全正常后,仍需继续补铁 3~6 个月,待血清铁蛋白>50 μg/L 后才能停药。

(三)治疗过程中可能出现的情况及应急措施

1.贫血性心脏病

心率增加,心前区可闻及收缩期杂音,心脏扩大,心功能不全。向家属讲解引起贫血性心脏病的原因及如何预防其发生。保持病室安静、舒适,尽量减少不必要的刺激。卧床休息,减轻心脏负担。密切观察心率、呼吸、血压及贫血的改善状况。必要时吸氧。控制输液速度及输液的总量,必要时记录 24 h 出入水量。

2.活动无耐力

活动后乏力、虚弱、气喘、出汗、头晕、眼前发黑、耳鸣。注意休息,适量活动,贫血程度轻的可参加日常活动,无须卧床休息。对严重贫血者,应根据其活动耐力下降程度制定休息方式、活动强度及每次活动持续时间。增加患者的营养,提供高蛋白、高维生素、易消化饮食,必要时静脉输血、血浆、白蛋白。

3.有感染的危险

体温高于正常范围。病室每天通风换气,限制探视人员,血白细胞计数过低者给予单独隔离房间。医务人员严格执行无菌操作规程。保持床单清洁、整齐,衣被平整、柔软。保持口腔卫生,指导年长、儿童晨起、饭后、睡前漱口,避免用硬毛牙刷。气候变化,要及时添减衣服,预防呼吸道感染。向患者及家属讲解导致感染发生的危险因素,指导家属掌握预防感染的方法与措施。

4.胃肠道反应

服用铁剂的护理,铁剂对胃肠道的刺激可引起胃肠不适、疼痛、恶心、呕吐及便秘或腹泻。

口服铁剂从小剂量开始,在两餐之间服药,可与维生素 C 同服,以利吸收;服铁剂后,牙往往黑染,大便呈黑色,停药后恢复正常,应向家属说明其原因,消除顾虑。铁剂治疗有效者,于服药 3~4 d 网织红细胞计数上升,1 周后可见血红蛋白含量逐渐上升。如服药 3~4 周无效,应查找原因。注射铁剂时应精确计算剂量,分次深部肌内注射,更换注射部位,以免引起组织坏死。

5.营养失调的护理

及时添加含铁丰富的食物,帮助纠正不良饮食习惯。合理搭配患者的膳食,让患者了解动物血、黄豆、肉类含铁较丰富,是防治缺铁的理想食品;维生素 C、肉类、氨基酸、果糖、脂肪酸可促进铁吸收,茶、咖啡、牛奶等抑制铁吸收,应避免与含铁多的食物同时食用。

6.局部疼痛及静脉炎

肌内注射铁剂时,因其吸收缓慢且疼痛,应在不同部位轮流深部注射。治疗中应密切观察可能出现注射铁剂部位的疼痛、发热、头痛、头昏、皮疹,甚至过敏性休克等不良反应,应及时到医院进行对症处理。在注射铁剂时,应常规备好肾上腺素。有肝肾功能严重受损者禁用。静脉滴注铁剂反应多而严重者一般不用。一旦静脉注射铁剂时,应避免外渗,以免引起局部疼痛及静脉炎。注射时不可与其他药物混合配伍,以免发生沉淀而影响疗效。

(四)健康教育

1.介绍疾病知识

缺铁性贫血是指由于各种原因使机体内贮存铁缺乏,导致血红蛋白合成不足,红细胞的成熟受到影响而发生的贫血。红细胞的主要功能是借助所含的血红蛋白把氧运输到各组织器官,所以缺铁性贫血主要表现是与组织缺氧有关的系列症状和体征。血红蛋白又是血液红色来源,故贫血患者可有不同程度的外观皮肤黏膜苍白、毛发干枯无华,同时可有疲乏、无力、心慌、气短等症状,个别的有异食癖。如果患者存在原发疾病,还应介绍相关的疾病知识,令其了解缺铁性贫血是继发引起,应积极配合诊治原发疾病。一般的缺铁性贫血通过合理的治疗是可以缓解和治愈的。

2.心理指导

缺铁性贫血病程长,患者多有焦虑情绪,应鼓励患者安心疗养。对于可能继发某种疾病引起的缺铁性贫血患者,在原发性疾病未查清之前患者疑虑重的,给予安慰和必要的解释,使之减少顾虑,指导其积极配合检查以明确诊断,有利于更合理的治疗。

3.检查治疗指导

常用检查项目有血液化验和骨髓穿刺检查,以确定是否为缺铁引起的贫血。检查操作前向患者做解释,如检查目的、方法、采血或采骨髓的部位、体位及所需的时间等。在接受治疗的过程中,有些检查要重复做,以观察疗效或确诊,这一点需向患者做详细说明,减少患者顾虑,使之愿意配合。对于缺铁原因不明的还须进行其他检查,如胃肠内窥镜、X 线、粪潜血检验等,也要向患者说明查前、查中如何配合医护技人员及检查后的注意事项。治疗过程中,尤其铁剂治疗,要向患者说明用药方法和可能的不良反应,让患者有心理准备,一旦出现不良反应能主动及时地向医护反映,尽早得到处置。

4.饮食指导

(1)选用高蛋白含铁丰富的食物:谷类,如小米、糯米、高粱、面粉等;肉禽蛋类,如羊肝、羊肾、牛肾、猪肝、鸡肝、鸡肫、鸭蛋、鸡蛋等;水产类,如黑鱼、咸带鱼、蛤蜊、海蜇、虾米、虾子、虾皮、鲫鱼等;蔬菜,如豌豆苗、芹菜、小白菜、芥菜、香菜、金花菜、太古菜、苋菜、辣椒、丝瓜等;豆类及其制品,如黄豆、黑豆、芝麻、豇豆、蚕豆、毛豆、红腐乳、豆腐、腐竹、豆腐干、豆浆等;菌藻类(含铁非常丰富),如黑木耳、海带、紫菜、蘑菇等;水果,如红果(大山楂)、橄榄、海棠、桃、草莓、葡萄、樱桃等;硬果类,如西瓜子、南瓜子、松子仁、葵花子、核桃仁、花生仁等;调味品,如芝麻酱、豆瓣酱、酱油等。其中动物性食物铁的吸收率较高,故当首选动物性食物。

（2）多食含维生素C的食物有利于铁的吸收：新鲜蔬菜和水果含维生素C丰富，应多选用。茶叶含鞣酸能使铁沉淀而影响铁的吸收，故纠正贫血阶段忌用浓茶。

（3）克服偏食：从多种食物中获取全面的营养，制订食谱，有计划地将饮食多样化；改进烹调技巧，促进食欲。

（4）用铁锅烹调。

5.休息、活动指导

病情危重者绝对卧床休息，避免活动时突然变换体位而致直立性低血压头晕而摔倒损伤。生活规律、睡眠充足、休养环境安静、舒适，病情许可的可适当娱乐，如看电视，听广播，读书，看报。根据病情设定活动强度，病情好转过程中逐渐加大活动量。

（李学军）

第二节　溶血性贫血

溶血性贫血是指红细胞寿命缩短，其破坏速度超过骨髓造血代偿功能时所引起的一组贫血。若溶血发生而骨髓造血功能能够代偿时可以不出现贫血，称为溶血性疾病。临床上以贫血、黄疸、脾大、网织红细胞增高及骨髓幼红细胞增生为主要特征。我国溶血性贫血的发病率占贫血的10％～15％。

一、临床分类

溶血性贫血根据红细胞破坏的原因分为遗传性和获得性两大类；根据溶血发生的场所可分为血管内溶血和血管外溶血；根据发病机制可分为红细胞内在缺陷和红细胞外环境所致的溶血性贫血。

二、病因与发病机制

正常情况下，红细胞形态呈双凹圆盘形，具有很大的可塑性及变形能力，保证了红细胞通过狭小的微循环管道而不被破坏。红细胞的这种特性，依赖于红细胞膜、酶和血红蛋白的正常，三者中有一项异常均可使红细胞膜遭受破坏而溶血。此外，红细胞也可受到抗体、补体、物理、机械及化学毒物侵袭破坏而溶血。溶血性贫血的病因学分类见表5-1。

三、临床表现

（一）急性溶血性贫血

可在短期内大量血管内溶血。如异型输血时起病急骤，可有严重的腰背及四肢酸痛，伴头痛、呕吐、黄疸、寒战，随后高热、面色苍白和血红蛋白尿，小便呈酱油色。严重者出现周围循环衰竭和急性肾衰竭。

（二）慢性溶血性贫血

以血管外溶血多见，有贫血、脾大、黄疸三大特征。长期高胆红素血症可并发胆石症和肝功能损害。婴幼儿期起病者可有骨骼改变。

表 5-1　溶血性贫血的病因学分类

	红细胞内在缺陷性溶血性贫血	红细胞外在因素性溶血性贫血
遗传性	1.红细胞膜异常 遗传性红细胞膜结构与功能缺陷:遗传性球形红细胞增多症、遗传性椭圆红细胞增多症等 2.红细胞酶异常 (1)红细胞糖无氧酵解中酶缺乏:酮酸激酶缺乏等 (2)红细胞磷酸己糖旁路中酶缺乏:葡萄糖-6-磷酸脱氢酶(G6PD)缺乏等 3.珠蛋白、血红素异常 (1)血红蛋白病 1)肽链结构异常:异常血红蛋白病 2)肽链量异常:地中海贫血 (2)血红素异常:红细胞生成性卟啉病	1.免疫因素 (1)同种免疫性溶血性贫血、血型不合输血后溶血性贫血 (2)自身免疫性溶血性贫血:温抗体、冷抗体型 (3)药物性免疫性溶血性贫血:奎尼丁、青霉素 2.化学因素:苯、苯肼、铅、氢氧化砷、磺胺类等 3.生物因素:蛇毒、毒蕈中毒、细菌、病毒等 4.物理和机械因素:大面积烧伤、人造心脏瓣膜等
获得性	阵发性睡眠性血红蛋白尿	

四、辅助检查

通过实验室检查可以确定溶血的病因及溶血的部位,其一般实验室检查见表 5-2。

表 5-2　溶血性贫血的一般实验室检查

提示发生溶血的检查		提示骨髓代偿增生的检查	提示红细胞有缺陷、寿命缩短的检查
血管外溶血	血管内溶血		
高胆红素血症	血红蛋白血症	网织红细胞增多	红细胞形态改变
粪胆原排出增多	血清结合珠蛋白降低	周围血中出现幼稚红细胞	吞噬红细胞现象及自身凝集反应
尿胆原排出增多	血红蛋白尿、含铁血黄素尿	骨髓幼红细胞增多	海因小体红细胞渗透性增加,红细胞寿命缩短

五、诊断要点

根据临床表现,如贫血、黄疸、脾大或血红蛋白尿,辅助检查提示有红细胞破坏、红细胞代偿增生、红细胞寿命缩短的证据,即可明确溶血性贫血的诊断。

六、治疗要点

(一)祛除病因

祛除病因是最合理的治疗方法。如药物引起的溶血性贫血,停药后病情很快缓解;感染引起的溶血应积极行抗感染治疗;因异型输血引起的溶血应立即停止输血。

(二)糖皮质激素及免疫抑制剂

主要治疗免疫性溶血性贫血,常用药物有泼尼松、氢化可的松,免疫抑制剂有环磷酰胺、硫唑嘌呤、环孢素等。

(三)输血

可改善患者的一般情况,但可能加重自身免疫性溶血性贫血的病情或诱发阵发性睡眠性血红蛋白尿发作,所以应严格掌握输血的指征。

(四)脾切除

对遗传性球形红细胞增多症最有价值,贫血可能永久改善。对于需较大剂量糖皮质激素维持治疗的自身免疫性溶血性贫血、丙酮酸激酶缺乏所致的贫血及部分海洋性贫血等,脾切除后红细胞寿命延长,贫血将有所减轻。

七、护理诊断/问题

(一)活动无耐力

与溶血性贫血引起全身组织缺氧有关。

(二)潜在并发症

休克、急性肾衰竭。

八、护理目标

溶血得到控制,活动耐力增强,无休克和急性肾衰的发生。

九、护理措施

(一)病情观察

注意患者贫血、黄疸、尿色的变化;观察糖皮质激素及免疫抑制剂使用后的不良反应;定期测量血压;观察有无便血、感染征象,发现异常情况及时报告医师。

(二)一般护理

急性溶血性贫血的患者应卧床休息,慢性溶血性贫血的患者可适当活动,但应避免劳累和感染。

(三)心理护理

向患者介绍有关溶血性贫血疾病的常识,特别是对拟行脾切除的患者,应耐心解释,消除其紧张心理,积极主动配合治疗。

(四)输血护理

对确实需要输血的患者,认真核对姓名、床号、血型等。输血后严密观察有无不良反应,如畏寒、发热、恶心、腹痛等,重者出现酱油色尿、休克、肾衰竭。一旦出现,立即停止输血,同时报告医师,配合抢救。

(五)健康指导

为患者讲解疾病常识:①如对 G6PD 缺乏患者及家属介绍蚕豆病常识,嘱患者不吃蚕豆、豆制品及氧化性药物;②对脾功能亢进和血白细胞计数减少者,应注意个人卫生和预防感冒,自身免疫性溶血应注意避免受凉;③阵发性睡眠性血红蛋白尿应忌食酸性食物和药物;④告诉患者应保持心情舒畅,避免精神紧张、感染、疲劳、输血等诱因;⑤教会患者及家属如何判断观察巩膜是否黄染和尿色的改变;⑥指导患者进食高蛋白、高维生素食物;⑦重视婚前检查,减少溶血性贫血的发生。

(李学军)

第三节　巨幼细胞贫血

一、定义

叶酸、维生素 B_{12} 缺乏或某些药物影响核苷酸代谢导致细胞核脱氧核糖核酸（DNA）合成障碍所致的贫血称巨幼细胞贫血（megaloblastic anemia，MA）。

二、临床表现

(一)血液系统表现

起病缓慢，常有面色苍白、乏力、耐力下降、头昏、心悸等贫血症状。重者全血细胞数减少，反复感染和出血。少数患者可出现轻度黄疸。

(二)消化系统表现

口腔黏膜、舌乳头萎缩，舌面呈"牛肉样舌"，可伴舌痛。胃肠道黏膜萎缩可引起食欲缺乏、恶心、腹胀、腹泻或便秘。

(三)神经系统表现和精神症状

因脊髓侧束和后束有亚急性联合变性，可出现对称性远端肢体麻木，深感觉障碍如震动感和运动感消失；共济失调或步态不稳；锥体束征阳性、肌张力增加、腱反射亢进。患者味觉、嗅觉降低，视力下降，黑蒙征；重者可有大、小便失禁。叶酸缺乏者有易怒、妄想等精神症状。维生素 B_{12} 缺乏者有抑郁、失眠、记忆力下降、谵妄、幻觉、妄想甚至精神错乱、人格变态等。

三、诊断

(一)症状及体征

(1)消化道症状最早为舌炎，舌质鲜红伴剧痛，舌乳头呈粗颗粒状，晚期舌乳头萎缩，舌面光滑如镜。同时存在消化不良、腹泻。

(2)患者贫血貌，皮肤轻度黄染、水肿。

(3)有神经系统症状以手足麻木、肢端刺痛多见。

(4)维生素 B_{12} 缺乏者还表现为震动感和位置觉的消失，行走异常步态，共济失调，视力障碍等。

(5)叶酸缺乏者多有狂躁、抑郁、定向力和记忆力减退等精神症状，称为"巨幼细胞性痴呆"。黏膜和皮肤可有出血点。免疫力低下，易感染。

(二)实验室检查

1.血常规

呈大细胞性贫血，平均红细胞体积、平均血红蛋白含量均增高，平均血红蛋白浓度正常。网织红细胞计数可正常。重者全血细胞减少。血片中可见红细胞大小不等、中央淡染区消失，有大椭圆形红细胞、点彩红细胞等；中性粒细胞核分叶过多（5 叶核占 5% 以上或出现 6 叶以上的细胞核），亦可见巨杆状核粒细胞。

2.骨髓细胞学检查

增生活跃或明显活跃,骨髓铁染色常增多。造血细胞出现巨幼变:红系增生显著,胞体大,核大,核染色质疏松细致,胞浆较胞核成熟,呈"核幼浆老"状;粒系可见巨中、晚幼粒细胞,巨杆状核粒细胞,成熟粒细胞分叶过多;巨核细胞体积增大,分叶过多。

3.血清维生素 B_{12}、叶酸及红细胞叶酸含量测定

血清维生素 B_{12} 缺乏,低于 74 pmol/L(100 ng/mL)。血清叶酸缺乏,低于 6.8 nmol/L(3 ng/mL),红细胞叶酸低于 227 nmol/L(100 ng/mL),若无条件测血清维生素 B_{12} 和叶酸水平,可给予诊断性治疗,叶酸或维生素 B_{12} 治疗 1 周左右网织红细胞上升者,应考虑叶酸或维生素 B_{12} 缺乏。

4.其他

(1)胃酸降低、恶性贫血时内因子抗体及 Schilling 试验(测定放射性核素标记的维生素 B_{12} 吸收情况)阳性。

(2)维生素 B_{12} 缺乏时伴尿高半胱氨酸 24 h 排泄量增加。

(3)血清间接胆红素可稍增高。

四、治疗

(一)原发病的治疗

有原发病(如胃肠道疾病、自身免疫病等)的 MA,应积极治疗原发病;用药后继发的 MA,应酌情停药。

(二)补充缺乏的营养物质

1.叶酸缺乏

口服叶酸,每次 5～10 mg,2～3 次/天,用至贫血表现完全消失。若无原发病,不需维持治疗;如同时有维生素 B_{12} 缺乏,则需同时注射维生素 B_{12},否则可加重神经系统损伤。

2.维生素 B_{12} 缺乏

肌内注射维生素 B_{12},每次 500 μg,每周 2 次;无维生素 B_{12} 吸收障碍者可口服维生素 B_{12} 片剂500 μg,1 次/天;若有神经系统表现,治疗维持半年到 1 年;恶性贫血患者,治疗维持终身。

五、护理措施

(一)一般护理措施

1.休息活动

根据病情适当休息,重度营养不良或有明显神经系统受影响者绝对卧床休息,给予生活照顾。经治疗症状缓解后可做轻度活动,但注意安全防摔倒、损伤。

2.皮肤毛发

保持皮肤、毛发清洁。除日常漱洗外,定时洗澡、洗头、理发、更衣。重症卧床者要在床上洗头、擦浴、更衣及换被单,长期卧床者要有预防压疮的措施,特别是有神经系统症状者,可有肢体麻木、感觉异常的情况,应定时翻身、变换体位,同时对受压部位及肢体给予温水擦拭及按摩,保持床位平整、清洁、干燥、舒适。

3.营养

摄取富含维生素 B_{12} 及叶酸的食品,如肝、肾、瘦肉及新鲜绿叶蔬菜等,纠正不正确的烹调习

惯,烧煮时间不宜过长,否则蔬菜中叶酸损失过大。鼓励患者多吃水果以增加维生素 C 的摄入量,因为维生素 C 参与叶酸还原合成 DNA,维生素 C 缺乏亦能导致叶酸缺乏。婴儿期合理增加辅食。克服偏食,鼓励多种营养摄入。

4.心理

主动关心、体贴患者,做好有关疾病及其自我护理知识的宣传教育。特别对于有精神、神经症状的患者,更应给予关照,关注其情绪变化,及时疏导其不良心理状态,使之安心疗养。

(二)重点护理措施

(1)舌炎患者给予特殊口腔护理,可加用 0.1%红霉素液或 0.1%新霉素液漱口,局部溃疡可用锡类散或 1%龙胆紫涂抹,局部疼痛影响进食者可在饭前用 1%普鲁卡因漱口,待止痛后再进食,饭后用漱口水漱口或行口腔护理。

(2)胃肠道症状明显,如食欲差、腹胀、腹泻等,酌情改用半流食,每天 5～6 餐,少食多餐,忌油腻。根据情况给予助消化药物缓解胃肠消化不良症状。

(3)有神经系统症状者减少活动,必要时卧床休息。需用拐杖的患者,要耐心指导其使用拐杖的方法,防止跌伤。

(4)观察用药反应,服用叶酸期间观察疗效的同时,注意观察不良反应,如变态反应,表现为红斑、皮疹、瘙痒、全身不适、呼吸困难、支气管痉挛。大剂量(15 mg/d 连用 1 个月或更长时间)可引起胃肠不适,食欲缺乏、恶心、腹胀、胃肠胀气、口内不良气味等;还可出现睡眠不佳、注意力分散、易激动、兴奋或精神抑郁、精神错乱、判断力减弱等征象,一旦发生不良反应征象及时与医师联系给予处理。应用维生素 B_{12} 治疗时,大量新生红细胞生成,细胞外钾迅速移到细胞内,血钾下降,应按医嘱口服钾盐。治疗过程中还应注意观察肾功能变化,因为维生素 B_{12} 治疗可引起血清和尿中的尿酸水平升高以致肾脏损害,所以随时了解患者有无肾功能不全的征象。此外,由于维生素 B_{12} 治疗后血小板骤增,还须注意观察患者有无发生血栓栓塞,特别在治疗第一周时更要随时警惕。

(三)治疗过程中可能出现的情况及应急措施

1.心力衰竭

应排除其他原因引起的心力衰竭,因为本病严重的贫血可使心肌缺氧而发生心力衰竭,所以使患者采取端坐位或倚靠坐位,双下肢下垂,以减少回心血量,并给予持续高流量氧气吸入,氧流量5～6 L/min,同时联系输注红细胞,并给予利尿、强心剂等药物,以防心衰加重。

2.出血

由于血小板计数减少及其他凝血因子的缺乏,本病出血也不少见。出血严重者,可输注血小板,并选用止血剂,如卡巴克洛 5 mg,3 次/天,口服。

3.痛风

严重的巨幼细胞贫血可见骨髓内无效造血引起的血细胞破坏亢进,致使血清内尿酸增高,引起痛风的发作,但极为罕见。发生痛风,应卧床休息,抬高患肢,直至缓解后 72 h 开始恢复活动,并多饮水,可给予别嘌呤醇口服。

4.精神抑郁症

严重的巨幼细胞贫血不仅可发生外周神经炎,亦有发生精神异常者,这可能与维生素 B_{12} 缺乏有关。需加大维生素 B_{12} 的剂量,500～1 000 微克/(次·周)。精神抑郁明显者,给予多虑平每次25 mg,3 次/天,口服。

5.溶血

本病并发溶血,应考虑巨幼样变的红细胞遭破坏发生了溶血,所并发的急性溶血,以适量输血治疗为及时有效的方法。

6.低血钾症

严重巨幼细胞贫血患者在补充治疗后,血钾可突然降低,要及时补钾盐,尤其对老年患者及原有心血管病患者、食欲缺乏者要特别注意。

(四)健康教育

1.简介疾病的知识

巨幼细胞贫血是由于维生素 B_{12}、叶酸缺乏所引起的一组贫血病,我国的营养不良引起的营养性巨幼细胞贫血多见,且多见于儿童和孕妇。另一类是恶性贫血以北欧、北美等地老人多见,有遗传倾向和种族差异,我国罕见。一般营养性巨幼细胞贫血经过适当治疗可迅速治愈。恶性贫血需要终身治疗,疗效甚佳。

2.心理指导

鼓励安慰患者安心疗养,消除不良情绪,积极配合诊疗和护理。有神经症状者,活动受限制而沮丧、焦虑,应给予精神安慰和支持,多与之交谈,掌握心理状态、消除消极心理。

3.检查治疗指导

除常规一般检查外,血液化验和骨髓穿刺检查、24 h 留尿化验等也必不可少。检查前向患者解释检查目的、方法、所需时间及注意事项。接受治疗过程中有些检查需重复做以观察疗效或出于诊断目的,均要耐心说明,减少患者顾虑,使其能积极配合。治疗过程中,特别是补充维生素 B_{12} 或叶酸制剂之前应向患者说明用药的目的、方法和可能的不良反应,使其有心理准备,一旦发生不良反应可主动向医、护说明,以得到及时处理。

4.饮食指导

(1)进食叶酸和维生素 B_{12} 含量丰富的食物:叶酸在新鲜绿叶蔬菜或水果中含量最多,如胡萝卜、菠菜、土豆及苹果、西红柿等,而大豆、牛肝、鸡肉、猪肉、鸡蛋中含量亦不少。维生素 B_{12} 在动物食品中含量较多,如牛肝、羊肝、鸡蛋、牛肉、羊乳、干酪、牛奶、鸡肉等,臭豆腐、大豆和腐乳中含量亦很丰富。

(2)母乳、羊乳中维生素 B_{12} 含量不高,所以婴儿喂养要及时添加辅助食品。

(3)食物烹调后叶酸含量的损失在 50% 以上,尤其加水煮沸后更甚,因此,烧煮食物不要时间过长。

(4)克服偏食,从多种食物中获取营养。制订食谱,有计划地将饮食品种多样化。改进烹调技巧,促进食欲,以利于纠正贫血。

(5)维生素 C 参与叶酸代谢,多食维生素 C 含量丰富的食物有助于纠正叶酸缺乏。

5.休息、活动指导

病情重的、有神经、精神症状者限制活动,卧床休息。病情允许的可在床上听广播,看电视或读书报等,但要适度,要保证充足的睡眠。病情转好的过程中逐渐加大活动量,制定活动计划,保证活动量的渐进性。休养环境安静、舒适。有周围神经炎症状的要注意肢体的保暖。如果用热水袋须注意水温不超过60 ℃,且热水袋外加套,以防烫伤。

6.出院指导

营养性巨幼细胞贫血大多数可以预防,注意进食含叶酸及维生素 B_{12} 的食物,纠正偏食及不正确的烹调方法。胃全切或次全切者按医嘱补充维生素 B_{12}。恶性贫血患者终生维持治疗,不可随意停药。患者出院后半年复查一次。

（李学军）

第四节　再生障碍性贫血

再生障碍性贫血(aplastic anemia,AA)简称再障,又称骨髓造血功能衰竭症,是由多种原因导致造血干细胞的数量减少、功能障碍所引起的一类贫血。其临床主要表现为骨髓造血功能低下、进行性贫血、感染、出血和全血细胞减少。再障的年发病率在我国为 7.4/100 万人,欧美为(4.7~13.7)/100 万人,日本为(14.7~24.0)/100 万人,可发生于各年龄段,老年人发病率较高;男、女发病率无明显差异。

一、临床表现

(一)重型再生障碍性贫血

起病急,进展快,病情重(国内以往称为急性再障);少数可由非重型进展而来。

1.贫血

多呈进行性加重,苍白、乏力、头昏、心悸和气短等症状明显。

2.感染

多数患者有发热,体温＞39 ℃,个别患者自发病到死亡均处于难以控制的高热之中。以呼吸道感染最常见,其次有消化道、泌尿生殖道及皮肤、黏膜感染等。感染菌种以革兰氏阴性杆菌、金黄色葡萄球菌和真菌为主,常合并败血症。

3.出血

均有不同程度的皮肤、黏膜及内脏出血。皮肤表现为出血点或大片瘀斑,口腔黏膜有血疱,有鼻出血、牙龈出血、眼结膜出血等。深部脏器出血时可见呕血、咯血、便血、血尿、阴道出血、眼底出血和颅内出血,后者常危及患者的生命。

(二)非重型再生障碍性贫血

起病和进展较缓慢,病情较重型轻(国内以往称为慢性再障),也较易控制。

1.贫血

慢性过程,常见苍白、乏力、头晕、心悸、活动后气短等。输血后症状改善,但不持久。

2.感染

高热比重型少见,感染相对易控制,很少持续 1 周以上。上呼吸道感染常见,其次为牙龈炎、支气管炎、扁桃腺炎,而肺炎、败血症等重症感染少见。常见感染菌种为革兰氏阴性杆菌和各类球菌。

3.出血

出血倾向较轻,以皮肤、黏膜出血为主,内脏出血少见。多表现为皮肤出血点、牙龈出血,女性患者有阴道出血。出血较易控制。久治无效者可发生颅内出血。

二、辅助检查

(一)血常规

其特点是全血细胞减少,多数患者就诊时呈三系细胞减少。少数患者表现为二系细胞减少,但无血小板减少时再障的诊断宜慎重。网织红细胞计数降低。贫血一般为正细胞正色素性,但大细胞性者并非少见。淋巴细胞计数无明显变化,但因髓系细胞减少,其比例相对升高。血涂片人工镜检对诊断和鉴别诊断均有所帮助。

(二)骨髓细胞学检查

骨髓细胞学检查为确诊再障的主要依据。骨髓涂片肉眼观察有较多脂肪滴。重型再生障碍性贫血多部位骨髓增生重度减低,粒、红系及巨核细胞比例明显减少且形态大致正常,淋巴细胞及非造血细胞比例明显增高,骨髓小粒皆空虚。非重型再生障碍性贫血多部位骨髓增生减低,可见较多脂肪滴,粒、红系及巨核细胞减少,淋巴细胞及网状细胞、浆细胞比例增高,多数骨髓小粒空虚。骨髓活检显示造血组织均匀减少,脂肪组织增加。

(三)其他检查

对疑难病例,为明确诊断和鉴别诊断,有时还需要以下内容。

1.细胞遗传学检查

包括染色体分析和荧光原位杂交,有助于发现异常克隆。

2.骨髓核素扫描

选用不同放射性核素,可直接或间接判断骨髓的整体造血功能。

3.流式细胞术分析

计数 $CD34^+$ 造血干/祖细胞,检测膜锚连蛋白。有助于区别骨髓增生异常综合征(MDS)和发现血细胞膜锚连蛋白阴性细胞群体。

4.体外造血干/祖细胞培养

细胞集落明显减少或缺如。

三、治疗

(一)支持治疗

适用于所有再障患者。应加强保护措施,注意饮食及个人环境卫生,减少感染机会。对有发热(>38.5 ℃)和感染征象者,应及时经验性应用广谱抗生素治疗,然后再根据微生物学证据加以调整,同时应注意系统性真菌感染的预防和治疗。粒细胞缺乏患者的感染危险度明显增加,对粒细胞计数<$0.5×10^9$/L者可预防性采用广谱抗生素和抗真菌药物。输血或成分输血是支持治疗的重要内容,严重贫血者给予红细胞输注。提倡采用去白细胞成分血,长期输血依赖者应注意铁过载,必要时进行去铁治疗。血小板计数<$20×10^9$/L或有明显出血倾向者应预防性输注血小板浓缩制剂,以减少致命性出血(颅内出血)的危险。排卵型月经过多可试用雄激素或炔诺酮控制,如拟行干细胞移植,则应尽可能减少术前输血,以提高植入成功率。

(二)非重型再生障碍性贫血的治疗

1.雄激素

适用于全部 AA。为目前治疗非重型再障的常用药。其作用机制是刺激肾脏产生促红细胞生成素,并直接作用于骨髓,促进红细胞生成。长期应用还可促进粒细胞系统和巨核细胞系统细胞的增生。常用 4 种药物：司坦唑醇 2 mg，每天 3 次；十一酸睾酮 40～80 mg，每天 3 次；达那唑 0.2 g，每天 3 次；丙酸睾酮 100 mg/d 肌内注射。疗程及剂量应视药物的作用效果和不良反应(如男性化、肝功能损害等)调整。

2.造血生长因子

适用于全部 AA，特别是重型再生障碍性贫血。单用无效，多作为辅助性药物，在免疫抑制治疗时或之后应用，有促进骨髓恢复的作用。常用粒-单系集落刺激因子或粒系集落刺激因子，剂量为 5 μg/(kg·d)；红细胞生成素，常用 50～100 U/(kg·d)。一般在免疫抑制治疗重型再生障碍性贫血后使用，剂量可酌减，维持 3 个月以上为宜。

(三)重型再生障碍性贫血的治疗

1.造血干细胞移植

对 40 岁以下、无感染及其他并发症、有合适供体的重型再生障碍性贫血患者，可考虑造血干细胞移植。

2.免疫抑制治疗

抗淋巴/胸腺细胞球蛋白(ALG/ATG)主要用于重型再生障碍性贫血。马 ALG 10～15 mg/(kg·d)连用 5 d，兔 ATG 3～5 mg/(kg·d)连用 5 d；用药前需做过敏试验；用药过程中用糖皮质激素防治变态反应；静脉滴注 ATG 不宜过快，每天剂量应维持滴注 12～16 h；可与环孢素组成强化免疫抑制方案。

环孢素适用于全部 AA，3～5 mg/(kg·d)，疗程一般长于 1 年。使用时应个体化，应参照患者造血功能和 T 细胞免疫恢复情况、药物不良反应(如肝、肾功能损害、牙龈增生及消化道反应)、血药浓度等调整用药剂量和疗程。

3.其他

有学者使用 CD3 单克隆抗体、麦考酚吗乙酯、环磷酰胺、甲泼尼龙等治疗重型再生障碍性贫血。

四、护理措施

(一)病情监测

(1)密切观察患者的体温变化，若出现发热，应及时报告医师，准确、及时地给予抗生素治疗，并配合医师做好血液、痰液、尿液及大便等标本的采集工作。

(2)密切观察患者生命体征及病情，皮肤、黏膜、消化道及内脏器官有无出血倾向。

(二)一般护理

(1)轻度贫血和血小板(20～50)×10⁹/L 时减少活动，卧床休息。重度贫血血红蛋白含量＜50 g/L 及血小板＜20×10⁹/L 时应绝对卧床休息。

(2)病房保持空气流通，限制陪伴探视，避免交叉感染。医护人员严格无菌操作，避免医源性感染。

(3)由于高热状态下唾液分泌较少及长期使用抗生素等，易造成细菌在口腔内滋长，因此必须注意口腔清洁，饭前、饭后、睡前、晨起时漱口。

(4)保持皮肤的清洁干燥，勤换衣裤，勤剪指甲，避免造成皮肤黏膜的损伤，睡前用 1∶5 000 的高锰酸钾溶液坐浴，每次 15～20 min，保持大便通畅，避免用力排便、咳嗽，女性患者同时要注意会阴部的清洁。

（三）饮食护理

嘱患者进食高热量、高维生素、高蛋白、易消化的饮食，避免食物过烫、过硬、刺激性强，以免引起口腔及消化道的出血。对于发热的患者应鼓励多饮水。

（四）输血的护理

重度贫血血红蛋白含量＜50 g/L 伴头晕、乏力、心悸时，遵医嘱输注红细胞悬液。输血前，向患者讲解输血的目的、注意事项及不良反应，经两人三查八对无误后方可输注。输血中密切观察患者有无输血反应。输血前 30 min，输血后 15 min 及输血完成后分别记录患者生命体征。输血时记录脉搏和呼吸，并记录血型和输血量。

（五）发热的护理

定时测量体温，保持皮肤清洁干燥，及时更换汗湿的衣物、床单、被套。给予物理降温如温热水擦浴，冰袋放置大动脉处；一般不用乙醇溶液擦浴，以免引起皮肤出血。协助患者多饮水，遵医嘱使用降温药和抗生素。

（六）出血的预防及护理

嘱患者避免外伤及碰撞，预防皮肤损伤。使用软毛牙刷刷牙，勿剔牙，避免损伤牙龈，引起牙龈出血，勿挖鼻孔，使用清鱼肝油滴鼻，避免鼻腔干燥出血。保持排便通畅，勿用力排便，预防颅内出血的发生。护理操作时，动作轻柔，避免反复多次穿刺造成皮肤损伤，拔针后延长按压时间。血小板数＜50×10⁹/L 时尽量避免肌内注射。颅内出血的患者应平卧位休息，头部制动，有呕吐时及时清理呕吐物，保持呼吸道通畅。密切观察患者的生命体征、意识状态、瞳孔大小变化，准确记录 24 h 出入量。遵医嘱静脉输入止血药、脱水剂及血小板。

（七）药物指导及护理

向患者讲解应用雄激素、环孢素的治疗作用及不良反应（向心性肥胖、水肿、毛发增多、女性男性化等）。长期肌内注射丙酸睾酮可引起局部硬结，注射部位要交替进行，可进行局部热敷，避免硬结产生。使用 ATG/ALG 时首次要做皮试，输注速度不宜过快，输注过程中密切观察有无不良反应。

（八）心理护理

向患者及家属讲解疾病的病因，临床表现及预后，取得患者及家属的信任。增加与患者的沟通与交流，了解患者的真实想法。介绍一些治疗效果及心态良好的患者与其交谈，使患者正确面对疾病，树立战胜疾病的信心，积极配合治疗护理。

五、健康教育

（一）疾病预防指导

尽可能避免或减少接触与再障发病相关的药物和理化物质。针对危险品的职业性接触者，如油漆工/喷漆工、从事橡胶与制鞋、传统印刷与彩印、室内装修的工人等，除了要加强生产车间或工厂的室内通风之外，必须严格遵守操作规程，做好个人防护，定期体检，检查血常规。使用绿色环保装修材料，新近进行室内装修的家居，要监测室内的甲醛水平，不宜即时入住或使用。使用农药或杀虫剂时，做好个人防护。加强锻炼，增强体质，预防病毒感染。

（二）疾病知识指导

简介疾病的可能原因、临床表现及目前的主要诊疗方法，增强患者及其家属的信心，以积极配合治疗和护理。饮食方面注意加强营养，增进食欲，避免对消化道黏膜有刺激性的食物，避免病从口入。避免服用对造血系统有害的药物,如氯霉素、磺胺药、保泰松、阿司匹林等。避免感染和加重出血。

(三)休息与活动指导

充足的睡眠与休息可减少机体的耗氧量;适当的活动可调节身心状况,提高患者的活动耐力,但过度运动会增加机体耗氧量,甚至诱发心力衰竭。睡眠不足、情绪激动则易于诱发颅内出血。因此,必须指导患者根据病情做好休息与活动的自我调节。

(四)用药指导

主要包括免疫抑制剂、雄激素类药物与抗生素的使用。为保证药物疗效的正常发挥,减少药物不良反应,需向患者及家属详细介绍药物的名称、用量、用法、疗程及其不良反应,应叮嘱其必须在医师指导下按时、按量、按疗程用药,不可自行更改或停用药物,定期复查血常规。

(五)心理指导

再障患者常可出现焦虑、抑郁甚至绝望等负性情绪,这些负性情绪可影响患者康复的信心及配合诊疗与护理的态度和行为,从而影响疾病康复、治疗效果和预后。因此,必须使患者及家属认识负性情绪的危害,指导患者学会自我调整,学会倾诉;家属要善于理解和支持患者,学会倾听;必要时应寻求专业人士的帮助,避免发生意外。

(六)病情监测指导

主要是贫血、出血、感染的症状体征和药物不良反应的自我监测。具体包括头晕、头痛、心悸、气促等症状,生命体征(特别是体温与脉搏)、皮肤黏膜(苍白与出血)、常见感染灶的症状(咽痛、咳嗽、咳痰、尿路刺激征、肛周疼痛等)、内脏出血的表现(黑便与便血、血尿、阴道出血等)。若有上述症状或体征出现或加重,提示有病情恶化的可能,应及时向医护人员汇报或及时就医。

(李学军)

第五节　原发免疫性血小板减少症

原发免疫性血小板减少症(primary immunologic thrombocytopenic purpura,ITP)既往称特发性血小板减少性紫癜,是一种常见的获得性血小板减少性疾病。

一、病因

ITP 的病因迄今未明。

二、临床表现

(一)出血

全身皮肤黏膜散在瘀斑、瘀点,严重者表现为血尿、消化道出血、颅内出血等。

(二)贫血

一般无贫血,但反复出血量较多者可发生缺铁性贫血。

三、辅助检查

(一)血常规

急性型发作期血小板数<20×10^9/L,慢性型多为($30\sim80$)$\times10^9$/L。

(二)骨髓细胞学检查

巨核细胞增加或正常。

四、处理原则及治疗要点

(1)血小板计数<20×10^9/L者,应严格卧床休息,避免外伤。

(2)血小板计数>30×10^9/L、无出血表现,可观察或随访。

(3)无论血小板减少程度如何,对有出血症状者均应积极治疗。

(4)药物治疗:①抗 CD20 单克隆抗体;②血小板生成药物;③长春新碱;④环孢素 A:主要用于难治性 ITP 的治疗;⑤其他。

(5)急重症的处理原则:①输注血小板;②输注丙种球蛋白(IVIG);③输注大剂量甲泼尼龙:1 g/d;④血浆置换。

(6)脾切除适用于对糖皮质激素禁忌或依赖,有颅内出血倾向经药物治疗无效者。

五、护理评估

(一)病史

评估出血部位与范围,伴随症状与体征;有无内脏出血及颅内出血;女性患者评估有无月经量过多或淋漓不尽等;有无病毒感染史。

(二)身体状况

评估患者有无发热,有无血压升高,有无头痛、呕吐,伴意识改变等颅内出血的表现;有无皮肤黏膜瘀点、瘀斑,齿龈及鼻腔出血;有无呕血、咯血、便血、血尿、阴道出血。

(三)心理-社会状况

评估患者的心理状态,以及对本病的认知程度;患者的家庭经济状况,有无医疗保障。

六、护理措施

(一)病情观察

密切观察患者有无皮肤、黏膜、消化道等部位的出血倾向,定时测量并记录生命体征、瞳孔及神志变化,观察患者大、小便的颜色及次数。随时监测血常规变化,当血小板计数<20×10^9/L时注意有无颅内出血症状,如出现剧烈头痛、呕吐、视物模糊、颈项强直、意识障碍等,应立即对症处理,并通知医师做好抢救。

(二)出血的预防与护理

(1)皮肤黏膜出血时,应密切观察出血点有无增减,避免搔抓及拍打;鼻出血时指导患者用指压鼻翼两侧止血,或用肾上腺素棉球填塞止血,若出血量较大时,应用油纱做后鼻腔填塞术。

(2)穿刺时应动作迅速,避免反复多次穿刺,拔针后应加压止血。

(3)出血明显者,遵医嘱输注浓缩血小板悬液、新鲜血浆和冷沉淀等。

（三）用药护理

（1）糖皮质激素是治疗首选药,告知患者勿擅自停药或减量,以免影响治疗效果;糖皮质激素还可诱发或加重感染,指导患者加强个人卫生,适当增减衣物,避免着凉。并减少探视,防止交叉感染。

（2）输注丙种球蛋白时较常见的不良反应有发热、寒战、皮疹、荨麻疹、呼吸困难等,护士应加强巡视,发现问题及时通知医师处理。

（四）饮食及生活护理

（1）给予高维生素、高蛋白、易消化、高热量软食,禁食有刺激、粗糙、坚硬及油炸食物。有消化道出血时应遵医嘱禁食、水,待出血情况控制后,可逐步改为少渣半流质、软食、普食。同时食物及饮水的温度不宜过高。

（2）地面避免湿滑,防止跌倒。血小板数$<20\times10^9$/L时应严格卧床休息,避免碰撞及外伤,并注意保护头部,避免引发颅内出血。

（3）注意床单清洁、平整、无皱褶及碎屑,保持皮肤清洁干燥,穿棉质宽松衣裤。

（4）排便时不可过度用力,以免腹内压增高引起出血,便秘时可遵医嘱使用开塞露或肥皂水灌肠。

（五）心理护理

医护人员及家属应关心、理解患者,建立相互信任的关系,倾听患者心声,帮助其认识不良的心理状态,鼓励、支持患者增强自我护理的能力,多与亲人、病友沟通,减少孤独感,增强康复信心。

七、健康指导

（一）疾病认知指导

本病在春、夏季易发病,应避免受凉或感冒而诱发;应防止跌倒、碰撞及外伤;避免服用可能引起血小板减少或抑制其功能的药物,如阿司匹林、吲哚美辛等;保持大便通畅,对高血压患者应有效控制高血压,防止发生颅内出血。定期复查血常规,监测血小板计数。

（二）休息与活动指导

血小板数$<50\times10^9$/L时勿做较强的体力活动,可适当短时间散步,并保证睡眠充足,避免劳累及精神持续紧张。

（李学军）

第六节　急性白血病

急性白血病（AL）是造血干祖细胞的恶性克隆性疾病,发病时骨髓中异常的原始细胞及幼稚细胞（白血病细胞）大量增殖并抑制正常造血,可广泛浸润肝、脾、淋巴结等各种脏器。表现为贫血、出血、感染和浸润等征象。可分为急性淋巴细胞白血病（ALL）和急性髓细胞白血病（AML）。

一、临床表现

(一)正常骨髓造血功能受抑制

1.贫血

常为首发症状,呈进行性加重,部分患者因病程短,可无贫血。半数患者就诊时已有重度贫血,尤其是继发于 MDS 者。

2.发热

持续发热是急性白血病最常见的症状和就诊的主要原因之一,半数患者以发热为早期表现。可低热,亦可高达 39 ℃以上,伴有畏寒、出汗等。虽然白血病本身可以发热,但高热往往提示有继发感染。感染可发生在各个部位,以口腔炎、牙龈炎、咽峡炎最常见,可发生溃疡或坏死;肺部感染、肛周炎、肛旁脓肿亦常见,严重时可有血液感染。最常见的致病菌为革兰氏阴性杆菌,如肺炎克雷伯杆菌、铜绿假单胞菌、大肠杆菌、硝酸盐不动杆菌等;革兰氏阳性球菌的发病率有所上升,如金黄色葡萄球菌、表皮葡萄球菌、肠球菌等。长期应用抗生素及粒细胞缺乏者,可出现真菌感染,如念珠菌、曲霉菌、隐球菌等。因患者伴有免疫功能缺陷,可发生病毒感染,如单纯疱疹病毒、带状疱疹病毒、巨细胞病毒感染等。偶见卡氏肺孢子菌病。

3.出血

几乎所有的患者在整个病程中都有不同程度的出血,以出血为早期表现者近 40%。出血可发生在全身各部位,以皮肤瘀点、瘀斑、鼻出血、牙龈出血、月经过多为多见。眼底出血可致视力障碍。急性早幼粒细胞白血病易并发凝血异常而出现全身广泛性出血。颅内出血时会发生头痛、呕吐、瞳孔大小不对称,甚至昏迷、死亡。有资料表明 AL 死于出血者占 62.24%,其中 87% 为颅内出血。大量白血病细胞在血管中淤滞及浸润、血小板减少、凝血异常及感染是出血的主要原因。

(二)白血病细胞增殖浸润

1.淋巴结肿大和肝、脾大

淋巴结肿大以 ALL 较多见。纵隔淋巴结肿大常见于 T 细胞白血病。肝、脾大多为轻至中度,除慢性髓细胞白血病急性变外,巨脾罕见。

2.骨骼和关节

骨骼、关节疼痛是白血病常见的症状,常有胸骨下段局部压痛。尤以儿童多见。发生骨髓坏死时,可引起骨骼剧痛。

3.眼部

部分 AML 可伴粒细胞肉瘤,或称绿色瘤,常累及骨膜,以眼眶部位最常见,可引起眼球突出、复视或失明。

4.口腔和皮肤

AL 尤其是 M_4(急性粒-单核细胞白血病)和 M_5(急性单核细胞白血病),由于白血病细胞浸润可使牙龈增生、肿胀;皮肤可出现蓝灰色斑丘疹(局部皮肤隆起、变硬,呈紫蓝色结节状)、皮下结节、多形红斑、结节性红斑等。

5.中枢神经系统

中枢神经系统是白血病最常见的髓外浸润部位,多数化学治疗药物难以通过血-脑屏障,不能有效杀灭隐藏在中枢神经系统的白血病细胞,因而引起中枢神经系统白血病(CNSL)。轻者表现为头痛、头晕,重者有呕吐、颈项强直,甚至抽搐、昏迷。CNSL 可发生在疾病各个时期,尤其是治疗后缓解期,以 ALL 最常见,儿童尤甚,其次为 M_4(急性粒-单核细胞白血病)、M_5(急性单核细胞白血病)和 M_2(急性粒细胞白血病部分分化型)。

6.睾丸

多为一侧睾丸无痛性肿大,另一侧虽无肿大,但在活检时往往也发现有白血病细胞浸润。睾丸白血病多见于 ALL 化学治疗缓解后的幼儿和青年,是仅次于 CNSL 的白血病髓外复发的部位。

二、辅助检查

(一)血常规

大多数患者白细胞计数增多,$>10×10^9/L$ 者称为白细胞增多性白血病。也有白细胞计数正常或减少,低者可 $<1.0×10^9/L$,称为白细胞不增多性白血病。血涂片分类检查可见数量不等的原始和幼稚细胞,但白细胞不增多型病例血片上很难找到原始细胞。患者常有不同程度的正常细胞性贫血,少数患者血片上红细胞大小不等,可找到幼红细胞。约 50% 的患者血小板 $<60×10^9/L$,晚期血小板往往极度减少。

(二)骨髓细胞学检查

骨髓细胞学检查是诊断 AL 的主要依据和必做检查。FAB 分型将原始细胞≥骨髓有核细胞(ANC)的 30% 定义为 AL 的诊断标准,WHO 分型则将这一比例下降至≥20%,并提出原始细胞比例<20% 但伴有 t(15;17)、t(8;21) 或 inv(16)/t(16;16) 者亦应诊断为 AML。多数 AL 骨髓有核细胞显著增生,以原始细胞为主;少数 AL 骨髓象增生低下,称为低增生性 AL。Auer 小体仅见于急性非淋巴细胞白血病,有独立诊断的意义。

(三)细胞化学

主要用于急淋、急粒及急单白血病的诊断与鉴别诊断。常用方法有过氧化物酶染色、糖原染色、非特异性酯酶及中性粒细胞碱性磷酸酶测定等。

(四)免疫学

根据白血病细胞表达的系列相关抗原,确定其来源。造血干/祖细胞表达 CD34,APL 细胞通常表达 CD13、CD33 和 CD117,不表达 HLA-DR 和 CD34,还可表达 CD9。急性混合细胞白血病包括急性双表型(白血病细胞同时表达髓系和淋系抗原)和双克隆(两群来源于各自干细胞的白血病细胞分别表达髓系和淋系抗原)白血病,其髓系和一个淋系积分均>2 分。

(五)染色体和分子生物学

白血病常伴有特异的染色体和基因改变。例如,99% 的 M_3(急性早幼粒细胞白血病)有 t(15;17)(q22;q12),该易位使 15 号染色体上的 *PML*(早幼粒白血病基因)与 17 号染色体上 *RARA*(维 A 酸受体基因)形成 *PML-RARA* 融合基因。这是 M_3 发病及用全反式维 A 酸及砷剂治疗有效的分子基础。

(六)血液生化改变

血清尿酸浓度增高,特别在化学治疗期间。尿酸排泄量增加,甚至出现尿酸结晶。患者发生 DIC 时可出现凝血常规异常。血清乳酸脱氢酶(LDH)可增高。

三、治疗

（一）一般治疗

1.紧急处理高白细胞血症

当循环血液中白细胞计数＞$200×10^9$/L,患者可产生白细胞淤滞,表现为呼吸困难、低氧血症、反应迟钝、言语不清、颅内出血等。病理学显示白血病血栓栓塞与出血并存。高白细胞不仅会增加患者早期病死率,也增加髓外白血病的发病率和复发率。因此当血中白细胞计数＞$100×10^9$/L时,就应紧急使用血细胞分离机,单采清除过高的白细胞(M_3型一般不推荐),同时给以水化和化学治疗。可根据白血病类型给予相应的化学治疗方案,也可先用所谓化学治疗前短期预处理:ALL用地塞米松 10 mg/m² 静脉注射;AML 每 6 h 用羟基脲 1.5～2.5 g,总共约 36 h,总量 6～10 g/d,然后进行联合化学治疗。需预防白血病细胞溶解诱发的高尿酸血症、酸中毒、电解质紊乱、凝血异常等并发症。

2.防治感染

防治感染是保证急性白血病患者争取有效化学治疗或骨髓移植,降低病死率的关键措施之一。白血病患者常伴有粒细胞减少或缺乏,特别在化学治疗、放射治疗后粒细胞缺乏将持续相当长时间,此时患者宜住层流病房或消毒隔离病房。重组人粒细胞集落刺激因子(G-CSF)可缩短粒细胞缺乏期,用于 ALL,老年、强化学治疗或伴感染的 AML。发热应做细菌培养和药敏试验,并迅速进行经验性抗生素治疗。

3.成分输血支持

严重贫血可吸氧、输浓缩红细胞,维持 Hb＞80 g/L,但白细胞淤滞时不宜马上输红细胞以免进一步增加血黏度。血小板计数过低会引起出血,需输注单采血小板悬液。为防止异体免疫反应所致无效输注和发热反应,输血时可采用白细胞滤器去除成分血中的白细胞。为预防输血相关移植物抗宿主病,输血前应将含细胞成分的血液辐照 25～30 Gy,以灭活其中的淋巴细胞。

4.防治高尿酸血症肾病

由于白血病细胞大量破坏,特别在化学治疗时更甚,血清和尿中尿酸浓度增高,积聚在肾小管,引起阻塞而发生高尿酸血症肾病。因此应鼓励患者多饮水。最好 24 h 持续静脉补液,使每小时尿量＞150 mL/m²并保持碱性尿。在化学治疗同时给予别嘌醇每次 100 mg,每天 3 次,以抑制尿酸合成。少数患者对别嘌醇会出现严重皮肤过敏,应予注意。当患者出现少尿、无尿、肾功能不全时,应按急性肾衰竭处理。

5.维持营养

白血病系严重消耗性疾病,特别是化学治疗、放射治疗引起患者消化道黏膜炎及功能紊乱时。应注意补充营养,维持水、电解质平衡,给患者高蛋白、高热量、易消化食物,必要时经静脉补充营养。

（二）抗白血病治疗

1.第一阶段

诱导缓解治疗,主要方法是联合化学治疗,其目标是使患者迅速获得完全缓解(CR)。所谓CR,即白血病的症状和体征消失,外周血中性粒细胞计数 ≥ $1.5×10^9$/L,血小板计数≥$100×10^9$/L,白细胞分类中没有白血病细胞;骨髓中的原始粒Ⅰ型＋Ⅱ型(原单＋幼单或原淋＋幼淋)≤5%,M_3型原粒＋早幼粒≤5%,无 Auer 小体,红细胞及巨核细胞系正常;无髓外白血病。理想的 CR 为初诊时免疫学、细胞遗传学和分子生物学异常标志均消失。

2.第二阶段

达到 CR 后进入抗白血病治疗的第二阶段,即缓解后治疗,主要方法为化学治疗和造血干细胞移植。诱导缓解获 CR 后,体内的白血病细胞由发病时的 $10^{10} \sim 10^{12}/L$ 降至 $10^8 \sim 10^9/L$,这些残留的白血病细胞称为微小残留病灶(MRD)。必须进一步降低 MRD,以防止复发、争取长期无病生存(DFS)甚至治愈(DFS 持续 10 年以上)。

四、护理措施

(一)病情观察

(1)观察体温及血压变化,发热时,注意有无伴随症状如畏寒、寒战、咽痛、肛周不适等,体温达 38.5 ℃以上时可予以温水擦浴或冰块物理降温,观察降温效果,及时通知医师,及时更换汗湿的衣服及床单;血压降低时,要密切观察患者神志变化,保证输液通畅,观察尿量变化,防治休克。

(2)观察患者营养状况、活动情况、排便情况等。

(3)定期检测血常规变化,以便了解病情的发展及药物治疗的效果,随时调整药物剂量。

(4)观察化学治疗的不良反应。

(二)贫血的护理

(1)保证充足的休息及睡眠,减少活动。贫血严重的患者改变体位,如坐起或起立时动作应缓慢,由人扶持协助,防止突然体位改变发生晕厥而摔伤。

(2)严重贫血、血红蛋白含量<60 g/L 时应尽量卧床休息,必要时予氧气吸入,并做好生活护理,遵医嘱输注红细胞悬液。

(3)老年患者、耐受力较差的患者或贫血较重需要长期输血治疗的患者,有时患者的血红蛋白含量>60 g/L,但已出现明显的气促、头晕、耳鸣、面色苍白等贫血症状,也应积极采取输血治疗,以提高患者的生活质量。

(三)出血的护理

(1)密切观察患者有无出血倾向,如皮肤出血点、瘀斑、鼻出血、牙龈及眼底出血等。指导患者避免外伤。少量的鼻出血可用干棉球或蘸 1∶1 000 肾上腺素棉球填塞压迫止血并局部冷敷;大量鼻出血时应配合医师实施止血术。眼底出血者注意不能揉擦眼球,防止出血加重。牙龈出血者应用冷去甲肾上腺素盐水漱口,出血不止者可用吸收性明胶海绵贴敷。

(2)监测生命体征及血常规:当血小板计数<50×10⁹/L 时,要采取预防出血的措施;血小板计数<20×10⁹/L 时,患者应卧床休息。并观察有无头晕、头痛、视物模糊、心慌等症状。警惕内出血相关征象,如呕血、便血、咯血、血尿或头痛、恶心、呕吐、视物模糊、颈项强直、意识障碍等,及时报告医师做好抢救准备。

(3)护理动作轻柔,避免不必要的穿刺。

(4)关节腔出血给予冷敷,抬高患肢,减少活动。

(5)对服用类固醇的患者,给予抗酸治疗。

(6)必要时输注血小板、凝血因子、新鲜冷冻血浆。

(7)指导患者预防出血:用软毛牙刷刷牙,勿用牙签剔牙,以防牙龈损伤。禁用手挖鼻孔。勿用手搔抓皮肤,保持排便通畅,勿用力排便。每天饮水 3 000 mL 以上。

(8)避免使用含阿司匹林的制品。

（四）感染的护理

（1）保持病室整洁，定时通风，保持空气流通，温度在 18 ℃～22 ℃，湿度在 60％。定时空气和地面消毒，维持环境清洁。避免或减少探视。工作人员及探视者在接触患者之前要认真洗手。定期进行室内空气及患者常用器具的细菌培养，监测环境的洁净度。定时洗澡更衣及更换床上罩单，重患者行床上擦浴，保持皮肤清洁，必须外出检查时，戴口罩预防呼吸道感染。根据气温变化，随时增减衣物，防止受凉感冒。对于接受超大剂量化学治疗、免疫抑制剂治疗、干细胞移植治疗期间患者，必要时采用保护性隔离护理，移居单间或空气层流洁净病房，实施全环境保护。

（2）保持口腔及皮肤清洁卫生，预防感染。于进餐前后，睡前晨起用生理盐水漱口，睡前晨起应用软毛刷刷牙；粒细胞缺乏时予口泰含漱液、制霉菌素液漱口。定期洗澡更衣，勤剪指甲；女性患者应注意会阴部清洁，经期应增加清洗次数；保持大便通畅，便秘者可给轻泻剂，如蜂蜜、番泻叶等，防止发生肛裂。便后用温水、盐水、艾力克稀释液或 1∶5 000 高锰酸钾溶液坐浴，预防肛周感染。

（3）除观察体温外，注意发现咽、鼻腔、腋下、外阴、肛门等部位隐匿感染。

（4）实施各种注射、穿刺检查治疗技术应严格遵守无菌技术操作原则，皮肤消毒要彻底，操作后局部以无菌敷料保护不少于 24 h。

（五）药物护理

（1）向患者讲解药物的作用、不良反应及有关的注意事项。

（2）化学治疗药物一般需新鲜配制，根据不同药物药理特点在相应时间内用完，以免影响疗效。确保剂量准确。如蒽环类化疗药物、长春碱类宜较快输注；而阿糖胞苷、高三尖杉酯碱宜缓慢滴注。

（3）化学治疗药物输注时应选择血流丰富的静脉，避开关节、反复穿刺及有瘢痕静脉，先用生理盐水建立输液通道，确保无误后再进行化学治疗药物的输注。注意保护血管。由于化学治疗药物刺激性强，疗程长，所以要由远端至近端有次序地选择和保留静脉，每次更换注射部位。静脉穿刺应一针见血，不拍打静脉，不挤压皮肤，以避免皮下出血。防止药物外渗，减轻局部刺激。化学治疗过程中加强巡视，并做好患者的相关教育，如发现化学治疗药物有外渗、外漏，应立即停止滴注，并回抽 2～3 mL 血液，以吸除部分药液，然后拔出针头更换注射部位。外渗局部冷敷后再用 25％硫酸镁溶液湿敷，亦可用 2％利多卡因溶液＋地塞米松局部做环形封闭，观察局部的变化。必要时选用中心静脉或深静脉留置导管。

（4）对症处理化学治疗不良反应。如使用甲氧氯普胺、恩丹西酮等药，最大限度地减少恶心、呕吐的发生。预防尿酸性肾病。根据心脏功能等因素，化学治疗过程适当补液，保证每天尿量在 3 000 mL 以上，对入量够而尿仍少者，给予利尿剂。

（5）鞘内注射药物后应去枕平卧位 4～6 h，以免头痛。

（六）输血的护理

严格输血制度。一般先慢速滴注观察 15 min，若无不良反应，再按患者年龄、心肺功能、急慢性贫血及贫血程度调整滴速。输血过程中应密切观察输血引起的不良反应。

（七）饮食护理

（1）给予高蛋白、高维生素、高热量、营养丰富、易消化的饮食。注意饮食卫生，忌生冷及刺激性食物，防止发生肠道感染。口腔溃疡疼痛明显时可予利多卡因漱口液含漱（0.9％生理盐水 250 mL＋2％利多卡因溶液 10～20 mL），以减轻疼痛。

（2）化学治疗期间鼓励患者多饮水，每天 2 000～3 000 mL，并遵医嘱给予别嘌呤醇及碳酸氢钠口服,以碱化、水化尿液,防止化学治疗期间细胞破坏引起的尿酸性肾病。

(3)化学治疗期间由于药物影响,患者进食少,应给予清淡合乎口味的饮食,注意食物的色、香、味,鼓励患者进食。

(4)血小板减少时,应指导患者进食少渣的软食,禁辛辣、生硬、刺激性食物,以防口腔黏膜损伤引起出血。

(八)安全护理

病区地面应防滑,走廊、厕所墙壁应安装扶手,带轮子的病床应有固定装置,使用期间固定牢靠。床边、桌上不要放置暖水瓶,防止被打翻而烫伤。

(九)心理护理

(1)急性白血病是一种恶性程度很高的疾病,病死率高,治愈率低,治疗成本高。因此患者容易产生紧张、恐惧和忧虑,甚至产生悲观绝望的情绪,这样常常会影响疾病的治疗和恢复。部分患者甚至出现自杀、自伤行为。

(2)了解患者的性格,对疾病的了解程度,注意患者的情绪变化,随时予以有针对性的心理疏导,克服消极情绪。理解、关心患者,向患者及家属介绍本病的相关知识、国内外治疗此病的最新进展及成功病例,鼓励患者正视疾病使其安心配合治疗与护理。

(3)治疗前向患者解释放射、化学治疗中可能出现的不良反应,消除顾虑,取得配合。

(4)了解患者的社会支持情况,嘱家属、亲友给予支持和鼓励,建立社会支持网。

五、健康教育

(一)疾病预防指导

避免接触对造血系统有损害的理化因素,如电离辐射,亚硝胺类物质,染发剂、油漆等含苯物质,保泰松及其衍生物、氯霉素等药物。如应用某些细胞毒药物,如氮芥、环磷酰胺、丙卡巴肼、依托泊苷等,应定期查血常规及骨髓象。

(二)疾病知识指导

指导患者饮食宜富含高蛋白、高热量、高维生素,清淡、易消化少渣软食,避免辛辣刺激,防止口腔黏膜损伤。多饮水,多食蔬菜、水果,以保持大便通畅。保证充足的休息和睡眠,适当加强健身活动,如散步、打太极拳、练剑等,以提高机体的抵抗力。避免损伤皮肤,沐浴时水温以37 ℃~40 ℃为宜,以防水温过高促进血管扩张,加重皮肤出血。

(三)用药指导

向患者说明急性白血病缓解后仍应坚持定期巩固强化治疗,以延长疾病缓解期和生存期。

(四)预防感染和出血指导

注意保暖,避免受凉;讲究个人卫生,少去人群拥挤的地方;经常检查口腔、咽部有无感染,学会自测体温。勿用牙签剔牙,刷牙用软毛刷;勿用手挖鼻孔,天气干燥可涂金霉素眼膏或用薄荷油滴鼻;避免创伤。定期门诊复查血常规,发现出血、发热及骨、关节疼痛应及时就医。

(五)心理指导

向患者及其家属说明白血病是造血系统肿瘤性疾病,虽然难治,但目前治疗进展快、效果好,应树立信心。家属应为患者创造一个安全、安静、舒适和愉悦宽松的环境,使患者保持良好的情绪状态,有利于疾病的康复。化学治疗间歇期,患者可做力所能及的家务,以增强自信心。

(李学军)

第七节 血 友 病

血友病是一组因遗传性凝血活酶生成障碍引起的出血性疾病,包括血友病 A(遗传性抗血友病球蛋白缺乏症或 FⅧ缺乏症)、血友病 B(遗传性 FⅨ缺乏症)及遗传性 FⅪ缺乏症(Rosenthal综合征),其中以血友病 A 最为常见。血友病以阳性家族史、幼年发病、自发或轻度外伤后出血不止、血肿形成及关节出血为特征。

一、病因与发病机制

血友病 A、B 均属性染色体(X 染色体)连锁隐性遗传性疾病。遗传性 FⅪ缺乏症为常染色体隐性遗传性疾病,双亲都可遗传,子女均能发病。

二、临床表现

(一)出血
出血的轻重与血友病类型及相关因子缺乏程度有关。血友病 A 出血较重,血友病 B 次之,遗传性 FⅪ缺乏症最轻。血友病的出血多为自发性或轻度外伤、小手术(如拔牙、扁桃体切除)后出血不止。

(二)血肿压迫的表现
血肿压迫周围神经可致局部疼痛、麻木及肌肉萎缩;压迫血管可致相应供血部位缺血性坏死或淤血、水肿;口腔底部、咽后壁、喉及颈部出血可致呼吸困难甚至窒息;压迫输尿管可致排尿障碍。

三、辅助检查

(一)筛选试验
出血时间、凝血酶原时间、血小板计数、血小板聚集功能正常,活化部分凝血活酶时间(APTT)延长。

(二)临床确诊试验
FⅧ活性测定辅以 FⅧ:Ag 测定和 FⅨ活性测定辅以 FⅨ:Ag 测定可以确诊血友病 A 和血友病 B。

(三)基因诊断试验
主要用于携带者检测和产前诊断,目前用于基因分析的方法主要有 DNA 印迹法、限制性内切酶片段长度多态性等。

四、治疗要点

治疗原则是以替代治疗为主的综合治疗。

(一)一般治疗
可用凝血酶、巴曲酶(立止血)、吸收性明胶海绵等药物加压止血;可使用夹板、模具等使患者出血的肌肉和关节处于休息位；肌肉出血常为自限性，不主张进行血肿穿刺，以防感染。

（二）替代治疗

补充缺失的凝血因子是防治血友病出血最重要的措施。主要制剂有新鲜冰冻血浆、冷沉淀物，以及凝血酶原复合物等。

（三）药物治疗

去氨加压素（DDAVP）；糖皮质激素；抗纤溶药物，如氨基己酸、氨甲苯酸等。

（四）外科治疗

对于关节强直、畸形的患者，可在补充足量相应凝血因子的基础上行关节成形术或置换术。

五、护理措施

（一）一般护理

1.饮食

给予易消化饮食，防止食物过硬，避免暴食，少吃刺激性食物。

2.运动与休息

防止外伤，尽量避免如拳击、足球、篮球等过度负重或进行剧烈的接触性运动，对活动性出血的患者，应限制其活动范围和活动强度，较严重时要卧床休息。

（二）病情观察

监测患者自觉症状、不同部位的出血情况；经常评估关节外形、局部有无压痛、关节活动能力有无异常等。注意观察和警惕隐匿性的大出血或重要脏器出血。

（三）对症护理

1.局部出血

按医嘱给予患者止血处理，紧急情况配合抢救，颈部或喉部软组织出血时，应协助患者取侧卧位或头偏向一侧，必要时用吸引器将血吸出，避免积血压迫呼吸道引起窒息，做好气管插管或切开的准备。

2.关节出血及康复

关节腔或关节周围组织出血时，急性期应给予局部制动并保持功能位，血肿消退前避免过早行走使患肢负重，出血控制后可鼓励患者循序渐进地活动受累关节及理疗。

（四）正确输注各种凝血因子制品

避免异型血，制品取回后应立即输注，如是冷沉淀物或者冷冻血浆，输血前应将其置于37 ℃温水（水浴箱）中解冻、融化，以患者可耐受的速度快速输注。输入后随时观察有无变态反应发生及止血效果。

（五）用药护理

DDAVP 的不良反应有心率加快、颜面潮红、血压升高、少尿及头痛等，要密切观察，反复使用可发生水潴留和低钠血症，需限制液体摄入；对有心脑血管疾病的老年患者慎用。

（六）心理护理

本病为遗传病，终身有出血倾向。患者易产生焦虑和恐惧，应关心、理解、安慰患者；为患者提供有关血友病社会团体的信息，鼓励患者及家属参与相关的社团及咨询活动，通过与医护人员或患者间的信息交流，相互支持，共同应对这一慢性病给患者带来的困难和烦恼，提高生活质量。

（七）健康指导

（1）向患者及家属介绍疾病相关知识，教会患者预防出血的方法，避免剧烈的接触运动，不要穿硬底鞋或赤脚走路，使用锋利工具时小心，尽量避免手术治疗。

（2）注意口腔卫生，防龋齿。

（3）避免使用阿司匹林等有抑制凝血机制作用的药物，出血严重者及时就医。

（4）告诉患者若外出或远行，应携带写明血友病的病历卡，以备发生意外时可得到及时救助。

（5）控制体质量，减轻关节负荷。

（6）学会自我监测出血症状和体征及止血方法。

（7）重视遗传咨询、婚前检查和产前检查，血友病患者和女性携带者最好不要婚配，携带者妊娠早期，应检查胎儿是否患血友病，以决定是否终止妊娠。

（李学军）

第八节　紫　癜

紫癜性疾病约占出血性疾病总数的 1/3，包括血管性紫癜和血小板性紫癜。前者由血管壁结构或功能异常所致，后者由血小板疾病所致。临床上以皮肤、黏膜出血为主要表现。

一、过敏性紫癜

过敏性紫癜为一种常见的血管变态反应性出血性疾病，因机体对某些致敏物质产生变态反应，导致毛细血管脆性及通透性增加，血液外渗，产生紫癜、黏膜及某些器官出血。可同时伴发血管神经性水肿、荨麻疹等其他过敏表现。本病多见于儿童及青少年，男性发病略多于女性，春、秋季节发病较多。

（一）病因与发病机制

1.病因

与感染、食物（如虾、蛋、牛奶等）、药物（抗生素类、解热镇痛类、磺胺类等）、花粉、尘埃、菌苗或疫苗接种、虫咬、受凉及寒冷刺激等有关。

2.发病机制

蛋白质及其他大分子变应原作为抗原，小分子致敏原作为半抗原。

（二）临床表现

多数患者发病前 1～3 周有全身不适、低热、乏力及上呼吸道感染等前驱症状，随之出现典型临床表现。

1.单纯型（紫癜型）

最常见的临床类型，主要表现为皮肤紫癜，局限于四肢，尤其下肢及臀部。紫癜常成批反复发生、对称分布。

2.腹型（Henoch 型）

最具潜在危险和最易误诊的类型。除皮肤紫癜外，产生一系列消化道症状及体征，如恶心、便血等。其中腹痛最为常见，常为阵发性绞痛，多位于脐周、下腹或全腹。

3.关节型

除皮肤紫癜外,出现关节肿胀、疼痛、压痛及功能障碍等表现。

4.肾型

肾型是病情最为严重且预后相对较差的临床类型。在皮肤紫癜的基础上,出现血尿、蛋白尿及管型尿,偶见水肿、高血压及肾衰竭等表现。

5.混合型

皮肤紫癜合并上述两种以上临床表现。

6.其他

少数患者还可出现视神经萎缩、虹膜炎及中枢神经系统相关症状、体征。

(三)辅助检查

1.尿常规检查

肾型或混合型可有血尿、蛋白尿、管型尿。

2.血小板计数、功能及凝血相关检查

除出血时间可能延长外,其他均正常。

3.肾功能检查

肾型及合并肾型表现的混合型,可有不同程度的肾功能损害,如血尿素氮升高、内生肌酐清除率下降等。

(四)治疗要点

1.病因防治

如防治感染,清除局部病灶(扁桃体炎等),驱除肠道寄生虫,避免可能致敏的食物及药物等。

2.一般治疗

(1)抗组胺药:盐酸异丙嗪,氯苯那敏(扑尔敏)、阿司咪唑(息斯敏)等。

(2)改善血管通透性药物:维生素 C、曲克芦丁等。

3.糖皮质激素

具有抑制抗原抗体反应、减轻炎性渗出、改善血管通透性等作用。一般用泼尼松,重者可用氢化可的松或地塞米松,静脉滴注。

4.对症治疗

腹痛较重者可皮下注射解痉剂,如阿托品或山莨菪碱(654-2);关节痛可酌情用镇痛药;呕吐严重者可用止吐药;上消化道出血者可禁食、制酸、止血。

5.其他

如上述治疗效果不佳或近期内反复发作者,可酌情使用:①免疫抑制剂,如环磷酰胺等。②抗凝疗法,适用于肾型患者。

(五)护理措施

1.一般护理

(1)饮食:避免过敏性食物的摄取。发作期可选择清淡、少刺激、易消化的软食,不宜过热、过硬、过量,有消化道出血时禁食。

(2)运动与休息:增加卧床休息时间,保持环境安静,避免过早或过多的行走活动。

2.病情观察

密切观察患者的出血进展与变化,了解有无缓解,患者的自觉症状,皮肤淤点或紫癜的分布等;对于腹痛的患者,注意评估疼痛的部位、性质、严重程度及其持续时间、有无伴随症状,如恶心、呕吐等;注意腹部的体格检查,包括腹壁紧张度、有无压痛等;对于关节痛的患者,应评估受累关节的部位、数目、局部有无水肿等。对于肾型紫癜应注意观察尿色、尿量及尿液检查结果,有无水肿等。

3.对症护理

腹痛者宜取屈膝平卧位;关节肿痛者应注意局部关节的制动和保暖。腹泻患者应注意肛周护理,保持肛周清洁干燥。

4.用药护理

若使用糖皮质激素,应加强护理,预防感染;若使用环磷酰胺时,嘱患者多饮水,注意观察尿量及尿色的变化;若使用抗组胺药物容易引起发困,应告知患者注意休息。

5.健康指导

向患者及家属讲解疾病相关知识,积极寻找变应原,避免再次接触与发病有关的食物及药物等。养成良好的卫生习惯,饭前便后洗手,避免食用不洁食物。加强锻炼,增强体质,保持心情愉悦。有花粉的季节,过敏体质者尽量减少外出,必要时戴口罩。教会患者对出血情况及伴随症状或体征的自我监测,病情复发或加重时,应及时就医。

二、特发性血小板减少性紫癜

特发性血小板减少性紫癜(ITP)是一种复杂的多种机制共同参与的获得性自身免疫性疾病。该病的发生是由于患者对自身血小板抗原的免疫失耐受,导致体液免疫和细胞免疫介导的血小板过度破坏和生成受抑,出现血小板减少,伴或不伴皮肤黏膜出血的临床表现。ITP 的发病率为 5~10/10 万人口,60 岁以上人群的发病率为 60 岁以下人群的两倍。

(一)病因与发病机制

ITP 的病因迄今未明。发病机制如下。

(1)体液免疫和细胞免疫介导的血小板过度破坏。

(2)体液免疫和细胞免疫介导的巨核细胞数量和质量异常,血小板生成不足。

(二)临床表现

1.急性型

多见于儿童。病程多为自限性,常在数周内恢复,少数病程超过半年可转为慢性。

(1)起病形式:多数患者起病前 1~2 周有呼吸道感染史,特别是病毒感染史。起病急,常有畏寒、寒战、发热。

(2)出血表现:全身皮肤淤点、紫癜及大小不等的瘀斑,常先出现于四肢,尤以下肢为多;鼻腔、牙龈及口腔黏膜出血也较常见。当血小板低于 $20 \times 10^9/L$ 时可发生内脏出血。颅内出血可致剧烈头痛、意识障碍、抽搐,是本病致死的主要原因。

(3)其他:出血量过大,可出现程度不等的贫血、血压降低甚至失血性休克。

2.慢性型

常见于 40 岁以下的成年女性。常可反复发作,少有自行缓解。

(1)起病形式:起病隐匿或缓慢。

(2)出血表现:相对较轻,主要表现为反复出现四肢皮肤散在的瘀点、瘀斑,牙龈出血或鼻出血,女性患者月经过多较常见,甚至是唯一症状。部分患者出现广泛且严重的内脏出血甚至颅内出血。

(3)其他:长期月经过多可出现与出血严重程度相一致的贫血。反复发作者常有轻度脾大。

(三)辅助检查

1.血象

急性型发作期血小板计数<$20×10^9$/L,慢性型多为(30~80)×10^9/L,白细胞多正常,反复出血或短期内失血过多者,红细胞数和血红蛋白含量可出现不同程度的下降。

2.骨髓细胞学检查

巨核细胞增加或正常。急性型幼稚巨核细胞比例升高,胞体大小不一,以小型多见;慢性型颗粒型巨核细胞增多,胞体大小基本正常。有血小板形成的巨核细胞显著减少(<30%),巨核细胞呈现成熟障碍。

3.其他

束臂试验阳性、出血时间延长、血块收缩不良,90%以上患者血小板生存时间明显缩短。

(四)治疗要点

1.一般治疗

注意休息,避免外伤,给予足量液体和易消化饮食。

2.病情观察

ITP患者如无明显出血倾向,血小板计数>$30×10^9$/L,无手术、创伤,且不从事增加患者出血危险性的工作或活动,发生出血的风险较小,可临床观察暂不进行药物治疗。

3.首次诊断ITP的一线治疗

(1)糖皮质激素:首选治疗。常用泼尼松口服,病情严重者用等效量地塞米松或甲泼尼龙静脉滴注,好转后改口服。待血小板升至正常或接近正常后,逐步减量,持续3~6个月。

(2)静脉输注丙种球蛋白(IVIG)。主要用于:①ITP的急症处理;②不能耐受糖皮质激素或者脾切除术前准备;③合并妊娠或分娩前。

4.ITP的二线治疗

(1)脾切除:可减少血小板抗体的产生及减轻血小板的破坏。

(2)药物治疗。①抗CD20单克隆抗体:可有效清除体内B淋巴细胞,减少自身抗体产生。②促血小板生成药物:主要包括重组人血小板生成素(rhTPO)等。③免疫抑制剂:不宜作为首选,主要药物有长春新碱(VCR),环磷酰胺(CTX),硫唑嘌呤(AZT),环孢素,霉酚酸酯(MMF)。

5.急症的处理

适用于:①血小板计数<$20×10^9$/L者;②出血严重而广泛者;③疑有或已发生颅内出血者;④近期将实施手术或分娩者。

(1)血小板输注:成人用量为每次10~20单位,反复输注血小板可产生血小板抗体,因此不宜多次输注血小板。

(2)大剂量甲泼尼龙:1 g/d,静脉注射,3~5 d为1个疗程。

(3)大剂量免疫球蛋白:400 mg/(kg·d),静脉注射,5 d为1个疗程。

(4)血浆置换:可有效清除血浆中的血小板抗体,每天置换3 L,连续3~5 d。

(五)护理措施

1.一般护理

(1)饮食:高热量、高蛋白、高维生素、清淡、易消化的饮食,禁食过硬、刺激性食物,消化道出血者禁食,情况好转后逐步改为少渣半流质、软饭、普食。

(2)运动与休息:保证充足的睡眠,注意休息。根据血小板计数适当活动,避免跌倒、碰撞等外伤发生。

2.病情观察

观察患者出血的发生、发展或消退情况,特别是出血部位、范围和出血量。注意患者自觉症状、情绪反应、生命体征、神志等。

3.用药护理

(1)长期使用糖皮质激素可引起身体外形的变化、胃肠道反应、诱发感染、骨质疏松等,应向患者进行必要的解释和指导,说明在减药、停药后可以逐渐消失,宜饭后服药,必要时可加用胃黏膜保护剂或制酸剂,预防感染,监测骨密度,用药期间定期监测血压、血糖、电解质等,发现异常及时通知医师。

(2)静脉注射免疫抑制剂、大剂量免疫球蛋白时,要注意保护血管,一旦发生静脉炎要及时处理。

4.健康指导

向家属及患者介绍疾病相关知识。保持情绪稳定,大便通畅,睡眠充足。避免服用可能引起血小板减少或抑制血小板功能的药物,特别是非类固醇抗感染药,如阿司匹林等。遵医嘱按时、按剂量、按疗程用药,不可自行减量或停药。定期复查血常规,学会自我监测皮肤出血情况(如瘀点、瘀斑等);内脏出血表现如呕血、便血等,一旦出现及时就医。

(李学军)

第九节　弥散性血管内凝血

弥散性血管内凝血(disseminated intravascular coagulation,DIC)是在许多疾病基础上,凝血及纤溶系统被激活,导致全身微血栓形成,凝血因子大量消耗并继发纤溶亢进,引起全身出血及微循环衰竭的临床综合征。

一、病因与发病机制

(一)病因

与感染性疾病、淋巴瘤等恶性肿瘤、羊水栓塞等病理产科、手术及创伤、严重中毒或免疫反应、急性胰腺炎、重型肝炎等全身各系统疾病有关。

(二)发病机制

DIC是一种病理过程,本身并不是一个独立的疾病,只是众多疾病复杂的病理过程中的中间环节。凝血酶与纤溶酶的形成,是导致血管内微血栓形成、凝血因子减少及纤溶亢进等病理生理改变的关键机制。

二、临床表现

(一)出血

特点为自发性、多发性出血,部位可遍及全身,多见于皮肤、黏膜、伤口及穿刺部位;其次为某些内脏出血,严重者可发生颅内出血。

(二)休克或微循环障碍

一过性或持续性血压下降,早期即出现肾、肺、脑等器官功能不全,表现为肢体湿冷、少尿或无尿、呼吸困难、发绀及不同程度的意识障碍等。

(三)微血管栓塞

与弥漫性微血栓的形成有关。皮肤黏膜栓塞可使浅表组织缺血、坏死及局部溃疡形成;内脏栓塞常见于肾、肺、脑等,可引起急性肾衰竭、呼吸衰竭、颅内高压等,从而出现相应的症状和体征。

(四)微血管病性溶血

可表现为进行性贫血,贫血程度与出血量不成比例,偶见皮肤、巩膜黄染,大量溶血时还可以出现黄疸、血红蛋白尿。

三、辅助检查

(一)消耗性凝血障碍方面的检测

指血小板及凝血因子消耗性减少的相关检查,DIC时,血小板计数减少,凝血酶原时间(PT)延长,部分凝血活酶时间(APTT)延长等。

(二)继发性纤溶亢进方面的检测

指纤溶亢进及纤维蛋白降解产物生成增多的检测,DIC时,纤维蛋白的降解产物(FDP)明显增多,纤溶酶及纤溶酶原激活物的活性升高等,D-二聚体定量升高或定性阳性等。

(三)其他

DIC时,外周血涂片红细胞形态常呈盔形、多角形等改变;血栓弹力图(TEG)可反映止血功能,但对于DIC特异性与敏感性均不清楚。

四、治疗要点

治疗原则是以治疗原发病,去除诱因为根本,抗凝治疗与凝血因子补充同步进行。

(一)去除诱因、治疗原发病

如控制感染,治疗肿瘤,病理产科及外伤;纠正缺氧、缺血及酸中毒等。

(二)抗凝治疗

抗凝治疗是终止DIC病理过程、减轻器官损伤,重建凝血-抗凝平衡的重要措施。

1.肝素治疗

(1)肝素:常用于急性或暴发型DIC。

(2)低分子量肝素:预防、治疗慢性或代偿性DIC时优于肝素。

2.其他抗凝及抗血小板聚集药物

复方丹参注射液、低分子右旋糖酐、噻氯匹定、双嘧达莫、重组人活化蛋白C(APC)。

(三)替代治疗

适用于有明显血小板或凝血因子减少证据和已进行病因及抗凝治疗,DIC未能得到良好控制者。对于APTT时间显著延长者可输新鲜全血、新鲜血浆或冷沉淀物,以补充凝血因子。对于纤维蛋白原显著降低或血小板数显著减少者可分别输纤维蛋白原浓缩剂或血小板悬液。

(四)抗纤溶治疗

适用于继发性纤溶亢进为主的DIC晚期。常用药物有氨甲苯酸、氨基己酸等。

（五）溶栓疗法

由于 DIC 主要形成微血管血栓，并多伴有纤溶亢进，因此原则上不使用溶栓剂。

（六）其他

糖皮质激素治疗，但不作为常规应用。

五、护理措施

（一）一般护理

1.饮食

进高热量、高蛋白、高维生素饮食，有消化道出血者应进食冷流质或半流质饮食，必要时可禁食。昏迷者给予鼻饲，并做好护理。

2.运动与休息

卧床休息，根据病情采取合适体位，如休克患者采取中凹卧位，呼吸困难者可采取半坐卧位，意识障碍者采取保护性措施。注意保暖，防压疮，协助排便，必要时保留尿管。

（二）病情观察

严密监测患者的生命体征、神志和尿量变化，记录 24 h 液体出入量；观察表情，皮肤的颜色与温湿度；有无皮肤黏膜和重要器官栓塞的症状和体征，如皮肤栓塞出现四肢末端发绀，肾栓塞出现腰痛、血尿等；注意出血部位、范围及其严重度的观察。

（三）用药护理

肝素的主要不良反应是出血，还会引起发热、变态反应、脱发、血小板减少等，在治疗过程中注意观察患者出血情况，监测各项实验室指标，APTT 为最常用的监护指标，正常值为（40±5）秒，使其延长 60%～100% 为最佳剂量，若过量可采用鱼精蛋白中和，鱼精蛋白 1 mg 可中和肝素 1 mg。右旋糖酐-40 可引起变态反应，重者可致过敏性休克，使用时应谨慎。

（四）心理护理

由于病情危重，症状较多，患者常有濒死感，可表现多种心理活动，如悲观绝望，烦躁不安、恐惧紧张等心理异常。因此，应针对患者心理进行耐心讲解，列举成功案例，增强患者信心，使其积极配合治疗。

（五）健康指导

向患者及其家属讲解疾病相关知识，强调反复进行实验室检查的必要性和重要性，特殊药物治疗的不良反应，保证充足的睡眠；提供易消化吸收富含营养的食物，适当运动，循序渐进。

（李学军）

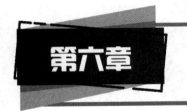

第六章　神经外科护理

第一节　神经胶质瘤

　　神经胶质瘤是颅内最常见的恶性肿瘤,发生于神经外胚层。神经外胚层发生肿瘤包括两类,分别为神经间质细胞形成的胶质瘤和神经元形成的神经细胞瘤。神经胶质瘤占全部脑肿瘤的33.3%～58.6%,以男性较多见,特别在多形性胶质母细胞瘤、髓母细胞瘤中男性明显多于女性。各类型胶质瘤各有其好发年龄,如星形细胞瘤多见于壮年,多形性胶质母细胞瘤多见于中年,室管膜瘤多见于儿童及青年,髓母细胞瘤大多发生在儿童。

一、专科护理

(一)护理要点

　　在观察患者病情变化的同时,针对患者情绪状态的变化给予心理护理,对癫痫持续状态的患者给予安全护理,同时对长期卧床的患者应避免压疮的发生。

(二)主要护理问题

　　(1)有皮肤完整性受损的危险:与患者意识障碍或肢体活动障碍长期卧床有关。

　　(2)慢性疼痛:与肿瘤对身体的直接侵犯、压迫神经及心理因素有关。

　　(3)有受伤害的危险:与术前或术后癫痫发作有关。

　　(4)有窒息的危险:与癫痫发作有关。

　　(5)营养失调——低于机体需要量:与患者频繁呕吐及术后患者无法自主进食有关。

　　(6)活动无耐力:与偏瘫、偏身感觉障碍有关。

　　(7)无望感:与身体状况衰退和肿瘤恶化有关。

(三)护理措施

1.一般护理

　　将患者安置到相应病床后,责任护士向患者进行自我介绍,并向患者介绍同病室的病友,以增强患者的安全感和对医护人员的信任感。进行入院护理评估,为患者制订个性化的护理方案。

2.对症护理

　　(1)有皮肤完整性受损的危险的护理:由于长期卧床,神经胶质瘤患者存在皮肤完整性受损的危险,易发生压疮。护士应使用压疮危险因素评估量表进行评估后,再采取相应的护理措施,从而避免压疮的产生。出现中枢性高热的患者应适时给予温水浴等物理降温干预;营养不良或水代谢紊乱的患者在病情允许的情况下给予高蛋白质和富含维生素的饮食;保持床铺清洁、平整、无褶皱。

(2)慢性疼痛的护理:对疼痛的时间、程度、部位、性质、持续性和间断性、疼痛治疗史等进行详细的评估,做好记录并报告医师。当疼痛位于远端或躯干的某些部位时,应遵医嘱给予止痛药物。注意观察药物的作用和不良反应并慎用止疼剂和镇静剂,以免掩盖病情。神经外科患者应慎用哌替啶,因其可导致焦虑、癫痫等。引起慢性疼痛的原因不仅包含患者的躯体因素,还有其心理方面的因素,护士应运用技巧分散患者的注意力以减轻疼痛,如放松疗法、想象疗法、音乐疗法等。

(3)有受伤害的危险的护理:术前对有精神症状的患者,适当应用镇静剂及抗精神病药物(如地西泮、苯巴比妥、水合氯醛)等,病床两侧加护栏以防止患者坠床;对躁动的患者要避免不良环境的刺激,保持病室安静,适当陪护,同时加强巡视,防止患者自伤及伤人;对皮层运动区和其附近部位的手术及术前有癫痫发作的患者,术后要常规给予抗癫痫药物进行预防用药。

(4)有窒息危险的护理:胶质瘤患者在癫痫发作期间可对呼吸产生抑制,导致脑代谢需求增加,引起脑缺氧。若忽视对癫痫持续状态的处理,可产生窒息或永久性神经功能损害。在癫痫发作时,应迅速让患者仰卧,将压舌板垫在其上下牙齿间以防舌咬伤。将患者头偏向一侧,清理口腔分泌物,保持气道通畅。

(5)营养失调的护理:患者由于颅内压增高及频繁呕吐,可导致营养不良和水电解质失衡,从而降低患者对手术的耐受力,并影响组织的修复,增加手术的危险性。因此,术前应给予营养丰富、易消化的高蛋白、高热量饮食,或静脉补充营养液,以改善患者的全身营养状况。鼓励其多进食富含纤维素的食物,以保持大便通畅,对于术后进食困难或无法自主进食的患者应给予留置胃管,进行鼻饲饮食,合理搭配,制订饮食方案。

(6)活动无耐力的护理:胶质瘤术后患者可能产生偏瘫、偏身感觉障碍等症状,从而导致患者生活自理能力部分缺陷。护士应鼓励患者坚持自我照顾的行为,协助其入浴、如厕、起居、穿衣、饮食等生活护理,指导其进行肢体功能训练,提供良好的康复训练环境及必要的设施。

(7)无望感的护理:对于恶性胶质瘤的患者,随着病程的延长及放疗、化疗,病痛的折磨常让患者产生绝望。护士应对疾病为患者带来的痛苦表示同情和理解,并采用温和的态度和尊重患者的方式为其提供护理,帮助其正确应对。鼓励患者回想过去的成就,从而证明他的能力和价值,增强其战胜疾病的信心。

(四)护理评价
(1)患者未发生压疮。
(2)患者疼痛有所缓解,能够掌握缓解疼痛的方法。
(3)患者在住院期间安全得到保障。
(4)患者癫痫症状得到控制。
(5)患者营养的摄入能够满足机体的需要。
(6)患者肢体能够进行康复训练。
(7)患者情绪稳定,能够配合治疗与护理。

二、健康指导

(一)疾病知识指导

1.概念

神经胶质瘤又称胶质细胞瘤,简称胶质瘤,是来源于神经上皮的肿瘤。可分为髓母细胞瘤、多形性胶质母细胞瘤、星形细胞瘤、少突胶质瘤、室管膜瘤等。其中,多形性胶质母细胞瘤恶性程度最高,病情进展很快,对放、化疗均不敏感;髓母细胞瘤也为高度恶性,好发于2~10岁儿童,多位于后颅窝中线部位,常占据第四脑室、阻塞导水管而引发脑积水,对放射治疗较敏感;少突胶质细胞瘤占神经胶质瘤的7%,生长速度较慢,分界较清,可手术切除,但术后往往复发,需要进行放疗及化疗;室管膜瘤约占12%,术后需放疗及化疗;星形细胞瘤在胶质瘤当中最常见,占40%,恶性程度比较低,生长速度缓慢,呈实质性者与周围组织分界不清,常不能彻底切除,术后容易复发。

2.临床表现

可表现为颅内占位性病变引起的颅内压增高症状,如头痛、呕吐、视神经盘水肿等,或者因为肿瘤生长部位不同而出现局灶性症状,如偏瘫、失语、感觉障碍等。部分肿瘤患者有精神及癫痫症状,表现为性格改变、注意力不集中、记忆力减退、癫痫大发作或局限性发作等。

3.神经胶质瘤的辅助诊断

主要为颅脑CT、MRI、EEG等。

4.神经胶质瘤的处理原则

由于颅内肿瘤浸润性生长,与脑组织间无明显边界,难以做到手术全部切除,一般给予综合疗法,即手术后配合以放疗、化疗、分子靶向治疗及免疫治疗等,通常可延缓肿瘤复发,延长患者生存期。对于复发恶性胶质瘤,局部复发推荐再次手术或者放疗、化疗;如果曾经接受过放疗不适合再放疗者,推荐化疗;化疗失败者,可改变化疗方案;对于弥漫或多灶复发的患者,推荐化疗和/或分子靶向治疗。

(1)手术治疗:胶质瘤患者以手术治疗为主,即在最大限度保存正常神经功能的前提下,最大范围安全切除肿瘤病灶。但对不能实施最大范围安全切除肿瘤的患者,酌情采用肿瘤部分切除术,活检术或立体定向穿刺活检术,以明确肿瘤的组织病理学诊断。胶质瘤手术治疗的目的在于:①明确诊断;②减少肿瘤负荷,改善辅助放疗和化疗的结果;③缓解症状,提高患者的生活质量;④延长患者的生存期;⑤为肿瘤的辅助治疗提供途径;⑥降低进一步发生耐药性突变的概率。

(2)放射治疗:放射线作用于细胞后会将细胞杀死。高级别胶质瘤属于早期反应组织,对放射敏感性相对较高,同时又由于肿瘤内存在部分乏氧细胞,较适合进行多次分割放疗使得乏氧细胞不断氧化并逐步被杀死。目前美国国立综合癌症网络发布的胶质瘤指南、欧洲恶性胶质瘤指南及国内共识均将恶性胶质瘤经手术切除后4周开始放射治疗作为恶性胶质瘤综合治疗的标准方法。

(3)化学治疗:利用化疗可以进一步杀死实体肿瘤的残留细胞,有助于提高患者的无进展生存时间及平均生存时间。

(4)分子靶向治疗:即在细胞分子水平上,针对已经明确的致癌位点(该位点可以是肿瘤细胞内部的一个蛋白分子,也可以是一个基因片段),来设计相应的治疗药物。药物进入体内会特异地选择与致癌位点相结合发生作用,使肿瘤细胞特异性死亡,而不会波及肿瘤周围的正常组织细胞的一种治疗方法。

（5）免疫治疗：免疫疗法可以通过激发自身免疫系统来定位和杀灭胶质瘤细胞。目前，在胶质瘤免疫治疗方面虽然取得了一些进展，但所有的免疫治疗方案在临床试验中均不能完全清除肿瘤。尽管这种治疗方法有各种不足，但由于免疫治疗可以调动人体自身的免疫系统，产生特异性抗肿瘤免疫反应，其理论上是较理想的胶质瘤治疗方法。

5.神经胶质瘤的预后

随着影像诊断技术的发展、手术理念和设备的进步、放疗技术的日益更新，以及化疗药物的不断推出，胶质瘤患者的预后得到了很大的改善。但神经胶质瘤侵袭性很强，目前仍无确切有效的治愈手段，特别是恶性胶质瘤，绝大多数患者预后很差，即使采取外科手术、放疗及化疗等综合疗法，五年生存率约为25%。

（二）饮食指导

（1）合理进食，保持良好的饮食习惯。注意低盐饮食，防止由于钠离子在机体潴留而引起血压升高，进而导致颅内压升高。

（2）增加纤维素类食物的摄入，如蔬菜、水果等，减少便秘发生，必要时可口服缓泻剂，促进排便。

（3）对胶质瘤术后的患者，除一般饮食外，可多食营养脑神经的食品，如酸枣仁、桑椹、白木耳、黑芝麻等。避免食用含有致癌因子的食物，如腌制品、发霉的食物、烧烤、烟熏类食品等。

（三）预防指导

（1）通过向患者提供有关疾病的康复知识，以提高患者自我保健的意识。

（2）为预防胶质瘤患者癫痫发作，应遵医嘱合理使用抗癫痫药物。口服药应按时服用，不可擅自减量、停药。若患者以往没有接受过化疗，可给予替莫唑胺口服，防止肿瘤复发。剂量为200 mg/(m² · d)，28 d 为一个周期，连续服用 5 d；若患者以往接受过其他方案化疗，建议患者起始量为 150 mg/(m² · d)，28 d 为一个周期，连续服用 5 d。

（四）日常生活指导

（1）指导患者建立良好的生活习惯，鼓励患者日常活动自理，树立恢复健康的信心。

（2）指导患者要保持心情舒畅，避免不良情绪刺激。家属要关心体贴患者，给予生活照顾和精神支持，避免因精神因素引起病情变化。

三、循证护理

胶质瘤是常见的颅内肿瘤，流行病学调查结果显示，尽管世界各地胶质瘤发病率存在差异，但就整体而言，其发病率约占原发脑肿瘤的一半，且近年来有不断上升的趋势。目前以手术治疗为主，同时配合其他手段如放射治疗、化学治疗、免疫治疗等，因此对胶质瘤的围术期的观察与护理及术后并发症的护理显得尤为重要。研究结果显示对观察组 30 例脑胶质瘤患者进行中西医结合护理，包括鼓励患者饮蜂蜜水，花生衣煮水，化疗次日饮用当归、何首乌、灵芝炖乌鸡汤，使用耳穴贴等，效果显著。有学者对 60 例脑胶质瘤患者间质内化疗的护理研究中提到化疗前要帮助患者增强战胜疾病的信心，并取得家属的配合，发挥社会支持系统的作用。在对免疫治疗脑胶质瘤患者的研究结果中显示，术后 4～5 d 要警惕颅内感染的发生，护士需监测患者的体温变化；在疫苗稀释液回输时，可能发生过敏性休克，因此输注时要有 10～15 min 的观察期，同时要控制滴速，观察期的滴速应为每分钟 10～20 滴，观察期结束后如无不适可调至每分钟 30～40 滴，输注完毕后应观察 4～6 h 后方离院;免疫治疗过程中要注意观察患者是否有肌无力及关节疼痛发生,如有则应及时停止治疗或调整治疗方案。

中枢神经系统损伤的患者基础营养需求增多原因如下:①代谢率增高;②蛋白质需要量增加;③脂肪需要量增加。

中枢神经系统损伤时,患者的代谢反应过度。多数研究者证明,昏迷患者在安静状态下的代谢消耗是正常基础代谢率的 120%～250%。此时的机体为满足高代谢的能量需求,葡萄糖异生和肝蛋白的合成显著增加,蛋白、糖类和脂肪的利用增加。增加蛋白质和脂肪的利用不仅导致营养供给困难,加速禁食患者的营养不良。对于神经系统受损的患者,需要营养成分的比例发生改变,对蛋白和脂肪热量的需要增多,而对糖类的需要相对减少。

（张　青）

第二节　神经鞘瘤

神经鞘瘤是由周围神经的神经鞘所形成的肿瘤。主要来源于背侧神经根,腹侧神经根多发神经纤维瘤。神经鞘瘤占成人硬脊膜下肿瘤的 25%,绝大多数肿瘤表现为单发,在椎管各节段均可发生。发病高峰期为 40～60 岁,性别无明显差异。约 2.5% 的硬脊膜下神经鞘瘤是恶性的,其中至少一半为神经纤维瘤。恶性神经鞘瘤预后较差,存活期常不超过一年。

一、专科护理

(一)护理要点
密切观察患者生命体征及心理变化,注意做好患者皮肤护理及康复功能锻炼。

(二)主要护理问题
(1)有误吸的危险:与疾病引起的呕吐、饮水呛咳等有关。

(2)营养失调——低于机体需要量:与患者头痛、呕吐、进食呛咳、吞咽困难等因素引起的营养摄入不足有关。

(3)体像紊乱:与面肌瘫痪、口角歪斜有关。

(4)感知觉紊乱——听觉:与长期肿瘤压迫有关。

(5)慢性疼痛:与长期肿瘤压迫有关。

(6)潜在并发症:角膜溃疡、口腔黏膜改变、面部出现带状疱疹、平衡功能障碍等。

(三)护理措施
1.一般护理

嘱患者取头高位,床头抬高 15°～30°,保持室内环境安静、室温适宜,尽量减少不良因素刺激,保证患者充足睡眠。在住院期间,保证患者安全,并指导进行适当的功能锻炼。

2.对症护理

(1)有误吸危险的护理。①定时为患者进行翻身叩背,促进痰液排出。痰液黏稠者,可进行雾化吸入治疗,稀释痰液。不能自行排出痰液者,应及时给予气管插管或气管切开术,必要时给予机械辅助通气。②为防止误吸,在患者床旁准备吸引装置;对于昏迷患者应取下义齿,及时清除口腔分泌物及食物残渣;患者进食时宜采取端坐位、半坐卧位或健侧卧位,并根据吞咽功能的评定选取适宜的食物如糊状食物,以防误咽、窒息。③出现呛咳时,应使患者腰、颈弯曲,身体前倾,下颌抵向前胸,以防止食物残渣再次进入气管;发生窒息时,嘱患者弯腰低头,治疗者在肩胛骨之间快速连续拍击,使残渣排出。④如患者吞咽、咳嗽反射消失,可给予留置胃管。

(2)营养失调的护理。①提供良好的进食环境,食物营养搭配合理,促进患者食欲。②可选择质地均匀、不宜松散、易通过咽和食管的食物。舌运动受限、协调性欠佳者,应避免高黏稠度食物;舌力量不足者,应避免大量糊状食物;营养失调者,必要时给予静脉补充能量,改善全身营养状况,以提高患者对手术的耐受能力。

(3)体像紊乱的护理。①患者由于出现面肌痉挛或口角歪斜等症状,担心疾病影响自身形象,易出现焦虑、抑郁等负性情绪,护士应鼓励患者以积极的心态面对疾病。巨大神经鞘瘤术后并发症包括面瘫、失明、吞咽困难等,护士应支持和鼓励患者,针对其顾虑问题进行耐心解释。嘱患者放松,进行深呼吸,减缓紧张感。②了解患者的心理状态及心理需求,有针对性地因人施教,告知患者疾病的相关知识及预后效果,使患者对治疗过程充满信心。护理人员操作时要沉着冷静,以增加患者对医护人员的信任感,从而配合医疗和护理措施的顺利进行。③为患者提供安静的休养环境。根据国际噪音标准规定,白天病区的噪音不应超过38分贝。医护人员应做到走路轻、说话轻、操作轻、关门轻。对于易发出响声的椅脚应钉橡胶垫,推车的轮轴、门窗铰链应定期滴注润滑油,夜间护理操作时尽量集中进行,减少接打电话、使用呼叫器次数,加强巡视病房,认真执行患者探视陪护管理制度。④护理人员在护理过程中,态度和蔼可亲,贯穿服务人性化、操作规范化、语言温馨化、关怀亲切化、健教个性化、沟通技巧化、满意最大化的护理理念,使患者身心愉悦,消除消极情绪。护理人员能够以幽默诙谐、通俗易懂的语言与患者及家属进行沟通,对于情绪低落、抑郁的患者,应鼓励患者树立战胜疾病的信心。

(4)感知觉紊乱的护理。①患者出现听力下降或失聪时,护士应教会患者自我保护听力功能的方法,如避免长时间接触监护仪器、人员话语、人员流动等各种噪声,尽量减少噪声的干扰,指导患者学习唇语和体语。②使患者能够保持轻松愉快的良好心态。如果经常处于急躁、恼怒的状态,会导致体内自主神经失去正常的调节功能,使内耳器官发生缺血,出现水肿和听觉障碍,加重病情。③按摩耳垂前后的处风穴(在耳垂与耳后颅骨的凹陷处)和听会穴(在耳屏前下方,下颌关节突后缘凹陷处),可增加内耳的血液循环,起到保护听力的作用。④用药时应尽量避免使用耳毒性药物,如庆大霉素、链霉素、卡那霉素、新霉素等,易引起耳中毒而损害听力。⑤指导患者不宜用耳勺等挖耳朵,易碰伤耳道而引起感染。耳道有痒感时,可用甘油棉签擦拭或口服复合维生素B、维生素C和鱼肝油。⑥减少使用耳机、电子产品等。⑦听神经鞘瘤手术治疗后,患者听力会逐渐好转,与患者沟通时宜站在听力较好的一侧,并掌握沟通音量。必要时使用肢体语言,如眼神、手势等进行沟通。

(5)慢性疼痛的护理。①评估患者的行为、社会交往方面、经济方面、认知和情绪、对家庭的影响等方面的表现,及时了解患者思想动向,找出其受困扰问题,有针对性地进行帮助解决。②指导患者使用合适的无创性镇痛措施,如松弛术、皮肤刺激疗法(冷敷、热敷、按摩、加压、震动)、分散注意力的方法等,还可介绍一些其他的技术,如气功、生物反馈等。③选用止痛剂时,评估并决定最佳的用药途径,如口服、肌内注射、静脉给药或肛门推注等;观察用药后反应及止痛效果,可对服药前的疼痛程度与服药后进行对比,选择合适药物。④对于慢性疼痛,应鼓励患者及家属勿过分担心和焦虑,树立战胜疾病的信心。⑤协助患者在疼痛减轻时,进行适量运动。

(6)潜在并发症的观察与护理。①角膜炎、角膜溃疡：由于面神经、三叉神经损伤而致眼睑闭合不全、角膜反射减弱或消失、瞬目动作减少及眼球干燥，如护理不当可导致角膜炎、角膜溃疡，严重者甚至失明。护士应检查患者面部的痛、温、触觉是否减退或消失，观察角膜反射有无减弱或消失；对于眼睑闭合不全者可使用棉质、透气性好的眼罩保护眼球，或者用蝶形胶布将上、下眼睑黏合在一起，必要时行上、下眼睑缝合术；白天按时用氯霉素眼药水滴眼，晚间睡前用四环素或金霉素眼膏涂于上、下眼睑之间，以保护角膜；指导患者减少用眼和户外活动，外出时戴墨镜保护。②面部出现带状疱疹：是由于潜伏在三叉神经内的病毒被激发，活化后可沿感觉神经通路到达皮肤，引起该神经区病毒感染所致面部带状疱疹。感染部位为鼻部、口角、唇边等处，应予镇痛抗病毒处理，局部保持干燥。患处涂抹抗病毒药膏，保持未破水疱干燥清洁，禁止用手搔抓，以免并发细菌感染及遗留瘢痕；加强消毒隔离，防止交叉感染；遵医嘱使用抗病毒及增强免疫力的药物，疱疹一般可在2周内消退。带状疱疹患者饮食须注意少吃油腻食物；禁止食用辛辣食物，如酒、生姜、羊肉、牛肉及煎炸食物等；少吃酸涩、收敛制品，如豌豆、芡实、石榴、芋头、菠菜等；多进食豆制品、鱼、蛋、瘦肉等富含蛋白质的食物及新鲜的瓜果蔬菜，增强机体抵抗能力。③平衡功能障碍：患者术后易出现步行困难或行走偏向等感觉异常症状，护理人员在护理过程中应嘱患者勿单独外出，防止摔伤；给予必要的解释和安慰，加强心理护理；保持病区地面清洁，如地面潮湿应设置警惕标识，清除障碍物；指导患者进行平衡功能训练时应循序渐进，从卧位开始，站立平衡及行走训练，增进患者康复的信心。

3.围术期的护理

(1)术前练习。①咳嗽训练：指导患者做深呼吸，吸气时间长于呼气时间，要自然、缓慢，闭声门，然后缓缓用力咳嗽，避免用力过猛引起疼痛；进行有效咳嗽可增加肺通气量，预防术后坠积性肺炎的发生。②排尿训练：让患者放松腹部及会阴部，用温热毛巾敷下腹部或听水声，用温开水清洗会阴等，反复练习，直至可床上排尿。③翻身训练：为患者讲解轴线翻身的方法、操作程序及注意事项，使患者能够术后良好配合。

(2)术前准备：术前常规头部备皮并检查头部是否有皮囊炎、头皮是否有损伤，修剪指甲，更换衣裤，条件允许情况下进行沐浴。术前睡眠差及心理紧张者，遵医嘱给予镇静剂。

(3)术后体位：术后6 h内取去枕平卧位，搬动患者时注意保持脊柱水平位。每1～2 h翻身一次，注意保持头与身体的水平位。

(4)营养和补液：为增强机体抵抗力，鼓励多食蔬菜及水果，多饮水，保持大便通畅。

(5)伤口护理：巡视病房过程中注意观察伤口有无渗出、感染征象，保持伤口敷料完整，进行交接班记录。如术后3～7 d出现局部搏动性疼痛，皮肤潮红、肿胀、压痛明显，并伴有体温升高，应及时通知医师，提示有感染征象。

(6)创腔引流管护理：肿瘤切除后常需在创腔内放置引流管，以便引流脑内的血性液体及组织碎屑、小血细胞凝集块等。应保持引流管通畅，准确观察量、颜色并及时记录。

二、健康指导

(一)疾病知识指导

1.概念

神经鞘瘤是发生于硬膜下各段椎管的单发肿瘤。起源于神经膜细胞，电镜下大体上表现为光滑球形肿物悬挂于脊神经上且与之分离，而不是使神经增粗。

2.主要的临床症状

神经鞘瘤系局部软组织包块,病程发展缓慢,早期可无症状,待包块长大后,局部有酸胀感或疼痛。触摸或者挤压包块时有麻痹或触电感,并向肢体远端放射。

3.神经鞘瘤的诊断

临床上可综合特殊染色体和免疫学检查、凝血象、血常规、尿常规、生化、电测听、CT、MRI、电生理检查等进行确诊。

4.神经鞘瘤的处理原则

(1)手术治疗:一旦定位诊断明确,应尽早手术切除。

(2)放射治疗:凡病理回报为恶性肿瘤者均可在术后行放射治疗,以提高治疗效果和生存质量。

(3)化学治疗:脂溶性烷化剂如卡莫司汀治疗有一定的疗效,转移癌(腺癌、上皮癌)则应用环磷酰胺、甲氨蝶呤等。

5.神经鞘瘤的预后

由于手术入路的不断改进和显微外科技术的普遍应用,进入20世纪以来,神经鞘瘤的手术效果显著提高。神经鞘瘤的手术全切除率已达90%以上,死亡率已降至0～2%,直径2 cm以下的神经鞘瘤面神经功能保留率达86%～100%,2 cm以上的肿瘤面神经保留率在36%～59%。

(二)饮食指导

(1)高蛋白(鸡、鱼、蛋、奶等)、高维生素、高热量、高纤维素(韭菜、芹菜等)饮食。

(2)鼓励患者少量多餐,制订饮食计划,保持进餐心情愉快,增强机体耐受能力。

(三)用药指导

(1)患者服用化疗药物期间,注意观察患者有无恶心、头痛、疲乏、直立性低血压、脱发等不良反应。

(2)静脉输注化疗药物时,不可随意调节滴速。

(3)经常巡视病房,观察输液部位血管、皮肤情况,防止药液外渗。

(四)日常生活指导

(1)鼓励患者保持乐观向上态度,加强自理能力。

(2)根据气温变化增减衣物,注意保暖。

三、循证护理

查阅相关文献发现,目前对神经鞘瘤护理方面的研究多关注颅神经及周围神经鞘瘤的围术期护理,其中以听神经鞘瘤较为多见。有学者将临床护理路径应用在神经鞘瘤患者的护理中,其研究发现应用临床护理路径可明显缩短平均住院时间,减低诊疗费用,使患者得到最佳医疗护理服务。在应用临床路径时仍需考虑如果假设的标准临床路径与实际过程出现偏离,则应修改临床路径,因此对于临床护理路径在神经外科的应用仍需不断总结经验,继而修订完善路径,扩大使用病种,使其更广泛应用于临床。

(张　青)

第三节 室管膜瘤

室管膜瘤是一种少见的肿瘤,它来源于脑室与脊髓中央管的室管膜细胞或脑内白质室管膜细胞巢的中枢神经系统。其发生率占颅内肿瘤的 2%～9%,约占胶质瘤的 12%,好发于儿童及青年人,男性多于女性。目前,幕上室管膜瘤手术死亡率降至 0～2%,幕下室管膜瘤手术死亡率为 0～3%。

一、专科护理

(一)护理要点

密切观察生命体征、瞳孔、意识、肌力及病情变化,保障患者安全,同时给予疾病相关健康指导,加强患者的心理护理。

(二)主要护理问题

(1)急性疼痛:与术后切口疼痛及颅内压增高有关。

(2)营养失调:低于机体需要量,与恶心、呕吐有关。

(3)有受伤害的危险:与神经系统功能障碍引起的视力障碍、肢体运动障碍有关。

(4)焦虑:与脑肿瘤的诊断及担心手术效果有关。

(5)潜在并发症:颅内出血、颅内压增高、脑疝、感染等。

(6)知识缺乏:缺乏相关疾病知识。

(三)护理措施

1.一般护理

病室环境舒适、安静、整洁,空气流通,温度以 18 ℃～20 ℃为宜。将患者妥善安置在指定床位,进行更换病服,佩戴身份识别的腕带,并向患者做好入院指导。按照护理程序进行护理评估,制订合理、切实的治疗及护理方案。

2.对症护理

(1)急性疼痛的护理:术后切口疼痛一般发生于术后 24 h 内,可遵医嘱给予一般止痛剂。颅内压增高所致的头痛,多发生在术后 2～4 d,头痛的性质多为搏动性头痛,严重时可伴有恶心、呕吐,需给予脱水、激素等药物治疗,降低颅内压,从而缓解头痛症状。也可通过聊天、阅读等分散其注意力,播放舒缓的音乐,进行有节律的按摩,深呼吸、沉思、松弛疗法或积极采取促进患者舒适的方法以减轻或缓解疼痛。

(2)营养失调的护理:因颅内压增高而导致频繁呕吐者,应注意补充营养,维持水、电解质平衡。指导患者每天进食新鲜蔬果,少食多餐,适当限制钠盐摄入。

(3)有受伤害的危险的护理:病室内应将窗帘拉开,保持光线充足、明亮,地面洁净、干燥,物品按照五常法管理,以避免发生跌倒、烫伤等危险情况。嘱患者静卧休息,活动、如厕时应有人陪伴。

(4)焦虑的护理:根据患者及家属的具体情况提供正确的心理指导,了解患者的心理状态及心理需求,消除患者紧张、焦虑等情绪。鼓励患者正视疾病,稳定情绪,增强战胜疾病的信心。护理人员操作时要沉着冷静,增加患者对医护人员的信任感,从而积极配合治疗。另,积极沟通各种活动方案,消除患者不安情绪。

(5)潜在并发症的观察与护理。①出血:颅内出血是最危险的并发症,一般多发生在术后24～48 h 以内。表现为意识的改变,意识清醒后逐渐转为模糊甚至是昏迷。因此应严密观察病情,一旦发现患者有颅内出血的倾向,立即报告医师,同时做好再次手术的准备工作。②感染:术区切口感染多于术后 3～5 d 发生,局部可有明显的红肿、压痛及皮下积液。肺部感染多于术后一周左右发生,若不及时控制,可致高热、呼吸功能障碍而加重脑水肿,甚至发生脑疝。应遵医嘱合理使用抗生素,严格执行无菌技术操作,加强基础护理,提高患者机体免疫力。③中枢性高热:多出现于术后 12～48 h 内,同时伴有意识障碍、呼吸急促、脉搏加快等症状,可给予一般物理降温或冬眠低温疗法。

3.围术期的护理

(1)术前练习与准备:鼓励患者练习床上大小便,练习正确的咳嗽和咳痰方法,术前 2 周开始停止吸烟。进行术区备皮,做好血型鉴定及交叉配血试验,备血等。指导患者术前 6 h 开始禁食,术前 4 h 禁水,以防因麻醉或手术过程中呕吐引起误吸、窒息或吸入性肺炎。择期手术最好在术前 1 周左右,经口服或静脉提供充分的热量、蛋白质和维生素,以利于术后组织的修复和创口的愈合,提高防御感染的能力。在手术前一天或手术当日早晨,如发现患者有发热、高血压或女患者月经来潮,应延迟手术日期;手术前夜可给予镇静剂,保证其充分睡眠;进手术室前排净尿液,必要时留置导尿管。

(2)术后体位:全麻未清醒患者,取侧卧位,保持呼吸道通畅。意识清楚、血压较平稳后取头高位,抬高床头 15°～30°。幕上开颅术后的患者应卧向健侧,避免头部切口处受压;幕下开颅术后的患者早期宜取无枕侧卧或侧俯卧位。

(3)营养和补液:一般术后第 1 d 可进流质饮食,第 2、3 d 可逐渐给半流质饮食,以后可逐渐过渡到软食和普通饮食。如患者有恶心、呕吐、消化道功能紊乱或出血,术后可禁食 1～2 d,同时给予静脉补液,待病情平稳或症状缓解后再逐步恢复饮食。术后 1～2 周为脑水肿期,术后 1～2 d 为水肿形成期,4～7 d 为水肿高峰期,应适当控制输液量,成人以 1 500～2 000 mL/d 为宜。脑水肿期间需使用高渗脱水剂而导致排出尿液增多,应准确记录 24 h 液体出入量,维持水、电解质平衡。

(4)呼吸道的护理:术后要密切观察患者有无呼吸困难或烦躁不安等呼吸道梗阻情况,保持呼吸道通畅。鼓励患者进行深呼吸及有效咳嗽。如痰液黏稠,可进行雾化吸入疗法,促进呼吸道内黏稠分泌物的排出及减少黏液的滞留,从而改善呼吸状况。痰液多且黏稠不易咳出时,可给予气管切开后吸痰。

(5)病情观察及护理:密切观察患者生命体征、意识状态、瞳孔及反射、肢体活动情况等。注意观察手术切口的敷料及引流管的引流情况,使敷料完好、引流管通畅。注意观察有无颅内压增高症状,避免情绪激动、用力咳嗽、用力排便及高压灌肠等。

二、健康指导

(一)饮食指导

(1)以高热量、高蛋白、高维生素、低脂肪、易消化饮食为宜,如鲜鱼、肉、豆制品、新鲜蔬菜及水果等。进食时要心情愉快,不偏食。为防止化疗引起的血白细胞、血小板等下降,宜多食动物内脏、蛋黄、黄鳝、鸡、桂圆、阿胶等食物。

(2)食物应尽量做到多样化。可采取更换食谱、改变烹调方法、增加食物的色、香、味等方法增强患者的食欲。

（3）应避免进食过热、过酸、过冷、过咸、辛辣的食物,少吃熏、烤、腌泡、油炸类食品,主食粗细粮搭配,以保证营养平衡。

（4）腹泻者在服用止泻剂的同时,应给予易消化、营养丰富的流食或半流质食物,以补充人体所需的电解质,待腹泻症状好转后可适当添加水果和蔬菜,但应少食油腻及粗纤维的食物,避免加快胃肠蠕动而不利于恢复。可多吃富含钾的食物,如菠菜、香菇、香蕉、鲜枣、海带、紫菜等。

（5）便秘者可多进食维生素丰富的水果、蔬菜及谷类。

（二）预防指导

（1）避免有害物质侵袭(促癌因素),避免或尽可能少接触有害物质,如周围环境中的致癌因素,包括化学因素、生物因素和物理因素等;自身免疫功能的减弱、激素的紊乱、体内某方面代谢异常及遗传因素等。

（2）要进行适当的体育锻炼。患者可根据自身情况选择散步、慢跑、打太极拳、习剑、游泳等活动项目,运动量以不感到疲劳为度,以增强机体免疫力。

（3）勿进食陈旧、过期、变质、刺激性、产气的食物。

（三）日常生活指导

（1）保持积极、乐观的心态,避免家庭、工作、社会等方面的负性影响。培养广泛的兴趣爱好,作息时间规律。

（2）在体位变化时动作要缓慢,转头不宜过猛过急。洗澡水温不宜过热,时间不宜过长,有专人陪伴。

（3）气候变化时注意保暖,适当增减衣物,防止感冒。

（张　青）

第四节　脑　膜　瘤

一、入院护理

（1）入院常规护理;常规安全防护教育;常规健康指导。

（2）指导患者合理饮食,保持大便通畅。

（3）指导患者肢体功能锻炼;指导患者语言功能锻炼。

（4）结合患者的个体情况,每1～2 h协助患者翻身,保护受压部位皮肤;如局部皮肤有压红,可缩短翻身的间隔时间,受压部位应予软枕垫高减压。

二、术前护理

（1）每1～2 h巡视患者,观察患者的生命体征、意识、瞳孔、肢体活动,如有异常及时通知医师。

（2）了解患者的心理状态,向患者讲解疾病的相关知识,介绍同种疾病手术成功的例子,增强患者治疗信心,减轻焦虑、恐惧心理。

（3）根据医嘱正确采集标本,进行相关检查。

（4）术前落实相关化验、检查报告的情况,如有异常立即通知医师。

（5）根据医嘱进行治疗、处置,注意观察用药后反应。

（6）注意并发症的观察和处理。

（7）指导患者练习深呼吸及有效咳嗽;指导患者练习床上大小便。

（8）指导患者修剪指（趾）甲、剃胡须,女性患者勿化妆及涂染指（趾）甲。

（9）指导患者戒烟、戒酒。

（10）根据医嘱正确备血（复查血型）,行药物过敏试验。

（11）指导患者术前 12 h 禁食,8 h 禁饮水,防止术中呕吐导致窒息;术前晚进半流质饮食,如米粥、面条等。

（12）指导患者保证良好的睡眠,必要时遵医嘱使用镇静催眠药。

三、手术当日护理

（一）送手术前

（1）术晨为患者测量体温、脉搏、呼吸、血压;如有发热、血压过高、女性月经来潮等情况均应及时报告医师,以确定是否延期手术。

（2）协助患者取下义齿、项链、耳钉、手链、发夹等物品,并交给家属妥善保管。

（3）皮肤准备（剃除全部头发及颈部毛发、保留眉毛）后,更换清洁的病员服。

（4）遵医嘱术前用药,携带术中用物,平车护送患者入手术室。

（二）术后回病房

（1）每 15～30 min 巡视患者,注意观察患者的生命体征、意识、瞳孔、肢体活动等,如异常及时通知医师。

（2）注意观察切口敷料有无渗血。

（3）密切观察引流液的颜色、性状、量等情况并记录,妥善固定引流管,引流袋置于头旁枕上或枕边,高度与头部创腔保持一致,保持引流管引流通畅,活动时注意引流管不要扭曲、受压,防止脱管。

（4）观察留置导尿患者尿液的颜色、性状、量,会阴护理每天 2 次。

（5）术后 6 h 内给予去枕平卧位,6 h 后可床头抬高,麻醉清醒的患者可以协助床上活动,保证患者舒适。

（6）保持呼吸道通畅。

（7）若患者出现不能耐受的头痛,及时通知医师,遵医嘱给予止痛药物,并密切观察患者的生命体征、意识、瞳孔等变化。

（8）精神症状患者的护理:加强患者安全防护,上床档,需使用约束带的患者,应告知家属并取得同意,定时松解约束带,按摩受约束的部位,24 h 有家属陪护,预防自杀倾向,同时做好记录。

（9）术后 24 h 内禁食水,可行口腔护理,每天 2 次。清醒患者可口唇覆盖湿纱布,保持口腔湿润。

（10）结合患者的个体情况,每 1～2 h 协助患者翻身,保护受压部位皮肤;如局部皮肤有压红,可缩短翻身的间隔时间,受压部位应予软枕垫高减压。

四、术后护理

(一)术后第 1~3 d

(1)每 1~2 h 巡视患者,注意观察患者的生命体征、意识、瞳孔、肢体活动等,如发现有头痛、恶心、呕吐等颅内压增高症状及时通知医师。

(2)注意观察切口敷料有无渗血。

(3)密切观察引流液的颜色、性状、量等情况并记录,妥善固定引流管,并保持引流管引流通畅,不可随意放低引流袋,以保证创腔内有一定的液体压力。若引流袋放低,会导致创腔内液体引出过多,创腔内压力下降,脑组织迅速移位,撕破大脑上静脉,从而引发颅内血肿。医师根据每天引流液的量调节引流袋的高度。

(4)观察留置导尿患者尿液的颜色、性状、量,会阴护理每天 2 次。

(5)术后引流管放置 3~4 d,引流液由血性脑脊液转为澄清脑脊液时,即可拔管,避免长时间带管形成脑脊液漏。拔除引流管后,注意观察患者的生命体征、意识、瞳孔等变化,切口敷料有无渗血、渗液及皮下积液等,如有异常及时通知医师。

(6)加强呼吸道的管理,鼓励深呼吸及有效咳嗽、咳痰,如痰液黏稠不易咳出可遵医嘱予雾化吸入,必要时吸痰。

(7)术后 24 h 如无恶心、呕吐等麻醉后反应,可遵医嘱进食,由流质饮食逐步过渡到普通饮食,积极预防便秘的发生。

(8)指导患者床上活动,床头摇高,逐渐坐起,逐渐过渡到床边活动(做好跌倒风险评估),家属陪同。活动时以不疲劳为宜。

(9)指导患者进行肢体功能锻炼;进行语言功能锻炼。

(10)做好生活护理,如洗脸、刷牙、喂饭、大小便等,定时协助患者翻身,保护受压部位皮肤,预防压疮的发生。

(二)术后第 4 d 至出院日

(1)每 1~2 h 巡视患者,注意观察患者的生命体征、意识、瞳孔、肢体活动等,如发现有头痛、恶心、呕吐等颅内压增高症状及时通知医师;注意观察切口敷料有无渗血。

(2)指导患者注意休息,病室内活动,活动时以不疲劳为宜。对高龄、活动不便、体质虚弱等可能发生跌倒的患者及时做好跌倒或坠床风险评估。

(张　青)

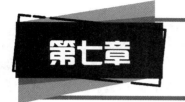

脊柱外科护理

第一节 颈 椎 病

颈椎病指因颈椎间盘本身退变及其继发性改变刺激或压迫相邻脊髓、神经、血管和食管等组织引起相应的症状或体征。依次以 $C_{5\sim6}$、$C_{4\sim5}$、$C_{6\sim7}$ 为好发部位,以中老年人、男性多见。

一、病因与发病机制

(一)颈椎间盘退行性变

颈椎间盘退行性变是颈椎病发生和发展中最基本的原因。

颈椎是脊椎骨中体积最小、活动度最大的椎体,很容易引起退行性变。退变导致椎间盘生物力学性能改变,继而纤维环的胶原纤维变性、出现裂隙。在外力作用下髓核可从此裂隙向后方突出。由于纤维环血运缺乏和生物力学改变,断裂的纤维难以愈合,使髓核的营养障碍。同时,椎间盘高度下降,颈椎出现不稳,形成凸向椎体前方或凸向椎管内的骨赘。逐渐累及软骨下骨产生创伤性关节炎,引起颈痛和颈椎运动受限。在椎间盘、椎骨退变的基础上,连接颈椎的前纵韧带、后纵韧带、黄韧带及项韧带发生松弛使颈椎失去稳定性,逐渐增生、肥厚,特别当后纵韧带及黄韧带增生情况下,椎管和椎间孔容积变小。颈椎间盘退变进展到一定程度,就会影响脊髓、神经和椎动脉等,产生相应的症状。

(二)颈椎骨慢性劳损

长期的屈颈工作姿势和不良的睡眠姿势导致颈椎骨慢性劳损。而慢性劳损是颈椎关节退行性变的主要影响因素。

(三)发育性颈椎椎管狭窄

颈椎先天性椎管狭窄者更易发生退变,而产生临床症状和体征。

(四)其他因素

颈椎外伤、运动型损伤、交通意外等都可引起颈椎病。

二、分型

根据受压部位和临床表现分为以下几种。

(一)神经根型颈椎病

占颈椎病的 $50\%\sim60\%$,是最常见类型。本型主要由于颈椎间盘向后外侧突出,钩椎关节或椎间关节增生、肥大,刺激或压迫神经根所致。

(二)脊髓型颈椎病

占颈椎病的 10%～15%。颈椎退变致中央后突之髓核、椎体后缘骨赘、增生肥厚的黄韧带及钙化的后纵韧带等压迫脊髓,为颈椎病诸型中症状最严重的类型。

(三)椎动脉型颈椎病

由于颈椎退变机械性与颈椎节段性不稳定因素,致使椎动脉受到刺激或压迫。

(四)交感神经型颈椎病

本型发病机制尚不明确,可能和颈椎各种结构病变刺激或压迫颈椎旁的交感神经节后纤维所致。

三、临床表现

(一)神经根型颈椎病

表现如下。①神经干性痛或神经丛性痛:神经末梢受到刺激时,出现颈痛和颈部僵硬。病变累及神经根时,则有明显的颈痛和上肢痛。患者表现为颈肩痛、前臂桡侧痛、手的桡侧 3 指痛。②感觉障碍、感觉减弱和感觉过敏等。上肢有沉重感,可有皮肤麻木或过敏等感觉。③神经支配区的肌力减退、肌萎缩,以大小鱼际和骨间肌为明显。压头试验阳性,表现为颈痛并向患侧手臂放射等诱发根性疼痛。

(二)脊髓型颈椎病

表现为:①颈痛不明显,主要表现为手足无力、麻木,双手持物不稳,握力减退,手不能做精细活动。走路不稳,有足踩棉花感。胸腹部有紧束感。后期可出现大小便功能障碍。②体征:上、下肢感觉、运动和括约肌功能障碍,肌力减弱,四肢腱反射活跃,而腹壁反射、提睾反射、肛门反射减弱甚至消失。霍夫曼征、巴宾斯基征、髌阵挛、踝阵挛等阳性。

(三)椎动脉型颈椎病

表现为一过性脑或脊髓缺血症状,如头痛、眩晕、听力减退、视力障碍、语言不清、猝倒等。头部活动时可诱发或加重,体位改变或血供恢复后症状可缓解。椎动脉周围的交感神经纤维受压后,也可出现自主神经症状。

(四)交感神经型颈椎病

交感型颈椎病多与长期低头、伏案工作有关,体征较少,症状较多,表现为颈痛、头痛头晕,面部或躯干麻木发凉、痛觉迟钝、无汗或多汗,眼睛干涩或流泪,瞳孔扩大或缩小,听力减退,视力障碍或失眠,记忆力减退,也可以表现为血压不稳定、心悸、心律失常、胃肠功能减退等症状。

四、实验室及其他检查

临床诊断必须依据临床表现结合影像学检查,而不能单独依靠影像学诊断作为诊断颈椎病的依据。

(一)X 线检查

可示颈椎曲度改变,生理前凸减小、消失或反常,椎间隙狭窄,椎体后缘骨赘形成,椎间孔狭窄。在动力位过伸、过屈位摄片可示颈椎节段性不稳定。表现为在颈椎过伸和过屈位时椎间位移距离大于 3 mm。颈椎管测量狭窄,矢状径小于 13 mm。

（二）CT 检查

可示颈椎间盘突出,颈椎管矢状径变小,黄韧带肥厚,硬膜间隙脂肪消失,脊髓受压。

（三）MRI 检查

T_2 像硬膜囊间隙消失,椎间盘呈低信号,脊髓受压或脊髓内出现高信号区。T_1 像示椎间盘向椎管内突入等。

五、治疗要点

（一）非手术治疗

椎动脉型、神经根型和交感型颈椎病一般能经非手术治疗而治愈。

（1）颈椎牵引:临床常用的是枕颌带牵引,取坐位或卧位,头微屈,牵引重量 3～5 kg,每天 2～3 次,每次 20～30 min。也可行持续牵引,每天 6～8 h,2 周为 1 个疗程。脊髓型一般不采用此方法。

（2）理疗按摩:可以改善局部血循环,减轻肌痉挛,次数不宜过多,手法不宜过重,脊髓型颈椎病不宜采用推拿按摩。

（3）改善不良工作体位和保持良好的睡眠姿势。

（4）可以对症服用复方丹参片和硫酸软骨素等。

（二）手术治疗

经保守治疗半年后效果不明显影响到正常生活和工作,神经根性疼痛剧烈,保守治疗无效,上肢一些肌肉无力萎缩,经保守治疗后仍有发展趋势者,则应采取手术治疗。

对于脊髓型颈椎病,应在确诊后及时手术治疗。根据颈椎病变情况可选择颈椎前路手术、前外侧手术和后路手术。手术包括切除压迫脊髓、神经的组织,行颈椎融合术,以增加颈椎的稳定性。

六、护理评估

（一）术前评估

1.一般情况

（1）一般资料:性别、年龄、职业等。

（2）既往史:有无颈肩部急、慢性损伤史和肩部长期固定史,以往的治疗方法和效果。

（3）家族史:家中有无类似病史。

2.身体状况

（1）局部:疼痛的部位和性质,诱发及加重的因素,缓解疼痛的措施及效果,有无四肢的感觉、活动、肌力及躯干的紧束感。

（2）全身:意识状态和生命体征,生活能力,有无大小便失禁。

（3）辅助检查:患者的各项检查有无阳性发现。

3.心理-社会状况

观察患者的情绪,了解其对疾病的认知程度及对手术的了解程度。评估患者的家庭支持系统对患者的支持帮助能力等。

（二）术后评估

1.手术情况

麻醉方式、手术名称、术中情况、引流管的数量和位置等。

2.身体状况

动态评估生命体征、伤口情况及引流液颜色、性状、量。评估患者有无排尿困难和尿潴留,有无并发症发生的征象等。

七、常见护理诊断/问题

(一)低效性呼吸形态

与颈髓水肿、术后颈部水肿有关。

(二)有受伤害的危险

与肢体无力及眩晕有关。

(三)潜在并发症

术后出血、脊髓神经损伤。

(四)躯体功能活动障碍

与颈肩痛及活动受限有关。

八、护理目标

(1)患者呼吸正常、有效。

(2)患者安全、无眩晕和意外发生。

(3)术后出血、脊髓神经损伤等并发症得到有效预防或及时发现和处理。

(4)患者肢体感觉和活动能力逐渐恢复正常。

九、护理要点

(一)病情观察

重点观察患者有无眩晕、头痛、耳鸣、视力模糊、猝倒、颈肩痛、肢体萎缩等症状,及患者的工作姿势、休息姿势。

(二)非手术治疗的护理

(1)病情观察:观察患者颈部及上肢是否有麻木、压痛,活动是否受限。牵引过程中保持牵引的有效性,观察有无头晕、心悸、恶心等症状,如发现上述症状及时调整牵引。

(2)心理护理:颈椎病病程缓慢,治疗过程漫长,并且没有特效药物。应鼓励患者说出内心感受,积极解答其提出的问题,增加信心,消除焦虑、悲观的心理。

(三)手术护理

1.术前护理

(1)心理护理,向患者介绍手术全过程,指导患者调节情绪、缓解焦虑以配合医师手术。

(2)拟行颈椎后路手术的患者,术中需要俯卧时间较长,因此要在术前进行体位训练,以适应术中卧位。拟行颈椎前路手术的患者,为适应术中牵拉气管,可做正确、系统的气管推移训练。

(3)训练床上大小便。

(4)进行深呼吸及有效咳嗽训练,防止术后肺不张、坠积性肺炎的发生。

2.术后护理

(1)密切观察生命体征的变化,尤其是呼吸功能,及时发现因颈椎前路手术牵拉气管后产生黏膜水肿、呼吸困难。

（2）术后搬动患者时保持颈部平直，切忌扭转；术后患者平卧位，维持脊柱平直，颈肩两侧沙袋固定。颈部垫软枕，保持颈部稍前屈的生理弯曲。

（3）观察伤口敷料渗血情况，引流液的颜色、性质、量，准确记录。发现切口肿胀、发音改变、呼吸困难，要迅速配合医师拆开缝线、取出血肿。如症状不缓解可行气管切开。

（四）健康指导

对于非手术治疗患者，嘱保持正确的工作姿势，经常变换体位。卧床休息时选择高低合适的枕头，以保持脊椎的生理弯曲。根据患者情况行肢体的主动和被动活动。增强肌肉的力量，防止肌肉萎缩和关节僵硬。对手术患者在术后第 1 d 可指导进行上、下肢的小关节主、被动功能锻炼。术后 2～3 d 可进行上肢的抓握训练，下肢的屈伸训练。术后 3～5 d 可带颈托下床活动。颈围固定要延续到术后 3～4 个月，逐步解除固定。注意寒冷季节保暖。

十、护理评价

通过治疗患者是否：①维持正常、有效的呼吸；②未发生意外发伤害、能陈述预防受伤的方法；③未发生并发症，若发生得到及时处理和护理；④患者肢体感觉和活动能力逐渐恢复正常。

（何幸运）

第二节 脊 髓 损 伤

一、疾病概述

（一）概念

脊髓损伤是脊柱骨折最严重的并发症，由于椎体的移位或碎骨片突出于椎管内，使脊髓或马尾神经产生不同程度的损伤，多发生于颈椎下部和胸腰段。

（二）相关病理生理

按脊髓损伤和马尾损伤的程度可有不同的病理生理变化。

1.脊髓震荡

脊髓震荡属最轻微的脊髓损伤，损伤后脊髓有暂时性功能抑制，呈弛缓性瘫痪，损伤平面以下的感觉、运动、反射及括约肌功能全部丧失，常在数分钟或数小时内逐渐恢复，最后可完全恢复。无组织形态学病理变化。

2.脊髓挫伤和出血

脊髓挫伤为脊髓的实质性破坏，脊髓外观完整，但内部可有出血、水肿、神经细胞破坏和神经传导纤维束的中断。脊髓挫伤的程度很大，轻者少量点状出血、水肿，重者有成片脊髓挫伤和出血，导致脊髓软化及瘢痕形成，预后差。

3.脊髓断裂

脊髓的连续性中断可为完全性或不完全性。不完全性常伴挫伤，又称挫裂伤，脊髓断裂者预后极差。

4.脊髓受压

骨折移位或破碎的椎间盘和碎骨片挤入椎管可直接压迫脊髓,而后方皱褶的黄韧带与血肿便可压迫脊髓,产生一系列病理变化,若能及时解除脊髓压迫,脊髓功能可望得到部分或完全恢复;若压迫时间过久可发生脊髓软化,萎缩或瘢痕形成,瘫痪难以恢复。

5.马尾神经损伤

马尾神经起自 L_2 的骶脊髓,一般终止于 S_1 下缘。L_2 以下的骨折脱位可引起马尾神经损伤,受伤平面以下出现弛缓性瘫痪。

除上述各种病理生理变化外,在各种较重的脊髓损伤后均可立即发生损伤平面以下的弛缓性瘫痪,属失去高级中枢控制的一种病理生理现象,称之为脊髓休克。2～4 周后,随脊髓实质性损伤程度不同而发生损伤平面以下不同程度的痉挛性瘫痪。

(三)病因与诱因

脊髓损伤常见于各种外伤(如交通事故、高空坠落等)所致的椎体移位或碎骨片突出于椎管内,使脊髓或马尾神经产生不同程度的损伤。

(四)临床表现

脊髓损伤可因损伤部位和程度不同而有不同表现。

1.脊髓损伤

主要表现为受伤平面以下单侧或双侧感觉、运动、反射的全部或部分丧失,可出现随意运动功能丧失。因膀胱平滑肌麻痹和排尿反射消失,可有尿潴留或充盈性尿失禁。C_8 以上水平损伤者可出现四肢瘫,C_8 以下水平损伤可出现截瘫。弛缓性瘫痪患者为肌张力降低和反射减弱;痉挛性瘫痪患者为肌张力增强和反射亢进,瘫痪的早期呈弛缓性瘫痪,胸髓及颈髓损伤患者常在伤后 3～6 周逐渐转变为痉挛性瘫痪。

2.脊髓半横切损伤

损伤平面以下同侧肢体的运动和深感觉消失,对侧肢体的痛觉和温觉消失,称脊髓半切征。

3.脊髓圆锥损伤

L_1 骨折可造成脊髓圆锥损伤。表现为会阴部皮肤鞍状感觉缺失,括约肌功能丧失,大小便不能控制,性功能障碍。两下肢的感觉、运动正常。

4.马尾神经损伤

L_2 以下骨折脱位可马尾神经损伤,表现为受伤平面以下弛缓性瘫痪,感觉和运动障碍,括约肌功能丧失,腱反射消失。

(五)辅助检查

1.影像学检查

(1)X 线检查:有助于明确骨折的部位、类型和移位情况。

(2)CT 检查:用于检查椎体的骨折情况,椎管内有无出血及碎骨片。

(3)MRI 检查:有助于观察及确定脊髓损伤的程度和范围。

2.肌电图

测量肌的电传导情况,鉴别脊髓完整性的水平。

3.实验室检查

除常规检查外,血气分析检查可判断有通气不足危险患者的呼吸状况。

（六）治疗原则

1.非手术治疗

（1）固定和制动：一般先采用枕颌带牵引或持续颅骨牵引，以防因损伤部位移位而产生脊髓再损伤。

（2）减轻脊髓水肿和继发性损害：①激素治疗，地塞米松 10～20 mg 静脉滴注，连续 5～7 d 后，改为口服，每次 0.75 mg，3 次/天，维持 2 周左右。②脱水，20% 甘露醇 250 mL 静脉滴注，2 次/天，连续 5～7 d。③甲泼尼龙冲击治疗，只适用于受伤 8 h 内者。每千克体质量 30 mg 剂量 1 次给药，15 min 内静脉注射完毕，休息 45 min，在以后 23 h 内以 5.4 mg/(kg·h)剂量持续静脉滴注。④高压氧治疗，一般在伤后 4～6 h 内应用。

2.手术治疗

目前在于尽早解除对脊髓的压迫和稳定脊柱，手术方式和途径需视骨折的类型和受压部位而定。手术指征包括：①脊柱骨折-脱位有关节交锁者；②脊柱骨折复位后不满意或仍有不稳定因素存在者；③影像学显示有碎骨片突至椎管内压迫脊髓者；④截瘫平面不断上升，提示椎管内有活动性出血者。

二、护理评估

（一）一般评估

1.健康史

（1）一般情况：了解患者的年龄、职业特点、运动爱好、日常饮食结构、有无酗酒等。

（2）受伤情况：了解患者受伤的原因、部位和时间，受伤时的体位、症状和体征，搬运方式、现场及急诊室急救情况，有无昏迷史和其他部位复合伤等。

（3）既往史与服药史：有无脊柱受伤或手术史，近期是否因其他疾病而服用激素类药物，以及应用的剂量、时间和疗程。

2.生命体征（T、P、R、BP）与意识

评估患者的呼吸、血压、脉搏、体温及意识情况。包括呼吸形态、节律、频率、深浅，呼吸道是否通畅，患者能否有效咳嗽和排除分泌物；有无心动过缓和低血压；有无出汗，患者皮肤的颜色、温度；有无体温调节障碍。对伴有颅脑损伤的患者，可用格拉斯昏迷量表评估患者的意识情况。排尿和排便情况，患者有无尿潴留或充盈性尿失禁；尿液颜色、量和比重；有无便秘或大便失禁。

3.患者主诉

受伤的时间、原因和部位，受伤时的体位、症状和体征、搬运方式、现场及急诊室急救的情况，有无昏迷史和其他部位的合并伤。

4.相关记录

疼痛评分、全身皮肤及其他外伤情况。

（二）身体评估

1.视诊

受伤部位有无皮肤组织破损，局部肤色和温度，有无活动性出血及其他复合性损伤的迹象。

2.触诊

评估感觉和运动情况：患者的痛、温、触及位置觉的丧失平面及程度。

3.叩诊

患肢神经反射是否正常。

4.动诊

肢体感觉、活动和肌力的变化,双侧有无差异,有无腹胀和麻痹性肠梗阻征象。

5.神经系统检查

(1)躯体痛觉、温度觉、触觉及位置觉的丧失平面及程度,肢体运动、反射和括约肌功能损伤情况。

(2)脊髓功能丧失程度评估:可以用截瘫指数来表示。"0"代表功能完全或接近正常;"1"代表功能部分丧失;"2"代表完全或者接近完全瘫痪。一般记录肢体的自主运动,感觉及两便的三项功能情况,相加即为该患者的截瘫指数,范围在0~6。

(三)心理-社会评估

评估患者有无恐惧、紧张心理;评估患者和亲属对疾病的心理承受能力和对相关康复知识的认知程度,家庭及社会支持情况。

(四)辅助检查阳性结果评估

评估患者的影像学检查和实验室检查结果有无异常,以帮助判断病情和预后。

(五)治疗效果的评估

(1)患者躯体感觉、运动和各项生理功能康复情况。

(2)患者有无呼吸系统或泌尿系统功能障碍、压疮等并发症发生。

(3)患者是否按计划进行功能锻炼,有无活动障碍引起的并发症。

三、主要护理诊断

(一)低效性呼吸形态

低效性呼吸形态与脊髓损伤、呼吸肌无力、呼吸道分泌物存留有关。

(二)体温过高或体温过低

体温过高或体温过低与脊髓损伤、自主神经系统功能紊乱有关。

(三)尿潴留

尿潴留与脊髓损伤、逼尿肌无力有关。

(四)便秘

便秘与脊髓神经损伤、液体摄入不足、饮食和活动受限有关。

(五)有皮肤完整性受损的危险

皮肤完整性受损与肢体感觉及活动障碍有关。

(六)体象障碍

体象障碍与受伤后躯体运动障碍或肢体萎缩变形有关。

四、护理措施

(一)甲泼尼龙冲击治疗的护理

1.适应证

甲泼尼龙冲击治疗只适用于受伤8 h内者。

2.用法及用量

每千克体质量30 mg剂量,1次给药,15 min内静脉注射完毕,休息45 min,在以后23 h内以 5.4 mg/(kg·h)剂量持续静脉滴注。

3.注意事项

严格遵医嘱按要求输液,同时必须使用心电监护仪和输液泵,密切观察患者的生命体征变化,同时观察患者有无消化道出血、心律失常等并发症。

(二)术后护理

1.体位

瘫痪肢体保持关节于功能位,防止关节屈曲、过伸或过展。用矫正鞋或支足板固定足部,以防足下垂。

2.观察感觉与运动功能

脊髓受手术刺激易出现水肿反应,术后严密观察躯体及肢体感觉、运动情况,当出现瘫痪平面上升、肢体麻木、肌力减弱或不能活动时,应立即通知医师,及时处理。

3.引流管护理

观察引流量与引流液颜色,保持引流通畅,以防积血压迫脊髓。

4.活动

对于瘫痪肢体每天进行被动的全范围关节活动和肌肉按摩,以防止肌萎缩和关节僵硬,减少截瘫后并发症。对于未瘫痪部位,可以通过举哑铃和拉拉力器等方法增强上肢力量,通过挺胸和俯卧撑等增加背部力量,为今后的自理活动准备,增强患者的信心和对生活的热爱。

(三)并发症的预防与护理

1.呼吸衰竭与呼吸道感染

(1)病情观察:观察患者的呼吸功能,如呼吸频率、节律、深浅,有无异常呼吸音、呼吸困难等。若患者呼吸＞22 次/分钟、鼻翼翕动、摇头挣扎、嘴唇发绀等,则立即吸氧,寻找和解除原因,必要时协助医师气管插管、气管切开或呼吸机辅助呼吸等。

(2)给氧:给予氧气吸入,根据血气分析结果调整给氧浓度、流量和持续时间,改善机体的缺氧状态。及时处理肠胀气、便秘,不用沉棉被压盖胸腹,以免影响患者呼吸。

(3)减轻脊髓水肿:遵医嘱给予地塞米松、甘露醇、甲泼尼龙等治疗,以避免因进一步脊髓损伤而抑制呼吸功能。

(4)保持呼吸道通畅:预防因气道分泌物阻塞而并发坠积性肺炎和肺不张。指导患者深呼吸和咳嗽咳痰,每 2 h 协助翻身叩背 1 次,遵医嘱雾化吸入,经常做深呼吸和上肢外展运动,以促进肺膨胀和有效排痰。对不能自行咳嗽咳痰或有肺不张者及时吸痰。对气管插管或气管切开者做好相应护理。

(5)控制感染:已经发生肺部感染者应遵医嘱选用合适的抗生素,注意保暖。

2.高热和低温

颈脊髓损伤后,自主神经系统功能紊乱,受伤平面以下毛细血管网舒张而无法收缩,皮肤不能出汗,对气温的变化丧失了调解和适应能力。室温＞32 ℃时,闭汗使患者容易出现高热(＞40 ℃);若未有效保暖,大量散热也可使患者出现低温(＜35 ℃),这些都是病情危险的征兆。

患者体温升高时,以物理降温为主,如冰敷、乙醇或温水擦浴、冰盐水灌肠等,必要时予输液和冬眠药物。夏季将患者安置在阴凉或设有空调的房间。对低温患者以物理复温为主,如使用电热毯、热水袋或电烤架等逐渐复温,但要防止烫伤,同时注意保暖。

3.泌尿系统感染和结石

(1)留置导尿或间歇导尿:在脊髓休克期间应留置导尿,持续引流尿液并记录尿量,以防膀胱过度膨胀。2～3周后改为每4～6 h开放1次尿管,或白天每4 h导尿1次,晚间6 h导尿1次,以防膀胱萎缩。

(2)排尿训练:根据脊髓损伤部位和程度不同,3周后部分患者排尿功能可逐渐恢复,但是脊髓完全损伤者则需要进行排尿功能训练。当膀胱胀满时,鼓励患者增加腹压,用右手由外向内按摩下腹部,待膀胱缩成球状,紧按膀胱底向前下方挤压,在膀胱排尿后用左手按在右手背上加压,待尿不再排出时,可松手再加压1次,待尿排尽,训练自主性膀胱排尿,争取早日拔去导尿管,这种方法对马尾神经损伤者特别有效。同时,根据患者病情训练膀胱的反射排尿功能。

(3)预防感染:鼓励患者每天饮水量最好达3 000 mL以上,以稀释尿液;尽量排尽尿液,减少残余尿;每天清洁会阴部;根据需要更换尿袋及导尿管;必要时做膀胱冲洗,以冲出膀胱中积存的沉渣;定期检查残余尿量、尿常规和中段尿培养,及时发现泌尿系统感染征象。一旦发生感染,抬高床头,增加饮水或输液量,持续开放导尿管,遵医嘱使用广谱抗生素。需长期留置尿管而又无法控制泌尿系统感染者,教会患者遵循无菌操作方法进行间歇导尿,也可作永久性耻骨上膀胱造瘘术。

4.便秘

指导患者多食富含膳食纤维的食物、新鲜水果和蔬菜,多饮水。在餐后30 min做腹部按摩,从右到左,沿大肠行走的方向,以刺激肠蠕动。对顽固性便秘者可遵医嘱给予灌肠或缓泻剂。部分患者通过持续的训练可逐渐建立起反射性排便,方法为用手指按压肛门周围或者扩张肛门,刺激括约肌,反射性引起肠蠕动。当反射建立后用手指按压肛门时即可有大便排出。

5.压疮预防

(1)定时翻身:间歇性解除压迫是有效预防压疮的关键,故在卧床期间应每2～3 h翻身1次。翻身时采用轴线翻身法。

(2)合适的床铺:床单清洁干燥和舒适,有条件的可使用特制翻身床、明胶床垫、充气床垫、波纹气垫等。注意保护骨突出部位,使用气垫或棉圈等使骨突部位悬空,定时对受压的骨突部位进行按摩。保持个人清洁卫生和床单清洁干燥。

(3)增加营养:保证足够的营养素摄入,提高机体抵抗力。

(四)心理护理

帮助患者掌握正确的应对技巧,提高其自我护理能力,发挥其最大潜能。家庭成员和医务人员相信并认真倾听患者的诉说。可让患者和家属参与制订护理计划,帮助患者建立有效的社会支持系统,包括家庭成员、亲属、朋友、医务人员和同事等。

(五)健康教育

(1)指导患者出院后继续康复锻炼,并预防并发症的发生。

(2)指导患者练习床上坐起,使用轮椅、拐杖或助行器等移动工具,练习上下床和行走方法。

(3)指导患者和家属应用清洁导尿术进行间歇导尿,预防长期留置导尿管而引起泌尿系统感染。

(4)告知患者需定期返院检查,进行理疗有助于刺激肌肉收缩和功能恢复。

五、护理效果评估

(1)患者能否保持呼吸道通畅,维持正常呼吸功能。

(2)患者的体温能否维持在正常范围。

(3)患者是否能有效排尿或建立膀胱的反射性排尿功能。

(4)患者是否能有效排便。

(5)患者的皮肤是否清洁、完整,未发生压疮。

(6)患者是否能接受身体及生活改变的现实。

(徐少娜)

第三节 脊 柱 骨 折

一、疾病概述

(一)概念

脊柱骨折又称脊椎骨折,占全身各类骨折的 5%～6%。脊柱骨折可以并发脊髓或马尾神经损伤,特别是颈椎骨折-脱位合并有脊髓损伤时能严重致残甚至丧失生命。

(二)相关病理生理

脊柱分为前中后三柱。中柱和后柱包裹了脊髓和马尾神经,该区的损伤可以累及神经系统,特别是中柱损伤,碎骨片和髓核组织可以突入椎管的前半部而损伤脊髓。胸腰段脊柱(T_{10}～L_2)处于两个生理弧度的交汇处,是应力集中之处,也是常见骨折之处。

(三)病因与诱因

主要原因是暴力,多数由间接暴力引起,少数因直接暴力所致。当从高处坠落时,头、肩、臀部或足部着地,地面对身体的阻挡,使身体猛烈屈曲,所产生的垂直分力可导致椎体压缩性骨折,水平分力较大时则可同时发生脊椎脱位。直接暴力所致的脊椎骨折,多见于战伤、爆炸伤、直接撞伤等。

1.病理和分类

暴力的方向可以通过 X、Y、Z 轴,牵拉和旋转;在 X 轴上有屈、伸和侧方移动;在 Z 轴上则有侧屈和前后方向移动。因此,胸腰椎骨折和颈椎骨折分别可以有六种类型损伤。

2.胸、腰椎骨折的分类

(1)单纯性楔形压缩性骨折:脊柱前柱损伤,椎体成楔形,脊柱仍保持稳定。

(2)稳定性爆破型:前柱、中柱损伤。通常是高处坠落时,脊柱保持正直,胸腰段脊柱的椎体因受力、挤压而破碎;后柱不损伤,脊柱稳定。但破碎的椎体与椎间盘可突出于椎管前方,损伤脊髓而产生神经症状。

(3)不稳定性爆破型:前柱、中柱、后柱同时损伤。由于脊柱不稳定,可出现创伤后脊柱后突和进行性神经症状。

(4)Chance 骨折:椎体水平状撕裂性损伤。如从高空仰面落下,背部被物体阻挡,脊柱过伸,椎体横形裂开;脊柱不稳定。

(5)屈曲-牵拉型:前柱部分因受压缩力而损伤,而中柱、后柱同时因牵拉的引力而损伤,造成后纵韧带断裂,脊椎关节囊破裂,关节突脱位、半脱位或骨折;是潜在性不稳定型骨折。

(6)脊柱骨折-脱位:又名移动性损伤。脊柱沿横面移位,脱位程度重于骨折。此类损伤较严重,伴脊髓损伤,预后差。

3.颈椎骨折的分类

(1)屈曲型损伤:前柱因受压缩力而损伤,而后柱因牵拉的张力而损伤。前方半脱位(过屈型扭伤),后柱韧带完全或不完全性破裂。完全性者可有棘突上韧带、棘间韧带、脊椎关节囊破裂和横韧带撕裂。不完全性者仅有棘上韧带和部分棘间韧带撕裂。双侧脊椎间关节脱位,因过度屈曲,中后柱韧带断裂,脱位的关节突超越至下一个节段小关节的前方与上方。大多数患者伴有脊髓损伤。单纯椎体楔形(压缩性)骨折,较常见,除椎体压缩性骨折外,还有不同程度的后方韧带结构破裂。

(2)垂直压缩损伤:多数发生在高空坠落或高台跳水者。第一颈椎双侧前、后弓骨折,也称Jefferson 骨折。爆破型骨折,颈椎椎体粉碎骨折,多见于第 C_5、第 C_6 椎体。破碎的骨折片可凸向椎管内,瘫痪发生率高达 80%。

(3)过伸损伤:过伸性脱位,前纵韧带破裂,椎体横行裂开,椎体向后脱位。损伤性枢椎椎弓骨折,暴力来自颏部,使颈椎过度仰伸,枢椎椎弓垂直状骨折。

(4)齿状突骨折:机制不清,暴力可能来自水平方向,从前向后经颅骨至齿状突。

(四)临床表现

有严重的外伤史,如高空坠落、重物撞击腰背部、塌方事件被泥土、矿石掩埋等。胸腰椎损伤后,主要症状为局部疼痛,站立及翻身困难。腹膜后血肿刺激了腹腔神经节,合并肠蠕动减慢,常出现腹痛、腹胀甚至肠麻痹症状。

检查时要详细询问病史、受伤方式、受伤时姿势、伤后有无感觉及运动障碍。注意多发伤,多发伤患者往往合并有颅脑、胸、腹脏器的损伤。要先处理紧急情况,抢救生命。检查脊柱时暴露面应足够,必须用手指从上至下逐个按压棘突,如发现位于中线部位局部肿胀和明显的局部压痛,提示后柱已有损伤;胸腰段脊柱骨折常可摸到后凸畸形。

(五)辅助检查

1.影像学检查

(1)X 线检查:有助于明确脊椎骨折的部位、类型和移位情况。

(2)CT 检查:用于检查椎体的骨折情况,椎管内有无出血及碎骨片。

(3)MRI 检查:有助于观察及确定脊髓损伤的程度和范围。

2.肌电图检查

测量肌的电传导情况,鉴别脊髓完整性的水平。

3.实验室检查

除常规检查外,血气分析检查可判断有通气不足危险患者的呼吸状况。

(六)治疗原则

1.抢救生命

脊柱损伤患者伴有颅脑、胸、腹脏器损伤或并发休克时,首先处理紧急问题,抢救生命。

2.卧硬板床

胸腰椎骨折和脱位,单纯压缩骨折椎体压缩不超过 1/3 者,可仰卧于木板床,在骨折部加枕垫,使脊柱过伸。

3.复位固定

较轻的颈椎骨折和脱位者用枕颌带做卧位牵引复位;明显压缩移位者做持续颅骨牵引复位。牵引重量 3~5 kg,复位后用头颈胸支具固定 3 个月。胸腰椎复位后用腰围支具固定。也可用两桌法或双踝悬吊法复位,复位后不稳定或关节交锁者,可手术治疗,做植骨和内固定。

4.腰背肌锻炼

胸腰椎单纯压缩骨折,椎体压缩不超过 1/3 者,在受伤后 1~2 d 开始进行,利用背伸肌的肌力及背伸姿势,使脊柱过伸,借椎体前方的前纵韧带和椎间盘纤维环的张力,使压缩的椎体自行复位,恢复原形状。严重的胸、腰椎骨折和骨折脱位,可通过腰背肌功能锻炼,使骨折获一定程度的复位。

二、护理评估

(一)一般评估

1.健康史

(1)一般情况:了解患者的年龄、职业特点、运动爱好、日常饮食结构、有无酗酒等。

(2)受伤情况:了解患者受伤的原因、部位和时间,受伤时的体位、症状和体征,搬运方式、现场及急诊室急救情况,有无昏迷史和其他部位复合伤等。

(3)既往史与服药史:有无脊柱受伤或手术史。

2.生命体征(T、P、R、BP)与意识

评估患者的呼吸、血压、脉搏、体温及意识情况,包括呼吸形态、节律、频率、深浅、呼吸道是否通畅、患者能否有效咳嗽和排除分泌物;有无心动过缓和低血压;有无出汗,患者皮肤的颜色、温度;有无体温调节障碍。对伴有颅脑损伤的患者,可用格拉斯昏迷量表评估患者的意识情况。排尿和排便情况,患者有无尿潴留或充盈性尿失禁;尿液颜色、量和比重;有无便秘或大便失禁。

3.患者主诉

受伤的时间、原因和部位,受伤时的体位、症状和体征,搬运方式,现场及急诊室急救的情况,有无昏迷史和其他部位的合并伤。患者既往健康情况,有无脊柱受伤或手术史,近期有无因其他疾病而服用药物,应用剂量、时间和疗程。

4.相关记录

疼痛评分、全身皮肤及其他外伤情况。

(二)身体评估

1.视诊

受伤部位有无皮肤组织破损,局部肤色和温度,有无活动性出血及其他复合性损伤的迹象。

2.触诊

评估感觉和运动情况,患者的痛、温、触及位置觉的丧失平面及程度。

3.叩诊

叩诊患肢神经反射是否正常。

4.动诊

肢体感觉、活动和肌力的变化,双侧有无差异,有无腹胀和麻痹性肠梗阻征象。

(三)心理-社会评估

评估患者有无恐惧、紧张心理;评估患者和亲属对疾病的心理承受能力和对相关康复知识的认知程度,家庭及社会支持情况。

(四)辅助检查阳性结果评估

评估患者的影像学检查和实验室检查结果有无异常,以帮助判断病情和预后。

(五)治疗效果的评估

1.术前评估要点

(1)术前实验室检查结果评估:血常规及血生化、腰椎片、心电图等。

(2)术前术区皮肤、饮食、肠道、用药准备情况。

(3)患者准备:评估患者对手术过程的了解程度,有无过度焦虑或者担忧;对预后的期望值等。

2.术后评估要点

(1)生命体征的评估:术后 24 h 内,密切观察生命体征的变化,进行床边心电监护,每 30 min 至 1 h 记录 1 次,观察有无因术中出血、麻醉等引起血压下降。

(2)体位评估:是否采取正确的体位,以保持脊柱功能位及舒适为标准。

(3)术后感觉、运动和各项功能恢复情况。

(4)功能锻炼情况,如患者是否按计划进行功能锻炼及有无活动障碍引起的并发症出现。

三、主要护理诊断

(一)有皮肤完整性受损的危险

皮肤受损与活动障碍和长期卧床有关。

(二)潜在并发症

潜在并发症,如脊髓损伤。

(三)有失用综合征的危险

失用综合征与脊柱骨折长期卧床有关。

四、护理措施

(一)病情观察与并发症预防

1.脊髓损伤的观察和预防

观察患者肢体感觉、运动、反射和括约肌功能是否随着病情发展而变化,及时发现脊髓损伤征象,报告医师并协助处理。尽量减少搬动患者,搬运时保持患者的脊柱中立位,以免造成或加重脊髓损伤。对已发生脊髓损伤者做好相应护理。

2.疼痛护理

及时评估患者疼痛程度,遵医嘱给予止痛药物。

3.预防压疮

(1)定时翻身:间歇性解除压迫是有效预防压疮的关键,故在卧床期间应每 2～3 h 翻身 1 次。翻身时采用轴线翻身法,胸腰段骨折者双臂交叉放于胸前,两护士分别托扶患者肩背部和腰腿部翻至侧卧位;颈段骨折者还需 1 人托扶头部,使其与肩同时翻动。患者自行翻身时,应先挺直腰背部再翻身,以利用绷紧的躯干肌肉形成天然内固定夹板。侧卧时,患者背后从肩到臀用枕头抵住以免腰胸部脊柱扭转,上腿屈髋屈膝而下腿伸直。两腿间垫枕以防髋内收。颈椎骨折患者不可随意低头、抬头或转动颈部,遵医嘱决定是否垫枕及枕头放置位置。避免在床上拖拽患者,以减少局部皮肤剪切力。

（2）合适的床铺:床单清洁干燥和舒适,有条件的可使用特制翻身床、明胶床垫、充气床垫、波纹气垫等。注意保护骨突出部位,使用垫枕将各肢体保持良肢位并使骨突部位悬空,定时对受压的骨突部位进行按摩。保持个人清洁卫生和床单清洁干燥。

（3）增加营养:保证足够的营养素摄入,提高机体抵抗力。

4.牵引护理

（1）颅骨牵引时,每班检查牵引,并拧紧螺母,防止牵引弓脱落。

（2）牵引重锤保持悬空,不可随意增减或移去牵引重量,定期测量下肢的长度和力线,以免造成过度牵引和骨端旋转。

（3）注意牵引针是否有移位,若有移位应消毒后调整。

（4）保持对抗牵引力:颅骨牵引时,应抬高床头,若身体移位,抵住了床头,及时调整,以免失去反牵引作用。

（5）告知患者和家属牵引期间牵引方向与肢体方向应成直线,以达到有效牵引。

（二）饮食

给予患者高热量、高蛋白、高纤维素、高钙、富含维生素及果胶成分饮食。如牛奶、鸡蛋、海米、虾皮、鱼汤、骨头汤、新鲜蔬菜和水果等。

（三）用药护理

了解药物不良反应,对症处理用药时观察其用药后效果。根据疼痛程度使用止痛药,并评估不良反应。

（四）心理护理

向患者和家属解释骨折的愈合是一个循序渐进的过程,充分固定能为骨折断端连接提供良好的条件。正确的功能锻炼可以促进断端生长愈合和患肢功能恢复。鼓励患者表达自己的思想,减轻患者及其家属的心理负担。

（五）健康教育

1.指导功能锻炼

脊柱损伤后长期卧床可导致失用综合征,故应根据骨折部位、程度和康复治疗计划,指导和鼓励患者早期活动和功能锻炼。单纯压缩骨折患者卧床3d后开始腰背部肌肉锻炼,开始臀部左右活动,然后要求做背伸动作,使臀部离开床面,随着腰背肌力量的增加,臀部离开床面的高度也逐渐增高。2个月后骨折基本愈合,第3个月可以下地少量活动,但仍以卧床休息为主。3个月后逐渐增加下地活动时间。除了腰背肌锻炼,还应定时进行全身各个关节的全范围被动或主动活动,每天数次,以促进血液循环,预防关节僵硬和肌萎缩。鼓励患者适当进行日常活动能力的训练,以满足其生活需要。

2.复查

告知患者及家属局部疼痛明显加重,或不能活动,应立即到医院复查并评估功能恢复情况。

3.安全指导

指导患者及家属评估家庭环境的安全性,妥善放置可能影响患者活动的障碍物。

五、护理效果评估

(1)患者是否主诉骨折部位疼痛减轻或消失,感觉舒适。

(2)患者皮肤是否保持完整,能否避免压疮发生。

(3)能否避免脊髓损伤等并发症的发生,一旦发生,能否及时发现和处理。

(4)患者在指导下能否按计划进行有效的功能锻炼,能否避免失用综合征的发生。

(徐少娜)

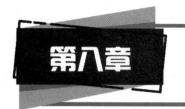

第八章 肿瘤科护理

第一节 概　　述

肿瘤患者在接受放疗过程中,由于射线在杀灭肿瘤细胞的同时对临近的正常组织会造成一定损伤,而出现不同程度的毒性反应,以及随之而来的一些心理问题,护士应了解患者病情、治疗计划及预期效果,通过耐心细致、科学有效的护理,帮助患者顺利完成放疗,得到身心康复。

一、放疗前护理

(一)心理护理

向患者及家属介绍有关放疗知识,大致的治疗程序,放疗中可能出现的不良反应和治疗后可能发生的并发症及需要配合的事项,使患者消除焦虑情绪和恐惧心理,积极配合治疗。

(二)身体准备

1.摘除金属物质

在放疗中金属物质可形成次级电子,使其相邻的组织受射线量增加,出现溃疡且不易愈合。所以接受头颈部照射的患者在放疗前应摘除金属牙套,气管切开的患者将金属套管换成塑料套管或硅胶管,避免造成损伤。

2.放疗前

口腔的处理极为重要,放疗前应常规口腔处理,及时修补龋齿,拔出残根或断牙,并注意口腔卫生。如放疗前必须拔牙,应待牙床愈合以后再行放疗。

3.放疗前应改善全身情况

纠正贫血、脱水、电解质紊乱等,做好必要的物理及实验室检查。血象低者给予治疗,如有感染,须先控制感染后再行治疗;如有伤口,除特殊情况外,一般应待伤口愈合再行放疗。

二、放疗期间护理

(一)照射野皮肤的保护

在放疗过程中,照射野皮肤会出现放疗反应,其程度与放射源种类、照射剂量、照射野的面积及部位等因素有关。如护理不当,可人为加重皮肤反应。所以护士应做好健康宣教,使患者充分认识皮肤保护的重要性,并指导患者掌握照射野皮肤保护的方法。

1.充分暴露照射野皮肤

避免机械性刺激,建议穿柔软宽松、吸湿性强的纯棉内衣,颈部的照射野要求衣领柔软或低领开衫,以减少刺激便于穿脱。

2.照射野区域皮肤

可用温水软毛巾温和地清洗,禁用碱性肥皂搓洗;不可涂酒精、碘酊药膏及对皮肤有刺激性的药物。

3.避免皮肤损伤

剃毛发宜用电动剃须刀,以防损伤皮肤造成感染。

4.保持照射野皮肤的清洁干燥

特别是多汗区皮肤如腋窝、腹股沟、外阴等处。

5.避免紫外线及潮湿

外出时防止曝晒及风吹雨淋。

6.照射野区域保护

禁止做穿刺点,局部禁贴胶布,禁止冷热敷。

(二)保持口腔清洁

头颈部放疗患者,保持口腔清洁非常重要。由于射线的影响唾液分泌减少,口腔自洁能力下降,容易发生龋齿及口腔感染,从而诱发更严重的放疗并发症或后遗症。所以做好口腔清洁是放疗中重要环节,需要患者配合:①保持良好的口腔卫生,餐后睡前漱口,清除食物残渣,预防感染和龋齿发生;②每天用软毛牙刷刷牙,建议用含氟牙膏;③饮食以软食易消化为好,禁烟酒,禁止高冷过热及辛辣食品对口腔黏膜刺激。

(三)注意监测血象的变化

因放疗可使造血系统受到影响造成骨髓抑制,使白细胞数和血小板数锐减,以致出现严重感染。患者在放疗期间应每周查一次血象,及时监测血细胞的变化,并观察有无发热等症状,及早对症治疗,以保证放疗顺利进行。

(四)头颈部放疗护理要点

(1)眼、鼻、耳放疗期间应经常应用润滑剂、抗生素滴剂预防感染,保持照射部位清洁、舒适。

(2)根据需要做鼻咽冲洗、上颌窦冲洗,保持局部清洁,提高放射敏感性。

(3)气管切开的患者保持呼吸道通畅,观察有无喉头水肿并备齐急救物品。

(4)脑瘤患者放疗期间,注意观察有无颅内压增高症状出现,如头痛、恶心、呕吐等,应立即通知医师给予处置。

(5)督促并指导患者做张口功能锻炼:预防放射性张口困难。张口功能锻炼的方法:张口锻炼是预防放疗后颞颌关节纤维化的重要方法。通过被动张口、支撑、搓齿、咬合等动作,活动颞颌关节和咀嚼肌,防止颞颌关节强直和咀嚼肌萎缩。张口锻炼方法:①大幅度张口锻炼,口腔迅速张开,然后闭合,幅度以可以忍受为限,2～3 min/次,3～4 次/日;②支撑锻炼,根据患者门齿距选择不同大小的软木塞或木质开口器(直径 2.5～4.5 cm),置于上、下门齿之间或双侧磨牙区交替支撑锻炼,张口程度以能忍受为限,保持或恢复理想开口度(>3 cm),10～20 min/次,2～3 次/日;③搓齿及咬合锻炼,活动颞颌关节,锻炼咀嚼肌,每天数次;④放疗期间即开始张口锻炼,长期坚持,作为永久性功能锻炼。

（五）胸部放疗护理要点

食管癌照射后局部黏膜水肿反应较重，容易出现疼痛和吞咽困难，应做好饮食指导，食半流质饮食，禁食辛辣刺激性食物，如患者出现发热、呛咳，应提示有食管穿孔的可能。肺癌患者放疗期间，注意预防感冒，以免诱发放射性肺炎。

（六）腹部放疗护理要点

腹腔、盆腔照射前应排空大小便，减少膀胱直肠的反应。

（七）全身反应

1.放疗期间

部分患者出现疲劳、头晕、虚弱、食欲下降、恶心、呕吐、性欲减退、睡眠障碍和血象改变等全身症状，在对症处理同时，注意饮食营养，给高热量、高蛋白、高维生素饮食，家属配合烹制美味食品增加食欲。提供安静休养环境，睡眠障碍可药物助眠，保证生活规律。给予精神鼓励，使患者增强信心，主动积极地配合治疗。

2.预防感染

机体免疫力下降可引起病毒感染，如带状疱疹，沿神经分布，多见于胸背部肋间神经与下肢，其次是三叉神经。表现为疱疹呈串珠状大小不一，透明，伴痛，严重时可累及全身，剧痛伴发热。处理以抗病毒、营养神经、增强免疫力药物为主，保持皮肤清洁，加强营养，改善全身状况。

（八）心理护理

由于放疗反应的出现，往往会加重患者心理负担，要加强护患之间沟通，根据患者具体情况，有针对性做好阶段性健康指导，使患者对放疗的每一阶段出现的不良反应有所了解，不会惊慌恐惧，并掌握应对方法。通过定期组织讲座、召开工休座谈会的方式，增加护士与患者之间、患者与患者之间的交流机会，介绍成功病例，通过各种形式宣传肿瘤防治知识，使患者增强战胜疾病信心，顺利完成治疗。

（九）饮食调整

接受放疗后患者会出现食欲减退，头颈部放疗患者会出现口干、味觉改变、口咽疼痛等不同程度的口腔黏膜反应，从而影响进食。加上放疗后机体消耗增加，使患者体质量下降，全身反应加重，严重者应中断治疗。有资料显示，放疗患者体质量减轻 7 kg 者预后差。科学合理的营养饮食可促进组织修复，提高治疗效果。放疗患者饮食要注意以下几方面。

（1）饮食品种丰富，搭配合理，保证高蛋白、高热量、高维生素、低脂饮食。如瘦肉、海产品、新鲜果蔬。不要盲目忌口。

（2）饮食宜清淡无刺激易消化食物为主，多吃煮、炖、蒸等易消化的食物。禁烟酒，忌过冷、过硬、过热食物，忌油腻、辛辣食品。

（3）根据放疗反应进行饮食调整。少食多餐，保证足够营养和水分摄入。①放疗刚开始的7～10天内，饮食应清淡，尽量避免酸、甜等增加唾液分泌的食物和饮料，减少唾液分泌，减轻腮腺急性反应症状。②口干、味觉改变症状出现时，建议食用含水量高、易消化的饮食或半流食，饮水或汤类以协助咀嚼与吞咽。多吃生津止渴、养阴清热食品，如藕汁、萝卜汁、绿豆汤、冬瓜汤、芦根汤、西瓜、蜂蜜、猕猴桃、雪梨、葡萄等新鲜蔬菜和水果。配合中药，如胖大海、菊花、麦冬、西洋参片等泡水饮用。③食用有助于血象升高的食物：动物肝脏、动物骨髓、鸡、鸭、鱼、瘦肉、奶制品、豆芽、麦芽、大枣、菠菜、生姜等。④口腔黏膜反应严重时引起进食疼痛，可将新鲜水果或蔬菜榨汁后饮用，可将肉松或鱼、肉等切碎放入粥或面片中食用。重度口腔黏膜反应不能进食时，可采用鼻饲饮食或静脉营养,以保证足够的营养,促进机体恢复。⑤腹泻患者给予少渣、低纤维饮食,避免产气食品,如豆类、牛奶、糖、碳酸类饮料。⑥鼓励患者多饮水,每天 3 000 mL 以上,以增加尿量,促进体内毒素排出。

三、放疗后护理

(1)放疗结束后应继续予以支持疗法,增强免疫功能和骨髓功能,因照射野的皮肤在多年后仍可发生放射性的溃疡,应该注意保护照射区的皮肤,避免感染、损伤及物理性刺激,防止强风及雨淋、阳光暴晒。

(2)口腔受照射放疗后 3～4 年内不能拔牙,特别是当出现放射性龋齿在颈部断裂时,牙根也不能拔出,平时可用含氟类牙膏预防,出现炎症时予以止痛消炎,以免诱发颌骨骨髓炎或骨坏死。如 3 年后需要拔牙,拔牙前后各 1 周,应常规应用抗生素,可将并发症放射性骨坏死的发生率降低到最低。

(3)头颈部肿瘤放疗后要练习张口,让患者充分认识到功能锻炼的重要性,以免发生张口困难,给患者的生活带来不便。

(4)放疗后要预防感冒,及时治疗头面部的感染。由于颈深部组织受照射后淋巴回流不畅,局部免疫功能低下,容易因风吹、日晒、雨淋、感冒等诱发面颈部急性蜂窝织炎,可在放疗后任何时候发生,起病急、来势凶猛,可伴有寒战、头痛、呼吸困难,延误诊治可致死亡。

(5)气管切开患者需要带管出院的,指导患者和家属掌握气管套管处理的正确方法。

(6)科学合理营养,进食高蛋白、高热量、高维生素、低脂饮食,多食新鲜水果、蔬菜,禁食辛辣、刺激、热性食品,如荔枝、桂圆、龙眼、狗肉、羊肉等。注意各种营养配比要适当。

(7)放疗结束后也要严禁烟酒,进行适当的体育运动,注意劳逸结合,生活有规律。

(8)定期复查很重要,住院患者出院后 1 个月复查,以后每 3 个月复查 1 次,1 年后无特殊情况可半年复查 1 次。如病情有变化,及时来院复查。

(贾建华)

第二节　肿瘤放疗的原则和禁忌证

一、肿瘤放疗的原则

确定治疗原则时,在考虑到有效性的基础上,还要根据不同的治疗目的综合考虑治疗的指征,同时还要考虑治疗的毒性及带给患者的利弊。根治性放疗时要以最小的并发症来达到根治的目的,因此照射野的设计要根据肿瘤的发生部位、生物学行为特点,给予根治剂量的放疗,可能发生转移的区域给予预防治疗,同时注意避免严重治疗并发症的出现。例如,单纯放疗早期霍奇金淋巴瘤,要给予次全淋巴区域的预防治疗,再给予病灶所在淋巴区域根治剂量治疗,注意肺、心脏及脊髓的剂量,防止并发症的出现。早期霍奇金病治愈率较高,但必须要建立在放射性脊髓炎的可能性极小的基础上。姑息性放疗目的是缓解患者的症状,如疼痛、梗阻或出血。恶性肿瘤无法治愈,仅给予病灶局部的小野、低剂量治疗,希望在不增加明显不良反应前提下达到姑息治疗的目的,例如,应用放疗缓解肺癌骨转移的疼痛时,仅照射病灶局部,低剂量治疗,避免大野照射带来的明显放射反应给患者带来更大的痛苦。

二、肿瘤放疗的禁忌证

放疗的绝对禁忌证很少,即使很晚期患者仍可选择低剂量姑息放疗(如止痛)。但仍要进行治疗前的严格评估,避免不必要的放疗给患者造成身体和精神的损害。

(一)绝对禁忌证

心、肝、肾等重要脏器功能严重损害时;严重的全身感染、败血症、脓毒血症未得到控制者;癌症晚期合并贫血、消瘦者;严重恶病质的濒死患者;伴高热或肿瘤所在脏器有穿孔或合并大量胸腔积液或腹水者。

(二)相对禁忌证

(1)放疗不敏感性肿瘤,如骨肉瘤、某些软组织肉瘤及胃肠道癌等。

(2)放疗中等敏感肿瘤,如肺癌、头颈部癌、宫颈癌等已有远处转移者。

(3)放疗中等敏感的肿瘤经足量照射后,有局部复发者。

(4)大面积照射可能严重影响脏器功能者,如肺癌伴肺功能不全时。

(5)有其他疾病不能立即放疗者,如伴急性炎症或严重心肺功能或肝肾功能不全时。

(6)血象过低者,需待恢复后再行放疗。

(贾建华)

第三节　放疗中常见并发症

目前的放疗中,在杀伤肿瘤细胞的同时,对正常组织也有一定程度的损伤。这种损伤或轻或重、或多或少的伴随着肿瘤放疗的过程中或治疗结束以后。

一、皮肤反应及处理

任何部位的外照射,射线都要首先穿过皮肤才能达到病变部位。在照射后的 8～10 d,如出现皮肤反应应及时处理。

(一)干性反应

表现为皮肤红斑,继之有色素沉着,皮肤脱屑和表皮脱落。轻者不需要处理,保持照射野皮肤清洁干燥,不能涂抹有刺激的药物,瘙痒时不能用手抓挠。如有疼痛及表皮破损,需要用水胶体外敷。

(二)湿性反应

表现为照射野皮肤出现水疱,水疱逐渐增大破裂流出渗出液,继之表现为湿性脱皮。处理:湿性反应一旦出现,要中止放疗。反应处皮肤暴露,保持室内空气清洁、干燥,防止感染。局部可用含维生素 D、维生素 B_{12} 的药物或芦荟胶涂抹,一般 1～4 周可治愈。

(三)全皮坏死

严重者可出现皮肤的溃疡和纤维化。需做外科处理。

二、头颈部常见并发症

(一)腮腺的急性反应
在放疗后的 1～2 次,患者会出现腮腺区的软组织肿胀、张口受限、局部压痛。

(二)口腔、口咽部的黏膜急性反应
患者表现为口干、咽痛、局部充血、糜烂、溃疡、唾液减少。有些人口干非常顽固,涎腺的重建有的人需要几年的时间。

(三)外耳道炎或中耳炎
患者耳部受照射后可出现局部充血水肿,或黏膜脱落渗出,发生中耳积液,有时穿破鼓膜可以形成耳道溢液。

(四)鼻腔黏膜的反应
鼻腔受照射后可以出现出血水肿引起鼻塞,流鼻涕量多,甚至流鼻血。

(五)喉水肿
喉部照射或全颈射野照射可引起喉黏膜的水肿。轻者声音嘶哑、喉部疼痛,重者出现呼吸困难或窒息。

(六)放射性脑反应
脑组织被照射后可引起脑水肿,患者在放疗后数小时或数天内出现,表现为颅内压增高,头痛加重,恶心、呕吐。处理主要为脱水利尿,降低颅内压。

三、胸部常见并发症

(一)放射性支气管炎
以刺激性干咳为主,一般不需要特殊处理,给予对症支持处理即可,治疗结束后恢复。

(二)放射性肺炎
一般发生在放疗后的 1～3 个月,患者表现为低热、咳嗽、胸闷,重者出现呼吸困难、胸痛和持续性的干咳,可以有少量白痰或痰带血丝,胸部体征一般不明显,CT 显示有少量胸腔积液和肺间质密度增高的表现。在肺部受较高剂量照射时,可出现肺纤维化,目前治疗尚无特效的方法,所以预防比治疗更为重要。

(三)放射性食管炎
放射性食管炎是常见的并发症,通常发生于开始放疗后的 2 周,患者因黏膜水肿而感到吞咽困难伴吞咽疼痛,食物有存留感,重者甚至滴水不入。轻度一般不需要处理,中度疼痛应用止痛局麻等药物,必要时暂停放疗,部分患者可给予静脉输液维持营养,静滴抗生素,必要时应用少量肾上腺皮质激素。

(四)放射性心包积液
6％～30％会出现心包积液,量少,症状轻,大部分是在胸部 CT 扫描或 B 超时发现,不需要处理。

四、腹部常见并发症

(一)放射性直肠炎
主要为盆腔照射时发生,发生率约为 10％,在直肠癌和妇科恶性肿瘤的治疗中常见。患者

表现为黏液血便、里急后重、腹泻,腹泻日数太久可引起患者消瘦和水、电解质紊乱。

(二)恶心、呕吐

是腹部肿瘤放疗中最常见的并发症,发生率为 36%～48%,重度者为 5% 左右。

(三)放射性膀胱炎

在盆腔照射 3～4 周或更短的时间出现,患者表现为尿频、尿急、尿痛,严重者可出现血尿。一般在 4 年内可以逐渐恢复。

（贾建华）

第四节 鼻 咽 癌

放射治疗是鼻咽癌的主要治疗手段,但在治疗肿瘤的同时,可引起急性皮肤反应、张口困难等一系列并发症,对患者的生活质量造成极大影响。早期积极的康复训练及护理干预可减少并发症的发生、减轻患者症状,因此在放射治疗技术发展的同时,应重视患者的早期康复训练及护理干预。通过对患者放射治疗期间的评估,制订相应的护理目标及护理措施,以达到减轻患者症状、顺利完成放射治疗的目的。

一、放射治疗患者的健康教育

(一)颞下颌关节功能锻炼

1.护理评估

鼻咽癌患者接受放射治疗后由于颞下颌关节处于高剂量的照射野内,发生关节硬化,肌肉经过高剂量照射后发生退行性变,出现肌肉萎缩纤维化致颞下颌关节功能障碍,主要表现为张口困难,切牙距缩小,甚至进食困难。根据 LENT SOMA 分级标准进行评定,共分 4 级:Ⅰ 级,切牙距 20～30 mm;Ⅱ 级,进干食困难,切牙距 11～20 mm;Ⅲ 级,进软食困难,切牙距 5～10 mm;Ⅳ 级,切牙距<5 mm,需鼻饲或胃造瘘。

2.护理问题

张口受限,进食受影响。

3.护理目标

放射治疗期间及康复出院后能坚持颞下颌关节功能锻炼,切牙距正常。

4.护理措施

(1)颞下颌关节慢节奏运动:张口"小-中-大"各 3 s 为 1 次,每次间歇 5 s,10 次为一组,共 5 组。

(2)颞下颌关节快节奏运动:张口"小-中-大"各 1 s 为 1 次,每次间歇 5 s,10 次为一组,共 5 组。③咀嚼肌群运动:在颞下颌关节运动每组间加"浅-中-深"吸吐气动作 1 次,共 10 次;将舌头尽量前伸,然后向上向后尽量卷舌 1 次,共 10 次。

颞下颌关节运动操每天锻炼 300 次以上,分 3 个时间段进行:晨起运动 100 次以上,下午运动 100 次以上,晚上睡前运动 100 次以上。在颞下颌关节运动操前后可以用双侧手掌的大鱼际置于同侧颞下颌关节处做环形轻轻按摩 10 min,当出现皮损时要等创面痊愈后再进行。配合颈部肌肉的锻炼,颈部尽量向上、向下拉伸,左右侧弯、旋转,每个动作停留 20 s,每次 10～15 min,

动作速度宜缓慢,幅度不宜过大。

(二)鼻咽冲洗及滴鼻的正确方法

1.护理评估

鼻咽部黏膜接受照射后充血、水肿,患者自觉鼻塞、鼻腔干燥、鼻腔分泌物增多黏稠等不适。

2.护理问题

鼻塞、鼻腔干燥、鼻腔分泌物增多黏稠。

3.护理目标

鼻腔通畅无脓性分泌物。

4.护理措施

放射治疗期间鼻咽冲洗能起到清洁鼻咽、增强放射敏感性、减轻鼻塞症状、减少鼻甲粘连、鼻道变窄的作用;放射治疗结束后长期冲洗,以保持鼻咽腔的通畅,减少粘连、鼻咽黏膜感染、坏死及鼻咽出血等并发症的发生。可使用简易鼻咽冲洗器、五官科冲洗机进行鼻咽冲洗或使用庆大霉素、复方碘甘油等滴鼻。

(1)简易鼻咽冲洗器使用方法。

用物:简易鼻咽冲洗器、瓶装生理盐水或温开水 500 mL、水桶 1 个。

操作方法:患者取坐位,身体前倾,水桶置前方接水;将冲洗器的吸管置入瓶装生理盐水或温开水中,挤压橡皮球吸水;患者将冲洗器的橄榄头一端放入一侧鼻孔,侧头(冲洗侧鼻孔在上方),缓慢挤压橡皮球,使水缓缓流入鼻腔,从另一侧鼻孔流出,待冲洗液到一半时,换对侧鼻孔冲洗。

注意事项:出现鼻腔新鲜出血时停止冲鼻;忌用力擤鼻,以免鼻咽腔内压增大引发其他部位感染;若鼻咽分泌物多,可增加冲洗液用量至 1 000 mL。

(2)五官科冲洗机使用方法。

用物:五官科冲洗机、微量雾化器、生理盐水或平衡液 100 mL、水桶 1 个。

操作方法:将冲洗液倒入雾化器的储液罐,拧紧,冲洗机管道与雾化器相连,开机,将手指堵住雾化器的泄压孔,此时会看到液体形成均匀的微小水珠由雾化器喷孔喷出。①鼻腔前部冲洗:取坐位,头部自然上仰,鼻子暂停吸气,喷孔对准鼻孔,距离 0~0.5 cm,按住泄压孔即可喷出水气,把脏东西从鼻腔冲洗出来,此时会看见从鼻腔流出来的冲洗液是污浊的,冲洗完一个鼻腔再冲洗另外一个鼻腔。②鼻腔后部冲洗:方法与鼻腔前部冲洗一样,此时鼻子吸气,嘴巴呼气,把冲洗液完全吸入鼻腔内,就像倒吸鼻涕一样,然后及时由嘴巴吐出即可。

注意事项:如感觉不适,松开泄压孔,调整好姿势和呼吸节奏后再冲洗;鼻腔后部冲洗时,进入鼻腔及咽喉部位的冲洗液要及时吐出。

(3)正确滴鼻方法:鼻咽癌患者的鼻腔局部用药主要为庆大霉素、复方碘甘油等,药物经鼻腔黏膜吸收起到收缩黏膜血管止血、保持鼻腔通畅、湿润鼻腔黏膜防止干燥、清除分泌物抗感染等作用。常用的药物剂型有滴鼻剂及喷雾剂。应用滴鼻剂时常采用仰卧垂头位滴鼻,枕头置于肩胛下,头向后仰,鼻孔朝上,每侧滴 3~4 滴,每天 3~4 次,滴后轻捏鼻翼数次。应用喷雾剂时取坐位,头稍抬高,药瓶垂直,喷头置于前鼻孔,嘱患者用鼻子吸气,同时按压喷头,药液均匀喷入鼻腔。在鼻腔局部用药前均应清洁鼻腔,清除鼻内分泌物。

(三)正确保护放射野皮肤

1.护理评估

评估患者皮肤颜色、温度,是否水肿充血。

2.护理问题

放射野皮肤湿性脱皮。

3.护理目标

放射野皮肤Ⅰ度皮炎(干性脱皮)。

4.护理措施

患者颈部放射野皮肤可用温水和柔软的毛巾轻轻沾洗,勿擦洗,勿使用过冷或过热的水刺激;禁止局部热敷;忌使用肥皂或其他碱性沐浴液;禁贴胶布;勿涂擦刺激性或含重金属的药膏或液体,如乙醇、碘酒、风油精等;勿使用普通剃须刀,使用电动剃须刀时避免刮破皮肤;放射治疗期间勿穿高领、硬领上衣,宜穿棉质柔软上衣,领口开大。出现干性脱皮时勿用手撕皮肤以免损伤。外出时避免阳光直接照射放射野皮肤。

(四)含漱的正确方法

1.护理评估

放射治疗期间由于唾液腺受放射线的作用而致分泌功能抑制,口腔分泌唾液减少,患者自觉口干,口腔正常自洁功能减弱。

2.护理问题

患者口腔欠清洁。

3.护理目标

患者口腔清洁湿润。

4.护理措施

指导患者保持口腔清洁,在餐前、餐后、睡前使用软毛刷和含氟牙膏进行刷牙,可用复方硼砂溶液、生理盐水、复方维生素 B_{12} 溶液、中药制剂金银花、甘草、胖大海等泡水进行含漱,保持口腔湿润无黏液感觉。含漱时鼓动腮部、口腔前庭、让液体在口腔流动与双侧颊部黏膜、上下唇黏膜充分接触,然后头稍后仰,让液体充分接触咽后壁,每次含漱 2~3 min。

二、放射治疗期间各种不良反应的观察及护理

(一)口干

由于唾液腺受放射线的作用而致分泌功能抑制,口腔分泌唾液减少,患者自觉口干,在放射治疗开始 1~2 d 即可出现,常随着剂量的增加而症状加重。指导患者正确含漱,随身携带水杯,养成少量多次饮水习惯,每天保证摄水量 2 000 mL 左右,可使用甘草、金银花、西洋参、菊花等泡水喝以起到清热生津的作用。

(二)急性腮腺反应

腮腺受放射线作用后出现腮腺区肿胀疼痛,张口困难,于放射治疗开始 1~3 d 发生,常见于首次放射治疗后 2~4 h 出现,一般不需特殊处理,指导患者清淡饮食,加强漱口,继续放射治疗 3~4 次后可自行消退。若疼痛影响睡眠,或腮腺区红肿疼痛严重,伴全身发热、腮腺导管口见脓性分泌物等,可予抗炎对症处理。

(三)急性放射性口咽黏膜反应

1.急性放射性口腔黏膜反应的表现

多在放射治疗 DT 20~30 Gy 时出现,主诉咽痛、吞咽时加重,查体可见口腔黏膜充血、水肿,以咽后壁、咽喉部多见,随着放射治疗剂量的增加,局部出现散在白斑,继而出现糜烂、溃疡。

美国放射肿瘤学研究组(RTOG)将急性放射性黏膜反应分为 5 级,标准如下。

0 级:无变化。

1 级:充血、可有轻度疼痛,无须止痛药。

2 级:片状黏膜炎,或有炎性血清血液分泌物,或有中度疼痛,需止痛药。

3 级:融合的纤维性黏膜炎,可伴重度疼痛,需麻醉药。

4 级:溃疡,出血,坏死。

2.急性放射性口腔黏膜反应的护理

0 级、1 级急性放射性黏膜反应的护理主要是鼓励患者加强含漱,保持口腔清洁、湿润,鼓励进食,多吃温凉半流高蛋白饮食,可适当补充蛋白粉、牛奶等,鼓励多吃含维生素丰富的新鲜水果。2 级黏膜反应的患者除加强含漱外,由于咽痛影响进食,可在进食前含漱 1‰ 普鲁卡因溶液或外喷双氯芬酸钠喷雾剂止痛;予地塞米松、庆大霉素等雾化吸入减轻局部水肿;使用促进黏膜愈合的表皮生长因子,炎症局部可外涂喉风散、西瓜霜、溃疡糊剂等。3 级、4 级的黏膜反应患者疼痛明显,严重影响进食,由主管医师依据患者病情决定是否需暂停放射治疗,予静脉补充营养或停留胃管鼻饲,根据咽拭子细菌培养结果使用抗生素,做好口腔护理。

(四)急性放射性皮肤反应

1.急性放射性皮肤反应的表现

外照射的射线都经过皮肤,随着放射剂量的增加,可出现不同程度的皮肤反应,美国放射肿瘤学研究组(RTOG)将急性放射性皮肤反应分为 5 级。

0 级:无变化。

1 级:滤泡样暗色红斑、脱发、干性脱皮、出汗减少。

2 级:触痛性、鲜色红斑、片状湿性脱皮、中度水肿。

3 级:皮肤皱褶以外部位的融合的湿性脱皮,凹陷性水肿。

4 级:溃疡,出血,坏死。

2.急性放射性皮肤反应的护理

0 级、1 级急性放射性皮肤反应的护理原则是正确保护放射野皮肤,可局部外涂放射治疗皮肤防护剂或冰片滑石粉。2 级皮肤反应出现湿性脱皮时,处理原则是防止感染促进愈合,运用现代伤口愈合理论——湿润、密闭环境可促进伤口愈合,局部可使用敷料皮肤保护粉、重组人表皮生长因子、湿润烧伤膏等,在局部应用敷料或药物前,应使用无菌生理盐水进行创面的清洁;放射治疗时应将敷料取下以免影响放射治疗效果。3 级、4 级皮肤反应由主管医师依据病情决定是否需要停止放射治疗,予外科换药,清除坏死组织,局部运用抗菌敷料,防止局部伤口感染,必要时依据局部分泌物细菌培养结果使用抗菌药物,鼓励患者加强营养摄入。

三、患者放射治疗期间的饮食指导

鼻咽癌患者放射治疗后普遍存在能量和营养摄入不足、体质量下降、贫血、低蛋白和免疫力下降等潜在营养不足,除维生素 C 外,其他营养素摄入达不到平衡膳食要求。OATES 等研究 14 例同期放射化学治疗的鼻咽癌患者发现,即使进行胃饲管营养,患者平均体质量仍下降约 7 kg,治疗期间下降最为明显。

(一)护理评估

放射治疗期间由于唾液分泌减少、放射性口腔黏膜炎等原因,患者会出现口干、味觉改变、口腔黏膜溃疡、吞咽困难、疼痛,导致患者不愿喝水、不愿进食,体质量下降、营养不良。进而放射性损伤修复慢,加重放射治疗反应。因此,放射治疗期间应评估患者的进食量、食物种类、口咽反应程度及体质量改变。

(二)护理问题

口咽黏膜炎导致吞咽疼痛、不愿进食、不愿喝水。

(三)护理目标

通过饮食指导患者能配合坚持进食,保持体质量下降不超过10%～15%。

(四)护理措施

(1)出现2级或以上口咽反应时,避免刺激口腔黏膜的食物,如很烫、很辣、很咸或酸的食物(醋、橙子或西红柿)。

(2)指导患者饮稀释的果汁,如芒果、梨子、桃汁,避免橙汁、西柚汁。

(3)避免干燥、脆或粗糙、煎炸的食物,如干果、饼干、烤鸡、烧肉等。

(4)把蔬菜、水果、肉类切碎或用搅拌机打碎,加清汤或奶做成混浆饮食,使食物易于咽下又保证营养。

(5)坚持进食,口腔溃疡伴疼痛时,餐前用普鲁卡因溶液含漱或者喷含有麻醉剂成分的喷剂,然后再进食,也可以尝试用吸管进食。

(6)餐前餐后用漱口水漱口。

(7)可以服用一些营养补充品,如一些癌症患者专用奶粉、蛋白粉、能全素等。

(贾建华)

第五节 喉 癌

喉癌分原发性和继发性两种。原发性喉癌指原发部位在喉部的肿瘤,以鳞状细胞癌最为常见。继发性喉癌指来自其他部位的恶性肿瘤转移至喉部,较为少见。喉癌症状主要为声嘶、呼吸困难、咳嗽、吞咽困难、颈部淋巴结转移等。高危人群应当注意戒烟,适当饮酒,做好预防工作。早期发现,早期诊疗对于减轻喉癌的危害非常重要,一方面可提高患者术后生存率,另外有可能尽量保留喉的发音功能,减少术后并发症。

一、病因

喉癌的发生目前尚无确切病因,可能是多种因素共同作用导致,主要有以下方面。

(一)吸烟

吸烟与呼吸道肿瘤关系非常密切。多数喉癌患者都有长期大量吸烟史,喉癌的发生率与每天吸烟量及总的吸烟时间成正比。另外,不可忽视被动吸烟,也可能致癌。吸烟时烟草燃烧可产生烟焦油,其中的苯丙芘有致癌作用,可致黏膜水肿、充血、上皮增生及鳞状化生,使纤毛运动停止,从而致癌。

(二)饮酒

据调查,饮酒者患喉癌的危险性比非饮酒者高1.5～4.4倍,尤其是声门上型喉癌与饮酒关系密切。吸烟与饮酒在致癌方面有协同作用。

(三)空气污染

工业产生的粉尘、二氧化硫、铬、砷等长期吸入可能导致呼吸道肿瘤。空气污染严重的城市喉癌发生率高,城市居民高于农村居民。

(四)职业因素

长期接触有毒化学物质,如芥子气、石棉、镍等。

(五)病毒感染

人乳头状瘤病毒(HPV)可引起喉乳头状瘤,目前认为是喉癌的癌前病变。

(六)性激素

喉是第二性征器官,认为是性激素的靶器官。喉癌患者男性明显多于女性。临床研究发现喉癌患者睾酮水平高于正常人,雌激素降低;切除肿瘤后睾酮水平明显下降。

(七)微量元素缺乏

某些微量元素是体内一些酶的重要组成部分,缺乏可能会导致酶的结构和功能改变,影响细胞分裂生长,发生基因突变。

(八)放射线

长期放射性核素,如镭、铀、氡等接触可引起恶性肿瘤。

二、临床表现

喉癌症状主要为声嘶、呼吸困难、咳嗽、吞咽困难、颈部淋巴结转移等。不同原发部位症状出现顺序可不同。

(一)声门上型喉癌

多原发于会厌舌面根部。早期无任何症状,甚至肿瘤发展至相当程度时,仅有轻微或非特异的感觉,如咽痒、异物感、吞咽不适感等,往往在肿瘤发生淋巴结转移时才引起警觉。该型肿瘤分化差,发展快,出现深层浸润时可有咽痛,向耳部放射。如肿瘤侵犯勺状软骨、声门旁或喉返神经可引起声嘶。晚期患者会出现呼吸及咽下困难、咳嗽、痰中带血、咳血等。因此,中年以上患者,出现咽喉部持续不适者,应重视,及时检查以及早发现肿瘤并治疗。

(二)声门型喉癌

由于原发部位为声带,早期症状为声音的改变,如发音易疲倦、无力,易被认为是"咽喉炎",因此40岁以上,声嘶超过2周者,应当仔细行喉镜检查。随着肿瘤的进展,可出现声嘶加重甚至失声,肿瘤体积增大可致呼吸困难。晚期随着肿瘤向声门上区或下区发展,可伴有放射性耳痛、呼吸困难、吞咽困难、咳痰困难及口臭等。最后可因大出血、吸入性肺炎或恶病质死亡。该型一般不易发生转移,但肿瘤突破声门区则很快出现淋巴转移。

(三)声门下型喉癌

该型少见,原发部位位于声带平面以下,环状软骨下缘以上。因位置隐蔽,早期症状不明显,易误诊。在肿瘤发展到相当程度时可出现刺激性咳嗽,咳血等。声门下区堵塞可出现呼吸困难。当肿瘤侵犯声带则出现声嘶。对于不明原因吸入性呼吸困难、咳血者,应当仔细检查声门下区及气管。

(四)跨声门型喉癌

跨声门型喉癌指原发于喉室,跨越声门上区及声门区的喉癌。早期不易发现,肿瘤发展慢,从首发症状出现到明确诊断需要六个月以上。

三、检查

(一)颈部查体

包括对喉外形和颈淋巴结的望诊和触诊。观察喉体是否增大,对颈淋巴结触诊,应按颈部淋巴结的分布规律,从上到下,从前向后逐步检查,弄清肿大淋巴结的部位及大小。

(二)喉镜检查

1.间接喉镜检查

最为简便易行的方式,在门诊可完成。检查时需要看清喉的各部分。因患者配合问题,有时不能检查清楚喉部各结构,需要进一步选择其他检查如纤维喉镜。

2.直接喉镜检查

对于间接喉镜下取活检困难者,可采取该检查方式,但患者痛苦较大。

3.纤维喉镜检查

纤维喉镜镜体纤细、柔软、可弯曲,光亮强,有一定的放大功能,并具备取活检的功能,有利于看清喉腔及临近结构的全貌,利于早期发现肿瘤并取活检。

4.频闪喉镜检查

通过动态观察声带振动情况,能够早期发现肿瘤。

(三)影像学检查

通过 X 线片、CT 及磁共振检查,能够确定喉癌侵犯周围组织器官的情况及转移情况。通过浅表超声影像检查,可观察转移淋巴结及与周围组织的关系。

(四)活检

活体组织病理学检查是喉癌确诊的主要依据。标本的采集可以在喉镜下完成,注意应当钳取肿瘤的中心部位,不要在溃疡面上取,因该处有坏死组织。有些需要反复多次活检才能证实。活检不宜过大过深,以免引起出血。

四、诊断和鉴别诊断

(一)诊断

详尽的病史和头颈部的体格检查,间接喉镜,喉断层 X 线拍片,喉 CT,MRI 检查等可以确定喉癌肿物病变的部位、大小和范围。

间接喉镜或纤维喉镜下取病理活检是确定喉癌的最重要的方法,必要时可在直接喉镜下取活检。病理标本的大小视部位有所不同,声门上区的喉癌可采取较大的活检标本,而声门型所取标本不宜过大,以免造成永久性声带损伤。

(二)鉴别诊断

1.喉结核

早期喉癌须与之相鉴别,声带癌多原发于声带的前 2/3,喉结核多位于喉的后部,表现为喉黏膜苍白、水肿、多个浅表溃疡。喉结核的主要症状为声嘶和喉痛,胸片、痰结核菌检查等有利于鉴别诊断,但最终确诊需要活检。

2.喉乳头状瘤

表现为声嘶,也可出现呼吸困难。其外表粗糙,呈淡红色,肉眼较难鉴别;尤其成人喉乳头状瘤是癌前病变,须活检鉴别。

3.喉淀粉样瘤

非真性肿瘤,可能是由于慢性炎症、血液及淋巴循环障碍、新陈代谢紊乱所致喉组织的淀粉样变性,表现为声嘶,检查可见喉室、声带或声门下暗红色肿块,光滑,活检不易钳取。需病理检查以鉴别。

4.喉梅毒

病变多位于喉的前部,常有梅毒瘤,继而出现深溃疡,愈合后有瘢痕组织形成导致喉畸形。患者声嘶但有力,喉痛较轻。一般有性病史,可行梅毒相关检测,活检可证实。

5.喉返神经麻痹或环杓关节炎

也可能被误认为喉癌。

6.喉部其他恶性肿瘤

如淋巴瘤、肉瘤,以及其他细胞类型的恶性肿瘤等。

7.其他疾病

如声带息肉、喉角化症、喉黏膜白斑病、呼吸道硬结病、异位甲状腺、喉气囊肿,喉软骨瘤,喉Wengerner肉芽肿等,需结合相应病史、检查尤其是活检鉴别。

五、治疗

目前喉癌的治疗包括手术治疗、放射治疗、化疗及生物治疗等,有时多种方式联合治疗,使喉癌 5 年生存率得以提高,最大限度地保留了患者喉的发声功能,提高了患者的生活质量。

(一)手术治疗

在组织胚胎学上,喉的左、右两侧独立发育,声门上、声门及声门下是来自不同的原基;左右淋巴引流互不相通,声门上、声门和声门下淋巴引流各自独立,为喉的手术治疗尤其是部分切除术提供了依据。根据癌肿部位的不同,可采用不同的术式。

1.支撑喉镜下切除术

适用于喉原位癌或较轻的浸润性病变。目前喉激光手术和等离子手术开展逐渐推广,具有微创、出血少、肿瘤播散率低、保留发声功能良好等优点。主要适合较早期病例。

2.喉部分切除术

包括喉裂开、声带切除术;额侧部分喉切除术;垂直半喉切除术;还有一些相应的术式改良,根据声门癌侵犯范围选择。

3.声门上喉切除术

适用于声门上癌。

4.全喉切除术

适用于晚期喉癌。

(二)放射治疗

^{60}Co 和线性加速器是目前放射治疗的主要手段。对于早期喉癌,放疗治愈率及 5 年生存率与手术治疗效果相当。缺点是治疗周期长,可能出现味觉、嗅觉丧失及口干等症状。

(三)手术与放射治疗联合疗法

指手术加术前或术后的放射治疗,可将手术治疗的 5 年生存率提高 10%～20%。

（四）化学疗法

按作用分为诱导化疗、辅助化疗、姑息性化疗等。诱导化疗即手术或放疗前给药，此时肿瘤血供丰富，有利于药物发挥作用。辅助化疗指手术或放疗后加用化疗，以杀灭可能残存的肿瘤细胞。姑息性化疗指复发或全身转移的患者，无法手术，采用姑息性的治疗。

（五）生物治疗

虽目前有部分报道，但多数生物治疗处于实验阶段，疗效未肯定。包括重组细胞因子、过继转移的免疫细胞、单克隆抗体、肿瘤分子疫苗等。

六、护理

（一）心理护理

由于手术造成心理障碍和形象改变，影响进食功能，患者易产生不良的心理情绪。放疗前要全面评估患者，根据患者的文化层次和理解水平，帮助患者正确认识放疗，耐心解释放疗的过程、作用及可能发生的不良反应、处理方法和注意事项，介绍与同病种的患者交流，消除患者的紧张感和恐惧心理。同时要做好患者家属的思想工作，家属心情的好坏可直接影响患者的情绪，调动家属协同护理的主观能动性，护理人员与家属除了给患者生活上的帮助外，应更多地给予患者精神上的鼓励。鼓励患者正确对待疾病，树立战胜疾病的信心，以良好的心态接受放疗并顺利地完成治疗计划。

（二）饮食护理

喉癌患者放疗期间应选择高蛋白、高维生素、清淡易消化、营养丰富易吞咽的食物，如鲜奶、鸡蛋、甲鱼、新鲜的蔬菜、水果等。患者多饮水，每天超过 2 000 mL，保持大便通畅，同时还有利于毒素的排泄，保证全程放疗顺利完成。

（三）保持口腔及咽喉部清洁

喉癌手术后或放疗后，涎腺组织分泌功能受损，唾液减少，口腔自洁功能差，口腔黏膜不同程度地充血、溃疡、糜烂，容易造成口腔炎。从开始放疗就鼓励能够自理的患者坚持餐后漱口，保持口腔、喉部清洁。督促早晚用软毛牙刷刷牙。采用5%的碳酸氢钠溶液漱口，改变口腔环境，必要时口腔护理，每天 2 次。出现口腔炎或溃疡者，给予康复新含漱，每天 3～5 次，或遵医嘱静脉用药。

（四）放疗并发症的防护

喉癌患者放疗期间要密切观察病情变化，最常见的并发症是喉头水肿，主要表现为声嘶、咽下疼痛、吞咽困难、口干、厌食、乏力等，一般在放疗后 2～4 周症状明显。

1.咽下疼痛影响进食者

可于饭前 15～30 min 口服庆普合剂 10 mL，小口咽下，以减轻进食疼痛。饭后温水漱口后康复新液口服，促进黏膜修复，严重时补液对症支持治疗。保证患者在放疗期间必要的能量，减轻放疗反应，利于组织修复。喉头水肿严重时可遵医嘱静脉输注地塞米松 10 mg。

2.放疗期间引起的咽部疼痛、充血等喉头水肿者

痰液黏稠不易咳出的患者，可每天用庆大霉素 8×10^4 U＋氨溴索 30 mg＋地塞米松 5 mg＋生理盐水 2 mL 氧喷雾化吸入，每天 2 次，带气管套管的患者可采取持续湿化法，以输液方式将生理盐水 100 mL 通过头皮针缓慢滴入气管内，每小时滴入 1～2 mL。以利于气道湿化，鼓励患者深呼吸和有效咳嗽，协助叩背，使痰液松动易于排出。严重时遵医嘱抗感染、抗水肿治疗，严密观察呼吸情况，确保呼吸道通畅。

(五)气管套管的护理

因喉癌术后造瘘口内置气管套管为开放性伤口,放疗中引起的放射性皮炎是各种细菌易于感染的主要途径,气管内套管的清洗及管口周围皮肤的护理尤为重要。

1.放疗期间

气管套管每天更换1次或2次。一般将金属气管套管换成塑料套管,以减轻气管黏膜的反应。亦有一部分患者在造瘘口愈合良好的情况下,可在放疗前半小时先将被更换套管的金属套管置于75%的乙醇中浸泡消毒。在行放疗中暂时拔除金属气管套管,放疗后及时将备用好的套管按照气管套管更换流程及时更换。

2.更换气管套管时

可用呋喃西林棉球消毒瘘口周围皮肤,切口及周围皮肤放疗期间尽量不要使用乙醇消毒,以免皮肤长期受刺激产生糜烂,加重局部的皮肤反应。气管套管要使用生理盐水冲洗干净,以免乙醇浸泡消毒后的套管刺激引起患者呛咳。造瘘口周围皮肤黏膜如有糜烂时,可根据医嘱在更换套管前予百多邦外涂,或者天舒新外喷,防止感染并促进局部修复。

3.用无菌U形开口纱布垫套管

开口上方用短胶布粘贴,避免胶布与皮肤接触。套管纱布垫要保持清洁干燥,如被分泌物污染,应及时更换,保持清洁干燥。

4.气管套外管口用双层纱布遮挡

减少灰尘、细菌、病毒的侵入。将换下的套管先置于3%的过氧化氢中浸泡15 min,然后用清水清洗干净备用。

5.妥善固定气管套管

松紧适宜,以能置入2指或3指,患者感觉舒适为宜。固定带选用宽约为1 cm的全棉带子,以减少对颈部照射野皮肤刺激,每天更换,保持清洁。

(六)颈部照射野皮肤的护理

1.放射治疗

要保持颈部照射野皮肤的清洁、干燥,防止感染,保持照射野界线清楚,切勿洗脱照射野标记。

2.避免刺激

照射野内皮肤勿用手指搔痒,忌擦肥皂,禁贴胶布,穿无领棉质衣物。避免冷热刺激,冬季注意保暖,夏天避免阳光直射。

3.放射性皮炎

大多在放疗开始后2~3周出现,常有瘙痒、疼痛等不适症状。可于清洁放射区皮肤后,射线防护喷剂外喷,或者凡士林外涂,每天2次或3次,局部不必常规清洗。如皮肤表面有污染,可酌情清洗,坚持用药至放疗结束。

(七)易感人群的护理

患者是易感人群,放疗期间应每周至少检查白细胞1次,正确抽取血标本,当白细胞低于$3.0×10^9$/L,遵医嘱给予相应处理,如给予升白细胞治疗。告知患者注意休息,不与感冒患者接触,不去公共场所,预防交叉感染。

（贾建华）

第六节 乳 腺 癌

一、概述

乳腺癌是一种常见的恶性肿瘤,大多发生于 40～60 岁的妇女,男性少见,女性的发病率约为男性的 100 倍。乳腺癌的发生率不断上升,尽管在大多数病例中,致癌的原因仍然不清楚,但许多因素已经得到证实。这些因素中如初潮早、绝经迟及未经产或高龄妊娠有一定的临床意义。与全身其他恶性肿瘤一样,乳腺癌的病因尚未完全明确,已证实的某些发病因素仍存在不少争议。绝经前和绝经后雌激素是刺激发生乳腺癌的明显因素。

二、诊断

(一)症状

1.乳房肿块

乳腺内无痛性肿块,常是患者就诊的主要症状,多由患者或其配偶无意中发现,也有体格检查时发现。但也有 10%～15% 可伴疼痛。

2.乳头溢液

约有 5% 的乳腺癌可有乳头溢液症状或为乳腺导管内乳头状瘤恶变。患者更换内衣时发现有少许污迹而来就诊。

3.乳头和乳房皮肤改变

乳头扁平、回缩,皮肤凹陷,皮肤水肿,此表现常被患者忽视。晚期乳房出现溃破而形成溃疡。乳头粗糙、糜烂如湿疹样,进而形成溃疡,是乳头湿疹样乳腺癌的表现,而常被误诊为普通皮肤湿疹。炎性乳腺癌表现为局部皮肤可呈炎症样表现,即皮肤发红、水肿、增厚。

4.腋窝淋巴结

晚期可出现腋窝肿大淋巴结。也有患者乳房病灶很小未被发现而先出现腋窝肿大淋巴结。

5.乳房疼痛

乳房疼痛不是乳腺癌常见症状,晚期乳腺癌疼痛为癌肿直接侵犯神经所致。

(二)体征

1.乳房肿块

乳房肿块早期多为无痛、单发的小肿块。以乳房外上象限为常见,质硬,表面不光滑,与周围组织分界不清楚,在乳房内不易被推动。随着肿瘤增大,可引起乳房局部隆起。若累及 Cooper 韧带,可使其缩短而致肿瘤表面皮肤凹陷,即所谓酒窝征。癌肿继续增大,如皮下淋巴管被癌细胞堵塞,引起淋巴回流障碍,出现真皮水肿,皮肤呈橘皮样改变。乳腺癌发展至晚期,可侵入胸筋膜、胸肌,以致癌块固定于胸壁而不易推动。如癌细胞侵入大片皮肤,可出现多数小结节,甚至彼此融合。有时皮肤可溃破而形成溃疡,这种溃疡常有恶臭,容易出血。

2.腋窝淋巴结

乳腺癌淋巴转移最初多见于腋窝。肿大淋巴结质硬、无痛、可被推动;以后数目增多,并融合成团,甚至与皮肤或深部组织粘连。

3.远处转移

乳腺癌转移至肺、骨、肝脏时,可出现相应的症状。例如,肺转移可出现胸痛、气急;骨转移可出现局部疼痛;肝转移可出现肝大、黄疸等。

4.特殊类型

有两种特殊类型乳腺癌临床表现与一般乳腺癌不同,即炎性乳腺癌和乳头湿疹样乳腺癌。炎性乳腺癌并不多见,特点是发展迅速、预后差,局部皮肤可呈炎症样表现,开始时比较局限,不久即扩展到乳房大部分皮肤,皮肤发红、水肿、增厚、粗糙、表面温度升高。乳头湿疹样乳腺癌少见,恶性程度低,发展慢,乳头有瘙痒、烧灼感,以后出现乳头变粗糙、糜烂如湿疹样,进而形成溃疡,有时覆盖黄褐色鳞屑样痂皮。部分病例于乳晕区可扪及肿块。较晚发生腋淋巴结转移。

(三)检查

1.钼靶 X 射线摄片

钼靶 X 线摄片是诊断乳房疾病的重要手段。乳腺癌的表现为边界不规则的肿块影,密度较高,肿块边缘有长短不一的毛刺。病灶内存在钙化点是乳腺癌在 X 射线摄片上的另一个特点。

2.B 超检查

B 超检查表现为单发的实性低回声肿块,边界不清,周围常有晕征,内部回声不均匀,有不同程度的后方声影衰减,可有点状强回声的钙化点,肿块血流丰富,上方皮肤可能增厚或凹陷,腋下可能探及肿大的淋巴结。

3.CT 检查

乳腺癌可表现为瘤体密度高于腺体密度的不规则肿块,边缘不光滑有毛刺,肿块内可能有钙化微粒,亦可能有液化坏死的低密度区。皮肤可能有增厚,可看到 Cooper 韧带受侵处皮肤凹陷,受累的乳头可回缩。累及胸壁时,乳腺后间隙可消失。增强扫描时,肿块有明显强化。CT 亦可同时清楚显示腋淋巴结和内乳淋巴结的情况。

4.MRI 检查

MRI 检查可表现为乳腺内境界不清的肿块,边界不规则有毛刺,可能显示有钙化微粒。T_1 相肿块强度低于周围组织,T_2 相肿块强度明显增高。

5.乳管镜检查

乳管镜检查常可见到 2 级、3 级导管腔内有不规则隆起,或多发性小结节,沿导管内壁纵向蔓延。基底宽,易出血,管壁僵硬,弹性差。

6.液晶及远红外热像图

乳腺癌血供丰富,肿瘤所在部位的皮肤温度比正常部位要高,液晶及热像图即利用这一现象来探测肿瘤部位。

7.穿刺活检

细针穿刺细胞学检查是一种安全、简便、快速而有效的诊断方法,一般主张在做好必要的根治术的术前准备后,再行穿刺活检,或穿刺证实为恶性肿瘤后,应尽快行根治性手术,间隔时间应控制在 1 周之内,最多不超过 2 周。

8.切除活检或切取活检

切除活检或切取活检是应用最广泛、结果最可靠的诊断方法。对于乳腺内肿块凡考虑为肿瘤病变或不能排除肿瘤可能性者均应行切除活检,若怀疑为恶性病变者则应在有冷冻切片设备及做好根治性手术准备的情况下进行。只有肿瘤巨大或已有周围广泛粘连,甚至破溃者,才用切取活检方法。

(四)诊断要点

(1)乳腺癌大多发生于 40～50 岁妇女,近年有年龄提前的倾向。月经初潮早、绝经晚、生育、未生育、乳腺癌家族史及长期高脂饮食者为高危人群。

(2)无痛性肿块为常见症状,少数可有疼痛,肿块质地较硬,边界不清,活动度差,表面不光滑。

(3)局部皮肤凹陷、水肿,呈橘皮样改变,晚期可破溃、感染、坏死呈火山口样改变并伴有恶臭,肿瘤细胞向皮肤扩散而形成卫星结节。

(4)乳头凹陷、抬高,可有乳头溢液(血性或浆液性)。乳晕可有糜烂、渗出、皲裂、增厚等湿疹样变。

(5)淋巴结肿大,早期同侧腋窝淋巴结肿大,质硬,无压痛,分散分布或融合成团及锁骨上淋巴结肿大。

(6)可有上肢水肿及血行转移到肺、肝、脑、骨骼而出现相应症状。

(7)B 超、CT、钼靶摄片及 MRI、红外线等辅助检查可协助诊断。穿刺细胞学检查及病理活检可明确诊断。

(五)鉴别诊断

1.纤维腺瘤

纤维腺瘤常见于青年妇女,肿瘤大多为圆形或椭圆形,边界清楚、活动度大,发展缓慢,一般易于诊断。但 40 岁以后的妇女不要轻易诊断为纤维腺瘤,必须排除恶性肿瘤的可能。

2.乳腺增生症

乳腺增生症多见于中年妇女,特点是乳房胀痛,肿块可呈周期性,与月经周期有关。肿块或局部乳腺增厚与周围乳腺组织分界不明显。可观察 1 至数个月经周期,若月经来潮后肿块缩小、变软,则可继续观察,如无明显消退,可考虑手术切除及活检。

3.浆细胞性乳腺炎

浆细胞性乳腺炎是乳腺组织的无菌性炎症,炎性细胞中以浆细胞为主。临床上 60% 呈急性炎症表现,肿块大时皮肤可呈橘皮样改变。40% 患者开始即为慢性炎症,表现为乳晕旁肿块,边界不清,可有皮肤粘连和乳头凹陷。

4.乳腺结核

乳腺结核是由结核杆菌所致乳腺组织的慢性炎症。好发于中、青年女性。病程较长,发展较缓慢。局部表现为乳房内肿块,肿块质硬韧,部分区域可有囊性感。肿块边界有时不清楚。活动度可受限。

三、治疗

(一)手术治疗

手术治疗是乳腺癌的主要方法之一,还有辅助化学药物、内分泌、放射和生物治疗等。对病灶仍局限于局部及区域淋巴结的患者,手术治疗是首选。目前,应用的 5 种手术方式均属治疗性手术,而不是姑息性手术。

1.乳腺癌根治术

手术应包括整个乳房、胸大肌、胸小肌、腋窝及锁骨下淋巴结的整块切除。有多种切口设计方法,可采取横向或纵行梭形切口,皮肤切除范围一般距肿瘤 3 cm,手术范围上至锁骨,下至腹直肌上段,外至背阔肌前缘。内至胸骨旁或中线。该术式可清除腋下组(胸小肌外侧)、腋中组(胸小肌深面)及腋上组(胸小肌内侧)3 组淋巴结。乳腺癌根治术的手术创伤较大,故术前必须明确病理诊断,对未确诊者应先将肿瘤局部切除,立即进行冰冻切片检查,如证实是乳腺癌,随即进行根治术。

2.乳腺癌扩大根治术

乳腺癌扩大根治术即在上述清除腋下、腋中、腋上 3 组淋巴结的基础上,同时切除胸廓内动、静脉及其周围的淋巴结(即胸骨旁淋巴结)。

3.乳腺癌改良根治术

乳腺癌改良根治术有 2 种术式:①保留胸大肌,切除胸小肌;②保留胸大、小肌。前者淋巴结清除范围与根治术相仿,后者不能清除腋上淋巴结。根据大量病例观察,认为Ⅰ期、Ⅱ期乳腺癌应用根治术及改良根治术的生存率无明显差异,且该术式保留了胸肌,术后外观效果较好,目前已成为常用的手术方式。

4.全乳房切除术

手术范围必须切除整个乳腺,包括腋尾部及胸大肌筋膜。该术式适宜于原位癌、微小癌及年迈体弱不宜做根治术者。

5.保留乳房的乳腺癌切除术

手术包括完整切除肿块及腋淋巴结清扫。肿块切除时要求肿块周围包裹适量正常乳腺组织,确保切除标本的边缘无肿瘤细胞浸润。术后必须辅以放射治疗、化学治疗。

手术方式的选择还应根据病理分型、疾病分期及辅助治疗的条件而定。对可切除的乳腺癌患者,手术应达到局部及区域淋巴结最大限度地清除,以提高生存率,然后再考虑外观及功能。对Ⅰ、Ⅱ期乳腺癌可采用乳腺癌改良根治术及保留乳房的乳腺癌切除术。在综合辅助治疗条件较差的地区,乳腺癌根治术还是比较适合的手术方式。胸骨旁淋巴结有转移者如术后无放疗条件可行扩大根治术。

(二)化学药物治疗

浸润性乳腺癌术后应用化学药物辅助治疗,可改善生存率。乳腺癌是实体瘤中应用化疗最有效的肿瘤之一,化疗在整个治疗中占有重要的地位。常用的有 CMF 方案(环磷酰胺、甲氨蝶呤、氟尿嘧啶)。根据病情可在术后尽早(1 周内)开始用药。剂量为环磷酰胺(C)400 mg/m²,甲氨蝶呤(M)20 mg/m²,氟尿嘧啶(F)400 mg/m²,均为静脉注射,在第 1 d 及第 8 d 各用 1 次,为 1 个疗程,每 4 周重复,6 个疗程结束。因单药应用多柔比星的效果优于其他抗癌药,所以对肿瘤分化差、分期晚的患者可应用 CAF 方案(环磷酰胺、多柔比星、氟尿嘧啶)。环磷酰胺(C)400 mg/m²,静脉注射,第 1 d;多柔比星(A)40 mg/m²,静脉注射,第 1 d;氟尿嘧啶(F)400 mg/m²,静脉注射第 1、第 8 d,每 28 d 重复给药,共 8 个疗程。化疗前患者应无明显骨髓抑制,白细胞计数>4×10⁹/L,血红蛋白>80 g/L,血小板数>50×10⁹/L。化疗期间应定期检查肝、肾功能,每次化疗前要查白细胞计数,如白细胞计数<3×10⁹/L,应延长用药间隔时间。应用多柔比星者要注意心脏毒性,或用表柔比星替代,其心脏毒性比较轻。

术前化疗目前多用于Ⅲ期病例,可探测肿瘤对药物的敏感性,并使肿瘤缩小,减轻与周围组织的粘连。药物治疗一般可采用 CMF、CAF 方案,一般用 2～3 个疗程。

（三）内分泌治疗

癌肿细胞中雌激素受体（ER）含量高者，称激素依赖性肿瘤，这类患者对内分泌治疗有效。而 ER 含量低者，称激素非依赖性肿瘤，内分泌治疗效果差。因此，对手术切除标本除做病理检查外，还应测定 ER 和孕激素受体（PGR）。不仅可帮助选择辅助治疗方案，对判断预后也有一定作用。

他莫昔芬为非类固醇激素的抗雌激素药物，其结构式与雌激素相似，可在靶器官内与雌二醇争夺 ER，他莫昔芬、ER 复合物能影响 DNA 基因转录，从而抑制肿瘤细胞生长。临床应用表明，该药可降低乳腺癌术后复发及转移，对 ER、PGR 阳性的绝经后妇女效果尤为明显。同时可减少对侧乳腺癌的发生率。他莫昔芬的用量为每天 20 mg，一般服用 5 年。该药安全有效，不良反应有潮热、恶心、呕吐、静脉血栓形成、眼部不良反应、阴道干燥或分泌物多。长期应用后小部分患者可能发生子宫内膜癌。

新近发展的芳香化酶抑制剂如来曲唑等，有资料证明其效果优于他莫昔芬，这类药物能抑制肾上腺分泌的雄激素转变为雌激素过程中的芳香化环节，从而降低雌二醇，达到治疗乳腺癌的目的。

（四）放射治疗

放射治疗是乳腺癌局部治疗的手段之一。在保留乳房的乳腺癌手术后，放射治疗是一重要组成部分，应于肿块局部广泛切除后给予较高剂量放射治疗。单纯乳房切除术后可根据患者年龄、疾病分期、分类等情况，决定是否应用放疗。根治术后是否应用放疗，多数认为对Ⅰ期病例无益，对Ⅱ期以后病例可能降低局部复发率。

目前根治术后不做常规放疗，而对复发高危病例，放疗可降低局部复发率，提高生存质量。指征如下：①病理报告有腋中或腋上淋巴结转移者；②阳性淋巴结占淋巴结总数 1/2 以上或有 4 个以上淋巴结阳性者；③病理证实胸骨旁淋巴结阳性者（照射锁骨上区）；④原发灶位于乳房中央或内侧而做根治术后，尤其是腋淋巴结阳性者。

（五）生物治疗

近年临床上已逐渐推广使用的曲妥珠单抗注射液，系通过转基因技术制备，对 C-erbB-2 过度表达的乳腺癌患者有一定效果，特别是对其他化疗药无效的乳腺癌患者也能有部分疗效。

四、放疗护理

放疗（放射治疗）是乳腺癌患者手术前后重要的辅助治疗手段之一，可有效提高治愈率，预防术后局部复发，提高患者的生存质量。但在放疗的过程中，患者很可能会出现一些心理、生理等反应，因此，护士要针对不同时期可能出现的问题，及时进行护理干预，避免或减轻一些不良反应的发生，并使患者积极配合，顺利完成治疗。

（一）放疗前护理

1.一般护理

患者入院后，在做好常规入院宣教及检查的同时，根据患者术后恢复情况，生活自理能力的程度，给予相应的协助；了解患侧肢体有无肿胀、疼痛，活动程度，患肢功能锻炼情况，告知继续功能锻炼的必要性与方法；了解患者对形体改变的认知程度，给予知识宣教及心理支持；观察保乳患者乳头有无溢液，腋下区域淋巴结及锁骨上淋巴结有无肿大情况，教会乳腺自检方法，观察家属对患者的支持程度及维持健康的知识水平,告知家属,尤其配偶的理解与支持,对患者的康复将起到不可估量的作用。

2.心理护理

患者对将进行的放疗可能会产生焦虑甚至恐惧心理,她们会担心是否病情较重、病程较晚;经过手术和/或化疗后,身体能否耐受放疗等。护士应耐心讲解放疗在乳腺癌治疗中的作用与意义,告知保持开朗乐观情绪与疾病治愈的相关性,帮助疏导不良心理,树立战胜疾病的信心。

3.放疗知识的宣教

放疗前向患者讲解放疗的基本原理,可能出现的反应及预防与处理方法。协助做好放疗前的准备,告知定位与放疗时的配合要点,如定位、照射时充分暴露照射野部位;记住定位时的体位,尽可能做到每次照射时头、手、身体保持同样的位置;每次治疗过程中不可随意变动体位。

(二)放疗中护理

1.一般护理

首次放疗时告知患者每天要照射的部位与每个野的配合要点,特别是用乳腺切线托架的正确卧位,在照内、外切线野打机架时,不必紧张;如有不适挥手即有技术员协助处理。在整个放疗过程中,护士要随时观察患者的心理活动,对治疗的适应状况,全身营养情况,出现反应的时间与程度,对产生反应的认知情况等。及时给予相应的护理与指导,并做好详细的护理记录。

2.放疗反应护理

(1)全身反应的护理:全身反应多在放疗初期和末期发生,有头晕、目眩、失眠、疲乏、烦躁不安、食欲缺乏和血细胞数减少等骨髓抑制反应。护士应及时做好解释工作。予以适当的心理疏导,消除患者紧张情绪,指导其合理饮食,加强营养,充分休息,适当活动。轻微者可不予以特别处理,重者应配合医师及时治疗。①疲乏:患者常最先感觉到的不良反应是疲乏。应增加患者睡眠时间,夜间睡眠时间不少于 8 h,日间适当午睡,轻度活动与锻炼。②骨髓抑制:尤其是在放疗前接受不同剂量化疗的患者,出现骨髓抑制的概率更高。通常表现为血白细胞、血小板计数的减少。每周检查血常规,动态观察白细胞、血小板的变化,白细胞计数$<3\times10^9$/L 时要给予适当治疗,严重时遵医嘱停止放疗;病室每天紫外线消毒,定时开窗通风;减少探视与陪客,尽可能少去或不去公共场所;注意个人卫生,加强营养,提高抵抗力;严格无菌操作,预防感染。血小板数减少时密切观察出血倾向,减少或避免创伤性操作。③食欲减退:因放射线的电离辐射作用及机体抵抗力的下降,患者会食欲减退,应适时宣教营养的重要性,宜进食高维生素、高蛋白、高热量、低脂肪饮食,少吃多餐。注意美化就餐环境。鼓励家人或朋友陪同进餐,进餐时可放一些愉快、轻松的音乐,以增加食欲。

(2)照射野皮肤护理:放射治疗后皮肤反应比较常见,尤其乳腺癌根治术后放疗的患者,因胸壁皮瓣薄,局部血供和淋巴回流都较差,照射野内皮肤的耐受性差,极易产生不同程度的皮肤反应。放射性皮肤反应分为以下几种。①Ⅰ度:皮肤红斑,色素沉着。②Ⅱ度:干性脱皮。当皮肤剂量达 30 Gy 时,皮肤发黑呈片状脱屑。③Ⅲ度:皮肤湿性脱皮。当皮肤剂量达 40 Gy 以上,局部皮肤水肿,水疱形成,继之糜烂、渗液,表皮脱落。④Ⅳ度:皮肤溃疡。所以照射野皮肤的保护与预防反应很重要,要避免机械、理化因素刺激,如忌搔抓,洗澡禁用粗毛巾搓擦,局部用软毛巾吸干;不穿胸罩,内衣要纯棉、宽松而柔软;保持乳房腋窝处皮肤干燥、注意通风;照射野内不贴胶布、不涂碘酊、酒精等刺激性药物。当出现干性皮肤反应时,忌撕掉脱皮,一般不做特别处理,若伴明显瘙痒可用重组人表皮生长因子外用溶液等涂患处。湿性皮肤反应时,可采用暴露疗法,局部涂喜疗妥乳膏或冰蜂油或用比亚芬、维斯克、康复新、金因肽等。出现溃疡坏死,应暂停放疗,局部换药,行抗感染治疗并外涂上述药物,减轻疼痛并控制感染,若溃疡经久不愈且较深,可考虑手术治疗,也可试用高压氧治疗。

(3)放射性肺损伤的预防与护理:胸部放疗均可能造成不同程度的肺损伤,应加强预防。指导患者戒烟、戒酒。避免过度疲劳,少去公共场所;为其提供安静舒适的休养环境,减少不良刺激;指导患者注意保暖,保持病室内空气新鲜,防止上呼吸道感染。出现上呼吸道感染后,强调遵医嘱按时、按量用药,告知各种药物治疗的重要性。

(4)放射性食管黏膜炎护理:患者可因照射内乳野、锁骨上野而引起轻度食管黏膜炎。表现为自觉黏液增多,进食时有不同程度的疼痛,胸骨后烧灼感,应给患者做好解释,不必担心是否有其他疾病的发生,消除其紧张与顾虑。指导进食温热半流质或软食,进食前后用淡盐水漱口及冲洗食管,必要时餐前用黏膜麻醉剂。

3.上肢运动障碍护理

尤其术后放疗的患者,因局部疼痛,上肢运动功能尚未完全恢复。鼓励患者坚持徒手功能锻炼,运动范围不能低于手术后最大功能位,以避免或减轻放疗引起淋巴回流受阻,导致肢体肿胀、放射性肩关节活动障碍,同时可促进局部血液循环。

(三)放疗后护理

1.出院指导

指导患者继续做好照射野皮肤护理至少1～3个月,避免抓伤、划伤。放疗后3个月,照射野皮肤若无特殊,可根据需要选择合适的义胸。患者需定期复查,每月行健侧乳房自检及观察患侧胸壁情况,观察有无出现刺激性干咳、胸痛,如有不适,及时就诊。继续做好患肢功能锻炼,避免或减少患肢负重;告知患侧上肢不可输液、测血压。因乳腺癌与雌激素水平及脂肪摄入量正相关,因此,手术后5年避免妊娠,坚持低脂饮食,控制体质量。遵医嘱按时服药,告知药物不良反应与注意事项。

2.康复指导

以患侧上肢功能锻炼为中心,辐射到胸、背、腰、各肢体的康复锻炼。患侧上肢锻炼的重点是上举、外展,锻炼方法有爬墙运动、拉绳运动、展肘运动、钟摆运动;锻炼动作由简单到复杂,由局部到全身;运动的范围与量根据患者的自身状况,以不觉劳累为宜;康复锻炼要持之以恒,以加强效果、巩固疗效。

3.心理指导

大部分乳腺癌患者切除乳房后会担心失去女性美丽,产生焦虑及自信心减弱心理,因此,我们需要帮助患者接受身体局部缺失的事实,告知患者外表的缺陷是可以通过佩戴义乳、专用文胸、乳房整形等乳房重建术来弥补。重要的是自身正确对待。身体康复后,尽早回归社会,积极参加有益健康的活动。

(贾建华)

189

第七节 食 管 癌

一、概述

食管癌是常见的消化道恶性肿瘤,目前原因不明,与炎症、真菌感染、亚硝胺类化合物摄入、微量元素及维生素缺乏有关。其主要病理类型为鳞癌(90%),少部分为腺癌、肉瘤及小细胞癌等。可分为髓质型、缩窄型、蕈伞型、溃疡型。以胸中段食管癌较多见,下段次之,上段较少。食管癌发生于食管黏膜上皮的基底细胞,绝大多数是鳞状上皮癌(95%),腺癌起源于食管者甚为少见,多位于食管末端。贲门癌多为腺癌,贲门部腺癌可向上延伸累及食管下段。主要通过淋巴转移,血行转移发生较晚。

二、诊断

(一)症状

1.早期

常无明显症状,仅在吞咽粗硬食物时有不同程度的不适感,包括:①咽下食物哽噎感,常因进食固体食物引起,第一次出现哽噎感后,不经治疗而自行消失,隔数天或数月再次出现;②胸骨后疼痛,常在咽下食物后发生,进食粗糙热食或刺激性食物时加重;③食物通过缓慢并有滞留感;④剑突下烧灼样刺痛,轻重不等,多在咽下食物时出现,食后减轻或消失;⑤咽部干燥与紧缩感,食物吞下不畅,并有轻微疼痛;⑥胸骨后闷胀不适。症状时轻时重,进展缓慢。

2.中、晚期

(1)吞咽困难:进行性吞咽困难是食管癌的主要症状。初起时进食固体食物有哽噎感,以后逐渐呈进行性加重,甚至流质饮食亦不能咽下。吞咽困难的严重程度除与病期有关外,与肿瘤的类型亦有关系。缩窄型出现梗阻症状早而严重,溃疡型及腔内型出现梗阻症状较晚。

(2)疼痛和呕吐:见于严重吞咽困难病例,多将刚进食的食物伴唾液呕出呈黏液状。疼痛亦为常见症状,多位于胸骨后、肩胛间区,早期多呈间歇性,出现持续而严重的胸痛或背痛,需用止痛药止痛者,为晚期肿瘤外侵的征象。

(3)贲门癌:可出现便血、贫血。

(4)体质量下降及恶病质:因长期吞咽困难,引起营养障碍,体质量明显下降,消瘦明显。出现恶病质是肿瘤晚期的表现。

(5)邻近器官受累的症状:肿瘤侵及邻近器官可引起相应的症状。癌肿侵犯喉返神经,可发生声音嘶哑;侵入主动脉,溃烂破裂,可引起大量呕血;侵入气管,可形成食管气管瘘;高度阻塞可致食物反流,引起进食时呛咳及肺部感染;持续胸痛或背痛为晚期症状,表示癌肿已侵犯食管外组织。

(二)体征

1.一般情况

以消瘦为主,甚至出现恶病质,有的患者有贫血和低蛋白血症的表现。

2.专科检查

病变早期并无阳性体征;病变晚期可扪及锁骨上转移的淋巴结或上腹部有包块,并有压痛。

(三)检查

1.实验室检查

主要表现为低血红蛋白、低血浆蛋白,有的患者可有大便隐血试验阳性。

2.特殊检查

(1)钡餐检查:是食管癌诊断最常用、最有效、最安全的方法,可了解病灶的部位及范围,此外还可了解胃和十二指肠的情况,供手术设计参考;在钡餐检查时应采取正位、侧位和斜位不同的体位并应用双重造影技术仔细观察食管黏膜形态及食管运动的状况,以免漏诊早期病变。根据钡餐检查的形态将食管癌分为溃疡型(以食管壁不规则缺损的壁龛影为主)、蕈伞型(病灶如菌状或息肉状突入食管腔)、缩窄型(病变以环状狭窄为主,往往较早出现症状)和髓质型(病变以黏膜下肌层侵犯为主,此型病变呈外侵性生长,瘤体往往较大)。又根据食管癌发生的部位将其分为上段(主动脉弓上缘水平以上的食管段)、中段和下段(左下肺静脉下缘至贲门的食管)食管癌。由于能提取组织做病理定性,因此钡餐与食管镜是不能相互取代的检查;由于钡剂可覆盖病灶表面造成假象,故钡餐检查最好在组织学检查后再进行。

(2)食管镜检查:可在直视下观察病灶的形态和大小,并采取活体组织做出病理学诊断,对病灶不明显但可疑的部位可用刷取脱落细胞检查。

(3)食管拉网检查:是我国学者发明的极其简便、有效、安全、经济的检查方法,尤其适用于大规模普查及早期食管癌的诊断,其诊断学的灵敏度甚至高于依靠肉眼观察定位的食管镜检查;分段食管拉网结合钡餐检查还可确定病变的部位。

(4)CT 和 MRI 检查:可了解食管癌纵隔淋巴转移的情况及是否侵及胸主动脉、气管后壁。

(5)纤维支气管镜检查:主要观察气管膜部是否受到食管癌侵犯,必要时可作双镜检查(即同时加做食管镜检查)。

(6)内窥镜式食管超声(endoscopic esopha geal ultrasound,EEU)引导下细针穿刺活检(fine-needle aspiration,FNA):是少数患者在其他方法不能明确诊断但又高度怀疑食管恶性病变时可做此检查,用细针刺入食管壁抽吸少量组织病理检查以明确诊断。

(7)超声检查:主要了解肿瘤有无腹腔转移,尤其是食管下段肿瘤容易造成胃小弯、胰腺及肝脏的转移,对于这样的患者应避免外科手术并及时进行非手术治疗。

(四)诊断要点

(1)进食时有梗阻感或呛咳、咽部干燥紧束感,进行性吞咽困难等症状。

(2)有消瘦、乏力、贫血、脱水、营养不良等恶病质表现。

(3)中晚期患者可出现锁骨上淋巴结肿大,肝转移性肿块、腹水等。

(4)纤维食管癌、食管吞钡 X 线造影等检查结果能明确诊断。

(五)鉴别诊断

1.食管平滑肌瘤

常见的食管平滑肌瘤可出现类似食管癌下咽困难的症状,通常有症状时间较长但无消瘦;在钡餐检查中可见肿块较圆滑突向食管腔,黏膜无损伤,并有特殊的"八字胡"征;食管拉网及食管镜检查均无癌细胞发现。

2.食管良性狭窄

通常有吞服强酸、强碱液病史,化学性灼伤常造成全食管或食管节段性狭窄,发病以儿童和女性患者多见,根据病史不难鉴别。

3.外压性食管梗阻

食管外的某些异常,如巨大的纵隔肿瘤、纵隔淋巴结、胸骨后甲状腺肿等均可压迫食管造成节段性狭窄致吞咽困难,但通常钡餐检查可见食管黏膜正常,拉网及食管镜检查也无病理学证据。

4.贲门失弛缓症

病史较长,病情可有缓解期,常有呕吐宿食史,有特征性的食管钡餐表现,亚硝酸异戊酯试验阳性,病理学活检无食管癌的证据。

5.食管静脉曲张

常发生在食管中下段,吞咽困难较轻,往往伴有门静脉高压,常见于肝硬化、布-加综合征等。钡餐检查可见食管黏膜紊乱,食管镜下可见黏膜下曲张的静脉,但黏膜表面完整无破坏。绝对禁止活检,以免造成大出血。

三、治疗

一般对较早期病变宜采用手术治疗;对较晚期病变,仍应争取手术治疗。位于中、上段的晚期病变,而年龄较高或有手术禁忌证者,则以放射治疗为佳。

(一)手术疗法

手术是食管癌首选的治疗方法。早期切除常可达到根治效果。手术方法应根据病变大小、部位、病理分型及全身情况而定,原则上应切除食管大部分。中、晚期食管癌常浸润至黏膜下,食管切除范围应在距离癌瘤 5～8 cm。因此,食管下段癌,与代食管器官吻合多在主动脉弓上,而食管中段或上段癌则应吻合在颈部。代食管器官常用的是胃,有时用结肠或空肠。

1.适应证

对病变的大小和部位、病理类型,以及患者的全身情况进行全面分析,在下列情况时,可以考虑外科手术治疗:①早期食管癌(0 期及Ⅰ期),患者一般情况允许,应积极争取手术治疗;②中期内的Ⅱ、Ⅲ期,患者情况许可,无明显远处转移,条件允许时均应采用术前放射与手术切除或手术切除与术后放疗的综合治疗;③放射治疗后复发、穿孔者,病变范围不大,无远处癌转移,周身情况良好,也应争取手术治疗;④食管癌高度梗阻,无明显远处转移,患者周身情况允许,应积极争取开胸手术,不能切除者,可行分流吻合术,然后辅以放疗和化疗。

2.禁忌证

随着手术技巧、围术期处理及癌症综合治疗观念的建立和发展,某些手术禁忌证已得以改变。

(1)食管癌伴有锁骨上淋巴结转移的治疗:上段及颈段食管癌的锁骨上淋巴结转移实为局部淋巴结转移,在患者自身情况允许、无其他脏器转移、原发病灶可以切除的情况下,应行病灶切除及淋巴结切除术。术后辅以放、化疗。

(2)并发有其他脏器功能不全或损害的患者,只要病灶能够切除、患者能够耐受剖胸术,均应手术治疗。

3.影响切除率的因素

(1)食管癌病变长度:一般超过 5 cm,大都说明肿瘤较为晚期。但早期食管癌要除外,早期食管癌,病灶表浅,有时范围较长。发现食管癌伴有巨大阴影或突出阴影,多数病例已外侵食管周围脏器并发生粘连。食管癌局部有软组织肿块,亦可说明肿瘤外侵。X线检查,有上述现象出现,可以判断手术切除率较低。

(2)胸背疼痛:胸骨后或背部肩胛区持续性钝痛常揭示肿瘤已有外侵,引起食管周围炎、纵隔炎,也可以是食管深层癌性溃疡所致。下段肿瘤引起的疼痛可以发生在上腹部。疼痛严重不能入睡或伴有发热者,不但手术切除的可能性较小,而且应注意肿瘤穿孔的可能。

(3)出血:有时患者也会因呕血或黑便就诊。肿瘤可浸润大血管特别是胸主动脉而造成致命性大出血。对于有穿透性溃疡患者,特别是CT检查显示肿瘤侵犯胸主动脉者,应注意出血的可能。

(4)声音嘶哑:常是肿瘤直接侵犯或转移性淋巴结压迫喉返神经所致。有时也可以是吸入性炎症引起的喉炎所致,间接纤维支气管镜检查有助于鉴别。提示肿瘤外侵及转移严重。

(5)手术径路:常用左胸切口,中、上段食管癌切除术有用右胸切口者。经食管裂孔剥除食管癌法可用于心肺功能差,不能耐受开胸手术者。此法可并发喉返神经麻痹及食管床大出血,应掌握适应证。

对于晚期食管癌,不能根治或放射治疗,进食较困难者,可作姑息性减轻症状手术,如食管腔内置管术、胃造瘘术、食管胃转流或食管结肠转流吻合术。这些减轻症状手术,可能发生并发症,故应严格掌握适应证。

(二)放射治疗

食管癌放射治疗包括根治性和姑息性两大类,单独放射治疗食管癌疗效差,故放射治疗一般仅作为综合治疗的一部分。照射方法包括体外放射和腔内放射、术前放射和术后放射。治疗方案的选择,需根据病变部位、范围、食管梗阻程度和患者的全身状况而定。颈段和上胸段食管癌手术的创伤大,并发症发生率高,而放疗损伤小放疗优于手术,应以放疗为首选。凡患者全身状况尚可、能进半流质或顺利进流质饮食、胸段食管癌而无锁骨上淋巴结转移及远处转移、无气管侵犯、无食管穿孔和出血征象、病灶长度<8 cm而无内科禁忌证者,均可做根治性放疗。其他患者则可进行旨在缓解食管梗阻、改善进食困难、减轻疼痛、提高患者生存质量和延长患者生存期的姑息性放疗。放疗源的选择可采取以下原则:颈段及上胸段食管癌选用^{60}Co或4~8 mV X线,中胸及下胸段食管癌选用18 mV或18 mV以上X线照射,也可选用^{60}Co远距离外照射。根治性放疗每周照射5次,每次1.8~2.0 Gy,总剂量为60~70 Gy/(7~8)周。姑息性放疗也尽量给予根治量或接近根治量。术前放疗主要适用于食管癌已有外侵,临床估计单纯手术切除有困难,但肿瘤在放疗后获得部分退缩可望切除者。术前照射能使癌肿及转移的淋巴结缩小、癌肿周围小血管和淋巴管闭塞,可提高切除率、减少术中癌的播散。术前放疗的剂量为30~70 Gy/(4~8)周,放疗后4~6周再做手术切除。对姑息性切除后肿瘤有残留、术后病理检查发现食管切端有癌浸润、手术切缘过于狭窄、肿瘤基本切除但临床估计可能有亚临床病灶残留者,应进行术后放疗,以提高5年生存率。但是,对术中切除不完全的病变,局部可留置银夹标记,术后2~4周再做放射治疗,能否提高5年生存率尚有争论。术后放疗剂量为50~70 Gy。近有学者建议采用食管癌体外三野照射法、超分割分段放疗,以及采用^{60}Co、^{137}Cs、^{192}Yb食管腔内近距离放疗,以减少肺组织及脊髓所受的放射剂量而减轻放射损伤,提高放疗的疗效。

(三)药物治疗

由于全身性扩散是食管癌的特征,应用化疗是合乎逻辑的。然而化疗在永久控制此症的效果方面尚未得到证实;显效率在 5%～50%,取决于选用的药物或药物之间的搭配,目前多为数种作用机制不同药物的联合用药。常用方法为:DMP、DBV、PMD 等。但病情改善比较短暂且大多数有效的药物均有毒性。目前临床上常用联合化疗方案有 DDP-BLM、BLMADM、DDP-DS-BLM,以及 DDP-ADM-氟尿嘧啶等。临床观察发现,DDP、氟尿嘧啶和 BLM 等化疗药物具有放射增敏作用。近 10 年来将此类化疗药物作为增敏剂与放疗联合应用治疗食管癌,并取得了令人鼓舞的疗效。

(四)综合治疗

1.新辅助化疗

又称诱导化疗或术前化疗,目的在于:①控制原发病灶,增加完全性手术切除的机会,也可减少术中肿瘤的播散;②肿瘤血供完整,允许更有效的化疗药物的输送;③早期的全身治疗可以消灭微小的转移病灶;④术前化疗允许更为客观地评价肿瘤反应情况,从而确定有效的化疗药物。

2.食管癌的术后化疗

食管癌的术后化疗即辅助化疗研究较少,但现有资料显示其可能明显提高术后生存率。

3.食管癌的术前化疗和放疗

一般是选用一种或数种化疗药物附加术前放疗,3～4 周后手术切除。有些患者局部病灶可以完全消失。术前化疗加术前放疗目前有逐渐增加的趋势。

4.术前放射治疗

该方法能使癌肿及转移的淋巴结缩小,癌肿周围小血管和淋巴管闭塞,可提高切除率,减少术中癌的播散。对术中切除不完全的病变,局部可留置银夹标记,术后 2～4 周再进行放射治疗。能否提高 5 年生存率尚有争论。

5.食管支架或人工贲门

采用记忆合金做的人工支架可将癌瘤所致的狭窄食管腔撑开,可姑息性地解决患者的进食和营养;用高分子材料做的人工贲门可扩开食管下端贲门癌所致的狭窄,并有一定的抗反流作用。

6.食管癌激光切割术

为姑息性治疗食管癌,用激光在食管腔内切割腔内生长的肿瘤,解决患者的进食和营养问题。

四、病情观察

(一)非手术治疗

(1)放射治疗患者应该注意有无放射性肺炎,气管-食管瘘或食管穿孔发生,尤其是癌肿病变在胸主动脉附近时,要注意患者有无突然呕血、便血增加或有血性胸腔积液出现,以便及时停止照射,防止主动脉穿孔发生。

(2)监测患者的血常规,无论放疗还是化疗均对患者的造血系统有抑制,因此在治疗过程中每周至少查 2 次。

(3)生物制剂治疗应注意药物的不良反应和变态反应。

(4)对癌肿的大小应定期复查,以了解非手术治疗的效果并制订下一步治疗方案。

(二)肿瘤切除性手术治疗

(1)注意观察有无出血和感染这两项手术后早期的常见并发症。

(2)吻合口瘘是食管癌手术后最常见、后果最严重的并发症,术后早期较少发生,通常易将术后早期的残胃瘘误诊为吻合口瘘;吻合口瘘常在术后 6~10 d 发生,主要表现为突然发热、胸痛、有胸腔积液和血象增高,口服 60％泛影葡胺或稀钡剂造影可明确诊断。

(三)姑息性治疗

如行激光切割手术须注意发生食管穿孔,可表现为突然发生纵隔气肿或气胸并伴有发热和胸腔积液。食管支架或人工贲门在安放后可出现脱落,患者可恢复手术前的症状,应注意检查确认植入物在位。

五、护理措施

(一)术前护理

1.心理护理

患者对手术的耐受力差,对治疗缺乏信心,同时对手术存在着一定程度的恐惧心理。因此,应针对患者的心理状态进行解释、安慰和鼓励,建立充分信赖的护患关系,使患者认识到手术是重要的治疗方法,使其乐于接受手术。

2.加强营养支持

尚能进食者应给予高热量、高蛋白、高维生素的流质或半流质饮食。不能进食者,应静脉补充水分、电解质及热量。低蛋白血症的患者,应输血或血浆蛋白予以纠正。

3.胃肠道准备

(1)注意口腔卫生。

(2)术前安置胃管和十二指肠管。

(3)术前禁食;有食物潴留者,术前晚用等渗盐水冲洗食管,有利于减轻组织水肿,降低术后感染和吻合口瘘的发生率。

(4)拟行结肠代食管者,术前须按结肠手术准备。

4.术前练习

教会患者深呼吸、有效咳嗽、排痰和床上排便等活动。

(二)术后护理

(1)按胸外科术后常规护理。

(2)术后应重点加强呼吸道护理。必要时,行鼻导管吸痰或气管镜吸痰,清除呼吸道分泌物,促进肺扩张。

(3)保持胃肠减压管通畅:术后 24~48 h 引流出少量血液,应视为正常,若引流出大量血液,应立即报告医师处理。胃肠减压管应保留 3~5 d,以减少吻合口张力,以利于吻合口愈合。

(4)密切观察胸腔引流量及性质:若胸腔引流液为大量血性液体,则提示胸腔内有活动性出血;若引流出浑浊液或食物残渣,应考虑食管吻合口瘘;若有粉红色液体伴有脂肪滴排出,则为乳糜胸。出现以上情况,应采取相应措施,明确诊断,予以认真处理。若无异常,术后 2~3 d 即可拔除引流管。

(5)严格控制饮食:由于食管缺乏浆膜层,故吻合口愈合较慢,术后应严格禁食和禁水。禁食期间,每天由静脉补液。安放十二指肠营养管者,可于手术后第 2~3 d 肠蠕动恢复后,经导管滴入营养液,可减少输液量。手术后第 5 d,若病情无特殊变化,可经口进食牛奶,每次 60 mL,每 2 小时 1 次,间隔期间可给等量开水。若无不良反应,可逐日增量。术后第 10~12 d 改无渣半流质饮食,但应注意防止进食过快及过量。

(6)吻合口瘘的观察及护理:食管吻合口瘘的临床表现为高热、脉快、呼吸困难、胸部剧痛、患侧呼吸音低、叩诊浊音、血白细胞数升高,甚至发生休克。处理原则:行胸膜腔引流促使肺膨胀;选择有效的抗生素抗感染;补充足够的营养和热量。目前,多选用完全胃肠内营养支持经胃造口灌注治疗,效果确切、满意。

(三)健康教育

胃代食管术后,少量多餐,避免睡前、躺着进食,进食后务必慢走,或端坐半小时,防止反流。裤带不宜系得太紧。进食后避免有低头弯腰的动作。给予高蛋白、高维生素、低脂、少渣饮食,并观察进食后有无梗阻、疼痛、呕吐、腹泻等情况。若发现症状应暂停饮食。

(贾建华)

第八节　肺　　癌

一、概述

肺癌大多数起源于支气管黏膜上皮,因此也称支气管肺癌,是肺部最常见的恶性肿瘤。肺癌的发生与环境的污染及吸烟密切相关,肺部慢性疾病、人体免疫功能低下、遗传因素等对肺癌的发生也有一定影响。根据肺癌的生物学行为及治疗特点,将肺癌分为小细胞肺癌、鳞癌、腺癌、大细胞癌。根据肿瘤的位置分为中心型肺癌及周边型肺癌。肺癌转移途径有直接蔓延、淋巴结转移、血行转移及种植性转移。

二、诊断

(一)症状

肺癌的临床症状根据病变的部位、肿瘤侵犯的范围、是否有转移及肺癌副癌综合征全身表现不同而异,最常见的症状是咳嗽、咯血、气短、胸痛和消瘦,其中以咳嗽和咯血最常见,咳嗽的特征往往为刺激性咳嗽、无痰;咯血以痰中夹血丝或混有粉红色的血性痰液为特征,少数患者咯血可出现整口的鲜血,肺癌在胸腔内扩散侵犯周围结构可引起声音嘶哑、亨特氏综合征、吞咽困难和肩部疼痛。当肺癌侵犯胸膜和心包时可能表现为胸腔积液和心包积液,肿瘤阻塞支气管可引起阻塞性肺炎而发热,上腔静脉综合征往往是肿瘤或转移的淋巴结压迫上腔静脉所致。小细胞肺癌常见的副癌综合征主要表现为恶病质、高血钙和肺性骨关节病或非恶病质患者清/球蛋白倒置、高血糖和肌肉分解代谢增加等。

(二)体征

1.一般情况

以消瘦和低热为常见。

2.专科检查

如前所述,肺癌的体征根据其病变的部位、肿瘤侵犯的范围、是否有转移及副癌综合征全身表现不同而异。肿瘤阻塞支气管可致一侧或叶肺不张而使该侧肺呼吸音消失或减弱,肿瘤阻塞支气管可继发肺炎出现发热和肺部啰音,肿瘤侵犯胸膜或心包造成胸腔或心包积液出现相应的体征,肿瘤淋巴转移可出现锁骨上、腋下淋巴结增大。

(三)检查

1.实验室检查

痰涂片检查找癌细胞是肺癌诊断最简单、最经济、最安全的检查,由于肺癌细胞的检出阳性率较低,因此往往需要反复多次的检查,并且标本最好是清晨首次痰液立即检查。肺癌的其他实验室检查往往是非特异性的。

2.特殊检查

(1)X线摄片:可见肺内球形灶,有分叶征、边缘毛刺状,密度不均匀,部分患者见胸膜凹陷征(兔耳征),厚壁偏心空洞,肺内感染、肺不张等。

(2)CT检查:已成为常规诊断手段,特别是对位于肺尖部、心后区、脊柱旁、纵隔后等隐蔽部位的肿瘤的发现有益。

(3)MRI检查:在于分辨纵隔及肺门血管,显示隐蔽部的淋巴结,但不作为首选。

(4)痰细胞学:痰细胞学检查阳性率可达80%,一般早晨血性痰涂片阳性率高,至少需连查3次以上。

(5)支气管镜检查:可直接观察气管、主支气管、各叶、段管壁及开口处病变,可活检或刷检取分泌物进行病理学诊断,对手术范围及术式的确定有帮助。

(6)其他:①经皮肺穿刺活检,适用于周围型肺内占位性病变的诊断,可引起血胸、气胸等并发症;②对于有胸腔积液者,可经胸穿刺抽液离心检查,寻找癌细胞;③PET对于肺癌鉴别诊断及有无远处转移的判断准确率可达90%,但目前价格昂贵。

其他诊断方法如放射性核素扫描、淋巴结活检、胸腔镜下活检术等,可根据病情及条件酌情采用。

(四)诊断要点

(1)有咳嗽、咯血、低热和消瘦的病史和长期吸烟史;晚期患者可出现声音嘶哑、胸腔积液及锁骨淋巴结肿大。

(2)影像学检查有肺部肿块并具有恶性肿瘤的影像学特征。

(3)病理学检查发现癌细胞。

(五)鉴别诊断

1.肺结核

(1)肺结核球:易与周围型肺癌混淆。肺结核球多见于青年,一般病程较长,发展缓慢。病变常位于上叶尖后段或下叶背段。在X线片上肿块影密度不均匀,可见到稀疏透光区和钙化点,肺内常另有散在性结核病灶。

(2)粟粒型肺结核:易与弥漫型细支气管肺泡癌混淆。粟粒型肺结核常见于青年,全身毒性症状明显,抗结核药物治疗可改善症状,病灶逐渐吸收。

(3)肺门淋巴结结核:在X线片上肺门肿块影可能误诊为中心型肺癌。肺门淋巴结结核多见于青少年,常有结核感染症状,很少有咯血。

2.肺部炎症

(1)支气管肺炎:早期肺癌产生的阻塞性肺炎,易被误诊为支气管肺炎。支气管肺炎发病较急,感染症状比较明显。X线片上表现为边界模糊的片状或斑点状阴影,密度不均匀,且不局限于一个肺段或肺叶。经抗菌药物治疗后,症状迅速消失。肺部病变吸收也较快。

(2)肺脓肿:肺癌中央部分坏死液化形成癌性空洞时,X线片上表现易与肺脓肿混淆。肺脓肿在急性期有明显感染症状,痰量多,呈脓性,X线片上空洞壁较薄,内壁光滑,常有液平面,脓肿周围的肺组织或胸膜常有炎性变。支气管造影空洞多可充盈,并常伴有支气管扩张。

3.肺部其他肿瘤

(1)肺部良性肿瘤:如错构瘤、纤维瘤、软骨瘤等有时需与周围型肺癌鉴别。一般良性肿瘤病程较长,生长缓慢,临床上大多没有症状。X线片上呈现接近圆形的块影,密度均匀,可以有钙化点,轮廓整齐,多无分叶状。

(2)支气管腺瘤:是一种低度恶性肿瘤。发病年龄比肺癌轻,女性发病率较高。临床表现与肺癌相似,常反复咯血。X线片表现有时也与肺癌相似。经支气管镜检查,诊断未能明确者宜尽早做剖胸探查术。

4.纵隔淋巴肉瘤

可与中心型肺癌混淆。纵隔淋巴肉瘤生长迅速,临床上常有发热和其他部位浅表淋巴结肿大。在X线片上表现为两侧气管旁和肺门淋巴结肿大。对放射疗法高度敏感,小剂量照射后即可见到肿块影缩小。纵隔镜检查亦有助于明确诊断。

三、治疗

治疗肺癌的方法主要有外科手术治疗、放射治疗、化学药物治疗、中药治疗,以及免疫治疗等。尽管80%的肺癌患者在明确诊断时已失去手术机会,但手术治疗仍然是肺癌最重要和最有效的治疗手段。然而,目前所有的各种治疗肺癌的方法效果均不能令人满意,必须适当地联合应用,进行综合治疗以提高肺癌的治疗效果。具体的治疗方案应根据肺癌的分级和 TNM 分期、病理细胞学类型、患者的心肺功能和全身情况,以及其他有关因素等,进行认真详细的综合分析后再做决定。

(一)手术治疗

手术治疗的目的是彻底切除肺部原发癌肿病灶和局部及纵隔淋巴结,并尽可能保留健康的肺组织。

肺切除术的范围决定于病变的部位和大小。对周围型肺癌,一般施行肺叶切除术;对中心型肺癌,一般施行肺叶或一侧全肺切除术。有的病例,癌变位于一个肺叶内,但已侵及局部主支气管或中间支气管,为了保留正常的邻近肺叶,避免行一侧全肺切除术,可以切除病变的肺叶及一段受累的支气管,再吻合支气管上下切端,临床上称为支气管袖状肺叶切除术。如果相伴的肺动脉局部受侵,也可同时做部分切除,端端吻合,此手术称为支气管袖状肺动脉袖状肺叶切除术。

手术治疗效果:非小细胞肺癌、T_1 或 $T_2N_0M_0$ 病例经手术治疗后,约有半数的患者能获得长期生存,有的报道其 5 年生存率可达 70%以上。Ⅱ期及Ⅲ期病例生存率则较低。据统计,我国目前肺癌手术的切除率为 85%~97%,术后 30 d 病死率在 2%以下,总的 5 年生存率为30%~40%。

手术禁忌证:①远处转移,如脑、骨、肝等器官转移(即 M_1 患者);②心、肺、肝、肾功能不全,全身情况差的患者;③广泛肺门、纵隔淋巴结转移,无法清除者;④严重侵犯周围器官及组织,估计切除困难者;⑤胸外淋巴结转移,如锁骨上(N_3)等,肺切除术应慎重考虑。

（二）放射治疗

放射治疗是局部消灭肺癌病灶的一种手段。临床上使用的主要放疗设备有^{60}Co治疗机和加速器等。

在各种类型的肺癌中，小细胞癌对放射疗法敏感性较高，鳞癌次之，腺癌和细支气管肺泡癌最低。通常是将放射疗法、手术与药物疗法综合应用，以提高治愈率。临床上常采用的是手术后放射疗法。对癌肿或肺门转移病灶未能彻底切除的患者，于手术中在残留癌灶区放置小的金属环或金属夹做标记，便于术后放疗时准确定位。一般在术后1个月左右患者健康状况改善后开始放射疗法，剂量为40～60 Gy，疗程约6周。为了提高肺癌病灶的切除率，有的病例可手术前进行放射治疗。

晚期肺癌病例，并有阻塞性肺炎、肺不张、上腔静脉阻塞综合征或骨转移引起剧烈疼痛者及癌肿复发的患者，也可进行姑息性放射疗法，以减轻症状。

放射疗法可引起倦乏、胃纳减退、低热、骨髓造血功能抑制、放射性肺炎、肺纤维化和癌肿坏死液化空洞形成等放射反应和并发症，应给予相应处理。

下列情况一般不宜施行放射治疗：①健康状况不佳，呈现恶病质者；②高度肺气肿放射治疗后将引起呼吸功能代偿不全者；③全身或胸膜、肺广泛转移者；④癌变范围广泛，放射治疗后将引起广泛肺纤维化和呼吸功能代偿不全者；⑤癌性空洞或巨大肿瘤，后者放射治疗将促进空洞形成。

对于肺癌脑转移患者，若颅内病灶较局限，可采用γ刀放射治疗，有一定的缓解率。

（三）化学治疗

有些分化程度低的肺癌，特别是小细胞癌，疗效较好。化学疗法作用遍及全身，临床上可以单独应用于晚期肺癌病例，以缓解症状，或与手术、放射等疗法综合应用，以防止癌肿转移复发，提高治愈率。

常用于治疗肺癌的化学药物有环磷酰胺、氟尿嘧啶、丝裂霉素、阿霉素、表柔比星、丙卡巴肼、长春碱、甲氨蝶呤、洛莫司汀、顺铂、卡铂、紫杉醇等。应根据肺癌的类型和患者的全身情况合理选用药物，并根据单纯化疗还是辅助化疗选择给药方法、决定疗程的长短及哪几种药物联合应用、间歇给药等，以提高化疗的疗效。

需要注意的是，目前化学药物对肺癌疗效仍然较低，症状缓解期较短，不良反应较多。临床应用时，要掌握药物的性能和剂量，并密切观察不良反应。出现骨髓造血功能抑制、严重胃肠道反应等情况时要及时调整药物剂量或暂缓给药。

（四）中医中药治疗

按患者临床症状、脉象、舌苔等表现，应用辨证论治法则治疗肺癌，一部分患者的症状得到改善，生存期延长。

（五）免疫治疗

近年来，通过实验研究和临床观察，发现人体的免疫功能状态与癌肿的生长发展有一定关系，从而促使免疫治疗的应用。免疫治疗的具体措施如下。

1.特异性免疫疗法

用经过处理的自体肿瘤细胞或加用佐剂后，皮下接种进行治疗。此外，尚可应用各种白介素、肿瘤坏死因子、肿瘤核糖核酸等生物制品。

2.非特异性免疫疗法

用卡介苗、短小棒状杆菌、转移因子、干扰素、胸腺肽等生物制品，或左旋咪唑等药物以激发和增强人体免疫功能。

当前肺癌的治疗效果仍不能令人满意。由于治疗对象多属晚期,其远期生存率低,预后较差。因此,必须研究和开展以下几方面的工作,以提高肺癌治疗的总体效果:①积极宣传,普及肺癌知识,提高肺癌诊断的警惕性,研究和探索早期诊断方法,提高早期发现率和诊断率;②进一步研究和开发新的有效药物,改进综合治疗方法;③改进手术技术,进一步提高根治性切除的程度和同时最大范围地保存正常肺组织的技术;④研究和开发分子生物学技术,探索肺癌的基因治疗技术,使之能有效地为临床服务。

四、护理措施

(一)做好心理支持,克服恐惧绝望心理

当患者得知自己患肺癌时,会面临巨大的身心应激,而心理应对结果会对疾病产生明显的积极或消极影响,护士通过多种途径给患者及家属提供心理与社会支持。根据患者的性别、年龄、职业、文化程度、性格等,多与其交谈,耐心倾听患者诉说,尽量解答患者提出的问题和提供有益的信息,帮助患者正确估计所面临的情况,让其了解肺癌的有关知识及将接受的治疗、患者和家属应如何配合、在治疗过程中的注意事项,请治愈患者现身说法,增强对治疗的信心,积极应对癌症的挑战,与疾病做斗争。

(二)保持呼吸道通畅,做好咳嗽、咳痰的护理

分析患者病情,判断引起呼吸困难的原因,根据不同病因,采取不同的护理措施。

(1)如肿瘤转移至胸膜,可产生大量胸腔积液,导致气体交换面积减少,引起呼吸困难,要配合医师及时行胸腔穿刺置管引流术。

(2)若患者肺部感染痰液过多、纤毛功能受损、机体活动减少,或放疗、化疗导致肺纤维化,痰液黏稠,无力咳出而出现呼吸困难,应密切观察咳嗽、咳痰情况,详细记录痰液的色、量、质,正确收集痰标本,及时送检,为诊断和治疗提供可靠的依据,并采取以下护理措施。①提供整洁、舒适的环境,减少不良刺激,病室内维持适宜的温度(18 ℃～20 ℃)和湿度(50%～60%),以充分发挥呼吸道的自然防御功能;避免尘埃与烟雾等刺激,对吸烟的患者与其共同制订有效的戒烟计划;注意患者的饮食习惯,保持口腔清洁,避免油腻、辛辣等刺激性食物,一般每天饮水 1 500 mL以上,可保证呼吸道黏膜的湿润和病变黏膜的修复,利于痰液稀释和排除。②促进有效排痰:指导患者掌握有效咳嗽的正确方法,患者坐位,双脚着地,身体稍前倾,双手环抱一个枕头。进行数次深而缓慢的腹式呼吸,深吸气末屏气,然后缩唇,缓慢地通过口腔尽可能呼气(降低肋弓、使腹部往下沉)。在深吸一口气后屏气 3～5 s,身体前倾,从胸腔进行 2～3 次短促有力的咳嗽,张口咳出痰液,咳嗽时收缩腹肌,或用自己的手按压上腹部,帮助咳嗽,有效咳出痰液。湿化和雾化疗法,湿化疗法可达到湿化气道、稀释痰液的目的。适用于痰液黏稠和排痰困难者。常用湿化液有蒸馏水、生理盐水、低渗盐水。临床上常在湿化的同时加入药物以雾化方式吸入。可在雾化液中加入痰溶解剂、抗生素、平喘药等,达到祛痰、消炎、止咳、平喘的作用。胸部叩击与胸壁震荡,适用于肺癌晚期长期卧床、体弱、排痰无力者,禁用于肺癌伴肋骨转移、咯血、低血压、肺水肿等患者。操作前让患者了解操作的意义、过程、注意事项,以配合治疗,肺部听诊,明确病变部位。叩击时避开乳房、心脏和骨突出部位及拉链、纽扣部位。患者侧卧,叩击者两手手指并拢,使掌侧呈杯状,以手腕力量,从肺底自下而上、由外向内、迅速而有节律地叩击胸壁,震动气道,每一肺叶叩击1～3 min,120～180 次/分钟,叩击时发出一种空而深的拍击音则表明手法正确。胸壁震荡法

时,操作者双手掌重叠置于欲引流的胸壁部位,吸气时手掌随胸廓扩张慢慢抬起,不施加压力,从吸气最高点开始,在整个呼气期手掌紧贴胸壁,施加一定的压力并做轻柔的上下抖动,即快速收缩和松弛手臂和肩膀,震荡胸壁 5～7 次,每一部位重复 6～7 个呼吸周期,震荡法在呼气期进行,且紧跟叩击后进行。叩击力量以患者不感到疼痛为宜,每次操作时间 5～15 min,应在餐后 2 h 至餐前 30 min 完成,避免治疗中呕吐。操作后做好口腔护理,除去痰液气味,观察痰液情况,复查肺部呼吸音及啰音变化。③机械吸痰:适用于意识不清、痰液黏稠无力咳出、排痰困难者。可经患者的口、鼻腔、气管插管或气管切开处进行负压吸痰,也可配合医师用纤维支气管镜吸出痰液。

(三)咯血或痰中带血患者的护理

应予以耐心解释,消除其紧张情绪,嘱患者轻轻将气管内存留的积血咯出,以保持呼吸道通畅,咯血时不能屏气,以免诱发喉头痉挛,血液引流不畅导致窒息。小量咯血者宜进少量凉或温的流质饮食,多饮水,多食富含纤维素食物,以保持大便通畅,避免排便时腹压增加而咯血加重;密切观察咯血的量、色,大咯血时,护理方法见应急措施。大量咯血不止者,可采用丝线固定双腔球囊漂浮导管经纤支镜气道内置入治疗大咯血的方法;同时做好应用垂体后叶素的护理,静脉滴注速度勿过快,以免引起恶心、便意、心悸、面色苍白等不良反应,监测血压、血氧饱和度;冠心病患者、高血压病患者及孕妇忌用;配血备用,可酌情适量输血。

(四)疼痛的护理

(1)采取各种护理措施减轻疼痛。提供安静的环境,调整舒适的体位,小心搬动患者,避免拖、拉、拽动作,滚动式平缓地给患者变换体位,必要时支撑患者各肢体,指导、协助胸痛患者用手或枕头护住胸部,以减轻深呼吸、咳嗽或变换体位所引起的胸痛;胸腔积液引起的疼痛,可嘱患者患侧卧位,必要时用宽胶布固定胸壁,以减少胸部活动幅度,减轻疼痛;采用按摩、针灸、经皮肤电刺激止痛穴位或局部冷敷等,以降低疼痛的敏感性。

(2)药物止痛,按医嘱用药,根据患者疼痛再发时间,提前按时用药,在应用镇痛药期间,注意预防药物的不良反应,如便秘、恶心、呕吐、镇静和精神紊乱等,嘱患者多进食富含纤维素的蔬菜和水果,缓解和预防便秘。

(3)患者自控镇痛,可自行间歇性给药,做到个体化给药,增加了患者自我照顾和对疼痛的自主控制能力。

(五)饮食支持护理

根据患者的饮食习惯,给予高蛋白、高热量、高维生素、易消化饮食,调配好食物的色、香、味,以刺激食欲,创造清洁舒适、愉快的进餐环境,促进食欲。病情危重者应采取喂食、鼻饲或静脉输入脂肪乳、复方氨基酸和含电解质的液体。对于有大量胸腔积液的患者,应酌情输血、血浆或清蛋白,以减少胸腔积液的产生,补充癌肿或大量抽取胸腔积液等因素所引起的蛋白丢失,增强机体抗病能力。有吞咽困难者应给予流质饮食,进食宜慢,取半卧位以免发生吸入性肺炎或呛咳,甚至窒息。

(六)做好口腔护理

向患者讲解放疗、化疗后口腔唾液腺分泌减少,pH 下降,易发生口腔真菌感染和牙周病,使其理解保持口腔卫生的重要性,以便主动配合。患者睡前及三餐后进行口腔护理;戒烟酒,以防刺激黏膜;忌食辛辣及可能引起黏膜创伤的食物,如带刺或碎骨头的食物,用软牙刷刷牙,勿用牙签剔牙,并延期牙科治疗,防止黏膜受损;进食后,用盐水或复方硼砂溶液漱口,控制真菌感染;口唇涂润滑剂,保持黏膜湿润,黏膜口腔溃疡,按医嘱应用表面麻醉剂止痛。

（七）化疗药物毒性反应的护理

1.骨髓抑制反应的护理

化疗后机体免疫力下降，发生感染、出血。护士接触患者之前要认真洗手，严格执行无菌操作，避免留置尿管或肛门指检，预防感染；告知患者不可到公共场所或接触感冒患者；在做全身卫生处置时，要特别注意易感染部位，如鼻腔、口腔、肛门、会阴等，各部位使用毛巾要分开，以免交叉感染；监测体温，观察皮肤温度、色泽、气味，早期发现感染征象；当白细胞总数降至 $1 \times 10^9 / L$ 时，做好保护性隔离。对血小板计数 $<50 \times 10^9 / L$ 时，密切观察有无出血倾向，采取预防出血的措施，避免患者外出活动，防止身体受挤压或外伤，保持口腔、鼻腔清洁湿润，勿用手抠鼻痂、牙签剔牙，尽量减少穿刺次数，穿刺后应实施局部较长时间按压，必要时，遵医嘱输血小板控制出血。

2.恶心、呕吐的护理

化疗期间如患者出现恶心、呕吐，按医嘱给予止吐药，嘱患者深呼吸，勿大动作转动身体，给予高营养清淡易消化的饮食，少食多餐，不催促患者进食，忌食辛辣等刺激性食物，戒烟酒，不要摄入加香料、肉汁和油腻的食物，建议平时咀嚼口香糖或含糖果，加强口腔护理去除口腔异味。对已有呕吐患者灵活掌握进食时间，可在其间歇期进食，多饮清水，多食薄荷类食物及冷食等。

3.静脉血管的保护

在给化疗药时，要选择合适的静脉，给化疗药前，先观察是否有回血，应用强刺激性药物护士应在床旁监护，或采用静脉留置针及中小静脉插管；观察药物外渗的早期征象，如穿刺部位疼痛、烧灼感、输液速度减慢、无回血、药液外渗，应立即停止输注，应用地塞米松加利多卡因局部封闭，24 小时内给予冷敷，50%硫酸镁湿敷，24 h 后可给予热敷。

4.应用化疗药后

常出现脱发，影响患者形象，增加其心理压力，护士要告诉患者脱发是暂时的，停药后头发会再生，鼓励其诉说自己的感受，帮助其调整外观的变化，让患者戴假发或帽子、头巾遮挡，改善自我形象，夜间睡眠可佩戴发帽，减轻头发掉在床上导致的心理不适；指导患者头发的护理，如动作轻柔、减少头发梳、刷、洗、烫、梳辫子等，可用中性洗发护发素。

五、健康教育

（1）宣传吸烟对健康的危害，提倡不吸烟或戒烟，并注意避免被动吸烟。

（2）对肺癌高危人群要定期进行体检，早期发现肿瘤，早期治疗。

（3）改善工作和生活环境，防止空气污染。

（4）给予患者和家属心理上的支持，使之正确认识肺癌，增强治疗信心，维持生命质量。

（5）督促患者坚持化疗或放疗，告诉患者出现呼吸困难、咯血或疼痛加重时应立即到医院就诊。

（6）指导患者加强营养支持，合理安排休息，适当活动，保持良好精神状态，避免呼吸道感染以调整机体免疫力，增强抗病能力。

（7）对晚期癌肿转移患者，要指导家属对患者临终前的护理，告知患者及家属对症处理的措施，使患者平静地走完人生最后一程。

（贾建华）

第九节 胰 腺 癌

一、概述

胰腺癌是消化系统常见的恶性肿瘤之一,恶性程度极高,预后极差,2 年总生存率低于 20％, 5 年总生存率低于 5％。并且中晚期胰腺癌所引起的顽固性疼痛及带来的消化道和胆道梗阻症状严重影响患者的生存质量。中国是胰腺癌高发区域,国内统计胰腺癌为恶性肿瘤死亡率的第 7 位。外科根治性切除手术是唯一有可能治愈胰腺癌的治疗方式,但只有 5％～20％的患者可以接受根治性切除。无法行根治性切除的患者则只能接受姑息性治疗。放射治疗是胰腺癌姑息性治疗策略之一,对于胰腺癌患者有一定的治疗效果。相关文献报道,对于不能手术切除的胰腺癌患者,行体外放疗能有效提高患者的中位平均存活时间及一年生存率。但体外放疗受到了皮肤、肌肉、内脏层的衰减影响,不能达到很好的疗效,而且不良反应大,影响患者的预后及生活质量。但是体内放疗则不受上述因素的影响,直接将放射粒子(^{125}I 粒子)植入肿瘤内能收到优于体外放疗的效果。

有学者对 13 例无法切除的胰腺癌患者进行 ^{125}I 粒子植入治疗,术后患者生存质量改善,近期效果明显。其中 1 例患者生存期长达 18 个月,没有任何复发转移征象,2 个月 CT 检查肿瘤全部消失。陆健等报道,^{125}I 粒子植入胰腺癌后 1 个月 CT 随访,有效率达 68.4％,3 个月有效率 63.2％,这与放射性粒子产生的射线对肿瘤持续作用,经过足够的剂量和足够的半衰期,使肿瘤细胞失去再生能力有关。胰腺肿块的缩小及肿瘤内部的坏死可以减轻肿块对周围组织的压迫,而且 ^{125}I 粒子通过腹腔神经丛的照射灭活,起到缓解疼痛的作用。张长宝等对 33 例疼痛Ⅱ～Ⅲ级的胰腺癌患者植入 ^{125}I 粒子后发现疼痛缓解有效率达 60.6％。

放射性 ^{125}I 粒子治疗胰腺癌的植入方式:经体表 CT 引导下植入 ^{125}I 粒子、经体表超声引导下植入 ^{125}I 粒子、开腹方式超声引导下植入 ^{125}I 粒子及超声内镜引导下植入 ^{125}I 粒子四种方式。

(一)适应证
(1)不能手术切除的,预计生存期大于 3 个月的胰腺癌患者。
(2)胰腺转移灶及局部转移淋巴结。
(3)不愿意接受胰腺癌切除手术的患者。
(4)预计生存期小于 3 个月,为缓解持续性上腹部疼痛可慎重选择粒子治疗。
(5)术中肿瘤残留病灶和/或瘤床位置。

(二)禁忌证
(1)有证据证明肿瘤已经广泛转移。
(2)恶病质,不能接受放射性粒子胰腺癌组织间植入治疗。
(3)对于原发肿瘤最大径＞6 cm 的病例应慎重选择本治疗。

二、术前护理

(一)心理护理

评估患者的焦虑程度及造成其焦虑恐惧的原因。及时向患者列举同类手术康复的病例,鼓励与同类手术患者间相互访视,同时加强与家属及其社会支持系统的沟通和联系,教会患者减轻焦虑的方法。

(二)一般护理

1.术前常规检查

了解患者的肝功能、肾功能、凝血功能、血常规、生化、免疫、血尿淀粉酶、CEA、CA199 及心肺功能等指标。

2.肠道准备

术前 2 d 口服抗生素进行肠道准备并进食少渣食物;术前 24 h 禁食;手术前晚清洁洗肠并予以生长抑素皮下注射抑制胰酶分泌。

3.健康教育

(1)呼吸道准备:术前戒烟,并训练做深呼吸、有效咳痰运动。

(2)体位准备:根据手术方式和进针角度进行体位训练。一般为仰卧位。指导患者呼吸训练,以配合术中影像学检查。

(3)饮食护理:禁食期间按医嘱合理安排补液,补充营养物质,纠正水、电解质、酸碱失衡,提高机体抵抗力。

(4)术前进行 3D 定位患者,指导其保护体表标志线,务必清晰可见。

(三)专科护理

(1)严密观察患者血糖变化,及时调整胰岛素的用量,将血糖控制在稳定水平。

(2)疼痛患者的护理:进行疼痛评估,遵医嘱应用止疼药物。

(四)用物准备

器械和用物准备包括无菌手术包、粒子植入器械、放射防护用物(铅制防护衣、围领、铅眼镜、铅手套、巡检仪等)、心电监测仪、急救用品。

三、术中护理

(一)手术配合和病情观察

(1)遵医嘱严密监测生命体征及神志变化,予低流量吸氧。

(2)保证静脉通路通畅。

(3)协助体位摆放和固定。

(4)心理护理:与患者沟通,询问主诉,缓解患者紧张情绪。

(二)术中放射防护

所有参与操作的工作人员需穿戴防护用具,佩戴个人剂量监测剂量块,近距离操作者戴铅手套。手术结束后认真检查工作台和地面是否有遗撒的粒子,用放射巡检仪仔细检查工作区、操作台、患者周围及工作环境,并详细记录放射剂量,确定无粒子丢失。

四、术后观察与护理

(一)一般护理

(1)术后卧床休息 6～8 h,严禁剧烈活动。

(2)密切观察生命体征变化。

(3)遵照医嘱应用抗生素治疗。

(4)做好放射防护。

(二)专科护理

(1)禁食 72 h,予静脉营养支持治疗,并予生长抑素抑制胰液分泌。

(2)观察腹痛情况。

(3)监测血糖变化。

(三)并发症的观察与护理

1.胰瘘

穿刺过程中损伤胰管所致。主要观察患者腹部体征,有无腹胀、腹痛、发热,有无腹腔引流增多且多呈浑浊液,以及腹腔淀粉酶增高等症状。发现并证实有胰瘘存在后应采用全静脉营养,遵医嘱使用抑制胰腺分泌药物,多可治愈。穿刺过程中避免损伤主胰管是防止胰瘘的最有效手段。

2.胃肠道症状

腹胀、恶心、呕吐、食欲减退等胃肠道症状与传统胰腺癌胆道旁路手术相比症状较重,持续时间较长。其原因为放射性粒子植入区域距胃、十二指肠及胆肠吻合口较近,可引起胃、十二指肠、小肠放射性炎症。使用胃肠动力药物及胃肠道黏膜保护剂治疗,症状可在短期内缓解。

3.术后腹水

腹水检查排除胰瘘,给予充分营养支持及生长抑素治疗后腹水可逐渐吸收。

4.感染、出血、乳糜瘘等

临床少见,经对症治疗后一般可自愈。

(四)健康教育

(1)饮食:术后进食应遵循流质-半流质-少渣,逐渐恢复至正常饮食。避免甜食、油腻食物,切勿暴饮暴食及饮酒,宜清淡,少食多餐,进高蛋白、高维生素、高热量、易消化食物。

(2)定时监测血糖变化。

(3)放射防护。

五、出院指导

定期复查,应在术后 1 个月、2 个月、6 个月复查,进行胰腺 CT 检查,并检验血清 CA199 值变化,以了解治疗效果,明确患者是否有局部肿瘤进展、复发、转移等情况。之后的 2 年内每 3 个月复查1次,2 年后每 6 个月复查 1 次。

(贾建华)

第十节　原发性肝癌

原发性肝癌是指由肝细胞或肝内胆管上皮细胞发生的恶性肿瘤,是我国常见的恶性肿瘤之一,病死率较高。近年来发病率有上升趋势,肝癌的五年生存率很低,预后凶险。原发性肝癌的发病率有较高的地区分布性,本病多见于中年男性,男女性别之比在肝癌高发区中为(3~4)∶1,低发区则为(1~2)∶1。高发区的发病年龄高峰为40~49岁。

一、病因及发病机制

病因及发病机制尚不清楚,根据高发区的流行病学调查结果表明,下列因素与肝癌的发病关系密切。

(一)病毒性肝炎

在我国,乙型肝炎是原发性肝癌发生的最重要病因,原发性肝癌患者中1/3曾有慢性肝炎病史。肝癌患者血清中乙型肝炎标志物高达90%以上,近年来丙型肝炎与肝癌的关系也逐渐引起关注。

(二)肝硬化

原发性肝癌合并肝硬化者占50%~90%,乙肝病毒持续感染与肝细胞癌有密切关系。其过程可能是乙型肝炎病毒引起肝细胞损害继而发生增生或不典型增生,从而对致癌物质敏感。在多病因参与的发病过程中可能有多种基因发生改变,最后导致癌变。

(三)黄曲霉毒素

在肝癌高发区,尤其南方以玉米为主粮的地方调查提示,肝癌流行可能与黄曲霉毒素对粮食的污染有关,其代谢产物黄曲霉毒素 B_1 有强烈致癌作用。

(四)饮水污染

江苏启东的流行病学调查结果发现,饮用池塘水者与饮用井水者的肝癌发病率和病死率有明显差异,可能与池塘水的蓝绿藻产生的微囊藻毒素污染饮用水源有关。

(五)遗传因素

在高发区肝癌有时出现家族聚集现象,尤以共同生活并有血缘关系者的肝癌罹患率高。可能与肝炎病毒垂直传播有关。

(六)其他

饮酒、亚硝胺、农药、某些微量元素含量异常,如铜、锌、钼等,肝吸虫等因素也被认为与肝癌有关。吸烟和肝癌的关系还待进一步明确。

二、临床表现

(一)症状

肝癌起病隐匿,早期缺乏典型症状,多在肝病随访中或体检普查中,应用血清甲胎蛋白(AFP)及 B 超检查偶然发现肝癌,此时患者既无症状,体格检查亦缺乏肿瘤本身的体征,此期称之为亚临床肝癌。一旦出现症状而来就诊者其病程大多已进入中晚期。不同阶段的肝癌,其临床表现有明显差异。

1.肝区疼痛

最常见,半数以上患者呈间歇性或持续性的钝痛或胀痛,是由于肿块生长迅速、使肝包膜绷紧牵拉所致。当肿瘤侵犯膈肌时,疼痛可向右肩或右背部放射。向右后生长的肿瘤可致右腰疼痛。突然出现剧烈腹痛和腹膜刺激征提示癌结节包膜下出血或向腹腔破溃。

2.消化道症状

食欲缺乏、恶心、呕吐、腹泻和消化不良等,缺乏特异性。

3.全身症状

低热,发热与癌肿坏死物质吸收有关。此外,还有乏力、消瘦、贫血、全身衰弱等,少数患者晚期呈恶病质,这是由于癌症所致的能量消耗和代谢障碍所致。

4.转移灶症状

如肺转移可出现咳嗽、咯血;胸膜转移可引起胸痛和血性胸腔积液;癌栓栓塞肺动脉,引起肺梗死,可突然出现严重呼吸困难和胸痛;癌栓栓塞下肢静脉,可出现下肢严重水肿;骨转移和脊柱转移,可引起局部压痛或神经受压症状;颅内转移可出现相应的神经定位症状和体征。

5.伴癌综合征

癌肿本身代谢异常,癌组织对机体发生影响而引起的内分泌或代谢异常的一组症候群称之为伴癌综合征。如自发性低血糖症、红细胞增多症,其他罕见的有高脂血症、高钙血症、类癌综合征等。

(二)体征

1.肝大

进行性肝大是常见的特征性体征之一。肝质地坚硬,表面及边缘不光滑,有大小不等结节,伴不同程度的压痛。如癌肿突出于右肋弓下或剑突下,上腹可出现局部隆起或饱满。

2.脾大

脾大多见于合并肝硬化门静脉高压患者。因门静脉或脾静脉有癌栓或癌肿压迫门静脉引起。

3.腹水

腹水因合并肝硬化门静脉高压、门静脉或肝静脉癌栓所致。当癌肿表面破溃时可引起血性腹水。

4.黄疸

当癌肿浸润、破坏肝细胞时,可引起肝细胞性黄疸;当癌肿侵犯肝内胆管或压迫胆管时,可出现阻塞性黄疸。

5.转移灶相应体征

其包括锁骨上淋巴结肿大、胸腔积液的体征,截瘫、偏瘫等。

(三)并发症

主要的并发症有肝性脑病、上消化道出血、肝癌结节破裂出血、血性胸腹水和继发感染。上述并发症可由肝癌本身或并存的肝硬化引起,常为致死的原因。

三、辅助检查

(一)血清甲胎蛋白(AFP)测定

AFP是目前诊断肝细胞癌最特异性的标志物,是体检普查的项目之一。肝癌患者AFP阳性率达 70%～90%,诊断标准为:①AFP＞500 μg/L 持续 4 周。②AFP＞200 μg/L 的中等水平持续8 周。③AFP 由低浓度升高后不下降。

(二)影像学检查

(1)超声显像是目前肝癌筛查的首选检查之一,有助于了解占位性病变的血供。

(2)CT 在反映肝癌的大小、形态、部位、数目等方面有突出的优点,被认为是补充超声显像检查的非侵入性诊断的首选方法。

(3)肝动脉造影是肝癌诊断的重要补充方法,对直径 2 cm 以下的小肝癌的诊断较有价值。

(4)MRI 优点是除显示如 CT 那样的横断面外,还能显示矢状位、冠状位及任意切面。

(三)肝组织活检或细胞学检查

在超声或 CT 引导下活检或细针穿刺行组织学或细胞学检查,是目前确诊直径 2 cm 以下小肝癌的有效方法。缺点是易引起近边缘的肝癌破裂,有促进转移的危险。在非侵入性操作未能确诊时考虑使用。

四、诊断

有慢性肝炎病史,原因不明的肝区不适或疼痛,或原有肝病症状加重伴有全身不适、明显的食欲缺乏和消瘦、乏力、发热;肝进行性肿大、压痛、质地坚硬、表面和边缘不光滑。对高危人群血清 AFP 检测及影像学检查。对既无症状也无体征的亚临床肝癌的诊断主要靠血清 AFP 的检测联合影像学检查。

五、治疗

早期治疗是改善肝癌预后的最主要的因素,而治疗方案的选择取决于肝癌的临床分期及患者的体质。

(一)手术治疗

这是首选的治疗方法,也是影响肝癌预后的最主要因素,同时是提高生存率的关键。

(二)局部治疗

1.肝动脉化疗栓塞治疗(TACE)

此为原发性肝癌非手术的首选方案,效果较好,应反复多次治疗。机制为先栓塞肿瘤远端血供,再栓塞肿瘤近端肝动脉,使肿瘤难以建立侧支循环,最终引起病灶缺血性坏死,并在动脉内灌注化疗药物。常用栓塞剂有吸收性明胶海绵和碘化油。

2.无水酒精注射疗法(PEI)

这是肿瘤直径＜3 cm,结节数在 3 个以内,伴肝硬化不能手术患者的首选治疗方法。在B 超引导下经皮肝穿刺入肿瘤内注入无水酒精,促使肿瘤细胞脱水变性、凝固坏死。

3.物理疗法

局部高温疗法,如微波组织凝固技术、射频消融、高功率聚焦超声治疗、激光等。

(三)其他治疗方法

1.放射治疗

放射治疗在肝癌治疗中仍有一定地位。适用于肿瘤较局限、但不能手术者,常与其他治疗方法组成综合治疗。

2.化学治疗

其常用阿霉素(ADM)及其衍生物、顺铂(CDDP)、氟尿嘧啶(5-FU)、丝裂霉素(MMC)和甲氨蝶呤(MTX)等。主张联合用药,单一用药疗效较差。

3.生物治疗

生物治疗常用干扰素、白细胞介素、LAK 细胞、TIL 细胞等,作为辅助治疗之一。

4.中药治疗

此用于晚期肝癌患者和肝功能严重失代偿无法耐受其他治疗者,可作为辅助治疗之一。

5.综合治疗

根据患者的具体情况,选择一种或多种治疗方法联合使用,为中晚期患者的主要治疗方法。

六、常用护理诊断

(一)疼痛:肝区痛

肝区痛与肿瘤迅速增大、牵拉肝包膜有关。

(二)预感性悲哀

其与获知疾病预后有关。

(三)营养失调:低于机体需要量

这与肝功能严重损害、摄入量不足有关。

七、护理措施

(一)一般护理

1.休息与体位

给患者创造安静舒适的休息环境,减少各种不良刺激,协助并指导患者取舒适卧位。为患者创造安静、舒适环境,提高患者对疼痛的耐受性。

2.饮食护理

鼓励进食,给予高蛋白、适量热量、高维生素、易消化饮食,如出现肝性昏迷,禁食蛋白质。伴腹水患者,限制水钠摄入。如出现恶心、呕吐现象,做好口腔护理。在化疗过程中患者往往胃肠道反应明显,可根据其口味适当调整饮食。

3.皮肤护理

晚期肝癌患者极度消瘦,严重营养不良,因为疼痛影响,常拒绝体位变动。因此要加强翻身,皮肤按摩,如出现压疮,做好相应处理。

(二)病情观察

监测生命体征,观察有无肝区疼痛、发热、腹水、黄疸、呕血、便血、24 h 尿量等,观察实验室各项血液生化和免疫学指标。观察有无转移征象。

(三)疼痛护理

晚期癌症患者大部分有中度至重度的疼痛,多为顽固性的剧痛,严重影响生存质量。通过询问病史、观察或运用评估工具来判断疼痛的部位、性质、程度。

1.三阶梯疗法

目前,临床普遍推行 WHO 推荐的三阶梯疗法,其原则如下。①按阶梯给药:依药效的强弱顺序递增使用。②无创性给药:可选择口服给药,直肠栓剂或透皮贴剂给药等方式。③按时给药,而不是按需给药。④剂量个体化。按此疗法多数患者能满意止痛。

(1)第1阶梯:轻度癌痛,可用非阿片类镇痛药,如阿司匹林等。

(2)第2阶梯:中度癌痛及第1阶梯治疗效果不理想时,可选用弱阿片类药,如可卡因。

(3)第3阶梯:重度癌痛及第2阶梯治疗效果不理想者,选用强阿片类药,如吗啡。多采用口服缓释或控释剂型。癌痛的治疗中提倡联合用药的方法,加用一些辅助药以协同主药的疗效,减少其用量与不良反应,常用辅助药物:①弱安定药,如地西泮和艾司唑仑等;②强安定药,如氯丙嗪和氟哌利多等;③抗抑郁药,如阿米替林。

向患者说明接受治疗的效果及帮助患者正确用药,对于已掌握的规律性疼痛,在疼痛发生前使用镇痛剂。疼痛减轻或停止时应及时停药,观察止痛药的疗效及不良反应。

2.其他方法

(1)放松止痛法:通过全身松弛可以阻断或减轻疼痛反应。

(2)心理暗示疗法:可结合各种癌症的治疗方法,暗示患者进行自身调节,告诉患者配合治疗就一定能战胜疾病。

(3)物理止痛法:可通过刺激疼痛周围皮肤或相对应的健侧达到止痛目的。

(4)转移止痛法:让患者取舒适体位,通过回忆、冥想、听音乐、看书报等方法转移注意力,减轻疼痛反应。

(四)肝动脉栓塞化疗护理

这是肝癌非手术治疗的首选方法,已在临床上广泛应用,是一种创伤性的非手术治疗。

1.术前护理

(1)向患者和家属解释治疗的必要性、方法、效果。

(2)评估患者的身体状况,必要时先给予支持治疗。

(3)做好各种检查,如血常规、出凝血时间、肝肾功能、心电图、影像学检查等;检查股动脉和足背动脉搏动的强度。

(4)做好碘过敏试验和普鲁卡因过敏试验,如碘过敏试验阳性可用非离子型造影剂。

(5)术前6 h禁食禁饮。

(6)术前0.5 h可给予镇静剂,并测量血压。

2.术中护理

(1)准备好各种抢救用品和药物。

(2)护士应尽量陪伴在患者的身边,安慰及观察患者。

(3)注射造影剂时,应严格控制注射速度,注射完毕后应密切观察患者有无恶心、心悸、胸闷、皮疹等过敏症状,观察血压的变化。

(4)注射化疗药物后应观察患者有无恶心、呕吐,一旦出现应帮助患者头偏向一侧,备污物盘,指导患者做深呼吸,如使用的化疗药物胃肠道反应很明显,可在注入化疗药物前给予止吐药。

(5)观察患者有无腹痛,如出现轻微腹痛,可向患者解释腹痛的原因,安慰患者,转移注意力;如疼痛较剧,患者不能耐受,可给予止痛药。

3.术后护理

(1)预防穿刺部位出血:拔管后应压迫股动脉穿刺点15 min,绷带包扎后,用沙袋(1~2 kg)

压迫6～8 h;保持穿刺侧肢体平伸24 h;术后8 h内,应每隔1 h观察穿刺部位有无出血和渗血,保持敷料的清洁干燥;一旦发现出血,应立即压迫止血,重新包扎,沙袋压迫;如为穿刺点大血肿,可用无菌注射器抽吸,24 h后可热敷,促进其吸收。

(2)观察有无血栓形成:应检查两侧足背动脉的搏动是否对称,患者有无肢体麻木、胀痛、皮肤温度降低等,出现上述症状与体征,应立即报告医师及时采取溶栓措施。

(3)观察有无栓塞后综合征:发热、恶心、呕吐、腹痛。如体温超过39℃,可物理降温,必要时用退热药。术中或术后用止吐药,可有效地预防和减轻恶心、呕吐的症状,鼓励患者进食,尽可能满足患者对食物的要求。腹痛是因肿瘤组织坏死、局部组织水肿而引起的,可逐渐缓解,如疼痛剧烈,可使用药物止痛。

(4)密切观察化疗后反应,及时检查肝、肾功能和血常规,及时治疗和抢救。补充足够的液体,鼓励患者多饮水、多排尿,必要时应用利尿剂。

(五)心理护理

肝癌患者的5个阶段的心理反应往往比其他癌症患者更为明显。要充分认识患者的心理反应,对部分出现过激行为,如绝望甚至自杀的患者,要给予正确的心理疏导;同时建立良好的护患关系,减轻患者恐惧。对于晚期患者,特别要维护其尊严,并做好临终护理。

(六)健康教育

1.疾病知识指导

原发性肝癌应以预防为主。临床证明,肝炎-肝硬化-肝癌的关系密切。因此,患病毒性肝炎的患者应及时正确治疗,防止转变为肝硬化,非乙型肝炎病毒携带者应注射乙型肝炎疫苗。加强锻炼,增强体质,注意保暖。

2.生活指导

禁食含有黄曲霉素的霉变食物,特别是发霉的花生和玉米,禁饮酒。肝癌伴有肝硬化者,特别是伴食管-胃底静脉曲张的患者,应避免粗糙饮食。

3.用药指导

在化疗过程中,应向患者做好解释工作,消除紧张心理,并介绍药物性质、毒副反应,使患者心中有数。①药物反应较重者,宜安排在睡前或饭后用药,以免影响进食。呕吐严重者应少食多餐,辅以针刺足三里、合谷、曲池等穴,对减轻胃肠道反应有一定作用。②注意防止皮肤破损,观察皮肤有无瘀斑、出血点,有无牙龈出血、鼻出血、血尿及便血等症状。③鼓励患者多饮水或强迫排尿,使尿液稀释。遵医嘱适量地服用碳酸氢钠以碱化尿液。④常选用1:5 000高锰酸钾溶液坐浴,预防会阴部感染。

4.自我监测指导

出现右上腹不适、疼痛或包块者应尽早到医院检查。肝癌的疗效取决于早发现、早治疗,一旦确诊应尽早治疗,以手术为主的综合治疗可明显延长患者生命。观察肿瘤有无并发症和有无远处转移的表现,应警惕肝癌结节破裂、肝性脑病、消化道出血和感染等。手术后的癌肿患者应观察有无复发,定期复诊。化疗患者应定期检查肝肾功能、心电图、血象、血浆药物浓度等,及时了解脏器功能和有无药物蓄积。

(贾建华)

第十一节 大 肠 癌

大肠癌是常见的恶性肿瘤,包括结肠癌和直肠癌。

一、病因及发病机制

大肠癌和其他恶性肿瘤一样,病因尚未明确,可能与下列因素有关。

(一)环境因素

经研究证明,在各种环境因素中,以饮食因素最重要,大肠癌的发病率与食物中的高脂肪消耗量有正相关关系。另外,也可能与微量元素缺乏、生活习惯改变有关。

(二)遗传因素

国内外均有"大肠癌家庭性"的报道。有些大肠腺瘤,如多发性家庭性腺瘤病,是一种常染色体显性遗传性疾病,家族中患病率可达 50%,如不治疗,10 岁以后均有患大肠癌的可能。最近有学者对肿瘤抑制基因与大肠癌发生关系进行研究发现,大肠癌的易感性与发病机制均与遗传因素有关。

(三)大肠腺瘤

根据各地的尸检材料研究发现,大肠腺瘤的发病情况与大肠癌颇为一致。有人统计,具有 1 个腺瘤的患者其大肠癌的发生率比无腺瘤者高 5 倍,多个腺瘤者比单个腺瘤患者高 1 倍。

(四)慢性大肠炎症

据报道,肠癌流行与血吸虫病的流行区域呈正相关关系,一般认为,血吸虫可导致肠道炎性改变,其中一部分会发生癌变。肠道的其他慢性炎症也有癌变的可能,如溃疡性结肠炎,3%~5%发生癌变。

二、临床表现

(一)早期大肠癌

早期多无症状。随着肿瘤的增大和病情的继续进展,才显露出症状。实际在临床上已出现症状的患者,其局部病变往往已很严重,甚至到了晚期。

(二)晚期大肠癌

大肠癌一旦进入晚期,可出现较明显的症状,但有些症状并非特异,且与癌肿所在的部位有关。

1.右侧结肠癌

主要表现为消化不良,乏力,食欲缺乏,腹泻,便秘,或便秘、腹泻交替出现,腹胀,腹痛,腹部压痛,腹部包块,进行性贫血。包块位置随病变位置而异。盲肠癌包块位于右下腹,升结肠包块位于右侧腹部,结肠肝曲包块位于右上腹,横结肠包块位于脐部附近。此外,可有发热、消瘦,并有穿孔及局限性脓肿等并发症,此时病变已进入最晚期。

2.左侧结肠癌

由于乙状结肠肠腔狭小,且与直肠形成锐角,因而易发生狭窄和进行性肠梗阻,多有顽固性便秘,也可间以排便次数增多。由于梗阻多在乙状结肠下段,所以呕吐较轻或缺如,而腹胀、腹痛、肠鸣及其肠型明显。癌肿破溃时,可使粪便外染有鲜血或黏液。梗阻近端肠管可因持久性膨胀、缺血、缺氧而形成溃疡,甚至引起穿孔,也可发生大出血及腹腔脓肿。

3.直肠癌

主要表现为大便次数增多,粪便变细,带有血液或黏液,伴有里急后重。由于癌肿可侵犯骶丛神经,可出现剧痛。如果累及膀胱可出现尿频、尿痛、尿急、尿血等症状。癌肿侵犯膀胱,可形成膀胱直肠瘘。直肠癌也可引起肠梗阻。

4.肛管癌

主要表现为便血及疼痛。疼痛于排便时加剧。当癌肿侵犯肛门括约肌时,可有大便失禁。肛管癌可转移至腹股沟淋巴结,故可于腹股沟触及肿大而坚硬的淋巴结。

三、实验室检查

(一)粪便检查

粪便隐血试验对本病的诊断虽无特异性,但方法简便易行,可作为普查筛选手段,或可提供早期诊断的线索。

(二)直肠指诊

我国下段直肠癌远比国外多见,占直肠癌的 77.5%,因此绝大部分直肠癌可在直肠指诊时触及。

(三)乙状结肠镜检查

国内 77.7% 的大肠癌发生在直肠和乙状结肠,常用的乙状结肠镜管长 30 cm,可直接发现肛管、直肠和乙状结肠中段以下的肿瘤。

(四)钡灌肠 X 射线检查

病变在乙状结肠上段或更高位置者,须进行 X 线钡剂灌肠检查。气钡双重造影,可提高放射学诊断的正确率,并显示癌肿的部位与范围。

(五)纤维结肠镜检查

可清晰地观察全部结肠,并可在直视下钳取可疑病变进行病理学检查,有利于早期及微小结肠癌的发现与癌的确诊,进一步提高了本病的诊断正确率,是大肠癌最重要的检查手段。

(六)血清癌胚抗原(CEA)测定

在大肠癌患者血清中,可以检测到癌胚抗原(CEA),血清 CEA 测定对本病的诊断不具有特异性。但用放射免疫法检测 CEA,作定量动态观察,对判断大肠癌的手术效果与监测术后复发有一定意义。如大肠癌经手术将肿瘤完全切除后,血清 CEA 则逐渐下降;若复发,又可再度升高。

(七)其他检查

直肠内超声扫描可清晰显示直肠肿块范围、大小、深度及周围组织情况,并可分辨直肠壁各层的微细结构,检查方法简单,可迅速提供图像,对手术方式选择、术后随访有一定帮助。CT 检查对了解肿瘤肠管外浸润程度,以及有无淋巴结或肝脏转移有重要意义,对直肠癌复发的诊断较为准确。

四、诊断和鉴别诊断

(一)诊断

(1)凡近期出现原因不明的排便习惯改变,如腹泻、大便性状改变、便秘、或腹泻与便秘交替出现、腹部不适、便血,均应怀疑肠癌,并及时行直肠指检或内镜检查。

(2)对原因不明的缺铁性贫血、消瘦、乏力等患者,要考虑大肠癌慢性失血的可能,应作大便隐血检查证实,必要时行 X 线钡灌肠及纤维结肠镜检查。

(3)成人出现不明原因的肠梗阻、腹部肿块、腹痛等,也应怀疑大肠癌。

(4)对有慢性结肠炎、结肠腺瘤性息肉,特别是家族性结肠息肉病患者,应重点进行癌前普查。有息肉者尽快切除并明确诊断。

(5)凡疑及本病者,均应借助内镜或指检等行病理涂片检查,以进一步明确诊断。

(二)鉴别诊断

结肠癌需与结肠炎性疾病,如肠结核、血吸虫病、肉芽肿、阿米巴肉芽肿、溃疡性结肠炎及结肠息肉病等进行鉴别诊断。其鉴别要点是病期的长短、粪便检查寄生虫、钡灌肠检查所见病变形态和范围等,最可靠的鉴别是通过结肠镜取活组织检查。

1.阑尾周围脓肿

本病血象中白细胞及中性粒细胞增高,无贫血、消瘦等恶病质,作钡灌肠检查可明确诊断。

2.结肠其他肿瘤

如结肠直肠类癌,瘤体小时无症状,瘤体长大时可破溃,出现极似结肠腺癌的症状;原发于结肠的恶性淋巴瘤,病变形态呈多样性,与结肠癌常不易区别,均应作组织涂片活检来鉴别。

五、治疗

(一)手术治疗

广泛性根治手术(包括癌肿、足够的两端肠段及该区域的肠系膜和淋巴结切除)是根治结肠及直肠癌最有效的方法。手术方法和范围的选择取决于癌肿部位。

(二)化疗

对大肠癌有效的化疗药物首选氟尿嘧啶(5-FU),此外尚可用丝裂霉素或表柔比星、顺铂等,联合用药可增加疗效,减低药物毒性,减缓耐药性出现,现已有不少联合方案用于大肠癌的化疗。

(三)放射治疗

大肠癌手术后局部复发率较高,欲提高大肠癌治疗效果必须考虑综合治疗,对晚期直肠癌,尤其是局部肿瘤浸润到附近组织及有外科禁忌证患者,应用姑息性放疗,亦可取得较满意的效果。

(四)镜下治疗

限于黏膜层的早期大肠癌基本上均见于腺瘤癌变病例,可采用内镜下癌变腺瘤完整切除;不能进行手术治疗的晚期病例,可通过内镜放置金属支架预防肠腔狭窄和梗阻,镜下激光治疗亦有一定疗效。

(五)其他治疗

目前对结直肠癌的治疗研究较多,如基因治疗、导向治疗、免疫治疗、树突样细胞及中药治疗,均可作为辅助疗法。

六、护理评估

(一)健康史

评估患者病史时注意有无大肠息肉、溃疡性结肠炎等;了解患者饮食习惯是否与癌的发生有关等。

(二)身体状况

患者早期仅有排便习惯的改变、腹部隐痛,后期可出现黏液脓血便、腹部肿块、贫血、消瘦、乏力等。如腹部有明显压痛,多由于癌肿穿透于肠壁外,已形成伴有炎症的肿块,若出现肝肿大、腹水和低位性肠梗阻者,则为大肠癌晚期症状。

(三)辅助检查

1.直肠指诊

直肠指诊是诊断直肠癌最主要和最直接的方法。

2.内镜检查

内镜检查是大肠内病变诊断最有效、最安全、最可靠的检查方法。

3.实验室检查

大便潜血试验;癌胚抗原 CEA 测定;双重对比造影;CT 诊断;超声检查;磁共振等。

(四)心理状况

大肠癌患者除了焦虑和恐惧外,也常常会对自己和家庭的未来忧虑,产生沮丧和内疚等情绪,尤其是永久性使用人工肛门的患者会产生不完全感或失落感,患者感到悲观和绝望。也影响了患者的工作及交际活动。

七、护理措施

(一)一般护理

保持室内温湿度适宜,空气新鲜、床单元整洁,适当活动、避免劳累、注意休息。

(二)分子靶向药治疗护理

1.贝伐珠单抗

首次使用就输注 90 分钟以上,再次可缩短为 60 分钟以上。使用该药时,患者发生胃肠道穿孔的风险增加,因此在治疗期间应严密观察患者有无腹痛的表现,特别是突发剧烈腹痛。此药联合化疗药时可出现严重出血,如果出现严重出血或近期有咯血患者不应接受贝伐珠单抗的治疗。

2.西妥昔单抗

首次用药时间为 120 分钟,滴速应控制在 5 mL/min 以内。再次使用滴注时间不少于 60 分钟。药物应低温保存 2~8 ℃。用药后为防止皮疹、皮肤干燥、裂伤等皮肤反应,要注意防晒,避免阳光直射。用药前应进行过敏试验,静脉注射 20 mg,观察 10 分钟以上,阳性结果患者慎用,过敏反应主要表现为突发性气道梗阻、荨麻疹和低血压。

(三)化疗护理

1.伊立替康

使用后可出现迟发性腹泻,多发生在用药 24 小时后,如出现急性胆碱能综合征表现为早发性腹泻及出汗、腹部痉挛、流泪、瞳孔缩小及流涎等症状,可在给药前预防性使用硫酸阿托品 0.25~0.50 mg 皮下注射。

2.卡培他滨

手足综合征,主要表现为麻木、感觉迟钝、异常、无痛或疼痛性红斑和肿胀;湿性脱屑、溃疡、水疱或严重的疼痛。防护措施:应减少手足的摩擦,尽量穿柔软舒适松紧适宜的鞋袜,避免接触高温物品,避免激烈的运动和体力劳动,尽量避免接触肥皂等刺激性制剂,避免进食辛辣刺激性食物,避免阳光暴晒,保持手足皮肤湿润,出现脱皮时不要用手撕,遵医嘱用药对症处理,一般可口服维生素 B_6 和西乐葆。

(四)放疗护理

1.放射性肠炎

早期表现为大便次数增加、腹泻、腹痛,严重时可排黏液或血样便。指导患者进食营养丰富、无刺激、易消化饮食。腹泻明显者,遵医使用止泻药。

2.放射性膀胱炎

急性期表现为尿急、尿频、尿痛,加重可出现血尿,鼓励患者多饮水,必要时进行药物膀胱灌注等抗炎、止血治疗。

(五)手术护理

1.术前护理措施

(1)心理护理:解释大肠癌手术的必要性、手术方式及注意事项等。尤其对需永久性人工肛门者要做好思想工作,以取得配合。同时鼓励家属及朋友给予心理支持和关心。

(2)营养支持:给予高蛋白、高热量、高维生素、低脂易消化、少渣饮食,如鱼、瘦肉、乳制品等。

(3)肠道准备:术前晚禁食、清洁灌肠。

(4)其他准备:直肠癌患者术前 2 日每晚用 1:5000 高锰酸钾溶液肛门坐浴;女患者在术前晚及术晨用该浓度药液作阴道冲洗(肿瘤侵犯阴道后壁时,应在术前 3 日每晚行阴道冲洗)。

(5)皮肤准备(备皮范围):上至双乳连线平面,下至耻骨联合,两侧至腋中线。

(6)术前常规准备:协助完成术前检查心电图、B 超、凝血功能等;术前抗生素皮试;术晨协助患者更换病员服;根据手术要求建立静脉通道。

2.术后护理

(1)全麻术后护理:了解全麻及手术方式、术中情况、切口和引流情况,持续低流量吸氧,生命指征监测。

(2)各管路观察护理:①输液管道保持通畅,注意观察穿刺部位皮肤。②胃管定时挤捏管道,使之保持通畅,勿折叠、扭曲、压迫管道,及时倾倒,保持有效负压 24~48 小时;常用蝶形胶布固定于鼻尖部;观察胃液性状、颜色、量,准确记录。③腹腔引流管妥善固定,保持通畅,勿折叠、扭曲、压迫管道;堵塞者可由上至下挤压引流管,或遵医嘱使用生理盐水冲洗;观察引流管的种类、数量及放置的部位,做了标记。④人工肛门一般于术后 2~3 日肠功能恢复后开放,开放时患者应向造瘘口一边侧卧。使用人工肛袋前清洁造口皮肤,将袋口对准瘘口盖严,贴近皮肤,袋囊向下,松紧适宜。术后 1~2 周后定时经造瘘口灌洗通道注入 37~40 ℃温水 500~1000 L,逐渐建立定时排便习惯。

(3)疼痛护理:评估患者疼痛情况,观察镇痛药物不良反应;有镇痛泵患者,注意检查管道是否通畅。

3.伤口观察护理

观察伤口有无渗血、渗液,若有渗血渗液应及时通知医生并更换敷料。

(六)病情观察

观察并记录患者腹部体征、观察肠道灌洗效果、消瘦患者观察皮肤状况、肠梗阻患者注意观察出入量和电解质情况、出血者观察生命体征、出血量、尿量。

(贾建华)

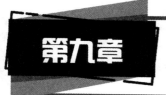

妇科护理

第一节 闭 经

闭经是妇科常见症状,分为原发性闭经和继发性闭经两类。原发性闭经指年龄超过16岁,第二性征已发育,或年龄超过14岁,第二性征尚未发育,且无月经来潮者;继发性闭经指正常月经建立后,因病理性原因月经停止6个月,或按自身原来月经周期计算停经3个周期以上者。青春期以前、妊娠期、哺乳期,以及绝经后的无月经均属生理现象。

一、护理评估

(一)健康史

原发性闭经较少见,常由于遗传性因素或先天性发育缺陷所致,评估时应注意患者生殖器官和第二性征发育情况及家族史。继发性闭经发病率高,病因复杂,评估时应详细询问患者月经史,已婚者应注意有无产后大出血、不孕及流产史。根据控制正常月经周期的四个环节,按病变部位将闭经分为下丘脑性闭经、垂体性闭经、卵巢性闭经及子宫性闭经。

1.下丘脑性闭经

下丘脑性闭经最常见,以功能性原因为主。

(1)精神因素:精神创伤、紧张忧虑、环境改变、过度劳累、盼子心切或畏惧妊娠等可使内分泌调节功能紊乱而发生闭经。闭经多为一时性,可自行恢复。

(2)剧烈运动、体质量下降和神经性厌食:均可诱发闭经。因初潮发生和月经维持有赖于一定比例(17%～20%)的机体脂肪,中枢神经对体质量下降极为敏感。

(3)药物:一般,在停药后3～6个月月经恢复。

2.垂体性闭经

垂体器质性病变或功能失调可影响卵巢功能而引起闭经。

(1)垂体梗死:常见于产后出血使垂体缺血坏死,出现闭经、性欲减退、毛发脱落和第二性征衰退等希恩综合征。

(2)垂体肿瘤:可引起闭经溢乳综合征。

3.卵巢性闭经

因性激素水平低落,子宫内膜不发生周期性变化而导致闭经。

（1）卵巢功能早衰：40岁前绝经者称卵巢功能早衰，常伴有围绝经期综合征的表现。

（2）卵巢功能性肿瘤、卵巢切除或组织破坏。

（3）多囊卵巢综合征：表现为闭经、不孕、多毛、肥胖和双侧卵巢增大。

4.子宫性闭经

月经调节功能及第二性征发育正常，但子宫内膜受到破坏或对卵巢激素不能产生正常的反应而引起闭经。

（1）先天性子宫发育不良或子宫切除术后者。

（2）子宫内膜损伤：子宫腔放射治疗后、结核性子宫内膜炎和子宫腔粘连综合征，后者因人工流产刮宫过度，使子宫内膜损伤粘连而无月经产生。

5.其他内分泌功能异常

甲状腺功能减退或亢进、肾上腺皮质功能亢进和糖尿病等可引起闭经。

（二）身体状况

了解患者的闭经类型、时间及伴随症状。注意观察患者精神状态、智力发育和营养与健康状况；检查全身发育状况，测量身高、体质量及四肢与躯干比例；第二性征如音调、毛发分布和乳房发育状况，挤压乳腺有无乳汁分泌；妇科检查生殖器官有无发育异常和肿瘤等。

（三）心理-社会状况

患者担心闭经对自己的健康、性生活及生育能力有影响，病程过长及治疗效果不佳会加重患者及其家属的心理压力，产生情绪低落、焦虑，反过来又加重闭经。

（四）辅助检查

1.子宫功能检查

（1）诊断性刮宫：适用于已婚妇女，必要时可在宫腔镜直视下检查。

（2）子宫输卵管碘油造影：了解子宫腔及输卵管情况。

（3）药物撤退试验：①孕激素试验可评估内源性雌激素水平；②雌、孕激素序贯疗法。

2.卵巢功能检查

通过B超检查、基础体温测定、宫颈黏液结晶检查、阴道脱落细胞检查、血清激素测定和诊断性刮宫，了解排卵情况及体内性激素水平。

3.垂体功能检查

如垂体兴奋试验等。

4.其他检查

B超检查、染色体检查及内分泌检查等。

（五）处理要点

（1）全身治疗：积极治疗全身性疾病，增强体质，加强营养，保持正常体质量。

（2）心理治疗：精神因素所致闭经，应行心理疏导。

（3）病因治疗：子宫腔粘连、先天畸形、卵巢及垂体肿瘤等采取相应手术治疗。

（4）性激素替代疗法：根据病变部位及病因，给予相应激素治疗，常用雌激素替代疗法，雌、孕激素序贯疗法和雌激素、孕激素合并疗法。

（5）诱发排卵常用氯米芬、HCG。

二、护理问题

（一）焦虑

其与担心闭经对健康、性生活及生育的影响有关。

（二）功能障碍性悲哀

其与长期闭经及治疗效果不佳，担心丧失女性形象有关。

三、护理措施

（一）一般护理

1.鼓励患者增加营养

营养不良引起的闭经者，应供给足够的营养。

2.保证睡眠

工作紧张引起的闭经者，鼓励患者加强锻炼，增强体质，注意劳逸结合。如为肥胖引起的闭经，指导患者进低热量饮食，但需要富含维生素和矿物质，嘱咐患者适当增加运动量。

（二）病情观察

（1）观察患者情绪变化，有无引起闭经的精神因素，如工作、家庭和生活等情况。

（2）对有人工流产、剖宫产史的闭经患者，应监测阴道流血情况及月经变化。

（3）注意患者体质量增加或减少的数据和时间，与闭经前、后的关系。

（4）观察患者甲状腺有无肿大、有无糖尿病症状。

（三）用药护理

指导患者合理使用性激素，说明性激素的作用、不良反应、用药方法及注意事项。

（四）心理护理

讲解月经的生理知识，使患者了解闭经与女性特征、生育及健康的关系，减轻心理压力，避免闭经加重。对原发性闭经者，特别是生殖器官畸形者进行心理疏导，保持心情舒畅，正确对待疾病，提高对自我形象的认识。

（五）健康指导

（1）告知患者要耐心坚持规范治疗，在医师的指导下接受全身系统检查。

（2）短期治疗效果可能不明显，要有心理准备，不要放弃治疗，树立战胜疾病的信心。

（丁瑞玲）

第二节　经前紧张综合征

经前紧张综合征是指妇女在月经来潮前出现的一系列异常现象，如头痛、乳房胀痛、失眠、情绪不稳定、抑郁、焦虑和全身水肿等。严重时影响正常的生活和社会活动。

一、护理评估

(一)病史

经前紧张综合征常发生于 30～40 岁的妇女,年轻女性很少出现。症状在排卵后即开始,月经来潮前几天达高峰,经血出现后消失。

(二)身心状况

主要表现为紧张、烦躁易怒、抑郁、焦虑、失眠、注意力不集中、疲乏无力和头痛等。有些妇女出现手足及面部水肿、乳房胀痛,少数妇女因肠黏膜水肿而出现腹泻现象。

(三)检查

盆腔检查及实验室检查均属正常。

二、护理诊断

(一)焦虑

其与一系列精神症状及不被人理解有关。

(二)体液过多

其与水钠潴留有关。

三、护理目标

让患者正确认识经前紧张综合征,以减轻症状。

四、护理措施

(1)进行关于经前紧张综合征的有关知识的教育和指导,避免经前过度紧张,注意休息和充足的睡眠。

(2)帮助患者适当控制食盐和水的摄入。

(3)给患者服用适当的镇静剂如安定,也可服用谷维素来控制神经和精神症状,还可服用适当的利尿剂减轻水肿,以改善头痛等不适。

(4)遵医嘱用孕激素或雄激素拮抗雌激素与醛固酮的作用。

五、评价

(1)患者能够了解经前紧张综合征的相关知识。

(2)患者症状减轻,自我控制能力增强。

(丁瑞玲)

第三节　围绝经期综合征

绝经是每一个妇女生命过程中必然发生的生理过程。绝经提示卵巢功能衰退,生殖功能终止,绝经过渡期是指围绕绝经前、后的一段时期,包括从绝经前出现与绝经有关的内分泌、生理学和临床特征起,至最后 1 次月经后一年。

围绝经期综合征(menopausal syndrome,MPS)以往称为更年期综合征,是指妇女在绝经前、后由于卵巢功能衰退、雌激素水平波动或下降所致的以自主神经功能紊乱为主,伴有神经心理症状的一组症候群。多发生于 45～55 岁,约 2/3 的妇女出现不同程度的低雌激素血症引发的一系列症状。绝经分为自然绝经和人工绝经。自然绝经是指卵巢内卵泡生理性耗竭所致的绝经;人工绝经是指双侧卵巢经手术切除或受放射线损坏导致的绝经,后者更易发生围绝经期综合征。

一、护理评估

(一)健康史
了解患者的发病年龄、职业、文化水平及性格特征,询问月经情况及生育史,有无卵巢切除或盆腔肿瘤放疗,有无心血管疾病及其他疾病病史。

(二)身体状况
1.月经紊乱

半数以上妇女出现 2～8 年无排卵性月经,表现为月经频发、不规则子宫出血、月经稀发(月经周期超过 35 d)以至绝经,少数妇女可突然绝经。

2.雌激素下降相关征象

(1)血管舒缩症状:主要表现为潮热、出汗,是血管舒缩功能不稳定的表现,是围绝经期综合征最突出的特征性症状。潮热起自前胸,涌向头颈部,然后波及全身。在潮红的区域患者感到灼热,皮肤发红,紧接着大量出汗。持续数秒至数分钟不等。此种血管功能不稳定可历时 1 年,有时长达 5 年或更长。

(2)精神神经症状:常有焦虑、抑郁、激动、喜怒无常、脾气暴躁、记忆力下降、注意力不集中和失眠多梦等。

(3)泌尿生殖系统症状:出现阴道干燥、性交困难及老年性阴道炎,排尿困难、尿频、尿急、尿失禁及反复发作的尿路感染。

(4)心血管疾病:绝经后妇女冠状动脉粥样硬化性心脏病(简称冠心病)、高血压和脑出血的发病率及死亡率逐渐增加。

(5)骨质疏松症:绝经后妇女约有 25% 患骨质疏松症、腰酸背痛、腿抽搐和肌肉关节疼痛等。

3.体格检查

全身检查注意血压、精神状态、皮肤、毛发、乳房改变及心脏功能,妇科检查注意生殖器官有无萎缩、炎症及张力性尿失禁。

(三)心理-社会状况
因家庭和社会环境的变化或绝经前曾有精神状态不稳定等,更易引起患者心情不畅、忧虑、多疑和孤独等。

(四)辅助检查
根据患者的具体情况不同,可选择血常规、尿常规、心电图及血脂检查、B 超、宫颈刮片及诊断性刮宫等。

(五)处理要点

1.一般治疗

加强心理治疗及体育锻炼,补充钙剂,必要时选用镇静剂、谷维素。

2.激素替代疗法

补充雌激素是关键,可改善症状、提高生活质量。

二、护理问题

(1)自我形象紊乱:与对疾病不正确认识及精神神经症状有关。

(2)知识缺乏:缺乏性激素治疗相关知识。

三、护理措施

(一)一般护理

改善饮食,摄入高蛋白质、高维生素和高钙饮食,必要时可补充钙剂,能延缓骨质疏松症的发生,达到抗衰老效果。

(二)病情观察

(1)观察月经改变情况,注意经量、周期和经期有无异常。

(2)观察面部潮红时间和程度。

(3)观察血压波动、心悸、胸闷及情绪变化。

(4)观察骨质疏松症的影响,如关节酸痛、行动不便等。

(5)观察情绪变化,如情绪不稳定、易怒、易激动、多言多语和记忆力降低。

(三)用药护理

指导应用性激素。

1.适应证

主要用于治疗雌激素缺乏所致的潮热多汗、精神症状、老年性阴道炎和尿路感染,预防存在高危因素的心血管疾病、骨质疏松症等。

2.药物选择及用法

在医师指导下使用,尽量选用天然性激素,剂量个体化,以最小有效量为佳。

3.禁忌证

原因不明的子宫出血、肝胆疾病、血栓性静脉炎及乳腺癌等。

4.注意事项

(1)雌激素剂量过大可引起乳房胀痛、白带多、头痛、水肿、色素沉着和体质量增加等,可酌情减量或改用雌三醇。

(2)用药期间可能发生异常子宫出血,多为突破性出血,但应排除子宫内膜癌。

(3)较长时间的口服用药可能影响肝功能,应定期复查肝功能。

(4)单一雌激素长期应用,可使子宫内膜癌危险性增加,雌、孕激素联合用药能够降低风险。坚持体育锻炼,多参加社会活动;定期健康体检,积极防治围绝经期妇女常见病。

(四)心理护理

使患者及其家属了解围绝经期是必然的生理过程,介绍减轻压力的方法,改变患者的认知、情绪和行为,使其正确评价自己。

(五)健康指导

（1）向围绝经期妇女及其家属介绍绝经是一个生理过程，绝经发生的原因及绝经前、后身体将发生的变化，帮助患者消除因绝经变化产生的恐惧心理，并对将发生的变化做好心理准备。

（2）介绍绝经前、后减轻症状的方法，适当地摄取钙质和维生素 D；坚持锻炼，如散步、骑自行车等。合理安排工作，注意劳逸结合。

（3）定期普查，更年期妇女最好半年至一年进行 1 次体格检查，包括妇科检查和防癌检查，有选择地做内分泌检查。

（4）绝经前行双侧卵巢切除术者，宜适时补充雌激素。

（阮绥鑫）

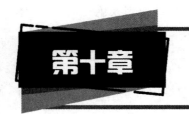

第十章 产科护理

第一节 妊娠剧吐

妊娠剧吐是指妊娠期恶心,频繁呕吐,不能进食,导致脱水,酸、碱平衡失调及水、电解质紊乱,甚至肝肾功能损害,严重可危及孕妇生命。其发生率为0.3%～1.0%。

一、病因

尚未明确,可能与下列因素有关。

(一)绒毛膜促性腺激素(HCG)水平增高

因早孕反应的出现和消失的时间与孕妇血清HCG值上升、下降的时间一致;另外多胎妊娠、葡萄胎患者HCG值显著增高,发生妊娠剧吐的比率也增高;而终止妊娠后,呕吐消失。但症状的轻重与血HCG水平并不一定呈正相关。

(二)精神及社会因素

恐惧妊娠、精神紧张、情绪不稳和经济条件差的孕妇易患妊娠剧吐。

(三)幽门螺杆菌感染

近年研究发现妊娠剧吐的患者与同孕周无症状孕妇相比,血清抗幽门螺杆菌的IgG浓度升高。

(四)其他因素

维生素缺乏,尤其是维生素B_6缺乏可导致妊娠剧吐;变态反应;研究发现几种组织胺受体亚型与呕吐有关,临床上抗组胺治疗呕吐有效。

二、病理生理

(1)频繁呕吐导致失水、血容量不足、血液浓缩和细胞外液减少,钾、钠等离子丢失使电解质平衡失调。

(2)不能进食,热量摄入不足,发生负氮平衡,使血浆尿素氮及尿酸升高;由于机体动用脂肪组织供给热量,脂肪氧化不全,导致丙酮、乙酰乙酸及β-羟丁酸聚集,产生代谢性酸中毒。

(3)由于脱水、缺氧血转氨酶值升高,严重时血胆红素升高。机体血液浓缩及血管通透性增加,另外,钠盐丢失,不仅尿量减少,尿中可出现蛋白及管型。肾脏继发性损害,肾小管有退行性变,部分细胞坏死,肾小管的正常排泌功能减退,终致血浆中非蛋白氮、肌酐、尿酸的浓度迅速增加。肾功能受损和酸中毒使细胞内钾离子较多地移到细胞外,出现高钾血症,严重时心脏停搏。

(4)病程长达数周者,可致严重营养缺乏,由于维生素 C 缺乏,血管脆性增加,可致视网膜出血。

三、临床表现

(一)恶心、呕吐

多见于年轻初孕妇,一般停经 6 周左右出现恶心、呕吐,逐渐加重直至频繁呕吐不能进食。

(二)水、电解质紊乱

严重呕吐、不能进食导致失水、电解质紊乱,使氢、钠和钾离子大量丢失,出现低钾血症。营养摄入不足可致负氮平衡,使血浆尿素氮及尿素增高。

(三)酸、碱平衡失调

机体动用脂肪组织供给能量,使脂肪代谢中间产物酮体增多,引起代谢性酸中毒。病情发展,可出现意识模糊。

(四)维生素缺乏

频繁呕吐、不能进食可引起维生素 B_1 缺乏,导致 Wernicke-Korsakoff 综合征。维生素 K 缺乏,可致凝血功能障碍,常伴血浆蛋白及纤维蛋白原减少,增加孕妇出血倾向。

四、辅助检查

(1)尿液检查:患者尿比重增加,尿酮体阳性,肾功能受损时,尿中可出现蛋白和管型。

(2)血液检查:血液浓缩,红细胞计数增多,红细胞比容上升,血红蛋白值增高;血酮体可为阳性,二氧化碳结合力降低;肝、肾功能受损害时胆红素、转氨酶、肌酐和尿素氮升高。

(3)眼底检查:严重者出现眼底出血。

五、诊断及鉴别诊断

根据病史、临床表现及妇科检查,诊断并不困难。可用 B 超检查排除滋养叶细胞疾病,此外尚需与可引起呕吐的疾病,如急性病毒性肝炎、胃肠炎、胰腺炎、胆管疾病、脑膜炎、脑血管意外及脑肿瘤等鉴别。

六、并发症

(一)Wernicke-Korsakoff 综合征

发病率为妊娠剧吐患者的 10%,是由于妊娠剧吐长期不能进食,导致维生素 B_1 缺乏引起的中枢系统疾病,Wernicke 脑病和 Korsakoff 综合征是一个病程中的先后阶段。

维生素 B_1 是糖代谢的重要辅酶,参与糖代谢的氧化脱羧代谢,维生素 B_1 缺乏时,体内丙酮酸及乳酸堆积,发生糖代谢的三羧酸循环障碍,使得主要靠糖代谢供给能量的神经组织、骨骼肌和心肌代谢出现严重障碍。病理变化主要发生在丘脑、下丘脑的脑室旁区域、中脑导水管的周围区灰质、第四脑室底部和迷走神经运动背核,可出现不同程度的神经细胞和神经纤维轴索或髓鞘的丧失,伴有星形细胞和小胶质细胞的增生。毛细血管扩张,血管的外膜和内皮细胞明显增生,有散在小出血灶。

Wernicke 脑病表现为眼球震颤、眼肌麻痹等眼部症状，躯干性共济失调及精神障碍，可同时出现，但大多数患者精神症状迟发。Korsakoff 综合征表现为严重的近事记忆障碍，表情呆滞、缺乏主动性，产生虚构与错构。部分伴有周围神经病变。严重时发展为永久性的精神、神经功能障碍，出现神经错乱、昏迷甚至死亡。

（二）Mallory-Weis 综合征

胃-食管连接处的纵向黏膜撕裂出血，引起呕血和黑粪。严重时，可使食管穿孔，表现为胸痛、剧吐、呕血，需急症手术治疗。

七、治疗与护理

治疗原则：休息，适当禁食，记出入量，纠正脱水、酸中毒及电解质紊乱，补充营养，并需要良好的心理支持。

（一）补液治疗

每天应补充葡萄糖液、生理盐水、平衡液，总量 3 000 mL 左右，加维生素 B_6 100 mg。维生素 C 2～3 g，维持每天尿量≥1 000 mL，肌内注射维生素 B_1，每天 100 mg。为了更好地利用输入的葡萄糖，可适当加用胰岛素。根据血钾、血钠情况决定补充剂量。根据二氧化碳结合力值或血气分析结果，予以静脉滴注碳酸氢钠溶液。

一般经上述治疗 2～3 d 后，病情大多迅速好转，症状缓解。待呕吐停止后，可试进少量流食，以后逐渐增加进食量，调整静脉输液量。

（二）终止妊娠

经上述治疗后，若病情不见好转，反而出现下列情况，应迅速终止妊娠：①持续黄疸；②持续尿蛋白；③体温升高，持续在 38 ℃ 以上；④心率＞120 次/分钟；⑤多发性神经炎及神经性体征；⑥出现 Wernicke-Korsakoff 综合征。

（三）妊娠剧吐并发 Wernicke-Korsakoff 综合征的治疗

如不紧急治疗，该综合征的死亡率高达 50％，即使积极处理，死亡率约为 17％。在未补给足量维生素 B_1 前，静脉滴注葡萄糖会进一步加重三羧酸循环障碍，使病情加重，导致患者昏迷甚至死亡。对长期不能进食的患者应给维生素 B_1，400～600 mg 分次肌内注射，以后每天 100 mg 肌内注射至能正常进食为止，然后改口服，并给予多种维生素。同时应对其内分泌及神经状态进行评价，对病情严重者及时终止妊娠。早期大量维生素 B_1 治疗，上述症状可在数天至数周内有不同程度的恢复，但仍有 60％患者不能得到完全恢复，特别是记忆恢复往往需要 1 年左右的时间。

八、预后

绝大多数妊娠剧吐患者预后良好，仅少数病例因病情严重而需终止妊娠。然而对胎儿方面，曾有报道妊娠剧吐发生酮症者，所生后代的智商较低。

（娄　敏）

第二节 自 然 流 产

流产是指妊娠不足 28 周、胎儿体质量不足 1 000 g 而终止者。流产发生于妊娠 12 周前者称早期流产,发生在妊娠 12 周至不足 28 周者称晚期流产。流产又分为自然流产和人工流产,本节内容仅限于自然流产。自然流产的发生率占全部妊娠的 15% 左右,多数为早期流产,是育龄妇女的常见病,严重影响了妇女生殖健康。

一、病因和发病机制

导致自然流产的原因很多,可分为胚胎因素和母体因素。早期流产常见的原因是胚胎染色体异常、孕妇内分泌异常、生殖器官畸形、生殖道感染、血栓前状态和免疫因素异常等;晚期流产多由宫颈功能不全等因素引起。

(一)胚胎因素

胚胎染色体异常是自然流产最常见的原因。据文献报道,46%～54% 的自然流产与胚胎染色体异常有关。流产发生越早,胚胎染色体异常的频率越高,早期流产中染色体异常的发生率为53%,晚期流产为 36%。

胚胎染色体异常包括数量异常和结构异常。在数量异常中第一位的是染色三体,占 52%,除 1 号染色三体未见报道外,各种染色三体均有发现,其中以 13、16、18、21 及 22 号染色体最常见,18-三体约占1/3;第二位的是 45,X 单体,约占 19%;其他依次为三倍体占 16%,四倍体占5.6%。染色体结构异常主要是染色体易位,占 3.8%,嵌合体占 1.5%,染色体倒置、缺失和重叠也见有报道。

多数三体胚胎是以流产或死胎告终,但也有少数能成活,如 21-三体、13-三体和 18-三体等。单体是减数分裂不分离所致,以 X 单体最为多见,少数胚胎如能存活,足月分娩后即形成特纳综合征。三倍体常与胎盘的水泡样变性共存,不完全水泡状胎块的胎儿可发育成三倍体或第 16 号染色体的三体,流产较早,少数存活,继续发育后伴有多发畸形,未见活婴。四倍体活婴极少,绝大多数极早期流产。在染色体结构异常方面,不平衡易位可导致部分三体或单体,易发生流产或死胎。总之,染色体异常的胚胎多数结局为流产,极少数可能继续发育成胎儿,但出生后也会发生某些功能异常或合并畸形。若已流产,妊娠产物有时仅为一空孕囊或已退化的胚胎。

(二)母体因素

1.夫妇染色体异常

习惯性流产与夫妇染色体异常有关,习惯性流产者夫妇染色体异常发生频率为 3.2%,其中多见的是染色体相互易位,占 2%。着床前配子在女性生殖道时间过长,配子发生老化,流产的机会也会增加。在促排卵及体外受精等辅助生殖技术中,是否存在配子老化问题目前尚不清楚。

2.内分泌因素

(1)黄体功能不良(luteal phase defect,LPD):黄体中期黄体酮峰值低于正常标准值,或子宫内膜活检与月经时间同步差 2 d 以上即可诊断为 LPD。高浓度黄体酮可阻止子宫收缩,使妊娠子宫保持相对静止状态;黄体酮分泌不足,可引起妊娠蜕膜反应不良,影响受精卵着床和发育,导

227

致流产。孕期黄体酮的来源有两条途径：一是由卵巢黄体产生，二是胎盘滋养细胞分泌。孕 6～8 周后卵巢黄体产生黄体酮逐渐减少，之后由胎盘产生黄体酮替代，如果两者衔接失调则易发生流产。在习惯性流产中有 23％～60％的病例存在黄体功能不全。

（2）多囊卵巢综合征（polycystic ovarian syndrome，PCOS）：有人发现，在习惯性流产中多囊卵巢的发生率可高达 58％，而且其中有 56％的患者 LH 呈高分泌状态。现认为，PCOS 患者高浓度的 LH 可能导致卵细胞第二次减数分裂过早完成，从而影响受精和着床过程。

（3）高泌乳素血症：高水平的泌乳素可直接抑制黄体颗粒细胞增生及其分泌功能。高泌乳素血症的临床主要表现为闭经和泌乳，当泌乳素水平高于正常值时，则可表现为黄体功能不全。

（4）糖尿病：血糖控制不良者流产发生率可高达 15％～30％，妊娠早期高血糖还可能造成胚胎畸形的危险因素。

（5）甲状腺功能：目前认为甲状腺功能减退或亢进与流产有着密切的关系，妊娠前期和早孕期进行合理的药物治疗，可明显降低流产的发生率。有学者报道，甲状腺自身抗体阳性者流产发生率显著升高。

3.生殖器官解剖因素

（1）子宫畸形：米勒管先天性发育异常导致子宫畸形，如单角子宫、双角子宫、双子宫、纵隔子宫等。子宫畸形可影响子宫血供和宫腔内环境造成流产。母体在孕早期使用或接触己烯雌酚可影响女胎子宫发育。

（2）Asherman 综合征：由宫腔创伤（如刮宫过深）、感染或胎盘残留等引起宫腔粘连和纤维化。宫腔镜下行子宫内膜切除或黏膜下肌瘤切除手术也可造成宫腔粘连。子宫内膜受损伤可影响胚胎种植，导致流产发生。

（3）宫颈功能不全：是导致中晚期流产的主要原因。宫颈功能不全在解剖上表现为宫颈管过短或宫颈内口松弛。由于存在解剖上的缺陷，随着妊娠的进程子宫增大，宫腔压力升高，多数患者在中、晚期妊娠出现无痛性的宫颈管消退、宫口扩张、羊膜囊突出和胎膜破裂，最终发生流产。宫颈功能不全主要由于宫颈局部创伤（分娩、手术助产、刮宫、宫颈锥形切除和 Manchester 手术等）引起，先天性宫颈发育异常较少见；另外，胚胎时期接触己烯雌酚也可引起宫颈发育异常。

（4）其他：子宫肿瘤可影响子宫内环境，导致流产。

4.生殖道感染

有一些生殖道慢性感染被认为是早期流产的原因之一。能引起反复流产的病原体往往是持续存在于生殖道而母体很少产生症状，而且此病原体能直接或间接导致胚胎死亡。生殖道逆行感染一般发生在妊娠 12 周以前，过此时期，胎盘与蜕膜融合，构成机械屏障，而且随着妊娠进程，羊水抗感染力也逐步增强，感染的机会减少。

（1）细菌感染：布鲁菌属和弧菌属感染可导致动物（牛、猪、羊等）流产，但在人类还不肯定。

（2）沙眼衣原体：文献报道，妊娠期沙眼衣原体感染率为 3％～30％，但是否直接导致流产尚无定论。

（3）支原体：流产患者宫颈及流产物中支原体的阳性率均较高，血清学上也支持人支原体和解脲支原体与流产有关。

（4）弓形虫：弓形虫感染引起的流产是散发的，与习惯性流产的关系尚未完全证明。

（5）病毒感染：巨细胞病毒经胎盘可累及胎儿，引起心血管系统和神经系统畸形，致死或流产。妊娠前半期单纯疱疹感染流产发生率可高达70%,即使不发生流产,也易累及胎儿、新生儿。妊娠初期风疹病毒感染者流产的发生率较高。人免疫缺陷病毒感染与流产密切相关,Temmerman等报道,HIV-1抗体阳性是流产的独立相关因素。

5.血栓前状态

系凝血因子浓度升高,或凝血抑制物浓度降低而产生的血液易凝状态,尚未达到生成血栓的程度,或者形成的少量血栓正处于溶解状态。

血栓前状态与习惯性流产的发生有一定的关系,临床上包括先天性和获得性血栓前状态,前者是由于凝血和纤溶有关的基因突变造成,如凝血因子V突变、凝血酶原基因突变、蛋白C缺陷症和蛋白S缺陷症等;后者主要是抗磷脂抗体综合征、获得性高半胱氨酸血症,以及机体存在各种引起血液高凝状态的疾病等。

各种先天性血栓形成倾向引起自然流产的具体机制尚未阐明,目前研究的比较多的是抗磷脂抗体综合征,并已肯定它与早、中期胎儿丢失有关。普遍的观点认为,高凝状态使子宫胎盘部位血流状态改变,易形成局部微血栓,甚至胎盘梗死,使胎盘血供下降,胚胎或胎儿缺血缺氧,引起胚胎或胎儿发育不良而流产。

6.免疫因素

免疫因素引起的习惯性流产,可分自身免疫型和同种免疫型。

(1)自身免疫型:主要与患者体内抗磷脂抗体有关,部分患者同时可伴有血小板减少症和血栓栓塞现象,这类患者可称为早期抗磷脂抗体综合征。在习惯性流产中,抗磷脂抗体阳性率约为21.8%。另外,自身免疫型习惯性流产还与其他自身抗体有关。

在正常情况下,各种带负电荷的磷脂位于细胞膜脂质双层的内层,不被免疫系统识别;一旦暴露于机体免疫系统,即可产生各种抗磷脂抗体。抗磷脂抗体不仅是一种强烈的凝血活性物质,激活血小板和促进凝血,导致血小板聚集,血栓形成;同时,可直接造成血管内皮细胞损伤,加剧血栓形成,使胎盘循环发生局部血栓栓塞,胎盘梗死,胎死宫内,导致流产。近来的研究还发现,抗磷脂抗体可能直接与滋养细胞结合,从而抑制滋养细胞功能,影响胎盘着床过程。

(2)同种免疫型:现代生殖免疫学认为,妊娠是成功的半同种异体移植现象,孕妇由于自身免疫系统产生一系列的适应性变化,从而对宫内胚胎移植物表现出免疫耐受,不发生排斥反应,妊娠得以继续。

在正常妊娠的母体血清中,存在一种或几种能够抑制免疫识别和免疫反应的封闭因子,也称封闭抗体,以及免疫抑制因子,而习惯性流产患者体内则缺乏这些因子。因此,使得胚胎遭受母体的免疫打击而排斥。封闭因子既可直接作用于母体淋巴细胞,又可与滋养细胞表面特异性抗原结合,从而阻断母儿之间的免疫识别和免疫反应,封闭母体淋巴细胞对滋养细胞的细胞毒作用。还有认为,封闭因子可能是一种抗独特型抗体,直接针对T淋巴细胞或B淋巴细胞表面特异性抗原受体(BCR/TCR),从而防止母体淋巴细胞与胚胎靶细胞起反应。

几十年来,同种免疫型习惯性流产与HLA抗原相容性的关系一直存有争议。有学者提出,习惯性流产可能与夫妇HLA抗原的相容性有关,在正常妊娠过程中夫妇或母胎间HLA抗原是不相容的,胚胎所带的父源性HLA抗原可以刺激母体免疫系统,产生封闭因子。同时,滋养细胞表达的HLA-G抗原能够引起抑制性免疫反应,这种反应对胎儿具有保护性作用,能够抑制母体免疫系统对胎儿胎盘的攻击。

7.其他因素

（1）慢性消耗性疾病：结核和恶性肿瘤常导致早期流产，并威胁孕妇的生命；高热可导致子宫收缩；贫血和心脏病可引起胎儿胎盘单位缺氧；慢性肾炎、高血压可使胎盘发生梗死。

（2）营养不良：严重营养不良直接可导致流产。现在更强调各种营养素的平衡，如维生素 E 缺乏也可造成流产。

（3）精神、心理因素：焦虑、紧张和恐吓等严重精神刺激均可导致流产。近来还发现，噪音和振动对人类生殖也有一定的影响。

（4）吸烟、饮酒等：近年来，育龄妇女吸烟、饮酒，甚至吸毒的人数有所增加，这些因素都是流产的高危因素。孕期过多饮用咖啡也增加流产的危险性。

（5）环境毒性物质：影响生殖功能的外界不良环境因素很多，可以直接或间接对胚胎造成损害。过多接触某些有害的化学物质（如砷、铅、苯、甲醛、氯丁二烯和氧化乙烯等）和物理因素（如放射线、噪音及高温等），均可引起流产。

尚无确切的依据证明使用避孕药物与流产有关，然而，有报道宫内节育器避孕失败者，感染性流产发生率有所升高。

二、病理

早期流产时胚胎多数先死亡，随后发生底蜕膜出血，造成胚胎的绒毛与蜕膜层分离，已分离的胚胎组织如同异物，引起子宫收缩而被排出。有时，也可能蜕膜海绵层先出血坏死或有血栓形成，使胎儿死亡，然后排出。妊娠 8 周以内时，胎盘绒毛发育尚不成熟，与子宫蜕膜联系还不牢固，此时流产妊娠产物多数可以完整地从子宫壁分离而排出，出血不多。妊娠 8～12 周时，胎盘绒毛发育茂盛，与蜕膜联系较牢固。此时，若发生流产，妊娠产物往往不易完整分离排出，常有部分组织残留宫腔内影响子宫收缩，致使出血较多。妊娠 12 周后，胎盘已完全形成，流产时往往先有腹痛，然后排出胎儿、胎盘。有时，由于底蜕膜反复出血，凝固的血块包绕胎块，形成血样胎块稽留于宫腔内，因时间长久血红蛋白被吸收形成肉样胎块，或纤维化与子宫壁粘连。偶有胎儿被挤压，形成纸样胎儿，或钙化后形成石胎。

三、临床表现

（一）停经
多数流产患者有明显的停经史，根据停经时间的长短可将流产分为早期流产和晚期流产。

（二）阴道流血
发生在妊娠 12 周以内流产者，开始时绒毛与蜕膜分离，血窦开放，即开始出血。当胚胎完全分离排出后，由于子宫收缩，出血停止。早期流产的全过程均伴有阴道流血，而且出血量往往较多。晚期流产者，胎盘已形成，流产过程与早产相似，胎盘继胎儿分娩后排出，一般出血量不多。

（三）腹痛
早期流产开始阴道流血后宫腔内存有血液，特别是血块，刺激子宫收缩，呈阵发性下腹痛，特点是阴道流血往往出现在腹痛之前。晚期流产则先有阵发性的子宫收缩，然后胎儿胎盘排出，特点是往往先有腹痛，然后出现阴道流血。

四、临床类型

根据临床发展过程和特点的不同，流产可以分为 7 种类型。

(一)先兆流产

先兆流产指妊娠28周前,先出现少量阴道流血,继之常出现阵发性下腹痛或腰背痛。

妇科检查:宫颈口未开,胎膜未破,妊娠产物未排出,子宫大小与停经周数相符。妊娠有希望继续者,经休息及治疗后,若流血停止及下腹痛消失,妊娠可以继续;若阴道流血量增多或下腹痛加剧,则可能发展为难免流产。

(二)难免流产

难免流产是先兆流产的继续,妊娠难以持续,有流产的临床过程,阴道出血时间较长,出血量较多,而且有血块排出,阵发性下腹痛,或有羊水流出。

妇科检查:宫颈口已扩张,羊膜囊突出或已破裂,有时可见胚胎组织或胎囊堵塞于宫颈管中,甚至露见于宫颈外口,子宫大小与停经周数相符或略小。

(三)不全流产

不全流产指妊娠产物已部分排出体外,尚有部分残留于宫腔内,由难免流产发展而来。妊娠8周前发生流产,胎儿胎盘成分多能同时排出;妊娠8~12周时,胎盘结构已形成并密切连接于子宫蜕膜,流产物不易从子宫壁完全剥离,往往发生不全流产。由于宫腔内有胚胎组织残留,影响子宫收缩,以致阴道出血较多,时间较长,易引起宫内感染,甚至因流血过多而发生失血性休克。

妇科检查:宫颈口已扩张,不断有血液自宫颈口内流出,有时尚可见胎盘组织堵塞于宫颈口或部分妊娠产物已排出于阴道内,而部分仍留在宫腔内。一般,子宫小于停经周数。

(四)完全流产

完全流产指妊娠产物已全部排出,阴道流血逐渐停止,腹痛逐渐消失。

妇科检查:宫颈口已关闭,子宫接近正常大小。常常发生于妊娠8周以前。

(五)稽留流产

稽留流产又称过期流产,指胚胎或胎儿已死亡滞留在宫腔内尚未自然排出者。患者有停经史和/或早孕反应,按妊娠时间计算已达到中期妊娠但未感到腹部增大,病程中可有少量断续的阴道流血,早孕反应消失。尿妊娠试验由阳性转为阴性,血清β-HCG值下降,甚至降至非孕水平。B超检查子宫小于相应孕周,无胎动及心管搏动,子宫内回声紊乱,难以分辨胎盘和胎儿组织。

妇科检查:阴道内可见少量血性分泌物,宫颈口未开,子宫较停经周数小,由于胚胎组织机化,子宫失去正常组织的柔韧性,质地不软,或已孕4个月尚未听见胎心,触不到胎动。

(六)习惯性流产

习惯性流产指自然流产连续发生3次或3次以上者。每次流产多发生于同一妊娠月份,其临床经过与一般流产相同。早期流产的原因常为黄体功能不足、多囊卵巢综合征、高泌乳素血症、甲状腺功能低下、染色体异常、生殖道感染及免疫因素等。晚期流产最常见的原因为宫颈内口松弛、子宫畸形、子宫肌瘤等。宫颈内口松弛者于妊娠后,常于妊娠中期,胎儿长大,羊水增多,宫腔内压力增加,胎囊向宫颈内口突出,宫颈管逐渐短缩、扩张。患者多无自觉症状,一旦胎膜破裂,胎儿迅即排出。

(七)感染性流产

感染性流产是指流产合并生殖系统感染。各种类型的流产均可并发感染,包括选择性或治疗性的人工流产,但以不全流产、过期流产和非法堕胎为常见。感染性流产的病原菌常常是阴道或肠道的寄生菌(条件致病菌),有时为混合性感染。厌氧菌感染占60%以上,需氧菌中以大肠埃希菌和假芽孢杆菌为多见,也见有β-溶性血链球菌及肠球菌感染。患者除了有各种类型流产的临床表现和非法堕胎史外,还出现一系列感染相关的症状和体征。

妇科检查:宫口可见脓性分泌物流出,宫颈举痛明显,子宫体压痛,附件区增厚或有痛性包块。严重时感染可扩展到盆腔、腹腔乃至全身,并发盆腔炎、腹膜炎、败血症及感染性休克等。

五、病因筛查及诊断

诊断流产一般并不困难。根据病史及临床表现多能确诊,仅少数需进行辅助检查。确诊流产后,还应确定流产的临床类型,同时还要对流产的病因进行筛查,这对决定流产的处理方法很重要。

(一)病史

应询问患者有无停经史和反复流产史,有无早孕反应、阴道流血,应询问阴道流血量及其持续时间,有无腹痛,腹痛的部位、性质及程度,还应了解阴道有无水样排液,阴道排液的色、量及有无臭味,有无妊娠产物排出等。

(二)体格检查

观察患者全身状况,有无贫血,并测量体温、血压及脉搏等。在消毒条件下进行妇科检查,注意宫颈口是否扩张,羊膜囊是否膨出,有无妊娠产物堵塞于宫颈口内;宫颈阴道部是否较短,甚至消退,内外口松弛,可容一指通过,有时可触及羊膜囊或见有羊膜囊突出于宫颈外口。子宫大小与停经周数是否相符,有无压痛等。并应检查双侧附件有无肿块、增厚及压痛。检查时操作应轻柔,尤其对疑为先兆流产者。

(三)辅助检查

对诊断有困难者,可采用必要的辅助检查。

1.B超显像

目前应用较广,对鉴别诊断与确定流产类型有实际价值。对疑为先兆流产者,可根据妊娠囊的形态、有无胎心反射及胎动来确定胚胎或胎儿是否存活,以指导正确的治疗方法。一般,妊娠5周后宫腔内即可见到孕囊光环,为圆形或椭圆形的无回声区,有时由于着床过程中的少量出血,孕囊周围可见环形暗区,此为早孕双环征。孕6周后可见胚芽声像,并出现心管搏动。孕8周可见胎体活动,孕囊约占宫腔一半。孕9周可见胎儿轮廓。孕10周孕囊几乎占满整个宫腔。孕12周胎儿出现完整形态。不同类型的流产及其超声图像特征有所差别,可帮助鉴别诊断。

(1)先兆流产声像图特征:子宫大小与妊娠月份相符,少量出血者孕囊一侧见无回声区包绕,出血多者宫腔有较大量的积血,有时可见胎膜与宫腔分离,胎膜后有回声区,孕6周后可见到正常的心管搏动。

(2)难免流产声像图特征:孕囊变形或塌陷,宫颈内口开大,并见有胚胎组织阻塞于宫颈管内,羊膜囊未破者可见到羊膜囊突入宫颈管内或突出宫颈外口,心管搏动多已消失。

(3)不全流产声像图特征:子宫较正常妊娠月份小,宫腔内无完整的孕囊结构,代之以不规则的光团或小暗区,心管搏动消失。

(4)完全流产声像图特征:子宫大小正常或接近正常,宫腔内空虚,见有规则的宫腔线,无不规则光团。

B超检查在确诊宫颈机能不全引起的晚期流产中也很有价值。通过B超可以观察宫颈长度、内口宽度、羊膜囊突出等情况,能够客观地评价妊娠期宫颈结构,且具有无创伤可重复等优点,近年来临床应用较多。可作为宫颈功能评价的超声指标较多,如宫颈长度、宫颈内口宽度、宫颈漏斗宽度、羊膜囊楔度等。一般认为,宫颈结构随着妊娠进程有所变化,故动态观察妊娠期宫颈结构变化的意义更大。目前,国内规定:孕 12 周时如三条径线中有一异常即提示宫颈功能不全,这包括宫颈长度<25 mm、宽度>32 mm 和内径>5 mm。

另外,以超声多普勒血流频谱显示孕妇子宫动脉和胎儿脐动脉,可判断宫内胎儿健康状况及母体并发症。目前,常用动脉血流频谱的收缩期速度峰值与舒张期速度最低值的比值,估计动脉血管的阻力,早孕期动脉阻力高者,胎儿血供和营养不足,可诱发胚胎发育停止。

2.妊娠试验

用免疫学方法,近年临床多用试纸法,对诊断妊娠有意义。为进一步了解流产的预后,多选用血清 β-HCG 的定量测定。一般,妊娠后 8～9 d 在母血中即可测出 β-HCG,随着妊娠的进程,β-HCG 逐渐升高,早孕期 β-HCG 倍增时间为 48 h 左右,孕 8～10 周达高峰。血清 β-HCG 值低或呈下降趋势,提示可能发生流产。

3.其他激素测定

其他激素主要有血孕酮的测定,可以协助判断先兆流产的预后。甲状腺功能低下和亢进均易发生流产,测定游离 T_3 和 T_4 有助于孕期甲状腺功能的判断。人胎盘泌乳素(hPL)的分泌与胎盘功能密切相关,妊娠 6～7 周时血清 hPL 正常值为 0.02 mg/L,8～9 周为 0.04 mg/L。hPL 低水平常常是流产的先兆。正常空腹血糖值为 5.9 mmol/L,异常时应进一步做糖耐量试验,排除糖尿病。

4.血栓前状态测定

血栓前状态的妇女可能没有明显的临床表现,但母体的高凝状态使子宫胎盘部位血流状态改变,形成局部微血栓,甚至胎盘梗死,使胎盘血供下降,胚胎或胎儿缺血缺氧,引起胚胎或胎儿发育不良而流产。如下诊断可供参考:D-二聚体、FDP 数值增加表示已经产生轻度凝血-纤溶反应的病理变化;而对虽有危险因子参与,但尚未发生凝血-纤溶反应的患者,却只能用血浆凝血机能亢进动态评价,如血液流变学和红细胞形态检测;另外,凝血和纤溶有关的基因突变造成凝血因子 V 突变、凝血酶原基因突变、蛋白 C 缺陷症、蛋白 S 缺陷症,抗磷脂抗体综合征、获得性高半胱氨酸血症及机体存在各种引起血液高凝状态的疾病等均需引起重视。

(四)病因筛查

引发流产发生的病因众多,特别是针对习惯性流产者,进行系统的病因筛查,明确诊断,及时干预治疗,为避免流产的再次发生是必要的。筛查内容包括胚胎染色体及夫妇外周血染色体核型分析、生殖道微生物检测、内分泌激素测定、生殖器官解剖结构检查、凝血功能测定、自身抗体检测等。

六、处理

流产为妇产科常见病,一旦发生流产症状,应根据流产的不同类型,及时进行恰当的处理。

(一)先兆流产处理原则

(1)休息镇静:患者应卧床休息,禁止性生活,阴道检查操作应轻柔,精神过分紧张者可使用对胎儿无害的镇静剂,如苯巴比妥 0.03～0.06 g,每天 3 次。加强营养,保持大便通畅。

(2)应用黄体酮或 HCG:黄体功能不足者,可用黄体酮 20 mg,每天或隔天肌内注射 1 次,也可使用 HCG 以促进孕酮合成,维持黄体功能,用法为 1 000 U,每天肌内注射 1 次,或 2 000 U,隔天肌内注射 1 次。

(3)其他药物:维生素 E 为抗氧化剂,有利孕卵发育,每天 100 mg 口服。基础代谢率低者可以服用甲状腺素片,每天 1 次,每次 40 mg。

(4)出血时间较长者,可选用无胎毒作用的抗生素,预防感染,如青霉素等。

(5)心理治疗:要使先兆流产患者的情绪安定,增强其信心。

(6)经治疗两周症状不见缓解或反而加重者,提示可能胚胎发育异常,进行 B 超检查及 β-HCG 测定,确定胚胎状况,给以相应处理,包括终止妊娠。

(二)难免流产处理原则

(1)孕 12 周内可行刮宫术或吸宫术,术前肌内注射催产素 10 U。

(2)孕 12 周以上可先催产素 5~10 U 加于 5%葡萄糖液 500 mL 内静脉滴注,促使胚胎组织排出,出血多者可行刮宫术。

(3)出血多伴休克者,应在纠正休克的同时清宫。

(4)清宫术后应详细检查刮出物,注意胚胎组织是否完整,必要时做病理检查或胚胎染色体分析。

(5)术后应用抗生素预防感染。出血多者可使用肌内注射催产素以减少出血。

(三)不全流产处理原则

(1)一旦确诊,无合并感染者应立即清宫,以清除宫腔内残留组织。

(2)出血时间短,量少或已停止,并发感染者,应在控制感染后再做清宫术。

(3)出血多并伴休克者,应在抗休克的同时行清宫术。

(4)出血时间较长者,术后应给予抗生素预防感染。

(5)刮宫标本应送病理检查,必要时可送检胎儿的染色体核型。

(四)完全流产处理原则

如无感染征象,一般不需特殊处理。

(五)稽留流产处理原则

1.早期过期流产

早期过期流产宜及早清宫,因胚胎组织机化与宫壁粘连,刮宫时有可能遇到困难,而且此时子宫肌纤维可发生变性,失去弹性,刮宫时出血可能较多并有子宫穿孔的危险。故过期流产的刮宫术必须慎重,术时注射宫缩剂以减少出血,如一次不能刮净可于 5~7 d 后再次刮宫。

2.晚期过期流产

晚期过期流产均为妊娠中期胚胎死亡,此时胎盘已形成,诱发宫缩后宫腔内容物可自然排出。若凝血功能正常,可先用大剂量的雌激素,如己烯雌酚 5 mg,每天 3 次,连用 3~5 d,以提高子宫肌层对催产素的敏感性,再静脉滴注缩宫素(5~10 U 加于 5%葡萄糖液内),也可用前列腺素或依沙吖啶等进行引产,促使胎儿、胎盘排出。若不成功,再做清宫术。

3.预防 DIC

胚胎坏死组织在宫腔稽留时间过长,尤其是孕 16 周以上的过期流产,容易并发 DIC。所以,处理前应检查血常规、出凝血时间、血小板计数、血纤维蛋白原、凝血酶原时间、凝血块收缩试验、D-二聚体、纤维蛋白降解产物及血浆鱼精蛋白副凝试验(3P 试验)等,并做好输血准备。若存在凝血功能异常,应及早使用纤维蛋白原、输新鲜血或输血小板等,高凝状态可用低分子肝素,防止或避免 DIC 发生,待凝血功能好转后再行引产或刮宫。

4.预防感染

过期流产病程往往较长,且多合并有不规则阴道流血,易继发感染,故在处理过程中应使用抗生素。

(六)习惯性流产处理原则

有习惯性流产史的妇女,应在怀孕前进行必要的检查,包括夫妇双方染色体检查与血型鉴定及其丈夫的精液检查,女方尚需进行内分泌、生殖道感染、血栓前状态、生殖道局部或全身免疫等检查及生殖道解剖结构的详细检查,查出原因者,应于怀孕前及时纠治。

1.染色体异常

若每次流产均由于胚胎染色体异常所致,这提示流产的病因与配子的质量有关。如精子畸形率过高者建议到男科治疗,久治不愈者可行供者人工授精(AID)。如女方为高龄,胚胎染色体异常多为三体,且多次治疗失败可考虑做赠卵体外受精——胚胎移植术(IVF)。夫妇双方染色体异常可做 AID,或赠卵 IVF 及种植前诊断(PGD)。

2.生殖道解剖异常

完全或不完全子宫纵隔可行纵隔切除术。子宫黏膜下肌瘤可在宫腔镜下行肌瘤切除术,壁间肌瘤可经腹肌瘤挖出术。宫腔粘连可在宫腔镜下做粘连分离术,术后放置宫内节育器 3 个月。宫颈内口松弛者,于妊娠前作宫颈内口修补术。若已妊娠,最好于妊娠 14～16 周行宫颈内口环扎术,术后定期随诊,提前住院,待分娩发动前拆除缝线,若环扎术后有流产征象,治疗失败,应及时拆除缝线,以免造成宫颈撕裂。国际上有对于有先兆流产症状的患者进行紧急宫颈缝扎术获得较好疗效的报道。

3.内分泌异常

黄体功能不全者主要采用孕激素补充疗法。孕时可使用黄体酮 20 mg 隔天或每天肌内注射至孕 10 周左右,或 HCG 1 000～3 000 U,隔天肌内注射 1 次。如患者存在多囊卵巢综合征、高泌乳素血症、甲状腺功能异常或糖尿病等,均宜在孕前进行相应的内分泌治疗,并于孕早期加用孕激素。

4.感染因素

孕前应根据不同的感染原进行相应的抗感染治疗。

5.免疫因素

自身免疫型习惯性流产的治疗多采用抗凝剂和免疫抑制剂治疗。常用的抗凝剂有阿司匹林和肝素,免疫抑制剂以泼尼松为主,也有使用人体丙种球蛋白治疗成功的报道。同种免疫型习惯性流产采用主动免疫治疗,自 20 世纪 80 年代以来,国外有学者开始采用主动免疫治疗同种免疫型习惯性流产。即采用丈夫或无关个体的淋巴细胞对妻子进行主动免疫致敏,其目的是诱发女方体内产生封闭抗体,避免母体对胚胎的免疫排斥。

6.血栓前状态

目前多采用低分子肝素(LMWH)单独用药或联合阿司匹林是目前主要的治疗方法。一般 LMWH 5 000 IU 皮下注射,每天 1～2 次。用药时间从早孕期开始,治疗过程中必须严密监测胎儿生长发育情况和凝血-纤溶指标,检测项目恢复正常,即可停药。但停药后必须每月复查凝血-纤溶指标,有异常时重新用药。有时治疗可维持整个孕期,一般在终止妊娠前 24 h 停止使用。

7.原因不明习惯性流产

当有怀孕征兆时,可按黄体功能不足给以黄体酮治疗,每天 10～20 mg 肌内注射,或 HCG 2 000 U,隔天肌内注射一次。确诊妊娠后继续给药直至妊娠 10 周或超过以往发生流产的月份,并嘱其卧床休息,禁忌性生活,补充维生素 E 并给予心理治疗,以解除其精神紧张,并安定其情绪。同时在孕前和孕期尽量避免接触环境毒性物质。

(七)感染性流产

流产感染多为不全流产合并感染。治疗原则应积极控制感染,若阴道流血不多,应用广谱抗生素2～3 d,待控制感染后再行刮宫,清除宫腔残留组织以止血。若阴道流血量多,静脉滴注广谱抗生素和输血的同时,用卵圆钳将宫腔内残留组织夹出,使出血减少,切不可用刮匙全面搔刮宫腔,以免造成感染扩散。术后继续应用抗生素,待感染控制后再行彻底刮宫。若已合并感染性休克者,应积极纠正休克。若感染严重或腹、盆腔有脓肿形成时,应行手术引流,必要时切除子宫。

七、护理

(一)护理评估

1.病史

停经、阴道流血和腹痛是流产孕妇的主要症状。应详细询问患者停经史、早孕反应情况;阴道流血的持续时间与阴道流血量;有无腹痛,腹痛的部位、性质及程度。此外,还应了解阴道有无水样排液,排液的色、量和有无臭味,以及有无妊娠产物排出等。对于既往病史,应全面了解孕妇在妊娠期间有无全身性疾病、生殖器官疾病、内分泌功能失调及有无接触有害物质等,以识别发生流产的诱因。

2.身心诊断

流产孕妇可因出血过多而出现休克,或因出血时间过长、宫腔内有残留组织而发生感染。因此,护士应全面评估孕妇的各项生命体征。判断流产类型,尤其须注意与贫血及感染相关的征象(表 10-1)。

表 10-1　各型流产的临床表现

类型	病史			妇科检查	
	出血量	下腹痛	组织排出	宫颈口	子宫底高度
先兆流产	少	无或轻	无	闭	与妊娠周数相符
难免流产	中～多	加剧	无	扩张	相符或略小
不全流产	少～多	减轻	部分排出	扩张或有物堵塞或闭	小于妊娠周数
完全流产	少～无	无	全部排出	闭	正常或略大

流产孕妇的心理状况以焦虑和恐惧为特征。孕妇面对阴道流血往往会不知所措,甚至有过度严重化情绪,同时对胎儿健康的担忧也会直接影响孕妇的情绪反应,孕妇可能会表现伤心、郁闷、烦躁不安等。

3.诊断检查

(1)产科检查:在消毒条件下进行妇科检查,进一步了解宫颈口是否扩张、羊膜是否破裂、有无妊娠产物堵塞于宫颈口内;子宫大小与停经周数是否相符、有无压痛等,并应检查双侧附件有无肿块、增厚及压痛等。

(2)实验室检查:多采用放射免疫方法对绒毛膜促性腺激素(HCG)、胎盘生乳素(HPL)、雌激素和孕激素等进行定量测定,如测定的结果低于正常值,提示有流产可能。

(3)B超显像:超声显像可显示有无胎囊、胎动、胎心等,从而可诊断并鉴别流产及其类型,指导正确处理。

(二)可能的护理诊断

1.有感染的危险

其与阴道出血时间过长、宫腔内有残留组织等因素有关。

2.焦虑

其与担心胎儿健康等因素有关。

(三)预期目标

(1)出院时护理对象无感染征象。

(2)先兆流产孕妇能积极配合保胎措施,继续妊娠。

(四)护理措施

对于不同类型的流产孕妇,处理原则不同,其护理措施亦有差异。护理在全面评估孕妇身心状况的基础上,综合病史及诊断检查,明确基本处理原则,认真执行医嘱,积极配合医师为流产孕妇进行诊断,并为之提供相应的护理措施。

1.先兆流产孕妇的护理

先兆流产孕妇需卧床休息,禁止性生活,禁用肥皂水灌肠,以减少各种刺激。护士除了为其提供生活护理外,通常遵医嘱给孕妇适量镇静剂、孕激素等。随时评估孕妇的病情变化,如是否腹痛加重、阴道流血量增多等。此外,由于孕妇的情绪状态也会影响其保胎效果,因此护士还应注意观察孕妇的情绪反应,加强心理护理,从而稳定孕妇情绪,增强保胎信心。护士须向孕妇及家属讲明以上保胎措施的必要性,以取得孕妇及家属的理解和配合。

2.妊娠不能再继续者的护理

护士应积极采取措施,及时采取终止妊娠的措施,协助医师完成手术过程,使妊娠产物完全排出,同时开放静脉,做好输液、输血准备。并严密检测孕妇的体温、血压及脉搏。观察其面色、腹痛、阴道流血及与休克有关的征象。有凝血功能障碍者应予以纠正,然后再行引产或手术。

3.预防感染

护士应检测患者的体温、血象及阴道流血,以及分泌物的性质、颜色和气味等,并严格执行无菌操作规程,加强会阴部的护理。指导孕妇使用消毒会阴垫,保持会阴部清洁,维持良好的卫生习惯。当护士发现感染征象后应及时报告医师,并按医嘱进行抗感染处理。此外,护士还应嘱患者流产后1个月返院复查,确定无禁忌证后,方可开始性生活。

4.协助患者顺利渡过悲伤期

患者由于失去婴儿,往往会出现伤心、悲哀等情绪反应。护士应给予同情和理解,帮助患者及家属接受现实,顺利渡过悲伤期。此外,护士还应与孕妇及家属共同讨论此次流产的原因,并向他们讲解有关流产的相关知识,帮助他们为再次妊娠做好准备。有习惯性流产史的孕妇在下一次妊娠确诊后卧床休息,加强营养,禁止性生活。补充B族维生素、维生素E和维生素C等,治疗期必须超过以往发生流产的妊娠月份。病因明确者,应积极接受对因治疗。黄体功能不足者,按医嘱正确使用黄体酮治疗,以预防流产;子宫畸形者须在妊娠前先进行矫正手术。宫颈内口松弛者应在未妊娠前做宫颈内口松弛修补术。如已妊娠,则可在妊娠 14～16 周时行子宫内口缝扎术。

（五）护理评价

(1)护理对象体温正常,血红蛋白及白细胞数正常,无出血、感染征象。

(2)先兆流产孕妇配合保胎治疗,继续妊娠。

（娄　敏）

第三节　早　产

早产是指妊娠满 28 周至不足 37 周(196～258 d)间分娩者。此时,娩出的新生儿称为早产儿,体质量为 1 000～2 499 g。各器官发育尚不够健全,出生孕周越小,体质量越轻,预后越差。国内早产占分娩总数的 5%～15%。约 15% 早产儿于新生儿期死亡。近年,由于早产儿治疗学及监护手段的进步,其生存率明显提高,伤残率下降,国外学者建议将早产定义时间上限提前到妊娠 20 周。

一、病因

诱发早产的常见原因有：①胎膜早破、绒毛膜羊膜炎最常见,30%～40% 早产与此有关;②下生殖道及泌尿道感染,如 B 族溶血性链球菌、沙眼衣原体、支原体感染和急性肾盂肾炎等;③妊娠并发症与合并症,如妊娠期高血压疾病、妊娠期肝内胆汁淤积症,妊娠合并心脏病、慢性肾炎、病毒性肝炎、急性肾盂肾炎、急性阑尾炎、严重贫血和重度营养不良等;④子宫过度膨胀及胎盘因素,如羊水过多、多胎妊娠、前置胎盘、胎盘早剥和胎盘功能减退等;⑤子宫畸形,如纵隔子宫、双角子宫等;⑥宫颈内口松弛;⑦每天吸烟＞10 支,酗酒。

二、临床表现

早产的主要临床表现是子宫收缩,最初为不规则宫缩,常伴有少许阴道流血或血性分泌物,以后可发展为规则宫缩,其过程与足月临产相似,胎膜早破较足月临产多见。宫颈管先逐渐消退,然后扩张。妊娠满 28 周至不足 37 周出现至少 10 min 1 次的规则宫缩,伴宫颈管缩短,可诊断先兆早产。妊娠满 28 周至不足 37 周出现规则宫缩(20 min≥4 次,或 60 min≥8 次,持续＞30 s),伴宫颈缩短≥80%,宫颈扩张 1 cm 以上,诊断为早产临产。部分患者可伴有少量阴道流血或阴道流液。以往有晚期流产、早产史及产伤史的孕妇容易发生早产。诊断早产一般并不困难,但应与妊娠晚期出现的生理性子宫收缩相区别。生理性子宫收缩一般不规则、无痛感,且不伴有宫颈管消退和宫口扩张等改变。

三、处理原则

若胎膜未破,胎儿存活、无胎儿窘迫,无严重妊娠并发症及合并症时,应设法抑制宫缩,尽可能延长孕周;若胎膜已破,早产不可避免时,应设法提高早产儿存活率。

四、护理

(一)护理评估

1.病史

详细评估可致早产的高危因素,如孕妇以往有流产、早产史或本次妊娠期有阴道流血史,则发生早产的可能性大,应详细询问并记录患者既往出现的症状及接受治疗的情况。

2.早产诊断

妊娠晚期者子宫收缩规律(20 min≥4 次),伴以宫颈管消退≥75%,以及进行性宫颈扩张2 cm以上时,可诊断为早产临产。

早产已不可避免时,孕妇常会不自觉地把一些相关的事情与早产联系起来而产生自责感;由于孕妇对结果的不可预知,恐惧、焦虑和猜测也是早产孕妇常见的情绪反应。

3.辅助检查

通过全身检查及产科检查,结合阴道分泌物的生化指标检测,核实孕周,评估胎儿成熟度、胎方位等;观察产程进展,确定早产的进程。

(二)可能的护理诊断

1.有新生儿受伤的危险

其与早产儿发育不成熟有关。

2.焦虑

其与担心早产儿预后有关。

(三)预期目标

(1)新生儿不存在因护理不当而产生的并发症。

(2)患者能平静地面对事实,接受治疗及护理。

(四)护理措施

1.预防早产

孕妇良好的身心状况可减少早产的发生,突发的精神创伤亦可诱发早产。因此,应做好孕期保健工作,指导孕妇加强营养,保持平静心情。避免诱发宫缩的活动,如抬举重物、性生活等。高危孕妇必须多卧床休息,以左侧卧位为宜,以增加子宫血循环,改善胎儿供氧,慎做肛查和引导检查等,积极治疗并发症。宫颈内口松弛者应于孕 14～18 周或更早些时间做预防性宫颈环扎术,防止早产的产生。

2.药物治疗的护理

先兆早产的主要治疗为抑制宫缩;与此同时,还要积极控制感染治疗并发症和合并症。护理人员应能明确具体药物的作用和用法,并能识别药物的不良反应,以避免毒性作用的发生,同时,应对患者做相应的健康教育。常用抑制宫缩的药物有以下几类。

(1)β肾上腺素受体激动剂:其作用为激动子宫平滑肌 β 受体,从而抑制宫缩。此类药物的不良反应为心跳加快、血压下降、血糖增高、血钾降低、恶心、出汗和头痛等。常用药物有利托君(Ritodrine)、沙丁胺醇(Salbutamol)等。

(2)硫酸镁:镁离子直接作用于肌细胞,使平滑肌松弛,抑制子宫收缩。一般,采用 25%硫酸镁 20 mL 加于 5%葡萄糖液 100～250 mL 中,在 30～60 min 内缓慢静脉滴注,然后用 25%硫酸镁 20～100 mL 加于 5%葡萄糖液 100～250 mL 中,以每小时 1～2 g 的速度缓慢静脉滴注,直至宫缩停止。

（3）钙通道阻滞剂：阻滞钙离子进入细胞而抑制宫缩。常用硝苯地平 5～10 mg，舌下含服，每天 3 次。用药时必须密切注意孕妇宫缩及其血压的变化，若合并使用硫酸镁时更应慎重。

（4）前列腺素合成酶抑制剂：前列腺素有刺激子宫收缩和软化宫颈的作用，其抑制剂则有减少前列腺素合成的作用，从而抑制宫缩。常用药物有吲哚美辛及阿司匹林等。但此类药物可抑制胎儿前列腺素的合成和释放，使胎儿体内前列腺素减少，而前列腺素有维持胎儿动脉导管开放的作用，缺乏时导管可能过早关闭而致胎儿血循环障碍。因此，临床已较少应用，必要时仅能短期（不超过 1 周）服用。

3.预防新生儿并发症的发生

在保胎过程中，应每天行胎心监护，教会患者自数胎动，有异常时及时采用应对措施。在分娩前按医嘱给孕妇糖皮质激素，如地塞米松、倍他米松等，可促胎肺成熟，是避免发生新生儿呼吸窘迫综合征的有效步骤。

4.为分娩做准备

如早产已不可避免，应尽早决定合理分娩的方式，如臀位、横位，估计胎儿成熟度低、而产程又需较长时间者，可选用剖宫产术结束分娩；经阴道分娩者，应考虑使用产钳和会阴切开术以缩短产程，从而减少分娩过程中对胎头的压迫。同时，充分做好早产儿保暖和复苏的准备，临产后慎用镇静剂，避免发生新生儿呼吸抑制的情况；产程中应给孕妇吸氧；新生儿出生后，立即结扎脐带，防止过多母血进入胎儿循环，造成循环系统负荷过载。

5.为孕妇提供心理支持

安排时间与孕妇进行开放式的讨论，让患者了解早产的发生并非她的过错，有时甚至是无缘由的。也要避免为减轻孕妇的负疚感而给予过于乐观的保证。由于早产是出乎意料的，孕妇多没有精神和物质准备，对产程的孤独无助感尤为敏感。因此，丈夫、家人和护士在身旁提供支持较足月分娩更显重要，并能帮助孕妇重建自尊，以良好的心态承担早产儿母亲的角色。

（五）护理评价

（1）患者能积极配合医护措施。

（2）母婴顺利经历全过程。

（娄　敏）

第四节　异位妊娠

受精卵在于子宫体腔以外着床称为异位妊娠，习称宫外孕。异位妊娠依受精卵在子宫体腔外种植部位不同分为输卵管妊娠、卵巢妊娠、腹腔妊娠、阔韧带妊娠和宫颈妊娠（图 10-1）。

异位妊娠是妇产科常见的急腹症，发病率约 1％，是孕产妇的主要死亡原因之一。以输卵管妊娠最常见。输卵管妊娠占异位妊娠 95％左右，其中壶腹部妊娠最多见，约占 78％，其次为峡部、伞部、间质部妊娠较少见。

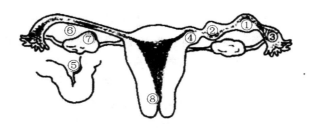

图 10-1　异位妊娠的发生部位
①输卵管壶腹部妊娠;②输卵管峡部妊娠;③输卵管伞部妊娠;④输卵管间质部妊娠;⑤腹腔妊娠;⑥阔韧带妊娠;⑦卵巢妊娠;⑧宫颈妊娠

一、病因

(一)输卵管炎症

此是异位妊娠的主要病因。可分为输卵管黏膜炎和输卵管周围炎。输卵管黏膜炎轻者可发生黏膜皱褶粘连、管腔变窄。或使纤毛功能受损,从而导致受精卵在输卵管内运行受阻并于该处着床;输卵管周围炎病变主要在输卵管浆膜层或浆肌层,常造成输卵管周围粘连、输卵管扭曲、管腔狭窄、蠕动减弱而影响受精卵运行。

(二)输卵管绝育史及其他手术史者

输卵管妊娠的发生率为 $10\%\sim20\%$。尤其是腹腔镜下电凝输卵管及硅胶环套术绝育,可因输卵管瘘或再通而导致输卵管妊娠。曾经接受输卵管粘连分离术、输卵管成形术(输卵管吻合术或输卵管造口术)者,在再次妊娠时输卵管妊娠的可能性亦增加。

(三)输卵管发育不良或功能异常

输卵管过长、肌层发育差、黏膜纤毛缺乏、双输卵管、输卵管憩室或有输卵管副伞等,均可造成输卵管妊娠。输卵管功能(包括蠕动、纤毛活动及上皮细胞分泌)受雌激素、孕激素调节。若调节失败,可影响受精卵正常运行。

(四)辅助生殖技术

近年,由于辅助生育技术的应用,使输卵管妊娠发生率增加,既往少见的异位妊娠,如卵巢妊娠、宫颈妊娠、腹腔妊娠的发生率增加。1998 年,美国报道因助孕技术应用所致输卵管妊娠的发生率为 2.8%。

(五)避孕失败

宫内节育器避孕失败,发生异位妊娠的机会较大。

(六)其他

子宫肌瘤或卵巢肿瘤压迫输卵管,影响输卵管管腔通畅,使受精卵运行受阻。输卵管子宫内膜异位可增加受精卵着床于输卵管的可能性。

二、病理

(一)输卵管妊娠的特点

输卵管管腔狭小,管壁薄且缺乏黏膜下组织,其肌层远不如子宫肌壁厚与坚韧,妊娠时不能形成完好的蜕膜,不利于胚胎的生长发育,常发生以下结局。

1.输卵管妊娠流产

输卵管妊娠流产多见于妊娠 8～12 周输卵管壶腹部妊娠。受精卵种植在输卵管黏膜皱襞内，由于蜕膜形成不完整，发育中的胚泡常向管腔突出，最终突破包膜而出血，胚泡与管壁分离，若整个胚泡剥离落入管腔，刺激输卵管逆蠕动经伞端排出到腹腔，形成输卵管妊娠完全流产，出血一般不多。若胚泡剥离不完整，妊娠产物部分排出到腹腔，部分尚附着于输卵管壁，形成输卵管妊娠不全流产，滋养细胞继续侵蚀输卵管壁，导致反复出血，形成输卵管血肿或输卵管周围血肿，血液不断流出并积聚在直肠子宫陷窝形成盆腔血肿，量多时甚至流入腹腔。

2.输卵管妊娠破裂

输卵管妊娠破裂多见于妊娠 6 周左右输卵管峡部妊娠。受精卵着床于输卵管黏膜皱襞间，胚泡生长发育时绒毛向管壁方向侵蚀肌层及浆膜，最终穿破浆膜，形成输卵管妊娠破裂。输卵管肌层血管丰富。短期内可发生大量腹腔内出血，使患者出现休克。其出血量远较输卵管妊娠流产多，腹痛剧烈；也可反复出血，在盆腔与腹腔内形成血肿。孕囊可自破裂口排出，种植于任何部位。若胚泡较小则可被吸收；若过大则可在直肠子宫陷凹内形成包块或钙化为石胎。

输卵管间质部妊娠虽少见，但后果严重，其结局几乎均为输卵管妊娠破裂。由于输卵管间质部管腔周围肌层较厚、血运丰富，因此破裂常发生于孕 12～16 周。其破裂犹如子宫破裂，症状较严重，往往在短时间内出现低血容量休克症状。

3.陈旧性宫外孕

输卵管妊娠流产或破裂，若长期反复内出血形成的盆腔血肿不消散，血肿机化变硬并与周围组织粘连，临床上称为陈旧性宫外孕。

4.继发性腹腔妊娠

无论输卵管妊娠流产或破裂，胚胎从输卵管排入腹腔内或阔韧带内，多数死亡，偶尔也有存活者。若存活胚胎的绒毛组织附着于原位或排至腹腔后重新种植而获得营养，可继续生长发育，形成继发性腹腔妊娠。

（二）子宫的变化

输卵管妊娠和正常妊娠一样，合体滋养细胞产生 HCG 维持黄体生长，使类固醇激素分泌增加，致使月经停止来潮、子宫增大变软、子宫内膜出现蜕膜反应。若胚胎受损或死亡，滋养细胞活力消失，蜕膜自宫壁剥离而发生阴道流血。有时蜕膜可完整剥离，随阴道流血排出三角形蜕膜管型；有时呈碎片排出。排出的组织见不到绒毛，组织学检查无滋养细胞，此时血 β-HCG 下降。子宫内膜形态学改变呈多样性，若胚胎死亡已久，内膜可呈增生期改变，有时可见 Arias-Stella（A-S）反应，镜检见内膜腺体上皮细胞增生、增大，细胞边界不清，腺细胞排列成团突入腺腔，细胞极性消失，细胞核肥大、深染，细胞质有空泡。这种子宫内膜过度增生和分泌反应，可能为类固醇激素过度刺激所引起；若胚胎死亡后部分深入肌层的绒毛仍存活，黄体退化迟缓，内膜仍可呈分泌反应。

三、临床表现

输卵管妊娠的临床表现与受精卵着床部位、有无流产或破裂，以及出血量多少与时间长短等有关。

（一）症状

典型症状为停经后腹痛与阴道流血。

1.停经

除输卵管间质部妊娠停经时间较长外,多有6～8周停经史。有20％～30％患者无停经史,将异位妊娠时出现的不规则阴道流血误认为月经。或由于月经过期仅数天而不认为是停经。

2.腹痛

腹痛是输卵管妊娠患者的主要症状。在输卵管妊娠发生流产或破裂之前,由于胚胎在输卵管内逐渐增大,常表现为一侧下腹部隐痛或酸胀感。当发生输卵管妊娠流产或破裂时,突感一侧下腹部撕裂样疼痛,常伴有恶心、呕吐。若血液局限于病变区,主要表现为下腹部疼痛,当血液积聚于直肠子宫陷凹时,可出现肛门坠胀感。随着血液由下腹部流向全腹,疼痛可由下腹部向全腹部扩散,血液刺激膈肌,可引起肩胛部放射性疼痛及胸部疼痛。

3.阴道流血

胚胎死亡后。常有不规则阴道流血,色暗红或深褐,量少呈点滴状,一般不超过月经量,少数患者阴道流血量较多,类似月经。阴道流血可伴有蜕膜管型或蜕膜碎片排出,系子宫蜕膜剥离所致。阴道流血一般常在病灶去除后方能停止。

4.晕厥与休克

由于腹腔内出血及剧烈腹痛,轻者出现晕厥,严重者出现失血性休克。出血量越多越快,症状出现越迅速越严重,但与阴道流血量不成正比。

5.腹部包块

输卵管妊娠流产或破裂时所形成的血肿时间较久者,由于血液凝固并与周围组织或器官(如子宫、输卵管、卵巢、肠管或大网膜等)发生粘连形成包块,包块较大或位置较高者,腹部可扪及。

(二)体征

根据患者内出血的情况,患者可呈贫血貌。腹部检查:下腹压痛、反跳痛明显,出血多时,叩诊有移动性浊音。

四、处理原则

处理原则以手术治疗为主,其次是药物治疗。

(一)药物治疗

1.化学药物治疗

化学药物治疗主要适用于早期输卵管妊娠、要求保存生育能力的年轻患者。符合下列条件可采用此法:①无药物治疗的禁忌证;②输卵管妊娠未发生破裂或流产;③输卵管妊娠包块直径≤4 cm;④血 β-HCG<2 000 U/L;⑤无明显内出血,常用甲氨蝶呤(MTX),治疗机制是抑制滋养细胞增生,破坏绒毛,使胚胎组织坏死、脱落、吸收。但在治疗中若病情无改善,甚至发生急性腹痛或输卵管破裂症状,则应立即进行手术治疗。

2.中医药治疗

中医学认为本病属血瘀少腹,不通则痛的实证。以活血化瘀、消症为治则,但应严格掌握指征。

(二)手术治疗

手术治疗分为保守手术和根治手术。保守手术为保留患侧输卵管,根治手术为切除患侧输卵管。手术治疗适用于:①生命体征不稳定或有腹腔内出血征象者;②诊断不明确者;③异位妊娠有进展者(如血β-HCG处于高水平,附件区大包块等);④随诊不可靠者;⑤药物治疗禁忌证者或无效者。

1.保守手术

此适用于有生育要求的年轻妇女,特别是对侧输卵管已切除或有明显病变者。

2.根治手术

此适用于无生育要求的输卵管妊娠内出血并发休克的急症患者。

3.腹腔镜手术

这是近年治疗异位妊娠的主要方法。

五、护理

(一)护理评估

1.病史

应仔细询问月经史,以准确推断停经时间。注意不要将不规则阴道流血误认为末次月经,或由于月经仅过期几天,不认为是停经。此外,对不孕、放置宫内节育器、绝育术、输卵管复通术、盆腔炎等与发病相关的高危因素应予高度重视。

2.身心状况

输卵管妊娠发生流产或破裂前,症状及体征不明显。当患者腹腔内出血较多时呈贫血貌,严重者可出现面色苍白,四肢湿冷,脉快、弱、细,血压下降等休克症状。体温一般正常,出现休克时体温略低,腹腔内血液吸收时体温略升高,但不超过 38 ℃。下腹有明显压痛、反跳痛,尤以患侧为重,肌紧张不明显,叩诊有移动性浊音。血凝后下腹可触及包块。

由于输卵管妊娠流产或破裂后,腹腔内急性大量出血及剧烈腹痛,以及妊娠终止的现实都将是孕妇出现较为激烈的情绪反应。可表现为哭泣、自责、无助、抑郁和恐惧等行为。

3.诊断检查

(1)腹部检查:输卵管妊娠流产或破裂者,下腹部有明显压痛或反跳痛,尤以患侧为甚,轻度腹肌紧张;出血多时,叩诊有移动性浊音;如出血时间较长,形成血凝块,在下腹可触及软性肿块。

(2)盆腔检查:输卵管妊娠未发生流产或破裂者,除子宫略大较软外,仔细检查可能触及胀大的输卵管并有轻度压痛。输卵管妊娠流产或破裂者,阴道后穹隆饱满,有触痛。将宫颈轻轻上抬或左右摇动时引起剧烈疼痛,称为宫颈抬举痛或摇摆痛,是输卵管妊娠的主要体征之一。子宫稍大而软,腹腔内出血多时子宫检查呈漂浮感。

(3)阴道后穹隆穿刺:是一种简单、可靠的诊断方法,适用于疑有腹腔内出血的患者。由于腹腔内血液易积聚于子宫直肠陷凹,抽出暗红色不凝血为阳性,说明存在血腹症。无内出血、内出血量少、血肿位置较高或子宫直肠陷凹有粘连者,可能抽不出血液,因而穿刺阴性不能排除输卵管妊娠存在。如有移动性浊音,可做腹腔穿刺。

(4)妊娠试验:放射免疫法测血中 HCG,尤其是 β-HCG 阳性有助诊断。虽然此方法灵敏度高,异位妊娠的阳性率一般可达 $80\% \sim 90\%$,但 β-HCG 阴性者仍不能完全排除异位妊娠。

(5)血清黄体酮测定:对判断正常妊娠胚胎的发育情况有帮助,血清孕酮值<5 ng/mL 应考虑宫内妊娠流产或异位妊娠。

(6)超声检查:B 超显像有助于诊断异位妊娠。阴道 B 超检查较腹部 B 超检查准确性高。诊断早期异位妊娠,单凭 B 超显象有时可能会误诊。若能结合临床表现及 β-HCG 测定等,对诊断的帮助很大。

(7)腹腔镜检查:适用于输卵管妊娠尚未流产或破裂的早期患者和诊断有困难的患者,腹腔内有大量出血或伴有休克者,禁做腹腔镜检查。在早期异位妊娠患者,腹腔镜可见一侧输卵管肿大,表面紫蓝色,腹腔内无出血或有少量出血。

(8)子宫内膜病理检查:诊刮仅适用于阴道流血量较多的患者,目的在于排除宫内妊娠流产。将宫腔排出物或刮出物做病理检查,切片中见到绒毛,可诊断为宫内妊娠,仅见蜕膜未见绒毛者有助于诊断异位妊娠。现已经很少依靠诊断性刮宫协助诊断。

(二)护理诊断

1.潜在并发症

出血性休克。

2.恐惧

其与担心手术失败有关。

(三)预期目标

(1)患者休克症状得以及时发现并缓解。

(2)患者能以正常心态接受此次妊娠失败的事实。

(四)护理措施

1.接受手术治疗患者的护理

(1)护士在严密监测患者生命体征的同时,配合医师积极纠正患者休克症状,做好术前准备。手术治疗是输卵管异位妊娠的主要处理原则。对于严重内出血并发休克的患者,护士应立即开放静脉,交叉配血,做好输血输液的准备。以便配合医师积极纠正休克,补充血容量,并按急症手术要求迅速做好手术准备。

(2)加强心理护理:护士于术前简洁明了地向患者及家属讲明手术的必要性,并以亲切的态度和切实的行动赢得患者及家属的信任,保持周围环境的安静、有序,减少和消除患者的紧张、恐惧心理,协助患者接受手术治疗方案。术后,护士应帮助患者以正常的心态接受此次妊娠失败的现实,向她们讲述异位妊娠的有关知识,一方面可以减少因害怕再次发生异位妊娠而抵触妊娠的不良情绪,另一方面也可以增加和提高患者的自我保健意识。

2.接受非手术治疗患者的护理

对于接受非手术治疗方案的患者,护士应从以下几方面加强护理。

(1)护士需密切观察患者的一般情况、生命体征,并重视患者的主诉,尤应注意阴道流血量与腹腔内出血量不成比例,当阴道流血量不多时,不要误认为腹腔内出血量亦很少。

(2)护士应告诉患者病情发展的一些指征,如出血增多、腹痛加剧、肛门坠胀感明显等,以便当患者病情发展时,医患均能及时发现,给予相应处理。

(3)患者应卧床休息,避免腹部压力增大,从而减少异位妊娠破裂的机会。在患者卧床期间,护士需提供相应的生活护理。

(4)护士应协助正确留取血标本,以检测治疗效果。

(5)护士应指导患者摄取足够的营养物质,尤其是富含铁蛋白的食物,如动物肝脏、肉类、豆类、绿叶蔬菜及黑木耳等,以促进血红蛋白的增加,增强患者的抵抗力。

3.出院指导

输卵管妊娠的预后在于防治输卵管的损伤和感染,因此护士应做好妇女的健康保健工作,防止发生盆腔感染。教育患者保持良好的卫生习惯,勤洗浴、勤换衣,性伴侣稳定。发生盆腔炎后须立即彻底治疗,以免延误病情。另外,由于输卵管妊娠者中约有 10％的再发生率和 50％～60％的不孕率。因此,护士需告诫患者,下次妊娠时要及时就医,并且不宜轻易终止妊娠。

(五)护理评价

(1)患者的休克症状得以及时发现并纠正。

(2)患者消除了恐惧心理.愿意接受手术治疗。

(娄　敏)

第五节　过期妊娠

平时月经周期规则,妊娠达到或超过 42 周(＞294 d)尚未分娩者,称为过期妊娠。其发生率占妊娠总数的 3％～15％。过期妊娠使胎儿窘迫、胎粪吸入综合征、过熟综合征、新生儿窒息、围生儿死亡、巨大儿,以及难产等不良结局发生率增高,并随妊娠期延长而增加。

一、病因

过期妊娠可能与下列因素有关。

(一)雌、孕激素比例失调

内源性前列腺素和雌二醇分泌不足而孕酮水平增高,导致孕激素优势,抑制前列腺素和缩宫素的作用,延迟分娩发动,导致过期妊娠。

(二)头盆不称

部分过期妊娠胎儿较大,导致头盆不称和胎位异常,使胎先露部不能紧贴子宫下段及宫颈内口,反射性子宫收缩减少,容易发生过期妊娠。

(三)胎儿畸形

胎儿畸形如无脑儿,由于无下丘脑,垂体肾上腺轴发育不良或阙如,促肾上腺皮质激素产生不足,胎儿肾上腺皮质萎缩,使雌激素的前身物质 16α-羟基硫酸脱氢表雄酮不足,从而雌激素分泌减少;小而不规则的胎儿不能紧贴子宫下段及宫颈内口诱发宫缩,导致过期妊娠。

(四)遗传因素

某家族、某个体常反复发生过期妊娠,提示过期妊娠可能与遗传因素有关。胎盘硫酸酯酶缺乏症是一种罕见的伴性隐性遗传病,可导致过期妊娠。其发生机制是因胎盘缺乏硫酸酯酶,胎儿肾上腺与肝脏产生的 16α-羟基硫酸脱氢表雄酮不能脱去硫酸根转变为雌二醇及雌三醇,从而使血雌二醇及雌三醇明显减少,降低子宫对缩宫素的敏感性,使分娩难以启动。

二、临床表现

(一)胎盘

过期妊娠的胎盘病理有两种类型:一种是胎盘功能正常,除重量略有增加外。胎盘外观和镜检均与妊娠足月胎盘相似;另一种是胎盘功能减退,肉眼观察胎盘母体面呈片状或多灶性梗死及钙化,胎儿面及胎膜常被胎粪污染,呈黄绿色。

（二）羊水

正常妊娠 38 周后,羊水量随妊娠推延逐渐减少,妊娠 42 周后羊水减少迅速,约 30% 减至 300 mL 以下;羊水粪染率明显增高,是足月妊娠的 2～3 倍,若同时伴有羊水过少,羊水粪染率达 71%。

（三）胎儿

过期妊娠胎儿生长模式与胎盘功能有关,可分以下 3 种。

1.正常生长及巨大儿

胎盘功能正常者,能维持胎儿继续生长,约 25% 成为巨大儿,其中 1.4% 胎儿出生体质量＞4 500 g。

2.胎儿成熟障碍

10%～20% 过期妊娠并发胎儿成熟障碍。胎盘功能减退与胎盘血流灌注不足、胎儿缺氧及营养缺乏等有关。由于胎盘合成、代谢、运输及交换等功能障碍,胎儿不宜再继续生长发育。临床分为3 期:第 Ⅰ 期为过度成熟期,表现为胎脂消失、皮下脂肪减少、皮肤干燥松弛多皱褶,头发浓密,指(趾)甲长,身体瘦长,容貌似"小老人"。第 Ⅱ 期为胎儿缺氧期,肛门括约肌松弛,有胎粪排出,羊水及胎儿皮肤黄染,羊膜和脐带绿染,此期胎儿患病率及围生儿死亡率最高。第 Ⅲ 期为胎儿全身因粪染历时较长广泛黄染,指(趾)甲和皮肤呈黄色,脐带和胎膜呈黄绿色,此期胎儿已经历和渡过第 Ⅱ 期危险阶段,其预后反较第 Ⅱ 期好。

3.胎儿生长受限

小样儿可与过期妊娠共存,后者更增加胎儿的危险性,约 1/3 过期妊娠死产儿为生长受限小样儿。

三、处理原则

应根据胎盘功能、胎儿大小、宫颈成熟度综合分析,以确诊过期妊娠,并选择恰当的分娩方式终止妊娠,在产程中密切观察羊水情况、胎心监护,出现胎儿窘迫征象,行剖宫产尽快结束分娩。

四、护理

（一）护理评估

1.病史

准确核实孕周,确定胎盘功能是否正常是关键。诊断过期妊娠之前必须准确核实孕周。

2.身心诊断

平时月经周期规则,妊娠达到或超过 42 周(＞294 d)未分娩者,可诊断为过期妊娠。由于孕妇结果的不可预知、恐惧、焦虑、猜测是过期妊娠孕妇常见的情绪反应。

3.诊断检查

实验室检查:①根据 B 超检查确定孕周,妊娠 20 周内,B 超检查对确定孕周有重要意义。妊娠 5～12 周内以胎儿顶臀径推算孕周较准确,妊娠 12～20 周以内以胎儿双顶径、股骨长度推算预产期较好。②根据妊娠初期血、尿 HCG 增高的时间推算孕周。

（二）可能的护理诊断

1.有新生儿受伤的危险

其与过期胎儿生长受限有关。

2.焦虑

其与担心分娩方式、过期胎儿预后有关。

(三)预期目标

(1)新生儿不存在因护理不当而产生的并发症。

(2)患者能平静地面对事实,接受治疗和护理。

(四)护理措施

1.预防过期妊娠

(1)加强孕期宣教,使孕妇及家属认识过期妊娠的危害性。

(2)定期进行产前检查,适时结束妊娠。

2.加强监测,判断胎儿在宫内情况

(1)教会孕妇进行胎动计数:妊娠超过 40 周的孕妇,通过计数胎动进行自我监测尤为重要。胎动计数>30 次/12 h 为正常,<10 次/12 h 或逐日下降,超过 50%,应视为胎盘功能减退,提示胎儿宫内缺氧。

(2)胎儿电子监护仪检测:无应激试验(NST)每周 2 次,胎动减少时应增加检测次数;住院后需每天1 次监测胎心变化。NST 无反应型需进一步做缩宫素激惹试验(OCT),若多次反复出现胎心晚期减速,提示胎盘功能减退、胎儿明显缺氧。因 NST 存在较高假阳性率,需结合 B 超检查,估计胎儿安危。

3.终止妊娠

应根据胎盘功能、胎儿大小、宫颈成熟度综合分析分娩方式。

(1)终止妊娠的指征:已确诊过期妊娠,严格掌握终止妊娠的指征有:①宫颈条件成熟;②胎儿体质量>4 000 g 或胎儿生长受限;③12 h 内胎动<10 次或 NST 为无反应型,OCT 可疑;④尿 E/C 比值持续低值;⑤羊水过少(羊水暗区<3 cm)和/或羊水粪染;⑥并发重度子痫前期或子痫。终止妊娠的方法应酌情而定。

(2)引产:宫颈条件成熟、Bishop 评分>7 分者,应予引产;胎头已衔接者,通常采用人工破膜,破膜时羊水多而清者,可静脉滴注缩宫素。在严密监视下经阴道分娩。对羊水Ⅱ度污染者,若阴道分娩,要求在胎肩娩出前用负压吸管或吸痰管吸净胎儿鼻咽部黏液。

(3)剖宫产:出现胎盘功能减退或胎儿窘迫征象,不论宫颈条件成熟与否,均应行剖宫产尽快结束分娩。过期妊娠时,胎儿虽有足够储备力,但临产后宫缩应激力的显著增加超过其储备力,出现隐性胎儿窘迫,对此应有足够认识。最好应用胎儿监护仪,及时发现问题,采取应急措施,适时选择剖宫产挽救胎儿。进入产程后,应鼓励产妇左侧卧位、吸氧。产程中最好连续监测胎心,注意羊水性状,必要时取胎儿头皮血测 pH,及早发现胎儿窘迫,并及时处理。过期妊娠时,常伴有胎儿窘迫、羊水粪染,分娩时应做相应准备。胎儿娩出后立即在直接喉镜指引下行气管插管吸出气管内容物,以减少胎粪吸入综合征的发生。过期儿患病率和死亡率均增高,应及时发现和处理新生儿窒息、脱水、低血容量及代谢性酸中毒等并发症。

(五)护理评价

(1)患者能积极配合医护措施。

(2)新生儿未发生窒息。

(娄　敏)

第六节 前置胎盘

妊娠 28 周后,胎盘附着于子宫下段,甚至胎盘下缘达到或覆盖宫颈内口,其位置低于胎先露部,称为前置胎盘。前置胎盘是妊娠晚期严重并发症,也是妊娠晚期阴道流血最常见的原因。其发病率国外报道 0.5%,国内报道 0.24%～1.57%。

一、病因

目前尚不清楚,高龄初产妇(年龄＞35 岁)、经产妇及多产妇、吸烟或吸毒妇女为高危人群。其病因可能与下述因素有关。

(一)子宫内膜病变或损伤

多次刮宫、分娩、子宫手术史等是前置胎盘的高危因素。上述情况可损伤子宫内膜,引起子宫内膜炎或萎缩性病变,再次受孕时子宫蜕膜血管形成不良、胎盘血供不足,刺激胎盘面积增大延伸到子宫下段。前次剖宫产手术瘢痕可妨碍胎盘在妊娠晚期向上迁移。增加前置胎盘的可能性。据统计发生前置胎盘的孕妇,85%～95%为经产妇。

(二)胎盘异常

双胎妊娠时胎盘面积过大,前置胎盘发生率较单胎妊娠高 1 倍;胎盘位置正常而副胎盘位于子宫下段接近宫颈内口;膜状胎盘大而薄,扩展到子宫下段,均可发生前置胎盘。

(三)受精卵滋养层发育迟缓

受精卵到达子宫腔后,滋养层尚未发育到可以着床的阶段,继续向下游走到达子宫下段,并在该处着床而发育成前置胎盘。

二、分类

根据胎盘下缘与宫颈内口的关系,将前置胎盘分为 3 类(图 10-2)。

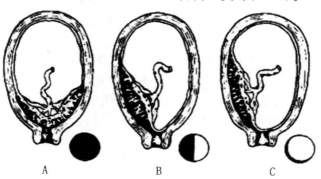

图 10-2 前置胎盘的类型
A.完全性前置胎盘;B.部分性前置胎盘;C.边缘性前置胎盘

(1)完全性前置胎盘又称中央性前置胎盘,胎盘组织完全覆盖宫颈内口。

(2)部分性前置胎盘宫颈内口部分为胎盘组织所覆盖。

（3）边缘性前置胎盘胎盘附着于子宫下段,胎盘边缘到达宫颈内口,未覆盖宫颈内口。

胎盘位于子宫下段,与胎盘边缘极为接近,但未达到宫颈内口,称为低置胎盘。胎盘下缘与宫颈内口的关系可因宫颈管消失、宫口扩张而改变。前置胎盘类型可因诊断时期不同而改变,如临产前为完全性前置胎盘,临产后因宫口扩张而成为部分性前置胎盘。目前临床上均依据处理前最后一次检查结果来决定其分类。

三、临床表现

(一)症状

前置胎盘的典型症状是妊娠晚期或临产时,发生无诱因、无痛性反复阴道流血。妊娠晚期子宫下段逐渐伸展,牵拉宫颈内口,宫颈管缩短;临产后规律宫缩使宫颈管消失成为软产道的一部分。宫颈外口扩张,附着于子宫下段及宫颈内口的胎盘前置部分不能相应伸展而与其附着处分离,血窦破裂出血。前置胎盘出血前无明显诱因,初次出血量一般不多,剥离处血液凝固后,出血自然停止;也有初次即发生致命性大出血而导致休克的。由于子宫下段不断伸展,前置胎盘出血常反复发生,出血量也越来越多。阴道流血发生的迟早、反复发生次数、出血量多少与前置胎盘类型有关。完全性前置胎盘初次出血时间早,多在妊娠28周左右,称为"警戒性出血"。边缘性前置胎盘出血多发生于妊娠晚期或临产后,出血量较少。部分性前置胎盘的初次出血时间、出血量及反复出血次数,介于两者之间。

(二)体征

患者一般情况与出血量有关,大量出血呈现面色苍白、脉搏增快微弱、血压下降等休克表现。腹部检查:子宫软,无压痛,大小与妊娠周数相符。由于子宫下段有胎盘占据,影响胎先露部入盆,故胎先露高浮,易并发胎位异常。反复出血或一次出血量过多,使胎儿宫内缺氧,严重者胎死宫内。当前置胎盘附着于子宫前壁时,可在耻骨联合上方听到胎盘杂音。临产时检查见宫缩为阵发性,间歇期子宫完全松弛。

四、处理原则

处理原则是抑制宫缩、止血、纠正贫血和预防感染。根据阴道流血量、有无休克、妊娠周数、胎位、胎儿是否存活、是否临产及前置胎盘类型等综合作出决定。

(一)期待疗法

应在保证孕妇安全的前提下尽可能延长孕周,以提高围生儿存活率。适用于妊娠<34周、胎儿体重<2 000 g、胎儿存活、阴道流血量不多、一般情况良好的孕妇。

尽管国外有资料证明,前置胎盘孕妇的妊娠结局住院与门诊治疗并无明显差异,但我国仍应强调住院治疗。住院期间密切观察病情变化,为孕妇提供全面优质护理是期待疗法的关键措施。

(二)终止妊娠

1.终止妊娠指征

孕妇反复发生多量出血甚至休克者,无论胎儿成熟与否,为了母亲安全应终止妊娠;期待疗法中发生大出血或出血量虽少,但胎龄达孕36周以上,胎儿成熟度检查提示胎儿肺成熟者;胎龄未达孕36周,出现胎儿窘迫征象,或胎儿电子监护发现胎心异常者;出血量多,危及胎儿;胎儿已死亡或出现难以存活的畸形,如无脑儿。

2.剖宫产

剖宫产可在短时间内娩出胎儿,迅速结束分娩,对母儿相对安全,是处理前置胎盘的主要手段。剖宫产指征应包括:完全性前置胎盘,持续大量阴道流血;部分性和边缘性前置胎盘出血量较多,先露高浮,短时间内不能结束分娩;胎心异常。术前应积极纠正贫血、预防感染等,备血,做好处理产后出血和抢救新生的准备。

3.阴道分娩

边缘性前置胎盘、枕先露、阴道流血不多、无头盆不称和胎位异常,估计在短时间内能结束分娩者,可予试产。

五、护理

(一)护理评估

1.病史

除个人健康史外,在孕产史中尤其注意识别有无剖宫产术、人工流产术及子宫内膜炎等前置胎盘的易发因素。此外,妊娠中特别是孕 28 周后,是否出现无痛性、无诱因、反复阴道流血症状,并详细记录具体经过及医疗处理情况。

2.身心状况

患者的一般情况与出血量的多少密切相关。大量出血时可见面色苍白、脉搏细速、血压下降等休克症状。孕妇及其家属可因突然阴道流血而感到恐惧或焦虑,既担心孕妇的健康,更担心胎儿的安危,可能显得恐慌、紧张、手足无措。

3.诊断检查

(1)产科检查:子宫大小与停经月份一致,胎儿方位清楚,先露高浮,胎心可以正常,也可因孕妇失血过多致胎心异常或消失。前置胎盘位于子宫下段前壁时,可于耻骨联合上方听见胎盘血管杂音。临产后检查,宫缩为阵发性,间歇期子宫肌肉可以完全放松。

(2)超声波检查:B超断层像可清楚看到子宫壁、胎头、宫颈和胎盘的位置,胎盘定位准确率达 95% 以上,可反复检查,是目前最安全、有效的首选检查方法。

(3)阴道检查:目前一般不主张应用。只有在近临产期出血不多时,终止妊娠前为除外其他出血原因或明确诊断决定分娩方式前考虑采用。要求阴道检查操作必须在输血、输液和做好手术准备的情况下方可进行。怀疑前置胎盘的个案,切忌肛查。

(4)术后检查胎盘及胎膜:胎盘的前置部分可见陈旧血块附着呈黑紫色或暗红色,如这些改变位于胎盘的边缘,而且胎膜破口处距胎盘边缘<7 cm,则为部分性前置胎盘。如行剖宫产术,术中可直接了解胎盘附着的部分并确立诊断。

(二)护理诊断

1.潜在并发症

出血性休克。

2.有感染的危险

其与前置胎盘剥离面靠近子宫颈口、细菌易经阴道上行感染有关。

(三)预期目标

(1)接受期待疗法的孕妇血红蛋白不再继续下降,胎龄可达或更接近足月。

(2)产妇产后未发生产后出血或产后感染。

（四）护理措施

根据病情须立即接受终止妊娠的孕妇,立即安排孕妇去枕侧卧位,开放静脉,配血,做好输血准备。在抢救休克的同时,按腹部手术患者的护理进行术前准备,并做好母儿生命体征监护及抢救准备工作。接受期待疗法的孕妇的护理措施如下。

1.保证休息

保证休息,减少刺激。孕妇需住院观察,绝对卧床休息,尤以左侧卧位为佳,并定时间断吸氧,每天 3 次,每次 1 h,以提高胎儿血氧供应。此外,还需避免各种刺激,以减少出血可能。医护人员进行腹部检查时动作要轻柔,禁做阴道检查和肛查。

2.纠正贫血

除采取口服硫酸亚铁、输血等措施外,还应加强饮食营养指导,建议孕妇多食高蛋白及含铁丰富的食物,如动物肝脏、绿叶蔬菜和豆类等,一方面有助于纠正贫血,另一方面还可以增强机体抵抗力,同时也促进胎儿发育。

3.监测生命体征

及时发现病情变化,严密观察并记录孕妇生命体征,阴道流血的量、色,流血事件及一般状况,检测胎儿宫内状态。按医嘱及时完成实验室检查项目,并交叉配血备用。发现异常及时报告医师并配合处理。

4.预防产后出血和感染

（1）产妇回病房休息时严密观察产妇的生命体征及阴道流血情况,发现异常及时报告医师处理,以防止或减少产后出血。

（2）及时更换会阴垫,以保持会阴部清洁、干燥。

（3）胎儿分娩后,及早使用宫缩剂,以预防产后大出血;对新生儿严格按照高危儿处理。

5.健康教育

护士应加强对孕妇的管理和宣教。指导围孕期妇女避免吸烟、酗酒等不良行为,避免多次刮宫、引产或宫内感染,防止多产,减少子宫内膜损伤或子宫内膜炎。对妊娠期出血,无论量多少均应就医,做到及时诊断、正确处理。

（五）护理评价

（1）接受期待疗法的孕妇胎龄接近（或达到）足月时终止妊娠。

（2）产妇产后未出现产后出血和感染。

（娄　敏）

第七节　胎盘早剥

妊娠 20 周以后或分娩期正常位置的胎盘在胎儿娩出前部分或全部从子宫壁剥离,称为胎盘早剥。胎盘早剥是妊娠晚期严重并发症,具有起病急、发展快特点,若处理不及时可危及母儿生命。胎盘早剥的发病率:国外 1%～2%,国内 0.46%～2.10%。

一、病因

胎盘早剥确切的原因及发病机制尚不清楚,可能与下述因素有关。

(一)孕妇血管病变

孕妇患严重妊娠期高血压疾病、慢性高血压、慢性肾脏疾病或全身血管病变时,胎盘早剥的发生率增高。妊娠合并上述疾病时,底蜕膜螺旋小动脉痉挛或硬化,引起远端毛细血管变性坏死甚至破裂出血,血液流至底蜕膜层与胎盘之间形成胎盘后血肿。致使胎盘与子宫壁分离。

(二)机械性因素

外伤尤其是腹部直接受到撞击或挤压;脐带过短(<30 cm)或脐带围绕颈、绕体相对过短时,分娩过程中胎儿下降牵拉脐带造成胎盘剥离;羊膜穿刺时刺破前壁胎盘附着处,血管破裂出血引起胎盘剥离。

(三)宫腔内压力骤减

双胎妊娠分娩时,第一胎儿娩出过速;羊水过多时,人工破膜后羊水流出过快,均可使宫腔内压力骤减,子宫骤然收缩,胎盘与子宫壁发生错位剥离。

(四)子宫静脉压突然升高

妊娠晚期或临产后,孕妇长时间仰卧位,巨大妊娠子宫压迫下腔静脉,回心血量减少,血压下降。此时子宫静脉淤血、静脉压增高、蜕膜静脉床淤血或破裂,形成胎盘后血肿,导致部分或全部胎盘剥离。

(五)其他一些高危因素

如高龄孕妇、吸烟、可卡因滥用、孕妇代谢异常、孕妇有血栓形成倾向、子宫肌瘤(尤其是胎盘附着部位肌瘤)等与胎盘早剥发生有关。有胎盘早剥史的孕妇再次发生胎盘早剥的危险性比无胎盘早剥史者高 10 倍。

二、分类及病理变化

胎盘早剥主要病理改变是底蜕膜出血并形成血肿,使胎盘从附着处分离。按病理类型,胎盘早剥可分为显性、隐性及混合性 3 种(图 10-3)。若底蜕膜出血量少,出血很快停止,多无明显的临床表现,仅在产后检查胎盘时发现胎盘母体面有凝血块及压迹。若底蜕膜继续出血,形成胎盘后血肿,胎盘剥离面随之扩大,血液冲开胎盘边缘并沿胎膜与子宫壁之间经过颈管向外流出,称为显性剥离或外出血。若胎盘边缘仍附着于子宫壁或由于胎先露部固定于骨盆入口,使血液积聚于胎盘与子宫壁之间,称为隐性剥离或内出血。由于子宫内有妊娠产物存在,子宫肌不能有效收缩,以压迫破裂的血窦而止血,血液不能外流,胎盘后血肿越积越大,子宫底随之升高。当出血达到一定程度时,血液终会冲开胎盘边缘及胎膜外流,称为混合型出血。偶有出血穿破胎膜溢入羊水中成为血性羊水。

胎盘早剥发生内出血时,血液积聚于胎盘与子宫壁之间,随着胎盘后血肿压力的增加,血液浸入子宫肌层,引起肌纤维分离、断裂甚至变性,当血液渗透至子宫浆膜层时,子宫表面现紫蓝色淤斑,称为子宫胎盘卒中,又称为库弗莱尔子宫。有时血液还可渗入输卵管系膜、卵巢生发上皮下、阔韧带内。子宫肌层由于血液浸润、收缩力减弱,造成产后出血。

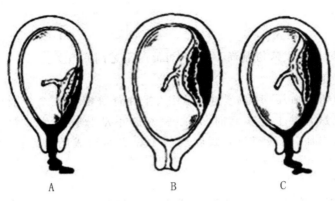

图 10-3　胎盘早剥类型
A.显性剥离；B.隐性剥离；C.混合性剥离

严重的胎盘早剥可以引发一系列病理生理改变。从剥离处的胎盘绒毛和蜕膜中释放大量组织凝血活酶,进入母体血循环,激活凝血系统,导致弥散性血管内凝血(DIC),肺、肾等脏器的毛细血管内微血栓形成,造成脏器缺血和功能障碍。胎盘早剥持续时间越长,促凝物质不断进入母血,激活纤维蛋白溶解系统,产生大量的纤维蛋白原降解产物(FDP),引起继发性纤溶亢进。发生胎盘早剥后,消耗大量凝血因子,并产生高浓度 FDP,最终导致凝血功能障碍。

三、临床表现

根据病情严重程度,Sher 将胎盘早剥分为 3 度。

(一)Ⅰ度

Ⅰ度多见于分娩期,胎盘剥离面积小,患者常无腹痛或腹痛轻微,贫血体征不明显。腹部检查见子宫软,大小与妊娠周数相符,胎位清楚,胎心率正常。产后检查见胎盘母体面有凝血块及压迹即可诊断。

(二)Ⅱ度

胎盘剥离面为胎盘面积 1/3 左右。主要症状为突然发生持续性腹痛、腰酸或腰背痛,疼痛程度与胎盘后积血量成正比。无阴道流血或流血量不多,贫血程度与阴道流血量不相符。腹部检查见子宫大于妊娠周数,子宫底随胎盘后血肿增大而升高。胎盘附着处压痛明显(胎盘位于后壁则不明显),宫缩有间歇,胎位可扪及,胎儿存活。

(三)Ⅲ度

胎盘剥离面超过胎盘面积 1/2。临床表现较Ⅱ度重。患者可出现恶心、呕吐、面色苍白、四肢湿冷、脉搏细数、血压下降等休克症状,且休克程度大多与阴道流血量不成正比。腹部检查见子宫硬如板状,宫缩间歇时不能松弛,胎位扪不清,胎心消失。

四、处理原则

纠正休克、及时终止妊娠是处理胎盘早剥的原则。患者入院时,情况危重、处于休克状态,应积极补充血容量,及时输入新鲜血液,尽快改善患者状况。胎盘早剥一旦确诊,必须及时终止妊娠。终止妊娠的方法根据胎次、早剥的严重程度、胎儿宫内状况及宫口开大等情况而定。此外,对并发症如凝血功能障碍、产后出血和急性肾衰竭等进行紧急处理。

五、护理

(一)护理评估

1.病史

孕妇在妊娠晚期或临产时突然发生腹部剧痛,有急性贫血或休克现象,应引起高度重视。护士需结合有无妊娠期高血压疾病或高血压病史、胎盘早剥史、慢性肾炎史、仰卧位低血压综合征史及外伤史,进行全面评估。

2.身心状况

胎盘早剥孕妇发生内出血时,严重者常表现为急性贫血和休克症状,而无阴道流血或有少量阴道流血。因此对胎盘早剥孕妇除进行阴道流血的量、色评估外,应重点评估腹痛的程度、性质,孕妇的生命体征和一般情况,以及时、准确地了解孕妇的身体状况。胎盘早剥孕妇入院时情况危急,孕妇及其家属常常感到高度紧张和恐惧。

3.诊断检查

(1)产科检查:通过四步触诊判断胎方位、胎心情况、宫高变化、腹部压痛范围和程度等。

(2)B超检查:正常胎盘B超图像应紧贴子宫体部后壁、前壁或侧壁,若胎盘与子宫体之间有血肿时,在胎盘后方出现液性低回声区,暗区常不止一个,并见胎盘增厚。若胎盘后血肿较大时,能见到胎盘胎儿面凸向羊膜腔,甚至能使子宫内的胎儿偏向对侧。若血液渗入羊水中,见羊水回声增强、增多,系羊水混浊所致。当胎盘边缘已与子宫壁分离,未形成胎盘后血肿,则见不到上述图像,故B超检查诊断胎盘早剥有一定的局限性。重型胎盘早剥时常伴胎心、胎动消失。

(3)实验室检查:主要了解患者贫血程度及凝血功能。重型胎盘早剥患者应检查肾功能与二氧化碳结合力。若并发DIC时进行筛选试验(血小板计数、凝血酶原时间、纤维蛋白原测定),结果可疑者可做纤溶确诊试验(凝血酶时间、优球蛋白溶解时间、血浆鱼精蛋白副凝时间)。

(二)可能的护理诊断

1.潜在并发症

弥散性血管内凝血。

2.恐惧

此与胎盘早剥引起的起病急、进展快,危及母儿生命有关。

3.预感性悲哀

此与死产、切除子宫有关。

(三)预期目标

(1)孕妇出血性休克症状得到控制。

(2)患者未出现凝血功能障碍、产后出血和急性肾衰竭等并发症。

(四)护理措施

胎盘早剥是一种妊娠晚期严重危及母儿生命的并发症,积极预防非常重要。护士应使孕妇接受产前检查,预防及及时治疗妊娠期高血压疾病、慢性高血压、慢性肾病等;妊娠晚期避免仰卧位及腹部外伤;施行外倒转术时动作要轻柔;处理羊水过多和双胎者时,避免子宫腔压力下降过快等。对于已诊断为胎盘早剥的患者,护理措施如下。

1.纠正休克

改善患者的一般情况。护士应迅速开放静脉,积极补充其血容量,及时输入新鲜血液。既能补充血容量,又可补充凝血因子。同时密切监测胎儿状态。

2.严密观察病情变化

及时发现并发症。凝血功能障碍表现为皮下、黏膜或注射部位出血,子宫出血不凝,有时有尿血、咯血及呕血等现象;急性肾衰竭可表现为尿少或无尿。护士应高度重视上述症状,一旦发现,及时报告医师并配合处理。

3.为终止妊娠做好准备

一旦确诊,应及时终止妊娠,以孕妇病情轻重、胎儿宫内状况、产程进展、胎产式等具体状态决定分娩方式,护士需为此做好相应准备。

4.预防产后出血

胎盘早剥的产妇胎儿娩出后易发生产后出血,因此分娩后应及时给予宫缩剂,并配合按摩子宫,必要时按医嘱做切除子宫的术前准备。未发生出血者,产后仍应加强生命体征观察,预防晚期产后出血的发生。

5.产褥期的处理

患者在产褥期应注意加强营养,纠正贫血。更换消毒会阴垫,保持会阴清洁,预防感染。根据孕妇身体情况给予母乳指导。死产者及时给予退乳措施,可在分娩后24 h内尽早服用大剂量雌激素,同时紧束双乳,少进汤类;水煎生麦芽当茶饮;针刺足临泣、悬钟等穴位等。

(五)护理评价

(1)母亲分娩顺利,婴儿平安出生。

(2)患者未出现并发症。

(娄　敏)

第八节　胎膜早破

胎膜早破(premature rupture of membranes,PROM)是指在临产前胎膜自然破裂。它是常见的分娩期并发症,妊娠满37周的发生率为10%,妊娠不满37周的发生率为2.0%～3.5%。胎膜早破可引起早产及围生儿死亡率增加,亦可导致孕产妇宫内感染率和产褥期感染率增加。

一、病因

一般认为胎膜早破与以下因素有关,常为多因素所致。

(一)上行感染

可由生殖道病原微生物上行感染,引起胎膜炎,使胎膜局部张力下降而破裂。

(二)羊膜腔压力增高

羊膜腔压力增高常见于多胎妊娠、羊水过多等。

(三)胎膜受力不均

胎先露高浮、头盆不称、胎位异常可使胎膜受压不均导致破裂。

（四）营养因素

缺乏维生素 C、锌及铜，可使胎膜张力下降而破裂。

（五）宫颈内口松弛

宫颈内口松弛常因手术创伤或先天性宫颈组织薄弱，胎膜进入扩张的宫颈或阴道内，导致感染或受力不均，而使胎膜破裂。

（六）细胞因子

IL-1、IL-6、IL-8、TNF-α 升高，可激活溶酶体酶，破坏羊膜组织，导致胎膜早破。

二、临床表现

（一）症状

孕妇突感有较多液体自阴道流出，有时可混有胎脂及胎粪，无腹痛等其他产兆，当咳嗽、打喷嚏等腹压增加时，羊水可少量间断性排出。

（二）体征

肛诊或阴检时，触不到羊膜囊，上推胎儿先露部可见到羊水流出。如伴羊膜腔感染时，可有臭味，并伴有发热、母儿心率增快、子宫压痛，以及血白细胞计数增多、C 反应蛋白升高。

三、对母儿的影响

（一）对母亲的影响

胎膜早破后，生殖道病原微生物易上行感染，通常感染程度与破膜时间有关。羊膜腔感染易发生产后出血。

（二）对胎儿的影响

胎膜早破经常诱发早产，早产儿易发生呼吸窘迫综合征。羊膜腔感染时，可引起新生儿吸入性肺炎，严重者发生败血症、颅内感染等。脐带受压、脐带脱垂时可致胎儿窘迫。胎膜早破发生的孕周越小，胎肺发育不良发生率越高，围生儿死亡率越高。

四、处理原则

预防感染和脐带脱垂，如有感染、胎窘征象，及时行剖宫产终止妊娠。

五、护理

（一）护理评估

1.病史

询问病史，了解是否有发生胎膜早破的病因，确定具体的胎膜早破的时间、妊娠周数，是否有宫缩、见红等产兆，是否出现感染征象，是否出现胎儿窘迫现象。

2.身心状况

观察孕妇阴道流液的色、质、量，是否有气味。孕妇常可能因为不了解胎膜早破的原因，而对不可自控的阴道流液形成恐慌，可能担心自身与胎儿的安危。

3.辅助检查

（1）阴道流液的 pH 测定：正常阴道液 pH 为 4.5～5.5，羊水 pH 为 7.0～7.5。若 pH>6.5，提示胎膜早破，准确率 90%。

(2)肛查或阴道窥器检查:肛查时未触到羊膜囊,上推胎儿先露部,有羊水流出。阴道窥器检查时见液体自宫口流出或可见阴道后穹隆有较多混有胎脂和胎粪的液体。

(3)阴道液涂片检查:阴道液置于载玻片上,干燥后镜检可见羊齿植物叶状结晶为羊水,准确率达95%。

(4)羊膜镜检查:可直视胎先露部,看不到前羊膜囊,即可诊断。

(5)胎儿纤维结合蛋白(fetal fibronectin,fFN)测定:fFN是胎膜分泌的细胞外基质蛋白。当宫颈及阴道分泌物内 fFN 含量>0.05 mg/L 时,胎膜抗张能力下降,易发生胎膜早破。

(6)超声检查:羊水量减少可协助诊断,但不可确诊。

(二)护理诊断

(1)有感染的危险:与胎膜破裂后,生殖道病原微生物上行感染有关。

(2)知识缺乏:缺乏预防和处理胎膜早破的知识。

(3)有胎儿受伤的危险:与脐带脱垂、早产儿肺部发育不成熟有关。

(三)护理目标

(1)孕妇无感染征象发生。

(2)孕妇了解胎膜早破的知识如突然发生胎膜早破,能够及时进行初步应对。

(3)胎儿无并发症发生。

(四)护理措施

1.预防脐带脱垂的护理

胎膜早破并胎先露未衔接的孕妇绝对卧床休息,多采用左侧卧位,注意抬高臀部防止脐带脱垂造成胎儿宫内窘迫。注意监测胎心变化,进行肛查或阴检时,确定有无隐性脐带脱垂,一旦发生,立即通知医师,并于数分钟内结束分娩。

2.预防感染

保持床单位清洁。使用无菌的会阴垫于外阴处,勤于更换,保持清洁干燥,防止上行感染。更换会阴垫时观察羊水的色、质、量、气味等。嘱孕妇保持外阴清洁,每天对其会阴擦洗 2 次。同时观察产妇的生命体征,血生化指标,了解是否存在感染征象。按医嘱一般破膜大于 12 h 给予抗生素防止感染。

3.监测胎儿宫内情况

密切观察胎心率的变化,嘱孕妇自测胎动。如有混有胎粪的羊水流出,即为胎儿宫内缺氧的表现,应及时予以吸氧,左侧卧位,并根据医嘱做好相应的护理。

若胎膜早破孕周小于 35 周者,根据医嘱予地塞米松促进胎肺成熟。若孕周<37 周并已临产,或孕周>37 周胎膜早破>12 h 后仍未临产者,可根据医嘱尽快结束分娩。

4.健康教育

孕期时为孕妇讲解胎膜早破的定义与原因,并强调孕期卫生保健的重要性。指导孕妇,如出现胎膜早破现象,无须恐慌,应立即平卧,及时就诊。孕晚期禁止性交,避免腹部碰撞或增加腹压。指导孕期补充足量的维生素和锌、铜等微量元素。如宫颈内口松弛者,应多卧床休息,并遵医嘱根据需要于孕 14~16 周时行宫颈环扎术。

(窦爱华)

第九节　脐　带　异　常

脐带异常是胎儿窘迫的首位因素,脐带是子宫-胎盘-胎儿联系的纽带,正常脐带长度30～70 cm(平均为55 cm),是血、氧供应及代谢交换的转运站。

一、病因

如果脐带的结构或位置异常,可因母儿血液循环障碍,造成胎儿宫内缺氧而窘迫,严重者可导致胎儿死亡。

二、临床表现

脐带异常可分为形态异常、生长异常、位置异常及脐带附着异常。形态异常如脐带扭转、打结、缠绕(绕颈、绕躯干、绕四肢),生长异常如脐带过长、过短、单脐动脉,位置异常如脐带先露、脐带脱垂。

(一)脐带缠绕

脐带围绕胎儿颈部、四肢或躯干者,称脐带缠绕是最为常见的脐带异常,其中以脐带绕颈最为多见。脐带缠绕对胎儿的危害主要是缠绕过紧时引起血氧交换循环障碍,而致胎儿缺氧,甚至窘迫或死亡。尤其在分娩过程中,胎头下降后脐带出现相对长度不足,拉紧脐带就会阻断血液循环,或引起胎先露入盆下降受阻、产程延长、胎盘早剥及子宫内翻等并发症。

(二)脐带扭转

脐带过度扭转发生于近胎儿脐轮部时,可使胎儿血运受阻。

(三)脐带打结

有脐带假结和真结两种。假结是由于脐静脉迂曲形似打结或脐血管较脐带长、血管在脐带中扭曲而引起,对胎儿没有危害。另一种是脐带真结,与胎儿活动有关,一般发生在怀孕中期,先是出现脐带绕体,后因胎儿穿过脐带套环而形成真结。如果真结处未拉紧则无症状,拉紧后就会阻断胎儿血液循环而引起宫内窒息或胎死宫内。

(四)脐带长度异常

脐带正常长度为30～70 cm,平均55 cm。脐带超过80 cm称为脐带过长,不足30 cm称为脐带过短。脐带过长易导致脐带缠绕、打结、脱垂、脐血管受压等并发症。脐带过短在妊娠期常无临床征象,临产后因脐带过短,引起胎儿下降受阻,产程延长或者是过度牵拉使脐带及血管过紧、破裂,胎儿血液循环受阻,胎心律失常致胎儿窘迫、胎盘早剥。

(五)单脐动脉

脐带血管中仅一条脐动脉、一条脐静脉称为单脐动脉,临床罕见,大多合并胎儿畸形或胎儿分娩过程中因脐带受压而突然死亡。

(六)脐带先露与脱垂

胎膜未破,脐带位于胎先露之前或一侧称脐带先露。胎膜已破,脐带位于胎先露与子宫下段之间称隐性脐带脱垂;脐带脱出子宫口外,降至阴道内,甚至露于外阴称脐带脱垂。胎先露与骨盆入口不衔接存在间隙(如胎先露异常、胎先露下降受阻、胎儿小、羊水过多、低置胎盘等)时可发生脐带脱垂。

(七)脐带附着异常

正常情况下脐带附着于胎盘的中央或侧方,如果脐带附着于胎盘之外的胎膜上,则脐血管裸露于宫腔内,称为脐带帆状附着,这种情况在双胞胎中较多见,单胎的发生率只有百分之一。如果帆状血管的位置在宫体较高处,对胎儿的影响很小,只有在分娩时牵拉脐带或者娩出胎盘时脐带附着处容易发生断裂,使产时出血的机会增高。如果帆状血管位于子宫下段或脐血管绕过子宫口,血管则容易受到压迫而发生血液循环阻断、血管破裂,对胎儿危害极大。

三、护理评估

(一)健康史

详细了解产前检查结果,有无羊水过多、胎儿过小、胎位异常、低置胎盘等。

(二)生理状况

1.症状

若脐带未受压可无明显症状,若脐带受压,产妇自觉胎动异常甚至消失。

2.体征

出现频繁的变异减速,上推胎先露部及抬高臀部后恢复,若胎儿缺氧严重可伴有胎心消失。胎膜已破者,阴道检查可在胎先露旁或其前方触及脐带,甚至脐带脱出于外阴。

3.辅助检查

(1)产科检查:在胎先露旁或其前方触及脐带,甚至脐带脱出于外阴。

(2)胎儿电子监护:伴有频繁的变异减速,甚至胎心音消失。

(3)B超检查:有助于明确诊断。

(三)心理-社会因素

评估孕产妇及其家属有无焦虑、恐慌等心理问题,对脐带脱垂的认识程度及家庭支持度。

四、护理诊断

(一)有胎儿窒息的危险

其与脐带缠绕、受压、牵拉等导致胎儿缺氧等有关。

(二)焦虑

其与预感胎儿可能受到危害有关。

(三)知识缺乏

缺乏对脐带异常的认识。

五、护理措施

(1)脐带异常的判定:应告知孕妇密切注意宫缩、胎动等情况,特别是有胎位不正、骨盆异常、低置胎盘、胎儿过小等情况的孕妇,如果发现 12 h 内胎动数<10 次,或逐日下降 50% 而不能复原,说明胎儿宫内窘迫,应立即就诊。B超检查结合电子监护观察胎心变化可以确诊大部分脐带异常的情况。如果经阴道检查在前羊膜囊内摸到搏动的、手指粗的索状物,其搏动频率与胎心率

一致而与孕妇的脉率不一致,则可以诊断为脐带先露。此时胎心大多已有明显异常,出现胎动突然频繁增强、胎心率明显减速等。

(2)存在脐带异常的孕妇在分娩前一般不会出现特殊不适,但孕妇在得知有关胎儿的异常情况时,都会出现紧张、担心等心理负担。应该及时、准确地将脐带异常相关知识告知孕妇,并注意安慰孕妇,避免因孕妇紧张焦虑等心理因素进一步影响胎儿。发现早期的脐带异常,如单纯的脐带过长、过短、缠绕、扭转等,如未引起宫内窘迫,应向孕妇讲明可以通过改变体位进行纠正。

(3)嘱孕妇注意卧床休息,一般以左侧卧位为主,床头抬高15°,以缓解膨大子宫对下腔静脉压迫,以增加胎盘血供,改善胎盘循环,有时改变体位还能减少脐带受压。同时可根据情况给予低流量吸氧,通过胎儿电子监护仪观察胎儿宫内变化,并结合胎动计数,必要时行胎儿生物物理评分,能较早发现隐性胎儿宫内窘迫。

(4)如妊娠晚期,因脐带异常而不能继续妊娠时,应协助医师做好待产准备。对于临产的产妇,密切观察产程进展,根据医师要求做好阴道助产或剖宫产准备,对于脐带脱垂或宫内窘迫严重的胎儿应做好新生儿窒息抢救准备。

(窦爱华)

第十节 产力异常

一、疾病概要

产力是以子宫收缩力为主,子宫收缩力贯穿于分娩全过程。在分娩过程中,子宫收缩的节律性、对称性及极性不正常或强度、频率发生改变时,称子宫收缩力异常,简称产力异常。子宫收缩力异常临床上分为子宫收缩乏力和子宫收缩过强两类,每类又分为协调性子宫收缩和不协调收缩性子宫收缩,具体分类见(图10-4)。

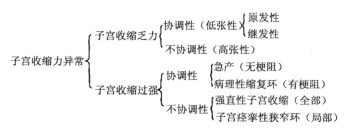

图 10-4 子宫收缩力异常的分类

二、子宫收缩乏力

(一)护理评估

1.病史

有头盆不称或胎位异常;胎儿先露部下降受阻;子宫壁过度伸展;多产妇子宫肌纤维变性;子

宫发育不良或畸形；产妇精神紧张及过度疲劳；内分泌失调产妇体内雌激素、缩宫素、前列腺素、乙酰胆碱等分泌不足；过多应用镇静剂或麻醉剂等因素。

2.身心状况

（1）宫缩乏力：有原发性和继发性两种。原发性宫缩乏力是指产程开始就出现宫缩乏力，宫口不能如期扩张，胎先露部不能如期下降，导致产程延长；继发性宫缩乏力是指产程开始子宫收缩正常，只是在产程较晚阶段（多在活跃期后期或第二产程），子宫收缩转弱，产程进展缓慢甚至停滞。

协调性宫缩乏力（低张性宫缩乏力）：子宫收缩具有正常的节律性、对称性和极性，但收缩力弱，宫腔内压力低，表现为持续时间短、间歇期长且不规律，宫缩<2次/10 min。此种宫缩乏力，多属继发性宫缩乏力。协调性宫缩乏力时由于宫腔内压力低，对胎儿影响不大。

不协调性宫缩乏力（高张性宫缩乏力）：子宫收缩的极性倒置，宫缩的兴奋点不是起自两侧宫角部，而是来自子宫下段的一处或多处冲动，子宫收缩波由下向上扩散，收缩波小而不规律，频率高，节律不协调；宫腔内压力虽高，但宫缩时宫底部不强，而是子宫下段强，宫缩间歇期子宫壁也不完全松弛，表现为子宫收缩不协调，宫缩不能使宫口扩张，不能使胎先露部下降，属无效宫缩。

（2）产程延长：通过肛查或阴道检查，发现宫缩乏力导致产程异常（图10-5）。产程延长有以下7种。

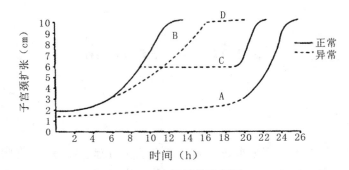

图 10-5 产程异常示意图

A.潜伏期延长；B.活跃期延长；C.活跃期停滞；D.第二产程延长

潜伏期延长：从临产规律宫缩开始至宫口扩张3 cm称潜伏期。初产妇潜伏期正常约需8 h，最大时限16 h，超过16 h称潜伏期延长。

活跃期延长：从宫口扩张3 cm开始至宫口开全称活跃期。初产妇活跃期正常约需4 h，最大时限8 h，超过8 h称活跃期延长。

活跃期停滞：进入活跃期后，宫口扩张无进展达2 h以上，称活跃期停滞。

第二产程延长：第二产程初产妇超过2 h，经产妇超过1 h尚未分娩，称第二产程延长。

第二产程停滞：第二产程达1 h胎头下降无进展，称第二产程停滞。

胎头下降延缓：活跃期晚期至宫口扩张9～10 cm，胎头下降速度每小时<1 cm，称胎头下降延缓。

胎头下降停滞：活跃期晚期胎头停留在原处不下降达1 h以上，称胎头下降停滞。

以上7种产程进展异常，可以单独存在，也可以合并存在。当总产程超过24 h称滞产。

（3）对产妇的影响：由于产程延长可出现疲乏无力，肠胀气，排尿困难等，影响子宫收缩，严重时可引起脱水、酸中毒、低钾血症；由于第二产程延长，可导致组织缺血、水肿、坏死，形成膀胱阴道瘘或尿道阴道瘘;胎膜早破及多次肛查或阴道检查增加感染机会;产后宫缩乏力影响胎盘剥离、娩出和子宫壁的血窦关闭,容易引起产后出血。

(4)对胎儿的影响:协调性宫缩乏力容易造成胎头在盆腔内旋转异常,使产程延长,增加手术产机会,对胎儿不利。不协调性宫缩乏力,不能使子宫壁完全放松,对子宫胎盘循环影响大,胎儿在子宫内缺氧,容易发生胎儿窘迫。胎膜早破易造成脐带受压或脱垂,造成胎儿窘迫甚至胎死宫内。

（二）护理诊断

1.疼痛

腹痛,与不协调性子宫收缩有关。

2.有感染的危险

其与产程延长、胎膜破裂时间延长有关。

3.焦虑

其与担心自身和胎儿健康有关。

4.潜在并发症

胎儿窘迫,产后出血。

（三）护理目标

(1)疼痛减轻,焦虑减轻,情绪稳定。

(2)未发生软产道损伤、产后出血和胎儿缺氧。

(3)新生儿健康。

（四）护理措施

首先配合医生寻找原因,估计不能经阴道分娩者遵医嘱做好剖宫产术前准备。或阴道分娩过程中应做好助产的准备。估计能经阴道分娩者应实施下列护理措施。

1.加强产时监护,改善产妇全身状况

加强产程观察,持续胎儿电子监护。第一产程应鼓励产妇多进食,必要时静脉补充营养;避免过多使用镇静药物,注意及时排空直肠和膀胱。

2.协助医生加强宫缩

(1)协调性宫缩乏力应实施下列措施。①人工破膜:宫口扩张 3 cm 或 3 cm 以上,无头盆不称,胎头已衔接者,可行人工破膜。②缩宫素静脉滴注:适用于协调性宫缩乏力,宫口扩张 3 cm,胎心良好,胎位正常,头盆相称者。使用方法和注意事项如下:取缩宫素 2.5 U 加入 5% 葡萄糖液 500 mL 内,使每滴糖液含缩宫素 0.33 mU,从 4～5 滴/分钟即 12～15 mU/分钟,根据宫缩强弱进行调整,通常不超过 30～40 滴,维持宫缩为间歇时间 2～3 min,持续时间 40～60 s。对于宫缩仍弱者,应考虑到酌情增加缩宫素剂量。在使用缩宫素时,必须有专人守护,严密观察,应注意观察产程进展,监测宫缩、听胎心率及测量血压。

(2)不协调性宫缩乏力应调节子宫收缩,恢复其极性。要点:①给予强镇静剂哌替啶 100 mg,或地西泮 10 mg 静脉推注,不协调性宫缩多能恢复为协调性宫缩;②在宫缩恢复为协调性之前,严禁应用缩宫素;③若经处理,不协调性宫缩未能得到纠正,或伴有胎儿窘迫征象,或伴有头盆不称,均应行剖宫产术;④若不协调性宫缩已被控制,但宫缩仍弱时,可用协调性宫缩乏力时加强宫缩的各种方法处理。

3.预防产后出血及感染

破膜 12 h 以上应给予抗生素预防感染。当胎儿前肩娩出时,给予缩宫素 10～20 U 静脉滴注,使宫缩增强,促使胎盘剥离与娩出及子宫血窦关闭。

(五)护理教育

应对孕妇进行产前教育,使孕妇了解分娩是生理过程,增强其对分娩的信心。分娩前鼓励多进食,必要时静脉补充营养;避免过多使用镇静药物,注意检查有无头盆不称等,均是预防宫缩乏力的有效措施;注意及时排空直肠和膀胱,必要时可行温肥皂水灌肠及导尿。

三、子宫收缩过强

(一)护理评估

1.协调性子宫收缩过强(急产)

子宫收缩的节律性、对称性和极性均正常,仅子宫收缩力过强、过频。若产道无阻力,宫口迅速开全,分娩在短时间内结束,总产程不足 3 h,称急产。经产妇多见。

对产妇及胎儿新生儿的影响:宫缩过强过频,产程过快,可致初产妇宫颈、阴道及会阴撕裂伤;接产时来不及消毒可致产褥感染;胎儿娩出后子宫肌纤维缩复不良,易发生胎盘滞留或产后出血;宫缩过强、过频影响子宫胎盘血液循环,胎儿在宫内缺氧,易发生胎儿窘迫、新生儿窒息甚至死亡;胎儿娩出过快,胎头在产道内受到的压力突然解除,可致新生儿颅内出血;接产时来不及消毒,新生儿易发生感染;若坠地可致骨折、外伤。

2.不协调性子宫收缩过强

由于分娩发生梗阻或不适当地应用缩宫素,粗暴地进行阴道内操作或胎盘早剥血液浸润子宫肌层等因素造成。引起宫颈内口以上部分的子宫肌层出现强直性痉挛性收缩,宫缩间歇期短或无间歇。产妇烦躁不安,持续性腹痛,拒按。胎位触不清,胎心听不清。有时可出现病理缩复环、血尿等先兆子宫破裂征象。子宫壁局部肌肉呈痉挛性不协调性收缩形成的环状狭窄,持续不放松,称子宫痉挛性狭窄环。狭窄环可发生在宫颈、宫体的任何部分,多在子宫上下段交界处,也可在胎体某一狭窄部,以胎颈、胎腰处常见。

(二)护理措施

(1)有急产史的孕妇,在预产期前 1～2 周不应外出远走,以免发生意外,有条件应提前住院待产。临产后不应灌肠,提前做好接产及抢救新生儿窒息的准备。胎儿娩出时,勿使产妇向下屏气。若急产来不及消毒及新生儿坠地者,新生儿应肌内注射维生素 K_1 10 mg 预防颅内出血,并尽早肌内注射精制破伤风抗毒素1500 U。产后仔细检查软产道,若有撕裂应及时缝合。若属未消毒的接产,应给予抗生素预防感染。

(2)确诊为强直性宫缩,应及时给予宫缩抑制剂,如 25％硫酸镁 20 mL 加入 5％葡萄糖液20 mL内缓慢静脉推注(不少于 5 min)。若属梗阻性原因,应立即行剖宫产术。若仍不能缓解强直性宫缩,应行剖宫产术。

(3)子宫痉挛性狭窄环,应认真寻找导致子宫痉挛性狭窄环的原因,及时纠正,停止一切刺激,如禁止阴道内操作,停用缩宫素等。若无胎儿窘迫征象,给予镇静剂,也可给予宫缩抑制剂,一般可消除异常宫缩。

(4)经上述处理,子宫痉挛性狭窄环不能缓解,宫口未开全,胎先露部高,或伴有胎儿窘迫征象,均应立即行剖宫产术。若胎死宫内,宫口已开全,可行乙醚麻醉,经阴道分娩。

(窦爱华)

第十一节 产 后 出 血

产后出血是指胎儿娩出后 24 h 内失血量超过 500 mL。它是分娩期的严重并发症,居我国围产妇死亡原因首位。其发病率占分娩总数 2%～3%,其中 80% 以上在产后 2 h 内发生产后出血。

一、病因

临床上产后出血的主要原因有子宫收缩乏力、胎盘因素、软产道裂伤及凝血功能障碍等,这些病因可单一存在,也可互相影响,共同并存。

(一)子宫收缩乏力

子宫收缩乏力是产后出血的最主要、最常见的病因,占产后出血总数的 70%～80%。

1.全身因素

产妇对分娩有恐惧心理,精神高度紧张;产程过长,造成产妇体力衰竭;产妇合并慢性全身性疾病;临产后过多地使用镇静剂、麻醉剂或子宫收缩抑制剂。

2.局部因素

(1)子宫过度膨胀,肌纤维过度伸展:多胎妊娠、巨大儿、羊水过多等。

(2)子宫肌水肿或渗血:前置胎盘、胎盘早剥、妊娠期高血压、宫腔感染等。

(3)子宫肌壁损伤:剖宫产史、子宫肌瘤剔除术后、急产等。

(4)子宫病变:子宫肌瘤、子宫畸形等。

(二)胎盘因素

1.胎盘滞留

胎盘大多在胎儿娩出后 15 min 内娩出,如 30 min 后胎盘仍不娩出,胎盘剥离面血窦不能关闭而导致产后出血。常见于膀胱充盈,使已剥离的胎盘滞留宫腔;宫缩剂使用不当,使剥离后的胎盘嵌顿于宫腔内;第三产程时过早牵拉脐带或挤压宫底,影响胎盘正常剥离。胎盘剥离不全部位血窦开放而出血。

2.胎盘粘连或胎盘植入

胎盘绒毛仅穿入子宫壁表层为胎盘粘连。胎盘绒毛穿入子宫壁肌层为胎盘植入。部分性胎盘粘连或植入表现为胎盘部分剥离,部分未剥离,导致子宫收缩不良,已剥离面的血窦开放而致出血。完全性胎盘粘连或植入因胎盘未剥离而无出血。

3.胎盘部分残留

当部分胎盘小叶、胎膜或副胎盘残留于宫腔时,影响子宫收缩而出血。

(三)软产道裂伤

常因为急产、子宫收缩过强、产程进展过快、软产道未经充分扩张、软产道组织弹性差、巨大儿分娩、会阴助产不当、未做会阴侧切或会阴侧切切口过小等,在胎儿娩出时可致软产道撕裂。

（四）凝血功能障碍

任何原因引起的凝血功能异常均可导致产后出血。

（1）妊娠合并凝血功能障碍性疾病：如血小板减少症、白血病、再生障碍性贫血、重症肝炎等。

（2）妊娠并发症导致凝血功能障碍：如重度妊娠期高血压疾病、胎盘早剥、死胎、羊水栓塞等均可影响凝血功能，从而发生弥散性血管内凝血（DIC），导致子宫大量出血。

二、临床表现

产后出血主要表现为阴道大量流血及失血性休克导致的相关症状和体征。

（一）症状

产后出血产妇会出现休克症状，面色苍白、冷汗淋漓、口渴、心慌、头晕、烦躁、畏寒、寒战，甚至表情淡漠、呼吸急促，很快会陷入昏迷状态。

胎儿娩出后立即出现鲜红色的阴道流血，应为软产道裂伤；胎儿娩出数分钟后出现暗红色阴道流血，可能是胎盘因素引起；胎盘娩出后见阴道流血较多，可能为子宫收缩乏力或胎盘、胎膜残留；胎儿娩出后阴道持续流血并且有出血不凝的现象，可能发生凝血功能障碍；如果产妇休克症状明显，但阴道流血量不多，可能发生软产道裂伤而造成阴道壁血肿，此类产妇会有尿频或明显的肛门坠胀感。

（二）体征

产妇会出现脉压缩小、血压下降、脉搏细速，子宫收缩乏力和胎盘因素所致产后出血的产妇，子宫轮廓不清、触不到宫底，按摩后子宫可收缩变硬，停止按摩子宫又变软，按摩子宫时会有大量出血。如有宫腔积血或胎盘滞留，宫底可升高，按摩子宫并挤压宫底部等刺激宫缩时，可使胎盘或者积血排出。若腹部检查宫缩较好、子宫轮廓清晰，但阴道流血不止，可考虑为软产道裂伤或凝血功能障碍所致。

三、处理原则

针对出血原因，迅速止血，补充血容量。纠正失血性休克。同时防止感染。

四、护理评估

（一）病史

评估产妇有无与产后出血相关的病史。例如，孕前有无出血性疾病，有无重症肝炎，有无子宫肌壁损伤史，有无多次人流史，有无产后出血史。产妇孕期有无并发妊娠期高血压疾病、前置胎盘、胎盘早剥、多胎妊娠，产妇有无合并内科疾病。分娩期产妇有无过多使用镇静剂，情绪是否稳定，是否产程过长或者急产，有无产妇衰竭、有无软产道裂伤等情况。

（二）身心状况

评估产妇产后出血所导致症状和体征的严重程度。产后出血发生初期，产妇有代偿功能，症状、体征可能不明显，待机体出现失代偿情况，可能很快进入休克期，并且容易发生感染。当产妇合并有内科疾病时，可能出血不多，也会很快进入休克状态。

（三）辅助检查

1.评估产后出血量

注意阴道流血是否凝固,同时估计出血量。通常有以下 3 种方法。①称重法:失血量（mL）＝［胎儿娩出后所有使用纱布、敷料总重（g）－使用前纱布、敷料总重（g）］/1.05（血液比重 g/mL）。②容积法:用产后接血容器收集血液后,放入量杯测量失血量。③面积法:可按接血纱布血湿面积粗略估计失血量。

2.测量生命体征和中心静脉压

观察血压下降的情况;呼吸短促,脉搏细速,体温开始低于正常后升高,通过观察体温情况来判断有无感染征象。中心静脉压测定结果若＜1.96×10^{-2} kPa 提示右心房充盈压力不足,即血容量不足。

3.实验室检查

抽取产妇血进行生化指标化验,如血常规、出凝血时间、凝血酶原时间、纤维蛋白原测定等。

五、护理诊断

（1）潜在并发症:出血性休克。

（2）有感染的危险:与出血过多、机体抵抗力下降有关。

（3）恐惧:与出血过多、产妇担心自身预后有关。

六、护理目标

（1）及时补充血容量,产妇生命体征尽快恢复平稳。

（2）产妇无感染症状发生,体温、血常规指标等正常。

（3）产妇能理解病情,并且预后无异常。

七、护理措施

（一）预防产后出血

1.妊娠期

加强孕前及孕期保健,如有凝血功能障碍等相关疾病的产妇,应积极治疗后再孕,定期接受产检,及时治疗高危妊娠。对有产后出血危险的高危妊娠者,应提早入院,住院待产。

2.分娩期

第一产程严密观察产妇的产程进展,鼓励产妇进食和休息,防止疲劳和产妇衰竭,同时合理使用宫缩剂,防止产程延长或急产,适当使用镇静剂以保证产妇休息。第二产程严格执行无菌技术,指导产妇正确使用腹压;严格掌握会阴切开的时机,保护会阴,避免胎儿娩出过快,胎儿娩出后立即使用宫缩剂,以加强子宫收缩,减少出血。第三产程时,不可过早牵拉脐带,挤压子宫,待胎盘剥离征象出现后及时协助胎盘娩出,并仔细检查胎盘、胎膜,软产道有无裂伤或血肿。若阴道出血量多,应查明原因,及时处理。

3.产后观察

产后 2 h 产妇仍于产房观察,80％的产后出血发生在这一期间。注意观察产妇子宫收缩,恶露的色、质、量,会阴切口处有无血肿,定时测量产妇的生命体征,发现异常,及时处理。督促产妇及时排空膀胱,以免因膀胱充盈影响宫缩致产后出血。尽可能进行早接触、早吸吮,可刺激子宫收缩,减少阴道出血量。重视产妇主诉,同时对有高危因素的产妇,保持静脉通畅。做好随时急救的准备。

(二)针对出血原因,积极止血,纠正失血性休克,防止感染

1.子宫收缩乏力

子宫收缩乏力所致产后出血,可加强子宫收缩,通过使用宫缩剂、按摩子宫、宫腔填塞或结扎血管等方法止血。

(1)使用宫缩剂:胎儿、胎盘娩出后即刻使用宫缩剂促进子宫收缩。可用缩宫素肌内注射或静脉滴注、卡前列甲酯栓纳肛、地诺前列酮子宫肌内注射等均可促进子宫收缩,用药前注意产妇有无禁忌证。

(2)按摩子宫:胎盘娩出后,一手置于产妇腹部,触摸子宫底部,拇指在前,其余四指在后,均匀而有节律地按摩子宫,促使子宫收缩,直至子宫收缩正常为止(图10-6)。如效果不佳,可采用腹部-阴道双手压迫子宫方法。一手在子宫体部按摩子宫体后壁。另一手戴无菌手套深入阴道握拳置于阴道前穹隆处,顶住子宫前壁,两手相对紧压子宫,均匀而有节律地按摩,不仅可以刺激子宫收缩且可压迫子宫内血窦,减少出血(图10-7)。

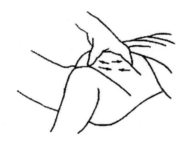

图10-6 按摩子宫

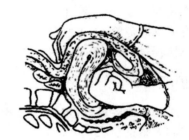

图10-7 腹部-阴道双手压迫子宫

(3)宫腔填塞,即一种是宫腔纱条填塞法:应用无菌纱布条填塞宫腔,有明显的局部止血作用,适用于子宫全部松弛无力,以及经过子宫按摩、应用宫缩剂仍然无效者。术者用卵圆钳将无菌纱布条送入宫腔内,自宫底由内向外填紧宫腔。压迫止血,助手在腹部固定子宫。一般于24 h后取出纱条,填塞纱条后要严密观察子宫收缩情况,观察生命体征,警惕填塞不紧,若留有空隙,可造成隐匿性出血,以及宫腔内继续出血、积血而阴道不流血的假象。24 h后取出纱条,取出前应先使用宫缩剂。另一种是宫腔填塞气囊(图10-8)。宫腔纱布条填塞可能会造成填塞不均匀、填塞不紧等情况而造成隐性出血,纱条填塞无效时或可直接使用宫腔气囊填塞。在气泵的作用下向气球囊充气配合止血辅料对子宫腔进行迅速止血,它对宫腔加压均匀,并且止血效果较好,操作简单,便于抢救时能及时使用。

(4)结扎盆腔血管:如遇子宫收缩乏力、前置胎盘等严重产后出血的产妇,上述处理无效时,可经阴道结扎子宫动脉上行支或结扎髂内动脉。

(5)动脉栓塞:在超声提示下,行股动脉穿刺插入导管至髂内动脉或子宫动脉,注入吸收性明胶海绵栓塞动脉。栓塞剂可于2~3周自行吸收,血管恢复畅通,但需要在产妇生命体征平稳时进行。

(6)子宫切除:如经积极抢救无效者,危及产妇生命,根据医嘱做好全子宫切除的术前准备。

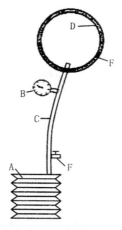

图 10-8　宫腔填塞气囊

气囊球 D 外球面上设置有止血敷料 E,硅胶管 C 一端固定连接气球囊
D,另一端连接气泵 A,硅胶管 C 上设置有压力显示表 B 和放气开关 F

2.胎盘因素

怀疑有胎盘滞留时应立即做阴道检查或宫腔探查,做好必要的刮宫准备。胎盘已剥离者,可协助产妇排空膀胱,牵拉脐带,按压宫底,协助胎盘娩出。若胎盘部分剥离、部分粘连时,可徒手进入宫腔,协助剥离胎盘后取出。若胎盘部分残留者,徒手不能取出胎盘,使用大刮匙刮取残留胎盘;胎盘植入者,不可强行剥离,做好子宫切除的准备。

3.软产道裂伤

软产道裂伤应及时准确地进行修复缝合。如果出现血肿,则需要切开血肿、清除积血、缝合止血,同时补充血容量,必要时可置橡皮引流。

4.凝血功能障碍

排除以上各种因素后,根据血生化报告,针对不同病因治疗,及时补充新鲜全血,补充血小板、纤维蛋白原、或凝血酶原复合物、凝血因子等。如果发生弥散性血管内凝血应进行抗凝与抗纤溶治疗。积极抢救。

5.失血性休克

对失血量多的产妇,其休克程度与出血量、出血速度和产妇自身状况有关。在抢救的同时,尽可能正确地判断出血量,判断出血程度,并补充相同的血量为原则,止血治疗的同时进行休克抢救。建立有效的静脉通路,测量中心静脉压,根据医嘱补充晶体和胶体,纠正低血压。给予产妇安静的环境,平卧,吸氧并保暖,纠正酸中毒,同时观察产妇的意识状态、皮肤颜色、生命体征和尿量。根据医嘱使用广谱抗生素防止感染。

（窦爱华）

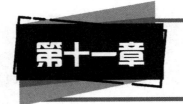

第十一章　助产护理

第一节　助产操作技术

一、守(观察)宫缩

(一)目的

定时连续观察子宫收缩持续时间、间歇期时间、强度及节律,并及时记录。这是了解产程进展的重要手段,发现异常及早处理。

(二)物品准备

无须特殊物品准备。

(三)操作步骤

(1)评估当时孕妇产程进展情况,了解宫口开大、先露下降、是否破膜等。

(2)助产士坐在产妇一侧,将手掌放于产妇腹壁宫底处,感觉宫缩时宫体部隆起变硬,间歇期松弛变软,连续观察 3 次宫缩持续时间、强度、间歇时间及规律性,方可记录。

(3)产程中每 1~2 h 观察记录一次。

(四)注意事项

(1)在连续 3 次宫缩观察期间,助产士的手不得离开产妇腹壁,手掌自然放松,不得施压刺激子宫。

(2)宫缩观察记录包括:子宫收缩持续时间、间歇期时间、强度及节律。

(3)产程开始时子宫收缩持续时间较短(约 30 s)且弱,间歇期时间较长(5~6 min),随着产程进展,持续时间渐长(50~60 s)且强度不断增加,间歇期时间渐短(2~3 min)。

二、四步触诊法

(一)目的

通过对孕妇的腹部触诊,评估宫底高度、胎儿大小、胎方位、胎先露是否入盆或衔接。

(二)物品准备

测量用皮尺。

(三)操作步骤

(1)操作者洗手后至孕妇床旁,向孕妇解释四步触诊检查的目的。

(2)指导孕妇平卧,双腿屈膝,解开衣服暴露出腹部。

(3)触诊操作检查。

第一步:检查者站在孕妇右侧,双手置于宫底部,了解宫底部形状,用皮尺测量子宫底高度,评估胎儿大小与妊娠周数是否相符。用手相对在子宫底轻轻触摸,分辨子宫底部胎儿部分是头还是臀。

第二步:检查者双手平放于孕妇腹部两侧,一手固定,另一手轻按检查,两手交替辨别胎背及四肢,如触到平坦部分即为胎儿背部。

第三步:检查者右手置于耻骨联合上方,拇指与其他四指分开,轻轻深按并握住胎儿先露部,进一步查清是头或臀,左右推动胎先露确定是否与骨盆衔接。若胎儿先露部仍可左右移动,表示尚未衔接入盆。若不能移动,表明先露已衔接入盆。

第四步:检查者面向孕妇足端,两手放于先露部两侧,轻轻向骨盆入口方向深压,再次核对胎先露部分与第一步手法判断是否相符,并确定胎先露部入盆程度。

(4)检查完毕,协助孕妇整理好衣服,取舒适卧位或将孕妇扶起。

(5)检查者洗手,告诉孕妇检查结果并记录。

(四)注意事项

(1)检查者温暖双手后方可操作,避免孕妇感觉不适。

(2)检查时注意遮挡孕妇保护隐私。

(3)检查时注意为孕妇保暖,减少不必要的暴露。

(4)检查时注意动作轻柔。

三、阴道检查

(一)目的

检查宫口开大情况,了解产程进展、骨盆内径线、胎先露下降水平及胎方位等。

(二)物品准备

无菌敷料罐一个,无菌纱布若干放于敷料罐中。聚维酮碘原液一瓶,将适量的聚维酮碘原液倒入上述敷料罐中,以浸透纱布为宜,无菌镊子罐(干罐)一个。

(三)操作步骤

(1)检查者戴好帽子、口罩。

(2)按六步洗手法将双手洗干净,戴单只无菌手套(检查者右手。)

(3)用聚维酮碘原液纱布消毒外阴部。外阴消毒范围和顺序为:阴裂、双侧小阴唇、双侧大阴唇、会阴体、肛门。

(4)检查者用右手示指和中指轻轻进入阴道进行检查。检查内容:宫口扩张程度,是否有水肿、胎先露下降程度,胎膜是否破裂、骨盆内壁形态、径线等。

(5)检查完毕后,脱去手套,帮助孕妇整理衣服,告知检查结果并记录。

(四)注意事项

(1)检查时注意为孕妇保暖,注意保护孕妇隐私(可使用隔帘或屏风)。

(2)注意检查时手法,避免阴道检查时造成人工剥膜和人工破膜。

四、产时会阴冲洗(分娩或阴道操作前的会阴清洁和消毒)

(一)目的

在进行阴道或宫腔无菌操作前,对外阴进行清洁和消毒,避免阴道、宫腔检查和接产时造成生殖道上行感染。产时会阴冲洗临床通常应用于接产、内诊、人工破膜、阴道手术操作、宫腔操作等技术之前的准备。

(二)物品准备

冲洗盘 1 个,内有:盛 39 ℃～41 ℃温水 500 mL 的容器 2 个、无菌镊子罐 1 个、无菌镊子 4 把、无菌敷料罐 2 个(其中 1 个盛放 10％～20％肥皂水纱布,另一个盛放聚维酮碘纱布)、无菌接生巾 1 块、一次性冲洗垫一个、污水桶 1 个。

(三)操作步骤

(1)向孕妇或产妇解释操作内容,目的是取得她们的配合。协助孕妇或产妇取仰卧位,脱去裤子和内裤,双腿屈曲分开充分暴露外阴部,操作人员站在床尾部或右侧。

(2)将产床调节成床尾稍向下倾斜的位置,并将孕妇或产妇腰下的衣服向上拉,以免冲洗时打湿衣服。

(3)清洁操作。

用第一把镊子夹取肥皂水纱布一块,清洁顺序为:阴阜→左右腹股沟→左右大腿内侧上1/3～1/2处→会阴体→两侧臀部,擦洗时稍用力,要将皮肤处的血迹、污物等清洁干净,然后弃掉纱布。

从无菌敷料罐中取第 2 块肥皂水纱布,需使用无菌镊子传递,按下列顺序清洁擦洗:阴裂→左右小阴唇→左右大阴唇→会阴体(该处稍用力,反复擦洗)→肛门,弃掉纱布及第一把镊子,此过程需要 2 分 30 s。

用温水由外至内缓慢冲净肥皂,约需 1 min。

第 2 把无菌镊子夹肥皂水纱布:再按(1)、(2)、(3)程序重复冲洗一遍。

(4)消毒操作:第 3 把无菌镊子夹取聚维酮碘纱布一块,擦洗外阴一遍。按下列顺序:阴裂→左右小阴唇→左右大阴唇→阴阜→腹股沟→大腿内上 1/3～1/2 处→左右臀部→会阴体→肛门,消毒范围不要超出肥皂擦洗清洁范围,弃掉镊子。

(5)撤出臀下一次性会阴垫,垫好无菌接生巾。

(四)注意事项

(1)注意为孕妇或产妇保暖和遮挡。

(2)用水冲洗前,操作者应先测试水温,可将水倒在操作者的手腕部测水温,水温为 39 ℃～41 ℃以产妇感觉适合为宜。

(3)所有冲洗用物均为灭菌物品,每天更换一次,并注明开启时间和日期,操作者严格无菌操作。

(4)冲洗过程中要注意与孕妇或产妇交流和观察产程进展,发现异常,应及时告知医师,并遵医嘱给予相应处理。

五、铺产台

(一)目的

使新生儿分娩在无菌区域内,减少产妇及新生儿的感染机会,使无菌技术得以实施。

（二）物品准备

产包内有：一号包皮 1 个、内包皮 1 个、产单 1 个、接生巾 4～6 块、长袜 2 只、计血器 1 个、持针器 1 把、齿镊 1 把、止血钳 3 把（其中至少有一把直钳）、断脐剪 1 把、脐带卷 1 个、敷料碗 2 个、长棉签 4 个、纱布 7 块、尺子 1 把、洗耳球 1 个、尾纱 1 个。

（三）操作步骤

（1）在宫缩间歇，向孕妇解释操作内容和目的，取得孕妇配合。

（2）打开新生儿辐射台提前预热（调节到 28 ℃～30 ℃，早产儿需要调节的温度更高）。

（3）接产者刷手后，取屈肘手高姿势进入产房（注意手不能高过头部，不能低于腰部）。

（4）助手按无菌原则将产包内、外包皮逐层打开。

（5）接产者穿隔离衣，检查产包内灭菌指示剂是否达消毒标准，接产者双手拿住产单的上侧两角，用两端的折角将双手包住，嘱孕妇抬起臀部，将产单的近端铺于孕妇臀下，取长袜（由助手协助抬起孕妇左腿），将一只长袜套于孕妇左腿上，助手尽量拉长袜开口处至孕妇大腿根部，在大腿外侧打结。用同样方法穿右侧长袜。

（6）接产者戴无菌手套，将一块接生巾打开，一侧反折盖于腹部，第 2 块接生巾折叠后放于孕妇会阴下方，用于保护会阴。另取 2 块接生巾，按新生儿复苏要求放置于新生儿辐射台上，一块做成肩垫，另一块用于擦拭新生儿。其余物品和器械，按接产使用顺序依次摆好，用无菌接生巾覆盖。

（7）助手将新生儿褓褓准备好，室温保持 26 ℃～28 ℃。

（四）注意事项

（1）准备物品时，检查产包有无潮湿、松散等被污染的情况，如有上述情况应更换。

（2）向孕妇解释相关内容，以取得配合。

（3）嘱孕妇及陪产家属勿触摸无菌敷料和物品。

（4）注意为孕妇保暖。

（5）铺台时接产者要注意产程进展，与孕妇保持交流，使其安心，指导孕妇宫缩时屏气用力。

六、胎心监护

（一）目的

通过描记的胎心基线、胎动时胎心变化，动态观察胎儿在宫腔内的反应。

（二）物品准备

胎心监护仪、超声耦合剂、腹带（固定探头用）。

（三）操作步骤

（1）向孕妇解释做胎心监护的目的。

（2）协助孕妇取仰卧位或坐位。

（3）用四步触诊手法了解胎方位，将胎心探头、宫腔压力探头固定于孕妇腹部，胎心探头应放在胎心最清晰的部位，宫腔压力探头应放在近宫底处。

（4）胎儿反应正常时，胎心监护只需做 20 min，异常时可根据情况酌情延长监护时间（胎动反应不佳时可以给予腹部适当的声音刺激或触摸刺激，促进胎动）。

（5）医师作出报告，并将所做胎心监护曲线图粘贴于病历报告单上保存。

（6）帮助孕妇整理好衣服，取舒适的卧位或坐位。

(7)整理胎心监护用物。

(四)注意事项

(1)帮助孕妇采取舒适体位,告知大约所需时间。

(2)固定胎心探头和宫腔压力探头时松紧应适度,避免孕妇不舒适。

(3)刺激胎动时,动作要轻柔适度。

(4)胎心监护结束后将结果告知孕妇。

(5)腹带应每天更换、清洁备用。

七、正常分娩接产术

(一)操作目的

规范操作流程,按分娩机转娩出胎儿,适时保护会阴,保障母婴安全。

(二)操作评估

1.适应证

评估能自然分娩的孕妇。

2.禁忌证

头盆不称;异常胎位,如臀位、面先露或胎位不清;无阴道分娩条件如骨盆狭窄、产道梗阻;宫口未开全。

(三)操作准备

1.用物准备

接生台、无菌器械包、一次性产包、消毒棉球、脐带夹(气门芯)、20 mL针筒、长针头、2%利多卡因、生理盐水、可吸收缝线、无影灯。

2.环境准备

关门窗,调节室温 24 ℃～28 ℃;注意隐私。

3.人员准备

操作者着装规范、修剪指甲、外科洗手、戴口罩;孕妇意识清醒能配合,排空膀胱。

(四)操作步骤

(1)向孕妇解释操作目的、签署阴道分娩知情同意书。

(2)评估孕妇的精神状况、合作程度、产程进展情况及胎儿情况,做好沟通,取得配合。

(3)孕妇取舒适的自由体位,会阴消毒,铺无菌操作台。

(4)接产。①操作者外科洗手,穿无菌手术衣,戴无菌手套,两人清点器械纱布,摆放好物品。②阴道检查:评估会阴条件、胎方位及骨盆情况等。③正确把握接生时机,正确指导产妇配合用力,一手适度控制胎儿娩出速度,一手适度保护会阴,尽可能在宫缩间歇期娩出胎头。④胎头娩出后,以左手至鼻根向下颏挤压,挤出口鼻内的黏液和羊水。协助复位和外旋转,操作者左手下压胎儿颈部,协助前肩自耻骨弓下娩出,再托胎颈向上使后肩缓缓娩出(或左右手分别放置颈部上下,先左手向下轻压胎儿颈部娩前肩,再右手托胎颈向上娩出后肩)。⑤将储血器置产妇臀下以准确计量出血量。

(5)新生儿护理:如新生儿有窒息,立即按新生儿复苏流程。①初步复苏:擦干保暖、摆正体位、清理呼吸道、刺激。②脐部护理:用气门芯或脐带夹断脐。WHO建议晚扎脐带。③分娩后1 h内做好新生儿早吸吮。④进行新生儿常规体检及护理。

(6)协助胎盘娩出。①确认胎盘剥离。②正确手法协助胎盘娩出:宫缩时左手轻压宫底,右手牵拉脐带,当胎盘娩出至阴道口时,用双手捧住胎盘,向同一个方向边旋转边向外牵拉,直至胎盘完全娩出。③检查胎盘、胎膜是否完整,脐带有无异常及有无副胎盘,测量胎盘大小及脐带长度。

(7)检查软产道,如有裂伤或会阴切开,按解剖进行缝合修复(见会阴切开缝合术和会阴裂伤缝合术)。

(8)准确评估出血量。

(9)整理用物,再次双人清点纱布。

(10)协助产妇取舒适体位,整理床单位,注意保暖。

(11)给予相关健康教育指导并协助早吸吮。

(12)分类处置用物。

(13)洗手、记录。

(五)健康指导

1.操作前

解释此项操作的目的,取得孕妇的理解与配合,排空膀胱。

2.操作中

注意与孕产妇沟通,指导配合方法,保持放松状态。

3.操作后

做好饮食、活动、排尿及母乳喂养指导;告知保持会阴部清洁。注意阴道流血,若流血量多、肛门有坠胀感或切口疼痛剧烈,应及时告诉医护人员。

(六)注意事项

(1)操作前做好沟通,取得孕妇的配合;排空膀胱,必要时行导尿术。

(2)操作中注意保暖和隐私保护,注意人文关怀。

(3)操作者应遵循自然分娩理念,不亦过早、过多地干预产程。

(4)接产过程中应严密观察宫缩和胎心,及时评估母儿状况,适时接产。

(5)协助胎盘娩出时,不应在胎盘未完全剥离前用力按压子宫和用力牵拉脐带,以免发生拉断脐带甚至造成子宫内翻。

(6)接产过程严格无菌操作规程。

八、胎头吸引器助产术

(一)操作目的

利用负压原理,通过外力按分娩机转进行牵引,配合产力,达到协助胎儿娩出的目的。

(二)操作评估

1.适应证

第二产程延长,包括持续性枕横位,硬膜外麻醉导致孕妇用力差;需要缩短第二产程时间,如产妇心脏病、高血压等内科疾病,胎儿宫内窘迫等;瘢痕子宫,有子宫手术史,不宜过分使用腹压者;轻度头盆不称,胎头内旋转受阻者。

2.禁忌证

头盆不称;异常胎位,如臀位、面先露或胎位不清;无阴道分娩条件如骨盆狭窄、产道梗阻;子宫脱垂或尿瘘修补术后;孕周较小的早产(<34周);怀疑胎儿凝血功能异常;产钳助产失败后;

胎头未衔接;宫口未开全或胎膜未破者。

(三)操作准备

1.用物准备

胎头吸引器、导尿管、无菌器械包(同会阴侧切术)、聚维酮碘棉球、20 mL 针筒、长针头、麻醉药、生理盐水。

2.环境准备

关闭门窗,调节室温 24 ℃～28 ℃,注意隐私,必要时围帘或屏风遮挡。

3.人员准备

操作者着装规范、修剪指甲、戴口罩、外科洗手;孕妇意识清醒能配合,排空膀胱。

(四)操作步骤

(1)向产妇解释操作目的,做好沟通,取得配合。签署知情同意书。

(2)评估孕妇的精神状况、产程进展及胎儿情况,排除禁忌证。

(3)注意保暖和隐私保护。

(4)协助孕妇取膀胱截石位,会阴消毒,铺无菌操作台。

(5)操作者外科洗手,穿无菌手术衣,戴无菌手套,检查胎头吸引器有无损坏、漏气、器械组装是否严密。

(6)阴道检查:评估会阴条件、胎方位及骨盆情况等。

(7)检查是否排空膀胱,必要时导尿。

(8)放置胎头吸引器:吸引杯头端消毒,涂无菌液状石蜡,左手分开两侧小阴唇,暴露阴道外口,以左手中、示指掌侧向下撑开阴道后壁,右手持吸引器将吸引杯头端向下压入阴道后壁前方,然后左手中、示指掌面向上,分开阴道壁右侧,使吸引杯右侧缘滑入阴道内,继而手指转向上,提拉阴道前壁,使吸引杯上缘滑入阴道内,最后拉开左侧阴道壁,使吸引杯完全滑入阴道内与胎头顶部紧贴。

(9)抽吸负压:①电动吸引器抽气法,胎头位置低可用 40.0 kPa(300 mmHg)负压,胎头位置高或胎儿偏大可用 60.0 kPa(450 mmHg)负压,一般情况用 50.7(380 mmHg)负压;②注射器抽吸法,一般由助手用50 mL空针缓慢抽气,一般抽出空气 150 mL 左右;③一次性整体负压胎吸装置,反复按压抽吸至负压标尺达绿色区域[60.0～80.0 kPa(450～600 mmHg)]。

(10)牵引:右手握持牵引柄,左手中指、示指顶住胎头枕部,缓慢牵引。牵引方向根据胎先露平面,循产轴方向在宫缩时进行,先向下向外牵引协助胎头俯屈,当胎头枕部抵达耻骨联合下方时,逐渐向上向外牵引,使胎头仰伸直至双顶径娩出。宫缩间歇期停止牵引,但保持牵引器不随胎头回缩。胎位不正时,牵引同时应顺势旋转胎头,每次宫缩旋转 45°为宜,必要时辅助腹部外倒转进行。

(11)取下吸引器:看到胎儿颌骨时,可拔开橡皮管或放开气管夹,或按压泄气阀,消除吸引器内负压,取出吸引器。

(12)按分娩机转娩出胎儿,处理同正常分娩接产术。

(13)协助产妇穿好衣裤,取舒适体位。

(14)胎盘娩出和新生儿处理同正常分娩接产术。

(15)准确评估出血量。

(16)整理用物,再次双人清点纱布。

(17)协助产妇取舒适体位,整理床单位,注意保暖。

(18)给予相关健康教育指导并协助早吸吮。

(19)分类处置用物。

(20)洗手、记录。

(五)健康指导

1.操作前

解释此项操作的目的,取得产妇的理解与配合,嘱产妇排空膀胱,并签署知情同意书。

2.操作中

注意与产妇沟通,指导配合方法,保持放松状态。

3.操作后

做好饮食、活动、排尿及母乳喂养指导;关注新生儿情况,如有异常及时告知医护人员。

(六)注意事项

(1)操作前做好沟通,取得产妇的配合,签署知情同意书;排空膀胱,必要时行导尿术。

(2)操作前评估全面,排除禁忌证。

(3)操作中注意保暖和隐私保护;注意人文关怀,指导配合。

(4)放置胎头吸引器位置正确:①吸引杯中心应位于胎头"俯屈点",即矢状缝上,后囟前方二横指(约 3 cm)处;②吸引器纵轴应与胎头矢状缝一致,并可作为旋转的标志(整体吸引装置除外);③牵引前应再次检查吸引杯附着位置,右手中、示指伸入阴道,沿吸引杯与胎头衔接处触摸 1 周,检查是否紧密连接,避免阴道壁及宫颈组织夹入。

(5)把握吸引持续时间和次数:大多数文献报道胎吸助产的牵引次数应不超过 3 次,持续时间不超过 20 min。

(6)仔细检查新生儿有无头皮气肿、头皮血肿等产伤。

九、肩难产接产术

(一)操作目的

规范操作手法,掌握肩难产处理技术,保障母婴安全。

(二)操作评估

适应证:阴道分娩过程中发生的肩难产。

(三)操作准备

1.用物准备

接生台、无菌器械包、一次性产包、消毒棉球、脐带夹(气门芯)、20 mL 针筒、长针头、2%利多卡因、生理盐水、可吸收缝线、无影灯、新生儿复苏用物。

2.环境准备

关门窗,调节室温 24 ℃～28 ℃;注意隐私。

3.人员准备

增加 3 名操作人员,操作者着装规范、外科洗手、戴口罩;孕妇意识清醒能配合,排空膀胱。

(四)操作步骤

(1)胎头娩出后,发生娩肩困难,快速判断肩难产征兆。

(2)立即启动肩难产处理流程(HELPERR 操作法)。

H-寻求支援：呼叫上级医师、新生儿医师、助产士等到位。

E-评估会阴：是否行会阴切开或扩大会阴切口。

L-屈大腿：协助孕妇大腿向腹壁屈曲。

P-耻骨上加压配合接生者牵引胎头。

E-阴道内操作。①Rubin手法：助产者的示、中指放在前肩的背侧将肩膀向胸椎方向推动，使胎儿前肩内收压缩肩围；②Woods手法：助产者的示、中指紧贴胎儿后肩的前侧，将后肩向侧上旋转，至前肩位置娩出；③Rubin＋Woods联合旋转、反向旋转：当正常旋转方向不能实施时，可以尝试反向旋转。

R-先娩后肩：沿后肩探及肘关节，进而探及前臂，牵引前臂使肘关节屈曲于胸前，以洗脸的方式从胸前娩出后臂，再常规牵引胎头娩出前肩。注意牵引时不能牵引腕关节。

R-翻转孕妇：协助孕妇翻转呈四肢着地位，使双手双膝关节着地。常规牵引胎头，依靠重力作用，先娩出胎儿后肩。

最后方法：不建议采用，仅在上述方法无效时试行，需充分病情告知。方法有：胎儿锁骨切断法；耻骨联合切开术；经腹子宫切开术；Zavanelli（胎头复位剖宫产）。

（3）胎儿娩出后处理同正常分娩接产术，如新生儿有窒息，立即按新生儿复苏流程。

（4）检查新生儿有无骨折等产伤发生。

（五）健康指导

1.操作前

解释此项操作的目的，取得产妇的理解。

2.操作中

注意与产妇沟通，协助产妇变换体位，指导其与助产人员主动配合。

3.操作后

告知新生儿情况，做好饮食、活动、排尿及心理指导。

（六）注意事项

（1）操作前评估孕妇情况，识别肩难产高危因素：既往有肩难产史、妊娠期糖尿病、过期妊娠、巨大儿、孕妇身材矮小及骨盆解剖异常、产程缓慢、行胎头吸引术或产钳助产术。

（2）正确判断肩难产征兆 胎头娩出后在会阴部伸缩（乌龟征），按常规助产方法不能娩出胎肩（建议60 s为宜）。一旦发生，立即呼叫救援人员，启动HELPERR流程。

（3）操作中要不断评估胎心情况，避免先剪断脐带的操作。

（4）耻骨联合加压时注意，手放在胎儿前肩的后部，手掌向下，向侧方用力，使前肩内收。建议压力先持续，后间断，禁忌宫底加压。

（5）每项操作耗时建议以30～60 s为宜，做好抢救时间、步骤与结果的记录。

（6）做好新生儿复苏抢救准备。

（7）操作前后告知病情，做好沟通，取得产妇的配合。

十、软产道检查

（一）操作目的

阴道分娩后常规检查，及时发现宫颈裂伤、阴道裂伤及有无血肿等，及时处理，预防和减少产后出血的发生。

（二）操作评估

适应证：阴道分娩后常规检查。

（三）操作准备

1.用物准备

聚维酮碘液、无菌纱布、无菌垫巾、无菌手套、无影灯，无齿卵圆钳、阴道拉钩、导尿管。

2.环境准备

关门窗，调节室温 24 ℃～28 ℃；注意隐私，必要时围帘或屏风遮挡。

3.人员准备

操作者着装规范、修剪指甲、戴口罩、外科洗手；产妇意识清醒能配合。

（四）操作步骤

（1）核对产妇姓名、住院号，向产妇解释操作目的，评估产妇情况、自理能力及合作程度。

（2）注意保暖和隐私保护。

（3）协助取仰卧膀胱截石位，外阴常规消毒，铺无菌巾，必要时导尿排空膀胱。

（4）操作者戴好无菌手套，左手分开阴道，暴露阴道壁，右手持纱布擦干阴道壁血迹，查看阴道壁有无损伤程度。若裂伤严重需用阴道拉钩充分暴露宫颈和阴道。

（5）宫颈检查：持宫颈钳钳夹住宫颈前唇、固定，再持三把无齿卵圆钳顺时针方向依次查看整个宫颈有无裂伤及损伤程度。

（6）宫颈探查后，助手再用拉钩暴露宫颈的前后穹隆和两侧穹隆及阴道伤口的顶端和阴道的四周。

（7）如有裂伤，按解剖组织逐层缝合。

（8）缝合后常规肛查，肠线有无穿过直肠黏膜及血肿，发现异常，及时处理。

（9）准确评估出血量。

（10）协助产妇穿好衣裤，取舒适体位。

（11）整理床单位，注意保暖。

（12）给予相关健康指导。

（13）整理用物并分类处置。

（14）洗手、记录。

（五）健康指导

1.操作前

解释此项操作的目的，取得产妇的理解与配合，嘱产妇排空膀胱。

2.操作中

注意与产妇沟通，指导配合方法，保持放松状态。

3.操作后

做好饮食、活动、排尿指导；告知保持会阴部清洁；注意阴道流血，若流血多、肛门有坠胀感或切口疼痛剧烈，应及时告诉医护人员。

（六）注意事项

（1）操作前做好沟通，取得产妇的配合；是否排空膀胱，必要时行导尿术。

（2）操作中注意保暖和隐私保护。

（3）严格无菌操作规程，暴露充分。

（4）操作中注意人文关怀,动作轻柔,对裂伤严重者,必要时行麻醉镇痛。

十一、会阴切开术

（一）操作目的

阴道分娩时,为了避免会阴严重裂伤,减少会阴阻力,以利于胎儿娩出,缩短第二产程,保护盆底功能,减少母婴并发症等。

（二）操作评估

初产头位会阴紧、会阴部坚韧或发育不良、炎症、水肿,估计有严重撕裂者;需产钳助产、胎头吸引器助产或初产臀位经阴道分娩者;巨大儿、早产、胎儿生长受限或胎儿窘迫需减轻胎头受压并及早娩出者;产妇患心脏病或高血压等疾病需缩短第二产程者。

（三）操作准备

1.用物准备

聚维酮碘液、无菌棉球和纱布、麻醉药物(1%利多卡因)、20 mL注射器、长穿刺针、器械产包(侧切剪、线剪、持针器、有齿镊、血管钳、小量杯)、无菌纱布、有尾纱布、可吸收肠线等。

2.环境准备

关门窗,调节室温24 ℃～28 ℃;注意隐私,必要时围帘或屏风遮挡。

3.人员准备

操作者着装规范、修剪指甲、戴口罩、外科洗手;产妇意识清醒能配合。

（四）操作步骤

（1）向产妇解释操作目的,评估产妇情况、自理能力及合作程度。

（2）产妇取膀胱截石位,注意保暖和隐私保护。

（3）操作者外科洗手、穿无菌衣、戴无菌手套,双人清点纱布。

（4）再次评估产妇产程进展情况、会阴条件及胎儿情况,掌握会阴切开指征,签署知情同意书。

（5）未实施硬膜外镇痛者,采用阴部神经阻滞麻醉。

（6）麻醉起效后,适时行会阴切开。左手中、示指伸入胎先露和阴道侧后壁间,右手持剪刀在会阴后联合正中偏左0.5 cm处,与正中线呈45°,于宫缩时剪开皮肤和黏膜3～4 cm(正中切开时沿会阴正中线向下切开2～3 cm)。用纱布压迫止血,必要时结扎小动脉止血。

（7）胎儿胎盘娩出后,会阴切口缝合。检查软产道有无裂伤,阴道内置有尾纱条。

（8）按解剖结构逐层缝合。

缝合阴道黏膜:暴露阴道黏膜切口顶端,用2-0可吸收缝线自顶端上方0.5 cm处开始,间断或连续缝合阴道黏膜及黏膜下组织,至处女膜环对合打结。

缝合肌层:用2-0可吸收缝线间断或连续缝合会阴部肌层、皮下组织。

缝合皮肤:用3-0或4-0可吸收缝线连续皮内缝合。

（9）取出有尾纱布,检查缝合处有无出血或血肿。

（10）肛诊检查肠线是否穿过直肠黏膜及有无阴道后壁血肿。

（11）准确评估出血量。

（12）整理用物,再次双人清点纱布。

（13）协助产妇取舒适体位,整理床单位,注意保暖。

(14)给予相关健康教育指导。

(15)分类处置用物。

(16)洗手、记录。

(五)健康指导

1.操作前

解释此项操作的目的,取得产妇的理解与配合,嘱产妇排空膀胱。

2.操作中

注意与产妇沟通,指导配合方法,保持放松状态。

3.操作后

做好饮食、活动及排尿指导;告知保持会阴部清洁;注意阴道流血,若流血多、肛门有坠胀感或切口疼痛剧烈,应及时告诉医护人员。

(六)注意事项

(1)操作前做好沟通,取得产妇的配合;排空膀胱,必要时行导尿术。

(2)操作中注意保暖和隐私保护。

(3)严格掌握会阴切开术的适应证和切开时机,切开不宜过早,一般预计在2～3次宫缩胎儿可娩出。

(4)切开时剪刀应与皮肤垂直,会阴皮肤与黏膜切口整齐、内外一致;宫缩时,侧切角度宜在45°左右。

(5)正中切开的切口易向下延伸,伤及肛门括约肌。故手术助产、胎儿较大或接产技术不够熟练者不宜采用。

(6)缝合时按解剖结构逐层缝合,注意止血,不留无效腔;从切口顶端上 0.5 cm 缝合第一针。缝合时缝针不宜过密过紧,一般针距为 1 cm。

(7)缝合后仔细检查有无渗血和血肿,肠线有无穿过直肠黏膜,发现异常,及时处理。

十二、会阴裂伤修复术(Ⅰ、Ⅱ度)

(一)操作目的

按解剖结构修复损伤的会阴组织,达到止血、防止伤口感染的目的。

(二)操作评估

1.适应证

不同程度的会阴裂伤。

2.禁忌证

伤口急性感染期。

(三)操作准备

1.用物准备

阴道纱条、聚维酮碘液、无菌手套、2-0 可吸收线、3-0 可吸收线、持针器、线剪、血管钳、麻醉药物。

2.环境准备

关门窗,调节室温 24 ℃～28 ℃;注意隐私,必要时围帘或屏风遮挡。

3.人员准备

操作者着装规范、修剪指甲、戴口罩、外科洗手;产妇意识清醒能配合。

(四)操作步骤

(1)核对产妇姓名、住院号,向产妇解释操作目的,评估产妇情况、自理能力及合作程度。

(2)注意保暖和隐私保护。

(3)协助产妇取仰卧膀胱截石位,外阴常规消毒,铺无菌巾,必要时导尿排空膀胱。

(4)操作者外科洗手、穿无菌衣、戴无菌手套,双人清点纱布。

(5)未实施硬膜外镇痛者,采用阴部神经阻滞麻醉或局部麻醉。

(6)操作者左手分开阴道,暴露阴道壁,右手持纱布擦干阴道壁血迹,查看阴道壁损伤程度,置有尾纱条。

(7)Ⅰ度裂伤修复:用 2-0 可吸收缝线间断或连续缝合阴道黏膜;3-0 或 4-0 可吸收缝线连续皮内缝合或 4 号丝线间断缝合皮肤。

(8)Ⅱ度裂伤修复:暴露阴道黏膜切口顶端,自顶端上方 0.5 cm 处开始,用 2-0 可吸收缝线间断或连续缝合阴道黏膜和黏膜下组织,裂伤较深者建议间断缝合;用 2-0 可吸收缝线间断缝合会阴部肌层;3-0 或4-0 可吸收缝线连续皮内缝合或 4 号丝线间断缝合皮肤。

(9)取出有尾纱布,检查缝合处有无出血或血肿。

(10)肛诊检查肠线是否穿过直肠黏膜及有无阴道后壁血肿。

(11)准确评估出血量。

(12)整理用物,再次双人清点纱布。

(13)协助产妇穿好衣裤,取舒适体位。

(14)整理床单位。

(15)给予相关健康指导。

(16)整理用物并分类处置。

(17)洗手、记录。

(五)健康指导

1.操作前

解释此项操作的目的,取得产妇的理解与配合,嘱产妇排空膀胱。

2.操作中

注意与产妇沟通,指导配合方法,保持放松状态。

3.操作后

强调饮食指导,无渣半流或流质 3 d,后根据伤口愈合情况修改饮食;做好活动及排尿指导;告知保持会阴部清洁;注意阴道流血,若流血多、肛门有坠胀感或切口疼痛剧烈,应及时告诉医护人员。

(六)注意事项

(1)操作前做好沟通,取得产妇的配合;排空膀胱,必要时行导尿术。

(2)操作中注意保暖和隐私保护。

(3)正确评估裂伤程度,按解剖结构对合整齐,逐层修复。

(4)选择正确的麻醉方式,对充分暴露、修复组织及镇痛有着重要作用。

(5)缝合后仔细检查有无渗血和血肿,肠线有无穿过直肠黏膜,发现异常,及时处理。

(6)缝合时从伤口顶端上 0.5 cm 缝合第一针,缝合时缝针不宜过密过紧,一般针距为 1 cm,注意止血,不留无效腔。

(7)完善术后谈话和病历书写完整,加强饮食指导。

十三、新生儿窒息复苏

(一)目的

新生儿问世的瞬间有时是十分危急的,产科和儿科的医护人员,尤其是产房的医务人员应熟练掌握新生儿窒息复苏技能和流程,在新生儿出现窒息时能立即得以实施复苏技术,并能相互配合。

(二)物品准备

氧气湿化瓶、氧气管、新生儿复苏气囊(自动充气式或气流充气式)、婴儿低压吸引器、各种型号的气管插管、吸痰管、新生儿喉镜(带有为足月儿和早产儿应用的 2 个叶片)、肾上腺素、生理盐水、胶布、新生儿辐射台、胎粪吸引管、听诊器、各种型号的空针、胃管、胶布等,连接好氧气装置,氧流量调节到每分钟 5 L。

(三)操作步骤

1.评估复苏的适应证

新生儿出生时负责复苏的人员应明确有无以下问题。

(1)羊水情况,有无胎粪污染:胎粪污染,新生儿没有活力时,清理呼吸道应气管插管连接胎粪吸引管,将污染的羊水吸出。

(2)有无呼吸或哭声:出生后没有呼吸或只有喘息时需要复苏。

(3)肌张力情况:肌张力差,没有呼吸时,应实施复苏。

(4)是否足月:早产儿发生窒息的风险更大,不足月时更应做好复苏的准备。

2.复苏的最初步骤(A——建立通畅的气道)

(1)保暖:新生儿娩出前应关闭门窗、空调,避免空气对流。出生后放在辐射保暖台上(新生儿辐射台,应提前预热),摆正体位(鼻吸气位)。

(2)摆正体位,清理呼吸道。

接生者可以在胎头娩出时,用手将口鼻中的大部分黏液挤出,清理鼻腔黏液时应两侧鼻孔交替进行。

胎儿娩出后,使其仰卧在辐射台上,将新生儿颈部轻度仰伸呈"鼻吸气状",可使用肩垫(肩垫高度2～3 cm)抬高肩部,使呼吸道通畅,更有助于保持最佳复苏体位。黏液多的新生儿,则应把头部转向一侧,使黏液积聚在口腔一侧,并尽快吸出。

吸引黏液时,应先清除口腔黏液,后吸鼻腔黏液,以免刺激新生儿呼吸、将羊水或黏液吸入肺部。吸引的负压和吸引管插入的深度都要适度。用吸引管吸引时要边吸边转动吸管,以避免吸管持续吸在一处黏膜上造成损伤。用吸球者,应先捏瘪吸球,排出球腔内的空气再吸,这样可避免气流把黏液推入深部。用电动吸引器的负压应不高于 13.3 kPa(100 mmHg),负压过大易致新生儿气道黏膜损伤。

对于羊水有胎粪污染者,应在胎头娩出产道时即用手法将胎儿口鼻中的黏液挤出,待新生儿全身都娩出后,迅速置于辐射台上,再次用手挤口鼻黏液。如新生儿有活力(新生儿有活力的定义为:哭声响亮或呼吸好,肌张力好,心率>100 次/分钟),则新生儿不需特殊处理,常规给予吸痰法清理呼吸道。反之,新生儿无活力(新生儿有活力的定义中任何一项被否定时称之为无活力),负责新生儿复苏的儿科或产科医师应立即用新生儿喉镜暴露气管,使用一次性气管插管吸净呼吸道羊水和胎粪,然后再继续下一步。

(3)迅速擦干:待吸净气道后,用毛巾迅速擦干新生儿全身羊水、血迹,注意头部擦干,并将湿巾撤掉。如果此时新生儿仍没有哭声或呼吸,重新摆正体位(新生儿仰卧,头部轻度仰伸——鼻吸气位)。

(4)触觉刺激,诱发呼吸:新生儿被擦干、刺激以后仍没有呼吸或哭声时,可给予触觉刺激诱发呼吸。触觉刺激的方法有两种:①操作者用一只手轻柔地摩擦新生儿背部或躯体两侧;②轻弹或轻拍足底。新生儿大声啼哭,表示呼吸道已通畅,诱发呼吸成功。

上述步骤又称新生儿初步处理,应在 30 s 内完成。初步处理完成后,应对新生儿进行评估,评估内容为:呼吸、心率、皮肤颜色。

常压给氧的原则:如果新生儿给予触觉刺激诱发呼吸成功,就进行常规护理。若新生儿有呼吸,但躯干皮肤发绀,应观察数分钟左右,如没有改善应给予常压吸氧,氧流量调节到每分钟 5 L。对于触觉刺激 2 次无效者(不能诱发新生儿呼吸),应立即改用气囊面罩复苏器进行人工呼吸(正压通气)。复苏时短期常压给氧者,可用鼻导管给氧,氧流量以每分钟 5 L 为宜。长时间给氧者,氧气要预热并湿化,以防止体温丢失和气道黏膜干燥,有条件者应检测新生儿血氧浓度。

3.气囊面罩正压通气(B——建立呼吸)

(1)正压通气的指征:新生儿在给予初步处理后,仍然呼吸暂停或喘息;或心率<100 次/分钟。

(2)自动充气式复苏气囊组成:由面罩(有不同大小,使用时可根据新生儿体质量及孕周选择)、气囊、储氧器、减压阀组成。

(3)面罩的安置:操作者位于新生儿的头侧或一侧,新生儿头部轻度仰伸,即"鼻吸气位"使气道通畅。操作者右手持复苏器,面罩放置时按下颏、口、鼻的顺序放置,注意解剖形面罩要把尖端放在鼻根上。操作者一手拇指和中指呈"C"字形环绕在面罩边缘帮助密闭,其余手指注意不要压迫颈部致使气道受阻,另一只手挤压气囊。操作者将面罩紧贴患儿面部形成密闭的空间,但不可过分用力压紧面罩,致使新生儿体位改变和眼部、面部损伤。面罩放置正确后,可挤压气囊加压给氧。加压给氧时,要注意观察胸廓有无起伏,若挤压气囊,胸廓随之起伏,说明面罩密闭良好,此时两肺可闻及呼吸音。如果胸廓抬高呈深呼吸状或听到减压阀开启的声音,则说明充气过量,应减少用力,以防新生儿发生气胸。如观察到上腹部隆起,是气体进入胃内所致,应置胃管将胃内气体、液体抽出。

若挤压气囊,胸廓起伏不明显,应检查原因。可能的原因有:①面罩密闭不良,常见于鼻背与面颊间有漏气者;②新生儿体位不当;③口鼻内有黏液阻塞,导致气道受阻;④新生儿口未张开;⑤按压气囊的压力不足。

(4)挤压气囊的速率与压力:气囊正压通气的速率为 40～60 次/分钟,与胸外按压配合时速率为 30 次/分钟,首次呼吸所需压力为 2.94～3.92 kPa(30～40 cmH$_2$O),以后挤压气囊的压力为 1.47～1.96 kPa(15～20 cmH$_2$O)。

注意:为很好地控制正压通气的频率,操作者应大声计数(大声数一、二、三,当数到一时,按压气囊,数到二、三时,松开气囊)。

(5)气囊面罩正压通气实施 30 s 后,必须对新生儿状况进行评价,评价内容:若心率>100 次/分钟,皮肤红润且有自主呼吸,可停止加压给氧,改为常压吸氧,并给予触觉刺激使其大声啼哭。若心率 60～100 次/分钟,应继续正压通气;若心率低于 60 次/分钟,则需继续正压人工呼吸,并同时进行心脏按压。

正压通气使用超过 2 min 时,应插胃管吸净胃内容物,并保留胃管至正压人工呼吸结束。插入胃管的长度:从新生儿鼻梁部至耳垂再至剑突和脐之间连线中点的距离。胃管插入后用 20 mL 注射器吸净胃内容物,取下空针将胃管用胶布固定在新生儿面部,保持胃管外端开放,以便进入胃内的空气继续排出。

4.胸外心脏按压(C——建立正常的循环)

胸外按压必须与正压通气有效配合。

(1)胸外按压的指征:经过 30 s 有效的正压通气后,对新生儿进行评价,评价内容同上。新生儿如心率低于 60 次/分钟时,应在实施正压通气的同时实施胸外心脏按压。

(2)胸外按压的方法:胸外按压时新生儿仍需保持头部轻度仰伸"鼻吸气位"。操作者可位于新生儿一侧,站在能接触到新生儿胸部并能正确摆放手的位置,不干扰另一位复苏者的正压通气。按压部位在胸骨下 1/3 处,即两乳头连线与剑突之间(避开剑突)按压深度为新生儿前后胸直径的 1/3。按压手法有拇指法和双指法两种。①拇指法:操作者用双手环绕新生儿胸廓,双手拇指端并排或重叠放置胸骨下 1/3 处,其余手指托住新生儿背部,而且拇指第一指关节应稍弯曲直立,使着力点垂直胸骨。②双指法:操作者用一只手的中指和示指或中指和无名指,手指并拢指端垂直向下按压胸骨下 1/3 处,另一只手放在新生儿背部做支撑。

(3)按压频率:每按压 3 次,正压通气 1 次,4 个动作为一个周期,耗时 2 s,故 1 min 90 次胸外按压,30 次正压通气。胸外按压与正压通气的比例为 3∶1。

(4)胸外按压注意事项:要有足够的压力使胸骨下陷达前后胸直径 1/3,然后放松,放松时用力的手指抬起,但不离开胸壁皮肤,否则每次按压都需要重新定位,不仅耗时,而且按压的深度、速率和节律不易掌控。

注意:胸外按压与正压通气相配合时,由胸外按压的人大声计数,负责正压通气的人进行配合。负责胸外按压的人大声计数:"1、2、3,吸"。数到:"1、2、3"同时给予 3 次胸外按压,当数到"吸"时,负责胸外按压的人手抬起使胸壁回弹,但手指不离开皮肤,负责正压通气的人同时挤压气囊给予一次正压通气。

(5)评估:有效的胸外按压和正压通气实施 30 s 后,应对新生儿情况进行评价(评估内容同前),以决定下一步的复苏该如何进行。

可用听诊器测心率,为节约时间,每次听心率 6 s,当心率已达 60 次/分钟以上时,胸外按压可以停止,正压通气仍需继续。若心率仍低于 60 次/分钟,心脏按压和正压通气应继续实施,同时给予肾上腺素(遵医嘱给药)。心率达到 100 次/分钟或以上,新生儿又有自主呼吸,应停止正压通气给予常压给氧。

5.复苏后的护理

新生儿经过复苏,生命体征恢复正常以后仍有可能恶化,应给予严密观察和护理。护理分为常规护理、观察护理、复苏后护理。

(1)常规护理:新生儿出生前没有危险因素,羊水清、足月,出生后只接受了初步复苏步骤就能正常过渡者,可将新生儿放在母亲胸前进行皮肤接触,并继续观察呼吸、活动和肤色。

(2)观察护理:新生儿出生前有危险因素,羊水污染,出生后呼吸抑制、肌张力低、皮肤发绀,新生儿经过复苏后应严密观察,密切评估生命体征,必要时转入新生儿室进行心肺功能和生命体征的监测。病情稳定后,允许父母去探望、抚摸和搂抱新生儿。

(3)复苏后护理:应用正压人工呼吸或更多复苏措施的新生儿需要继续给予支持,他们有再次恶化的可能,应转送到新生儿重症监护室。复苏后护理包括温度控制,生命体征、血氧饱和度、心率、血压等监测。

气管插管的指征:需长时间正压通气、气囊面罩正压通气无效或效果不佳、需要气管内给药及可疑膈疝者。

(四)复苏时注意事项

(1)复苏前做好复苏人员和物品的准备,尤其在胎儿娩出前已经出现胎儿宫内缺氧迹象。

(2)复苏设备应处于备用、完整状态。

(3)实施复苏时应按照复苏流程进行,不可省略复苏步骤。

(4)物品准备时,应将肩垫准备好,辐射台提前打开预热。

(5)正压通气时,操作者一定要大声计数,以保证正压通气的频率。

(6)胸外按压时,按压的手指垂直下压,确保施力在胸骨下 1/3(压迫心脏)。

(7)正压通气和心脏按压应 2 人操作,并默契配合。

(8)给予肾上腺素时要注意浓度配比和剂量。

(9)复苏成功后,仍需严密观察新生儿情况,以防病情反复。

十四、产钳助产的配合

(一)目的

当子宫收缩乏力致第二产程延长;或产妇患有某些疾病,不宜在第二产程过度用力;或胎儿在宫内缺氧,产钳助产是一种应急处理方式,助产士与医师的配合可帮助产妇缩短产程,协助胎儿娩出。

(二)物品准备

无菌侧切包一个,无菌产钳一把,无菌油纱一块(将产钳用无菌油纱快速擦拭一遍待用)。

(三)操作步骤

(1)助产士常规进行会阴神经阻滞及会阴局部麻醉,行会阴侧切。

(2)助产士站在医师左侧,当医师按常规以"三左法则"放置产钳时协助固定先上的左叶,然后协助上好右叶。

(3)当医师在产妇宫缩牵拉产钳时,助产士左手协助胎儿俯屈,右手适时保护会阴。

(4)当胎儿双顶径通过阴道口时,示意医师停止牵拉,由医师依次卸下产钳右叶、左叶,助产士协助胎头娩出,然后进行外旋转,娩出胎肩。

(5)分娩结束后,与医师共同仔细检查宫颈和阴道有无裂伤及裂伤程度,共同评价新生儿有无产伤(包括锁骨骨折、头皮血肿、头皮撕裂或擦伤、面神经瘫痪等)。

(6)缝合会阴伤口。

(四)注意事项

(1)不要强行牵引,充分估计头盆情况,必要时改为剖宫产。

(2)紧急情况下,应尽快娩出胎儿,但不可粗暴操作。产钳术一般不超过 20 min,产钳牵拉不能超过 3 次。

(3)手术后要注意观察宫缩和阴道出血情况,如果宫颈或阴道裂伤,须立即止血和缝合。

(4)产妇产程较长,出现血尿可留置导尿管,并酌用抗感染药物。

(5)仔细检查新生儿后,报告儿科医师适当给予抗感染药。

十五、宫颈裂伤缝合术

(一)目的

防止由于宫颈裂伤造成的产后出血、陈旧的宫颈裂伤造成宫颈功能不全而致习惯性流产。

(二)准备用物

聚维酮碘原液的无菌纱布、阴道壁拉钩、卵圆钳 2 把、2-0 带针可吸收缝合线、组织剪、线剪、持针器、无菌接生巾、无菌纱布。

(三)操作步骤

(1)用聚维酮碘原液的纱布消毒阴道壁黏膜,清除血迹。

(2)铺无菌接生巾,保证整个操作不被污染。有良好的光源或充足的照明。

(3)以阴道拉钩扩开阴道,用宫颈钳或两把卵圆钳钳夹宫颈,并向下牵拉使之充分暴露。

(4)直视下用卵圆钳循序交替,按顺时针或逆时针方向依次检查宫颈一周,如发生裂伤处,将两把卵圆钳夹于裂口两侧,自裂伤的顶端上 0.5 cm 开始用 2-0 可吸收线向子宫颈外口方向做连续或间断缝合。

(5)宫颈环形脱落伴活动性出血,可循宫颈撕脱的边缘处,用 3-0 号可吸收线做连续锁边缝合。

(四)注意事项

(1)充分暴露宫颈,寻找裂伤顶端,查清裂伤部位,缝合的第一针必须在裂伤的顶端 0.5～1.0 cm,以防回缩的血管漏缝。

(2)当裂伤深达穹隆、子宫下段甚至子宫破裂,从阴道缝合困难时,应行开腹缝合。

(3)伤及子宫动静脉或其分支,引起严重的出血或形成阔韧带内血肿,需要剖腹探查。

(4)较浅的宫颈裂伤,没有活动性出血,可不做处理。

(5)偶尔可见到宫颈环形裂伤或脱落,即使出血不多,也应进行缝合。

(6)宫颈裂伤超过 3 cm 以上,需要缝合。

十六、臀助产

(一)目的

使软产道充分扩张,并按照臀位分娩机制采用一系列手法使胎儿顺利娩出。

(二)物品准备

无菌产包、会阴侧切包、缝合线、20 mL 注射器、7 号长针头、0.9％生理盐水、2％盐酸利多卡因、隔离衣、无菌手套。

(三)操作步骤

(1)检查者戴好帽子、口罩。

(2)按六步洗手法将双手洗干净,常规刷手。

(3)穿隔离衣,戴无菌手套。

(4)消毒会阴,铺产台。

(5)"堵臀":当胎臀在阴道口拨露时,用一无菌接生巾堵住阴道口,直至手掌感到压力相当大,阴道充分扩张。

(6)导尿。

(7)局麻：阴部神经阻滞麻醉，会阴局部麻醉。

(8)行会阴侧切术。①上肢助产滑脱法：右手握住胎儿双足，向前上方提，使后肩显露于会阴，左手示指、中指伸入阴道，由后肩沿上臂至肘关节处，协助后肩及肘关节沿胸前滑出阴道，将胎体放低，前肩由耻骨弓自然娩出。②旋转胎体法：用接生巾包裹胎儿臀部，双手紧握，两手拇指在背侧，另4指在腹侧，将胎体按逆时针方向旋转，同时稍向下牵拉，右肩及右臂娩出，再将胎体顺时针旋转，左肩及左臂娩出。

(9)胎头助产。①将胎背转至前方，使胎头矢状缝与骨盆出口前后径一致。②将胎体骑跨在术者左前臂上，同时术者左手中指伸入胎儿口中、示指及无名指扶于两侧上颌骨。③术者右手中指压低胎头枕部使其俯屈，示指及无名指置于胎儿两侧锁骨上，向下牵拉，使胎头保持俯屈。④当胎头枕部抵于耻骨弓时，逐渐将胎体上举，以枕部为支点，娩出胎头，记录时间。

(10)断脐。

(11)新生儿初步处理。

(12)协助娩出胎盘，并检查是否完整。

(13)检查软产道，缝合侧切伤口。

(14)清洁整理用物。

(四)注意事项

(1)术前必须确定无头盆不称、宫口开全、胎臀已入盆，并查清臀位的种类。

(2)充分堵臀。

(3)脐部娩出后 2～3 min 内娩出胎头，最长不超过 8 min。

(4)操作动作不可粗暴。

(5)胎头娩出困难时，可由助手在耻骨联合上向下、向前轻推胎头，或产钳助产。

(6)准备好新生儿复苏设备，仔细检查新生儿有无肩臂丛神经损伤和产道损伤。

十七、新生儿与母亲皮肤接触

(一)目的

分娩后尽快母婴皮肤接触可以提高新生儿体温，能够增加母婴感情，促进乳汁分泌。通过触摸、温暖和气味这些感官刺激，促进母乳分泌。

(二)操作步骤

母婴皮肤接触应在出生后 60 min 以内开始，接触时间不得少于 30 min。助产士协助产妇暴露出乳房，用毛巾擦拭产妇的双乳及胸部，新生儿娩出后如无异常即刻将其趴在产妇的胸腹部，身体纵轴与母亲保持一致。新生儿双臂及双腿分开放于产妇身体两侧。头偏向一侧防止阻塞呼吸道造成窒息。将新生儿衣被盖于身上，注意保暖，同时勿污染无菌区域。

为保证新生儿安全，嘱产妇双手放于新生儿臀部抱好，防滑落。

(三)注意事项

(1)操作时注意为母婴保暖，并注意保护产妇隐私。

(2)密切观察新生儿有无异常变化，如有异常即刻将新生儿取下进行紧急处理。

(3)母婴皮肤接触时，应有目光交流。

（张雪梅）

第二节　正常分娩期产妇的护理

一、第一产程的临床经过及护理

(一)临床经过

1.规律宫缩

分娩开始时,子宫收缩力较弱,持续时间较短(约 30 s),间歇时间较长(5~6 min)。随着产程进展,宫缩持续时间逐渐延长,间歇时间逐渐缩短。子宫口接近开全时,持续时间可达 60 s 及以上,间歇时间1~2 min,且强度不断增加。

2.宫颈口扩张

临产后宫缩规律并逐渐增强,使宫颈口逐渐扩张,胎先露逐渐下降。宫颈口扩张规律是先慢后快,分为潜伏期和活跃期。

(1)潜伏期:从规律宫缩开始至宫颈口扩张 3 cm,此期宫颈口扩张速度较为缓慢,约需 8 h,最大时限为 16 h。

(2)活跃期:从宫颈口扩张 3 cm 至宫颈口开全。此期宫颈口扩张速度较快,约需 4 h,最大时限为 8 h。

3.胎先露下降

胎先露下降程度作为判断分娩难易的指标之一。潜伏期胎头下降不明显,进入活跃期胎头下降速度加快。判断胎头下降程度是以坐骨棘平面为标志,胎头颅骨最低点达坐骨棘时,记为"0",在坐骨棘平面上 1 cm 时记为"-1",在坐骨棘平面下 1 cm 时记为"+1",依此类推。图 11-1 所示为胎头高低判断示意图。根据每次检查的结果绘制成产程图。产程图是连续描记子宫口扩张和胎先露下降情况的坐标图。它以临产时间(h)为横坐标,以子宫口扩张程度(cm)和胎先露下降程度(cm)为纵坐标,画出子宫口扩张曲线和胎先露下降曲线,便于直观地了解产程进展情况(图 11-2)。

4.胎膜破裂

胎膜破裂(简称破膜)。随着子宫口逐渐开大,胎先露逐渐下降将羊水阻隔为前、后两部分,形成前羊膜囊。胎先露进一步下降使前羊膜囊压力逐渐升高,当压力增高至一定程度时,胎膜自然破裂,多发生在第一产程末期子宫口接近开全或开全时。

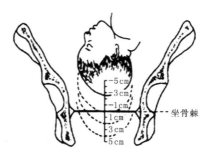

图 11-1　胎头高低判断示意图

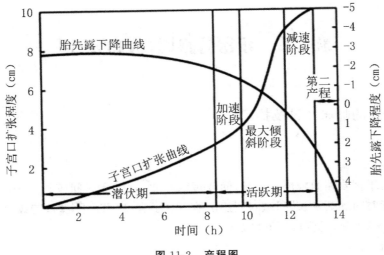

图 11-2 产程图

(二)护理评估

1.健康史

根据产前检查记录了解待产妇的一般情况,包括年龄、体质量、身高、营养情况、既往史、过敏史、月经史、婚育史、分娩史等。了解本次妊娠的经过,孕期有无阴道流血、流液及有无内外科合并症等。了解宫缩出现的时间、强度及频率,了解胎位、胎先露、骨盆测量值及胎心情况。

2.身体状况

观察生命体征,了解胎心情况,宫缩、子宫口扩张和胎头下降情况,以及是否破膜,羊水颜色、性状及流出量。

3.心理-社会状况

由于第一产程时间较长,对分娩的认知及对疼痛的耐受性因人而异,且担心胎儿及自身的健康状况,产妇和家属容易产生紧张、焦虑和急躁情绪。

4.实验室及其他辅助检查

胎心监护仪可记录胎心变化情况和宫缩的情况。

(三)护理问题

1.知识缺乏

缺乏分娩相关知识。

2.焦虑

与疼痛及担心分娩结局有关。

3.急性疼痛

与宫缩、子宫口扩张有关。

(四)护理措施

1.心理护理

讲解相关知识,减轻焦虑:主动热情接待产妇,耐心回答产妇提出的有关问题,适当讲解分娩相关知识,鼓励产妇积极配合分娩,减轻产妇及家属的焦虑情绪。

2.观察产程进展

(1)监测胎心:用胎心听诊器、多普勒仪于宫缩间歇时听胎心。潜伏期每1～2 h听1次,进入活跃期每15～30 min听1次,并注意心率、心律、心音强弱。若胎心率超过160次/分钟或低于120次/分钟或不规律,提示胎儿宫内窘迫,应立即给产妇吸氧并报告医师。

(2)观察宫缩:医护人员将一手掌放于产妇腹壁子宫体近子宫底处,宫缩时子宫体部隆起变硬,宫缩间歇时松弛变软,一般需连续观察3次,每隔1～2 h观察1次。观察并记录宫缩间歇时间、持续时间及强度。

(3)观察破膜及羊水情况:一旦破膜,应立即监测胎心,记录破膜时间和羊水性状、颜色及量。若破膜后胎头未入盆或胎位异常应嘱产妇卧床并抬高臀部,并注意观察有无脐带脱垂征象。破膜超过12 h尚未分娩者,遵医嘱给予抗生素预防感染。

(4)观察生命体征:每隔4～6 h测量生命体征1次,发现异常应酌情增加测量次数,并予相应处理。

3.生活护理

(1)补充能量和水分:鼓励产妇进食易消化、高热量的清淡食物,摄入足量水分,维持水、电解质平衡,保证充足的体力。

(2)活动与休息:临产后胎膜未破且宫缩不强时,鼓励产妇在室内适当进行活动,以促进宫缩,利于子宫口扩张和胎先露下降。初产妇子宫口近开全或经产妇子宫口扩张4 cm时应取左侧卧位休息。

(3)清洁卫生:协助产妇擦汗、更衣,保持外阴部清洁、干燥。

(4)排便、排尿:鼓励产妇2～4 h排尿1次,并及时排便,以免影响宫缩及产程进展。

(五)护理评价

(1)产妇是否了解分娩过程的相关知识。

(2)在产程中焦虑是否缓解,并主动配合医护人员。

(3)疼痛不适感是否减轻。

二、第二产程的临床经过及护理

(一)临床经过

1.宫缩增强

此期宫缩强度进一步增强,频率进一步加快,宫缩持续时间可达1 min甚至更长,间歇时间仅1～2 min。

2.胎儿下降及娩出

子宫口开全后,胎头下降至骨盆出口压迫盆底组织时,产妇出现排便感,不自主向下屏气用力。会阴部逐渐膨隆变薄,阴唇张开,肛门松弛。宫缩时胎头显露于阴道口,间歇时又缩回,称胎头拨露(图11-3)。经过几次胎头拨露以后,胎头双顶径已超过骨盆出口,宫缩间歇不再回缩,称胎头着冠(图11-4)。此时,会阴极度扩张,胎头继续下降,当胎头枕骨抵达耻骨弓下方后,以此为支点进行仰伸、复位及外旋转,胎儿前肩、后肩、胎体相继娩出,羊水随即涌出。经产妇的第二产程较短,有时仅仅几次宫缩即可完成上述过程。

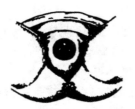

图 11-3　胎头拨露

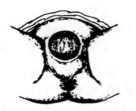

图 11-4　胎头着冠

(二)护理评估

1.健康史

详细了解第一产程经过及处理情况,并注意了解产妇及胎儿情况。

2.身体状况

了解宫缩及胎心情况、产妇用力方法,观察胎头拨露及胎头着冠情况,评估有无会阴切开指征。

3.心理-社会状况

因剧烈疼痛及对分娩缺乏信心,同时担心胎儿安危而焦虑不安。

4.辅助检查

用胎儿监护仪监测胎心率基线与宫缩的变化。

(三)护理问题

1.焦虑

与担心分娩是否顺利及胎儿健康有关。

2.疼痛

与宫缩及会阴伤口有关。

3.有受伤的危险

与可能的会阴裂伤、新生儿产伤有关。

(四)护理措施

1.观察产程

严密观察宫缩强度和频率;了解胎先露下降情况;每 5～10 min 听胎心 1 次,仔细观察胎儿有无急性缺氧,发现异常及时通知医师并给予相应处理。

2.缓解焦虑

医护人员应给予产妇安慰和鼓励,并及时告之产程进展情况,同时协助产妇擦汗、饮水等,缓解产妇紧张、焦虑情绪。

3.正确指导产妇使用腹压

子宫口开全后指导产妇双足蹬在产床上,双手握住产床把手,宫缩时深吸气屏住,随后如排大便样向下屏气用力,宫缩间歇时放松休息,宫缩再现时重复上述动作。至胎头着冠后,指导产妇宫缩时张口哈气,宫缩间歇时稍向下用力使胎儿缓慢娩出。

4.接生准备

初产妇子宫口开全或经产妇子宫口扩张至 3～4 cm 时,将产妇送至产房做好消毒接生准备。产妇取膀胱截石位,双腿屈曲分开,臀下置便盆或橡胶单,分 3 步进行外阴擦洗及消毒(图 11-5):①先用消毒肥皂水棉球擦洗外阴,顺序为阴阜、大腿内上 1/3、大小阴唇、会阴和肛门周围;擦洗顺序为由上向下、由外向内;②然后将消毒干棉球盖于阴道外口(防止擦洗液进入阴道),再用温开水冲去肥皂水;③最后用0.5%聚维酮碘棉球消毒,顺序为大小阴唇、阴阜、大腿内上1/3、会阴和肛门周围。消毒完后移去阴道口棉球及臀下的便盆或橡胶单,铺消毒巾于臀下。检查好接生及新生儿抢救所需的所有用品后,接生者按无菌操作规程行外科洗手、穿手术衣、戴无菌手套、打开产包、铺消毒巾,准备接生。

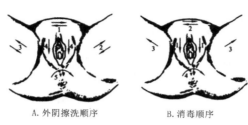

A.外阴擦洗顺序　　　　B.消毒顺序

图11-5　外阴擦洗及消毒

5.接生前评估

行阴道检查了解胎位是否异常,并了解会阴条件及胎头大小,必要时行会阴切开。

6.接生步骤

接生者站在产妇右侧,当胎头拨露使阴唇后联合紧张时开始保护会阴。会阴部盖消毒巾,接生者右肘支在产床上,右手拇指与其余四指分开,利用手掌大鱼际肌压住会阴部,当宫缩时应向上内方托压,左手适度下压胎头枕部,协助胎头俯屈和缓慢下降,宫缩间歇时右手放松但不离开会阴部,以免压迫过久致会阴水肿。当胎头枕骨在耻骨弓下露出时,嘱产妇宫缩时张口哈气,在宫缩间歇时稍用力,待胎头双顶径娩出时,左手协助胎头仰伸,使胎头缓慢娩出。胎头完全娩出后,右手继续保护会阴,左手拇指自胎儿鼻根向下颌挤压,其余四指自喉部向下颌挤压,挤出口鼻内的黏液和羊水,然后协助胎头复位及外旋转,左手将胎儿颈部向下轻压,使前肩自耻骨弓下完全娩出,再轻托胎颈向上,协助娩出后肩(图11-6)。双肩娩出后松开右手,然后双手协助胎体及下肢以侧位娩出。

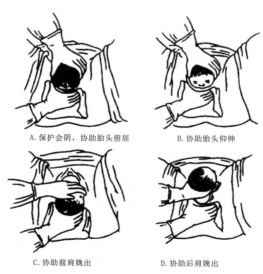

A.保护会阴,协助胎头俯屈　　　　B.协助胎头仰伸

C.协助前肩娩出　　　　D.协助后肩娩出

图11-6　接生步骤

7.脐带绕颈的处理

胎头娩出后若有脐带绕颈1周且较松时,应将脐带顺肩上推或从胎头滑下;若缠绕过紧或绕颈2周以上,则用两把止血钳夹住后从中间剪断,注意勿使胎儿受伤。

(五)护理评价

(1)产妇情绪是否稳定。

(2)疼痛是否缓解。

(3)产妇是否有严重会阴裂伤,新生儿是否发生产伤。

三、第三产程的临床经过及护理

(一)临床经过

1.宫缩胎儿娩出后

子宫底下降至平脐部,宫缩暂停,产妇顿感轻松,几分钟后宫缩再现。

2.胎盘娩出

由于宫缩,附着于子宫壁的胎盘不能相应缩小而与子宫壁发生错位剥离,剥离面出血形成胎盘后血肿。子宫继续收缩,胎盘剥离面越来越大,最终完全剥离而排出。

(二)护理评估

1.健康史

内容同第一、第二产程,并了解第二产程的临床经过及处理。

2.新生儿身体状况

(1)Apgar评分:用于判断新生儿有无窒息及窒息的严重程度。以出生后1 min的心率、呼吸、肌张力、喉反射及皮肤颜色五项体征为依据,每项为0~2分(表11-1)。

表11-1 新生儿Apgar评分法

体征	0分	1分	2分
每分钟心率	0	<100次	≥100次
呼吸	0	浅、慢而不规则	佳
肌张力	松弛	四肢稍屈曲	四肢活动好
喉反射	无反射	有少量动作	咳嗽、恶心
皮肤颜色	全身苍白	躯干红,四肢青紫	全身红润

(2)一般情况评估:测量身长、体质量及头径,判断是否与孕周相符,有无胎头水肿及头颅血肿,体表有无畸形如唇裂、多指(趾)、脊柱裂等。

3.母亲身体状况

(1)胎盘娩出评估。

胎盘剥离征象包括以下几种:①子宫底上升至脐上,子宫体变硬呈球形(图11-7);②阴道少量流血;③阴道口外露的脐带自行下移延长;④用手掌尺侧按压产妇耻骨联合上方,子宫体上升而外露的脐带不回缩。

胎盘娩出的方式有以下2种。①胎儿面娩出式:胎盘从中央开始剥离,而后向周边剥离,其特点是先胎盘娩出,后有少量阴道流血,较多见。②母体面娩出式:胎盘从边缘开始剥离,血液沿剥离面流出,其特点是先有较多阴道流血,后胎盘娩出,较少见。

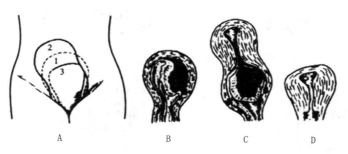

图 11-7 胎盘剥离时子宫位置、形状示意图

（2）宫缩及阴道流血量评估：正常情况下，胎儿娩出后宫缩迅速，经短暂间歇后，再次收缩致胎盘剥离。胎盘排出后，若宫缩良好，子宫底下降至脐下两横指，子宫壁坚硬，轮廓清楚，呈球形。若子宫轮廓不清、子宫底位置高为宫缩乏力的表现。阴道出血量多者，多由宫缩乏力、软产道损伤或胎盘残留等因素引起。

（3）软产道检查：胎盘娩出后，应仔细检查会阴、小阴唇内侧、尿道口周围、阴道和宫颈有无裂伤。

（三）护理问题

1.潜在并发症

如新生儿窒息、产后出血等。

2.有母儿依恋关系改变的危险

与产后疲惫及对新生儿性别不满意有关。

（四）护理措施

1.新生儿处理

（1）清理呼吸道：新生儿娩出后应立即置于辐射台保暖，用吸痰管清除口鼻腔内黏液和羊水，保持呼吸道通畅。若新生儿仍不啼哭，可轻抚背部或轻弹足底使其啼哭。

（2）进行 Apgar 评分：出生后 1 min 进行评分，8～10 分为正常；4～7 分为轻度窒息，缺氧较严重，除一般处理外需采用人工呼吸、吸氧、用药等措施；0～3 分为重度窒息，又称苍白窒息，为严重缺氧，需紧急抢救。缺氧新生儿 5 min、10 min 后应再次评分并进行相应处理，直至连续 2 次大于或等于 8 分为止。

（3）脐带处理：用 75％乙醇或 0.5％聚维酮碘液消毒脐根及其周围直径约 5 cm 的皮肤，在距脐根 0.5 cm 处用粗棉线结扎第一道，距脐根 1 cm 处结扎第二道（注意必须扎紧脐带以防出血，但要避免过度用力致脐带断裂），距脐根 1.5 cm 处剪断脐带，挤出残余血，用饱和高锰酸钾溶液消毒断面（药液切勿触及新生儿皮肤，以免灼伤），待干后以无菌纱布覆盖，再用脐带卷包裹。目前还有用气门芯、脐带夹、血管钳等方法结扎脐带。处理脐带时注意新生儿保暖。

（4）一般护理：评估新生儿一般情况后，擦净足底胎脂，盖新生儿的足印及产妇拇指印于新生儿记录单上，系上标明母亲姓名、住院号、床号、新生儿性别及体质量和出生时间的手圈。用抗生素眼药水滴眼以预防结膜炎。如无禁忌证，产后半小时内进行母婴皮肤早接触、早吸吮，注意新生儿保暖及安全。

2.协助胎盘娩出

胎盘未完全剥离前，切忌牵拉脐带或按摩子宫。当出现胎盘剥离征象时，接生者左手轻压子宫底,右手轻拉脐带使其向外牵引,当胎盘下降至阴道口时,双手捧住胎盘向一个方向旋转并缓慢向外牵拉,协助胎盘、胎膜完整娩出(图 11-8)。若这期间发现胎膜部分断裂,用血管钳夹住断裂上端的胎膜,继续沿原方向旋转直至胎膜完全娩出。

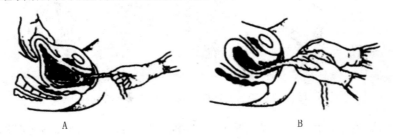

图 11-8　协助胎盘、胎膜完整娩出

3.检查胎盘、胎膜

胎盘娩出后应立即检查胎盘小叶有无缺损、胎膜是否完整。若疑有副胎盘、胎盘小叶或大部分胎膜残留,应及时行子宫腔探查并取出。

4.检查软产道

胎盘娩出后,应仔细检查软产道,如有裂伤立即予以缝合。

5.预防产后出血

胎儿前肩娩出后立即静脉注射缩宫素 10～20 U,加强宫缩促进胎盘迅速娩出。胎盘娩出后,按摩子宫刺激宫缩,必要时遵医嘱予缩宫素或麦角新碱肌内注射。

6.心理护理

及时告知产妇分娩情况及新生儿情况,给予心理安慰和鼓励,协助母婴接触,建立母子感情。

7.产后 2 h 护理

胎盘娩出后产妇继续留在产房内观察 2 h。严密观察血压、脉搏、宫缩、子宫底高度、膀胱充盈及会阴切口情况。如发现宫缩乏力、阴道流血量多、会阴血肿等立即报告医师并给予相应处理。观察 2 h 无异常后,方可送产妇回休养室休息。

(五)护理评价

(1)是否发生了产后出血或新生儿窒息等并发症。

(2)产妇是否接受新生儿并进行皮肤接触和早吸吮。

(张雪梅)

第三节　催产、引产的观察与护理

一、概述

(一)定义

1.催产

催产是指正式临产后因宫缩乏力需用人工及药物等方法,加强宫缩促进产程进展,以减少由于产程延长而导致母儿并发症。催产常用方法包括人工破膜、缩宫素应用、刺激乳头、自然催产法(如活动、变换体位、进食饮水、放松等)。

2.引产

引产是指在自然临产之前通过药物等手段使产程发动,达到分娩的目的,是产科处理高危妊娠常用的手段之一。引产是否成功主要取决于宫颈成熟程度。但如果应用不得当,将危害母儿健康,因此,应严格掌握引产的指征、规范操作,以减少并发症的发生。促宫颈成熟的目的是促进宫颈变软、变薄并扩张,降低引产失败率、缩短从引产到分娩的时间。若引产指征明确但宫颈条件不成熟,应采取促宫颈成熟的方法。

(二)主要作用机制

1.催产

通过输入人工合成缩宫素和/或刺激内源性缩宫素的分泌,增加缩宫素与体内缩宫素受体的结合,达到诱发和增强子宫收缩的目的。

2.引产

通过在宫颈口放置前列腺素制剂,改变宫颈状态,宫颈变软、变薄并扩张;或通过人工破膜、机械性扩张等,刺激内源性前列腺素释放,诱发宫缩,从而促使产程发动,达到分娩的目的。

(三)原则

严格掌握催产引产的指征、规范操作,以减少并发症的发生。

二、护理评估

(一)健康史

既往病史、孕产史、分娩史、月经周期及末次月经、本次妊娠经过,查看历次产前检查记录,核对孕周。

(二)生理状况

1.评价宫颈成熟度

目前公认的评估成熟度常用的方法是 Bishop 评分法,包括宫口开大、宫颈管消退、先露位置、宫颈硬度、宫口位置五项指标,满分 13 分,评分≥6 分提示宫颈成熟。评分越高,引产成功率越高。评分<6 分提示宫颈不成熟,需要促宫颈成熟。

2.产科检查

判断是否临产及产程进展(有规律宫缩及每小时 1 cm 的宫口开大)、母儿头盆关系。

3.辅助检查

行胎心监护,了解胎儿宫内状况;行超声检查,了解胎盘功能及胎儿成熟度。

(三)适应证和禁忌证

1.引产的主要指征

(1)延期妊娠(妊娠已达 41 周仍未临产者)或过期妊娠。

(2)妊娠期高血压疾病:达到一定孕周并具有阴道分娩条件者。

(3)母体合并严重疾病需提前终止妊娠,如严重的糖尿病、高血压、肾病等。

(4)足月妊娠胎膜早破,2 h 以上未临产者。

(5)胎儿及其附属物因素,如严重胎儿生长受限、死胎及胎儿严重畸形;附属物因素如羊水过少、生化或生物物理监测指标提示胎盘功能不良,但胎儿尚能耐受宫缩者。

2.引产绝对禁忌证

(1)孕妇严重合并症及并发症,不能耐受阴道分娩者或不能阴道分娩者(如心功能衰竭、重型肝肾疾病、重度子痫前期并发器官功能损害者等)。

(2)子宫手术史,主要是指古典式剖宫产术,未知子宫切口的剖宫产术,穿透子宫内膜的肌瘤剔除术,子宫破裂史等。

(3)完全性及部分性前置胎盘和前置血管。

(4)明显头盆不称,不能经阴道分娩者。

(5)胎位异常,如横位、初产臀位估计经阴道分娩困难者。

(6)宫颈浸润癌。

(7)某些生殖道感染性疾病,如疱疹感染活动期。

(8)未经治疗的 HIV 感染者。

(9)对引产药物过敏者。

(10)其他,包括生殖道畸形或有手术史,软产道异常,产道阻塞,估计经阴道分娩困难者;严重胎盘功能不良,胎儿不能耐受阴道分娩;脐带先露或脐带隐性脱垂。

3.引产相对禁忌证

(1)臀位(符合阴道分娩条件者)。

(2)羊水过多。

(3)双胎或多胎妊娠。

(4)分娩次数≥5 次者。

4.催产主要适应证

宫颈成熟的引产;协调性子宫收缩乏力;死胎,无明显头盆不称者。

5.缩宫素应用禁忌证

(1)胎位异常或子宫张力过大如羊水过多、巨大儿或多胎时避免使用。

(2)多次分娩史(6 次以上)避免使用。

(3)瘢痕子宫(既往有古典式剖宫产术史)且胎儿存活者禁用。

6.前列腺素制剂应用禁忌证

(1)孕妇有下列疾病,包括哮喘、青光眼、严重肝肾功能不全;急性盆腔炎;前置胎盘或不明原因阴道流血等。

(2)有急产史或有 3 次以上足月产史的经产妇。

(3)瘢痕子宫妊娠。

(4)有宫颈手术史或宫颈裂伤史。

(5)已临产。

(6)Bishop 评分≥6 分。

(7)胎先露异常。

(8)可疑胎儿窘迫。

(9)正在使用缩宫素。

(10)对地诺前列酮或任何赋形剂成分过敏者。

(四)心理-社会因素

(1)渴望完成分娩,难以忍受缓慢的产程进展,管理"不确定"有困难。

(2)担心孩子在子宫内的情况,又担心催产、引产方法及药物对孩子不好。

(3)害怕疼痛,自感无力应对,担心强烈的子宫收缩会导致子宫破裂。

(4)担心引产不成功,要做剖宫产。

三、护理措施

(一)引产的护理

(1)核对预产期,确定孕周。

(2)查看医师查房记录和辅助检查结果,了解宫颈成熟度、胎儿成熟度、头盆关系、妊娠合并症及并发症的防治方案。

(3)协助完成胎心监护和超声检查,了解胎儿宫内状况。

(4)若胎肺未成熟,遵医嘱,先完成促胎肺成熟治疗后引产。

(5)根据医嘱准备药物。①可控释地诺前列酮栓:是1种可控制释放的前列腺素 E_2 栓剂,含有 10 mg 地诺前列酮,以 0.3 mg/h 的速度缓慢释放,需低温保存。②米索前列醇:是1种人工合成的前列腺素 E_1 制剂,有 100 μg 和 200 μg 两种片剂。

(6)做好预防并发症的准备,包括阴道助产及剖宫产的人员和设备准备。

(二)用药护理

协助医师完成药物置入,并记录上药时间。

1.可控释地诺前列酮栓促宫颈成熟

(1)方法:外阴消毒后将可控释地诺前列酮栓置于阴道后穹隆深处,并旋转 90°角,使栓剂横置于阴道后穹隆,在阴道口外保留 2～3 cm 终止带以便于取出。

(2)护理:置入地诺前列酮栓后,嘱孕妇平卧 20～30 min 以利栓剂吸水膨胀;2 h 后经复查,栓剂仍在原位,孕妇可下地活动。

2.米索前列醇促宫颈成熟

(1)方法:外阴消毒后将米索前列醇置于阴道后穹隆深处,每次阴道内放药剂量为 25 μg,放药时不要将药物压成碎片。

(2)护理:用药后,密切监测宫缩、胎心率及母儿状况。

3.药物取出指征

出现下列情况,应通知医师评估后取出药物。①规律宫缩,Bishop 评分≥6 分。②自然破膜或行人工破膜术。③子宫收缩过频(每 10 min 5 次及以上的宫缩)。④置药 24 h。⑤有胎儿出现不良状况的证据:胎动减少或消失、胎动过频、电子胎心监护结果分级为Ⅱ类或Ⅲ类。⑥出现不能用其他原因解释的母体不良反应,如恶心、呕吐、腹泻、发热、低血压、心动过速或者阴道流血增多。

(三)催产护理

根据产程评估情况,选择催产方法,并准备相应设备、用具和药品。

(1)选择人工破膜者,按人工破膜操作准备。

(2)选择自然催产法者,提供活动放松、变换体位、进食饮水的支持和指导。

(3)选择应用缩宫素者,则遵医嘱准备药物及溶酶、胎心监护仪,安排专人守护。

（四）用药护理

缩宫素应用。

（1）开放静脉通道。先接入乳酸钠林格液 500 mL（不加缩宫素），行静脉穿刺，按 8 滴/分钟调节好滴速。

（2）遵医嘱，配置缩宫素。将 2.5 U 缩宫素加入 500 mL 林格液或生理盐水中，充分摇匀，配成 0.5% 浓度的缩宫素溶液，相当于每毫升液体含 5 mU 缩宫素，以每毫升 15 滴计算相当于每滴含缩宫素 0.33 mU。从每分钟 8 滴开始。若使用输液泵，起始剂量为 0.5 mL/min。

（3）根据宫缩、胎心情况调整滴速，一般每隔 20 min 调整 1 次。应用等差法，即从每分钟 8 滴（2.6 mU/min）调整至 16 滴（5.3 mU/min），再增至 24 滴（7.9 mU/min）；为安全起见也可从每分钟 8 滴开始，每次增加 4 滴，直至出现有效宫缩（10 min 内出现 3 次宫缩，每次宫缩持续 30～60 s）。最大滴速不得超过 40 滴/分钟即 13.2 mU/min，如达到最大滴速仍不出现有效宫缩，可增加缩宫素的浓度，但缩宫素的应用量不变。增加浓度的方法是以乳酸钠林格注射液 500 mL 中加 5U 缩宫素变成 1% 缩宫素浓度，先将滴速减半，再根据宫缩情况进行调整，增加浓度后，最大增至每分钟 40 滴（26.4 mU），原则上不再增加滴数和缩宫素浓度。

（4）专人守护，密切监测宫缩情况、产程进展及胎心率变化，有条件者建议使用胎儿电子监护仪连续监护。

（五）心理护理

（1）关注孕妇焦虑、紧张程度并分析原因；营造安全舒适的环境，缓解紧张情绪，降低焦虑水平。

（2）向孕产妇及家人讲解催产引产相关知识，做到知情选择。

（3）专人守护，增加信任度和安全感，降低发生风险的可能。

（4）允许家人陪伴，可降低孕产妇焦虑水平。

（六）危急状况处理

若出现宫缩过强/过频（连续两个 10 min 内都有 6 次或以上宫缩，或者宫缩持续时间超过120 s）、胎心率变化（＞160 次/分钟或＜110 次/分钟，宫缩过后不恢复）、子宫病理性缩复环、孕产妇呼吸困难等，应进行下述处理。

（1）立即停止使用催产引产药物。

（2）立即改变体位呈左侧或右侧卧位；面罩吸氧 10 L/min；静脉输液（不含缩宫素）。

（3）报告责任医师，遵医嘱静脉给子宫松弛剂，如利托君或 25% 硫酸镁等。

（4）立即行阴道检查，了解产程进展，未破膜者给予人工破膜术，观察羊水有无胎粪污染及其程度。

（5）如果胎心率不能恢复正常，进行可能剖宫产的准备。

（6）如母儿情况、时间及条件允许，可考虑转诊。

四、健康指导

（1）向孕妇及家人讲解催产引产的目的、药物和方法选择，达到充分知情，理性选择。

（2）讲解催产、引产的注意事项。①不得自行调整缩宫素滴注速度。②未征得守护医护人员的允许，不得自行改变体位及下床活动。

（3）随时告知临产、产程及母儿状况的信息，增强缩宫引产成功的信心。

（4）孕产妇在催产、引产期间须经守护的医护人员判断，符合如下条件：①缩宫素剂量稳定。②孕产妇情况稳定，没有并发症。③胎儿情况稳定，没有窘迫的征象时，才被允许活动、改变体位。

（5）指导孕产妇利用呼吸的方法来放松及减轻宫缩痛。

（张雪梅）

第四节　分娩期焦虑及疼痛产妇的护理

一、焦虑产妇的护理

分娩是一个生理过程，但对产妇而言却是一个持久而强烈的应激源。由于分娩阵痛的刺激及对分娩结局的担忧、产室环境陌生、分娩室的紧张氛围等常使产妇处于焦虑不安甚至恐惧的心理状态。其护理要点如下。

（一）心理护理

建立良好的护患关系，尊重产妇并富有同情心，态度和蔼，耐心听取并解答产妇及家属的疑惑，促使产妇积极配合。允许家属陪伴，减轻产妇的焦虑心理。

（二）产前教育

认真仔细地向产妇讲明妊娠和分娩的经过、可能的变化及出现的问题，帮助产妇了解分娩的过程，还要教给产妇一些分娩过程中的放松技术，使产妇对分娩有充分的思想准备，增强顺利分娩的信心，以减轻产妇的焦虑、恐惧心理。勤测胎心音和监测产妇的生命体征，让产妇休息好，鼓励产妇在宫缩间歇期间，少量多次进食易消化、富有营养的食物，供给足够的饮水，以保证分娩时充沛的精力和体力。

（三）产时指导

指导或帮助按摩下腹部及腰骶部以减轻疼痛，避免消耗过多的体力。第一产程适时鼓励产妇下地活动，促进产程进展。第二产程指导产妇正确使用腹压，使产妇保持信心，顺利娩出胎儿。待产妇有过度换气时，指导其进行深而慢的呼吸，并应用放松技巧，转移其注意力。

（四）做好家属的宣教工作

发挥社会支持系统的作用，产前向产妇的丈夫、父母讲解有关知识和信息，如分娩过程及必要的检查、治疗等，鼓励家人参与及配合，帮助产妇减轻焦虑情绪。

二、疼痛产妇的护理

分娩疼痛主要来自宫缩、宫颈扩张、盆底组织受压、阴道扩张、会阴拉长等，产妇对疼痛的感受因人而异。通过药物性或非药物性干预，疼痛可以减轻。其护理要点如下。

（一）心理支持

态度和蔼，认真听取产妇有关疼痛的诉说，对其予以同情和理解。让产妇的丈夫、家人或医务人员陪伴在旁以便让其随时诉说疼痛，有助于缓解疼痛。

(二)产前教育

向产妇解释分娩过程可能产生的疼痛及原因、疼痛出现的时间及持续时间,使产妇有充分的思想准备,增加自信心和自控感。指导产妇减轻分娩疼痛的方法(如呼吸训练)和放松的方法。

(三)产时指导

在活跃期后,除指导产妇做深呼吸外,医务人员可按压腰骶部的酸胀处或按摩子宫下部,减轻产妇的疼痛感。

(四)暗示、转移方法

通过让产妇听音乐、看相关图片,或和产妇进行谈话等方法转移产妇对疼痛的注意,也可用按摩、热敷、淋浴等方法减轻疼痛。

(五)配合应用镇痛药、麻醉药

按医嘱给予镇静止痛剂可缓解疼痛。用药前应认真评估,并取得产妇同意;用药时应注意剂量、时间、方法;用药后观察产妇及胎儿对药物的反应,发现异常应及时报告医师并进行相应护理。

(张雪梅)

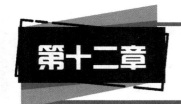

儿科护理

第一节 小儿惊厥

惊厥的病理生理基础是脑神经元的异常放电和过度兴奋,是由多种原因所致的大脑神经元暂时性功能紊乱的一种表现。发作时全身或局部肌群突然发生阵挛或强直性收缩,多伴有不同程度的意识障碍。惊厥是小儿最常见的急症,有 $5\%\sim6\%$ 的小儿曾发生过高热惊厥。

一、病因

小儿惊厥可由众多因素引起,凡能造成脑神经元兴奋性功能紊乱的因素,如脑缺氧、缺血、低血糖、脑炎症、水肿、中毒变性、坏死等,均可导致惊厥的发生。将其病因归纳为以下几类。

(一)感染性疾病

1.颅内感染性疾病

(1)细菌性脑膜炎、脑血管炎、颅内静脉窦炎。

(2)病毒性脑炎、脑膜脑炎。

(3)脑寄生虫病,如脑型肺吸虫病、脑型血吸虫病、脑囊虫病、脑棘球蚴病、脑型疟疾等。

(4)各种真菌性脑膜炎。

2.颅外感染性疾病

(1)呼吸系统感染性疾病。

(2)消化系统感染性疾病。

(3)泌尿系统感染性疾病。

(4)全身性感染性疾病,以及某些传染病。

(5)感染性病毒性脑病,脑病合并内脏脂肪变性综合征。

(二)非感染性疾病

1.颅内非感染性疾病

(1)癫痫。

(2)颅内创伤,出血。

(3)颅内占位性病变。

(4)中枢神经系统畸形。

（5）脑血管病。

（6）神经皮肤综合征。

（7）中枢神经系统脱髓鞘病和变性疾病。

2.颅外非感染性疾病

（1）中毒：如有毒动植物，氰化钠、铅、汞中毒，急性酒精中毒及各种药物中毒等。

（2）缺氧：如新生儿窒息，溺水，麻醉意外，一氧化碳中毒，心源性脑缺血综合征等。

（3）先天性代谢异常疾病：如苯丙酮尿症、黏多糖病、半乳糖血症、肝豆状核变性、尼曼-匹克病等。

（4）水电解质紊乱及酸碱失衡：如低血钙、低血钠、高血钠及严重代谢性酸中毒等。

（5）全身及其他系统疾病并发症：如系统性红斑狼疮、风湿病、肾性高血压脑病、尿毒症、肝昏迷、糖尿病、低血糖、胆红素脑病等。

（6）维生素缺乏症：如维生素 B_6 缺乏症、维生素 B_6 依赖症、维生素 B_1 缺乏性脑型脚气病等。

二、临床表现

（一）惊厥发作形式

1.强直-阵挛发作

其发作时突然意识丧失，摔倒，全身强直，呼吸暂停，角弓反张，牙关紧闭，面色青紫，持续10～20秒，转入阵挛期；不同肌群交替收缩，致肢体及躯干有节律地抽动，口吐白沫（若咬破舌头可吐血沫）；呼吸恢复，但不规则，数分钟后肌肉松弛而缓解，可有尿失禁，然后入睡，醒后可有头痛、疲乏，对发作不能回忆。

2.肌阵挛发作

这是由肢体或躯干的某些肌群突然收缩（或称电击样抽动），表现为头、颈、躯干或某个肢体快速抽搐。

3.强直发作

强直发作表现为肌肉突然强直性收缩，肢体可固定在某种不自然的位置持续数秒钟，躯干四肢姿势可不对称，面部强直表情，眼及头偏向一侧，睁眼或闭眼，瞳孔散大，可伴呼吸暂停，意识丧失，发作后意识较快恢复，不出现发作后嗜睡。

4.阵挛性发作

其发作时全身性肌肉抽动，左右可不对称，肌张力可增高或减低，有短暂意识丧失。

5.局限性运动性发作

此发作时无意识丧失，常表现为下列形式。

（1）某个肢体或面部抽搐：由于口、眼、手指在脑皮层运动区所代表的面积最大，因而这些部位最易受累。

（2）杰克逊（Jackson）癫痫发作：发作时大脑皮质运动区异常放电灶逐渐扩展到相邻的皮层区。抽搐也按皮层运动区对躯干支配的顺序扩展，如从面部抽搐开始→手→前臂→上肢→躯干→下肢；若进一步发展，可成为全身性抽搐，此时可有意识丧失；常提示颅内有器质性病变。

（3）旋转性发作：发作时头和眼转向一侧，躯干也随之强直性旋转，或一侧上肢上举，另一侧上肢伸直，躯干扭转等。

6.新生儿轻微惊厥

这是新生儿期常见的一种惊厥形式,发作时呼吸暂停,两眼斜视,眼睑抽搐,频频的眨眼动作,伴流涎,吸吮或咀嚼样动作,有时还出现上下肢类似游泳或蹬自行车样的动作。

(二)惊厥的伴随症状及体征

1.发热

发热为小儿惊厥最常见的伴随症状,如系单纯性或复杂性高热惊厥患儿,于惊厥发作前均有38.5 ℃,甚至40 ℃以上高热。由上呼吸道感染引起者,还可有咳嗽、流涕、咽痛、咽部出血、扁桃体肿大等表现。如为其他器官或系统感染所致惊厥,绝大多数均有发热及其相关的症状和体征。

2.头痛及呕吐

此为小儿惊厥常见的伴随症状之一,年长儿能正确叙述头痛的部位、性质和程度,婴儿常表现为烦躁、哭闹、摇头、抓耳或拍打头部。多伴有频繁喷射状呕吐,常见于颅内疾病及全身性疾病,如各种脑膜炎、脑炎、中毒性脑病、瑞氏综合征、颅内占位性病变等。同时还可出现程度不等的意识障碍,颈项抵抗,前囟饱满,颅神经麻痹,肌张力增高或减弱,克氏征、布鲁津斯基征及巴宾斯基征阳性等体征。

3.腹泻

如遇重度腹泻,可致水电解质紊乱及酸碱失衡,出现严重低钠或高钠血症,低钙、低镁血症,以及由于补液不当,造成水中毒也可出现惊厥。

4.黄疸

新生儿溶血症,当出现胆红素脑病时,不仅皮肤巩膜高度黄染,还可有频繁性惊厥;重症肝炎患儿,当肝衰竭,出现惊厥前即可见到明显黄疸;在瑞氏综合征、肝豆状核变性等病程中,均可出现程度不等的黄疸,此类疾病初期或中末期均能出现惊厥。

5.水肿、少尿

水肿、少尿是各类肾炎或肾病为儿童时期常见多发病,水肿、少尿为该类疾病的首起表现,当其中部分患儿出现急、慢性肾衰竭,或肾性高血压脑病时,均可有惊厥。

6.智力低下

智力低下常见于新生儿窒息所致缺氧、缺血性脑病,颅内出血患儿,病初即有频繁惊厥,其后有不同程度的智力低下。智力低下亦见于先天性代谢异常疾病,如苯丙酮尿症、糖尿症等氨基酸代谢异常病。

三、诊断依据

(一)病史

了解惊厥的发作形式,持续时间,有无意识丧失,伴随症状,诱发因素及有关的家族史。

(二)体检

全面的体格检查,尤其神经系统的检查,如神志、头颅、头围、囟门、颅缝、脑神经、瞳孔、眼底、颈抵抗、病理反射、肌力、肌张力、四肢活动等。

(三)实验室及其他检查

1.血、尿、便常规

血白细胞计数显著增高,通常提示细菌感染。红细胞血色素很低,网织红细胞增高,提示急性溶血。尿蛋白及细胞数增高,提示肾炎或肾盂肾炎。大便镜检,除外痢疾。

2.血生化等检验

除常规查肝肾功能、电解质外,应根据病情选择有关检验。

3.脑脊液检查

凡疑有颅内病变惊厥患儿,尤其是颅内感染时,均应做脑脊液常规、生化、培养或有关的特殊化验。

4.脑电图检查

脑电图阳性率可达 80%～90%,小儿惊厥,尤其无热惊厥,其中不少系小儿癫痫。脑电图上可表现为阵发性棘波、尖波、棘慢波、多棘慢波等多种波型。

5.CT 检查

疑有颅内器质性病变惊厥患儿,应做颅脑 CT 扫描,高密度影见于钙化、出血、血肿及某些肿瘤;低密度影常见于水肿,脑软化,脑脓肿,脱髓鞘病变及某些肿瘤。

6.MRI 检查

MRI 对脑、脊髓结构异常反映较 CT 更敏捷,能更准确地反映脑内病灶。

7.单光子发射计算机断层成像(SPECT)

其可显示脑内不同断面的核素分布图像,对癫痫病灶、肿瘤定位及脑血管疾病提供诊断依据。

四、治疗

(一)止惊治疗

1.地西泮

每次 0.25～0.50 mg/kg,最大剂量不大于 10 mg,缓慢静脉注射,1 min 不大于 1 mg。必要时可在15～30 min后重复静脉注射 1 次,以后可口服维持。

2.苯巴比妥钠

新生儿首次剂量 15～20 mg 静脉注射,维持量 3～5 mg/(kg·d),婴儿、儿童首次剂量为 5～10 mg/kg,静脉注射或肌内注射,维持量 5～8 mg/(kg·d)。

3.水合氯醛

每次 50 mg/kg,加水稀释成 5%～10%溶液,保留灌肠。惊厥停止后改用其他镇静剂止惊药维持。

4.氯丙嗪

剂量为每次 1～2 mg/kg,静脉注射或肌内注射,2～3 h 后可重复 1 次。

5.苯妥英钠

每次 5～10 mg/kg,肌内注射或静脉注射。遇有"癫痫持续状态"时可给予 15～20 mg/kg,速度不超过 1 mg/(kg·min)。

6.硫喷妥钠

催眠,大剂量有麻醉作用。每次 10～20 mg/kg,稀释成 2.5%溶液肌内注射;也可缓慢静脉注射,边注射边观察,惊止即停止注射。

(二)降温处理

1.物理降温

物理降温可用 30%～50%乙醇擦浴,头部、颈、腋下、腹股沟等处可放置冰袋,亦可用冷盐水灌肠,或用低于体温 3 ℃~4 ℃的温水擦浴。

2.药物降温

可用布洛芬混悬液降温。

(三)降低颅内压

惊厥持续发作时,引起脑缺氧、缺血,易致脑水肿;如惊厥系颅内感染炎症引起,疾病本身即有脑组织充血水肿,颅内压增高,因而及时应用脱水降颅内压治疗。常用 20% 甘露醇溶液每次 5~10 mL/kg,静脉注射或快速静脉滴注(10 mL/min),6~8 h 重复使用。

(四)纠正酸中毒

惊厥频繁,或持续发作过久,可致代谢性酸中毒,如血气分析发现血 pH<7.2,BE 为 15 mmol/L时,可用 5%碳酸氢钠 3~5 mL/kg,稀释成 1.4%的等张液静脉滴注。

(五)病因治疗

对惊厥患儿应通过病史了解,全面体检及必要的化验检查,争取尽快地明确病因,给予相应治疗。对可能反复发作的病例,还应制订预防复发的防治措施。

五、护理

(一)护理诊断

(1)有窒息的危险。

(2)有受伤的危险。

(3)潜在并发症:脑水肿。

(4)潜在并发症:酸中毒。

(5)潜在并发症:呼吸、循环衰竭。

(6)知识缺乏。

(二)护理目标

(1)不发生误吸或窒息,适当加以保护防止受伤。

(2)保护呼吸功能,预防并发症。

(3)患儿家长情绪稳定,能掌握止痉、降温等应急措施。

(三)护理措施

1.一般护理

(1)将患儿平放于床上,取头侧位。保持安静,治疗操作应尽量集中进行,动作轻柔敏捷,禁止一切不必要的刺激。

(2)保持呼吸道通畅:头侧向一边,及时清除呼吸道分泌物。有发绀者供给氧气,窒息时施行人工呼吸。

(3)控制高热:物理降温可用温水或冷水毛巾湿敷额头部,每 5~10 min 更换 1 次,必要时用冰袋放在额部或枕部。

(4)注意安全,预防损伤,清理好周围物品,防止坠床和碰伤。

(5)协助做好各项检查,及时明确病因。根据病情需要,于惊厥停止后,配合医师作血糖、血钙或腰椎穿刺、血气分析及血电解质等针对性检查。

(6)加强皮肤护理:保持皮肤清洁干燥,衣、被、床单清洁、干燥、平整,以防皮肤感染及压疮的发生。

（7）心理护理：关心体贴患儿，处置操作熟练、准确，以取得患儿信任，消除其恐惧心理。说服患儿及家长主动配合各项检查及治疗，使诊疗工作顺利进行。

2.临床观察内容

（1）惊厥发作时，观察惊厥患儿抽搐的时间和部位，有无其他伴随症状。

（2）观察病情变化，尤其随时观察呼吸、面色、脉搏、血压、心音、心率、瞳孔大小、对光反射等重要的生命体征，发现异常及时通报医师，以便采取紧急抢救措施。

（3）观察体温变化，如有高热，及时做好物理降温及药物降温；如体温正常，应注意保暖。

3.药物观察内容

（1）观察止惊药物的疗效。

（2）使用地西泮、苯巴比妥钠等止惊药物时，注意观察患儿呼吸及血压的变化。

4.预见性观察

若惊厥持续时间长、频繁发作，应警惕有无脑水肿、颅内压增高的表现，如收缩压升高、脉率减慢、呼吸节律慢而不规则，则提示颅内压增高。如未及时处理，可进一步发生脑疝，表现为瞳孔不等大、对光反射消失、昏迷加重、呼吸节律不整甚至骤停。

六、康复与健康指导

（1）做好患儿的病情观察，准备好急救物品，教会家属正确的退热方法，提高家长的急救知识和技能。

（2）加强患儿营养与体育锻炼，做好基础护理等。

（3）向家长详细交代患儿的病情、惊厥的病因和诱因，指导家长掌握预防惊厥的措施。

（孙华娟）

第二节　小儿脑积水

一、护理评估

（一）病因分析

宫内病毒、弓形虫、螺旋体及细菌感染，引起先天异常如中脑导水管闭塞、脑池发育不良、室间孔闭锁等；蛛网膜研究证明，胎儿宫内脑积水的病因有异质性，约75％的宫内脑积水的胎儿出生后死亡，只有7.5％的宫内脑积水的胎儿出生后可正常生长发育。如是先天性导水管狭窄畸形，除发育畸形外，先天性病毒感染也有影响；先天性第四脑室形成大囊，枕部突出及小脑畸形称之为 Dandy-Walker；Galen 大静脉畸形，压迫导水管引起脑积水；Arnold-Chiari 综合征：小脑扁桃体下蚓部疝入椎管内，脑桥和延髓扭曲延长，并且部分延髓向椎管内移位；在先天性脑积水中，有些发生在儿童期或以后出现导水管狭窄性脑积水多为散发性，病因不清。散发性导水管狭窄也可在儿童期或青春期出现进行性脑积水。

（二）临床观察

儿童脑积水的临床表现是根据患者的发病年龄而变化的。婴幼儿期以头围不正常的速度增长,颅缝裂开,前囟饱满,头皮变薄,头皮静脉清晰可见并有怒张,用强光照射时有头颅透光现象,叩诊头顶呈实性鼓音。患儿易激惹,表情淡漠,饮食差,出现持续高调短促的哭泣。头颅与面不相称,头大而面小,双眼球呈下视状态,亦称落日征,2周岁以内儿童出现弱视。儿童期由于骨缝闭合,脑积水与婴幼儿不同,主要表现为颅内压高症状,双侧颈部疼痛,恶心、呕吐。部分有暂时或持久性视力降低及智力发育障碍,精神运动发育迟缓,轻度痉挛及瘫痪。

（三）辅助检查

颅透光试验阳性,颅脑超声或 CT 观察脑室大小。

（四）治疗

1.药物治疗

药物治疗只适用于轻度脑积水,一般用于分流术前暂时控制脑积水的发展。

2.脑室分流术

儿童脑积水目前主要以手术治疗为主,临床通常首选脑室-腹腔分流术。另外,不能行腹腔分流的患者可采用脑室-心房分流;脊髓-蛛网膜下腔-脑室分流术只适用于交通性脑积水。

3.非分流手术

切除侧脑室脉络丛和第三脑室造瘘,效果不好,很少用。

二、护理诊断

（一）颅内压增高

在婴幼儿期颅内压增高主要表现为骨缝裂开、前囟饱满、严重者头皮变薄和头皮静脉清晰可见,并有怒张;儿童期由于骨缝闭合,颅内压高症状同颅内占位。

（二）神经系统发育障碍

脑积水严重者可引起神经系统功能损害,如智力低下、语言障碍和发育异常。

（三）营养低于机体需要量

脑积水引起颅内压增高后,食欲缺乏、恶心、呕吐。

（四）自理能力缺陷

自理能力缺陷与年龄和疾病有关。

（五）家庭应对能力改变

家庭应对能力改变与脑积水可能威胁生命,信息不足难以照顾会使家属产生罪恶感有关。

三、护理目标

（1）发现颅内压高的症状及时抢救。

（2）提供合理营养膳食。

（3）保证患者生活需要得到满足。

（4）让家长了解脑积水对儿童生长发育的损害,提高应对能力。

四、护理措施

（一）观察疾病进展情况

（1）定时测量和记录头围（枕额径:沿眉毛上方、耳朵顶端到枕骨隆凸处）。

(2)观察及记录前囟门的大小及膨胀程度。

(3)观察颅内压增高的症状(有无恶心、呕吐、前囟门张力、意识、瞳孔和生命体征改变)。

(4)外观改变:头大小、额是否突出、落日眼、角弓反张姿势。

(二)及时处理颅内压高情况

(1)通知医师,备好抢救物品。

(2)头部抬高30°。

(3)保持呼吸道通畅,防止误吸、窒息。

(4)开放静脉,按医嘱给药,控制输液速度。

(5)给予心电监护,监测生命体征、瞳孔变化。

(6)保持病室安静,减少环境对患儿的不良刺激。

(三)给予适当营养

(1)少量多餐喂患儿,喂食前后减少活动,减少呕吐,若频繁呕吐应配合医师监测体液不足及电解质变化。

(2)抱着患儿成半坐位姿势,如患儿头很重,护士手臂应放在椅子把手上以支托头部,卧位时应抬高床头侧卧或头偏向一侧。

(3)喂食后抬高床头,防止呕吐后发生吸入性肺炎,给予充裕时间排气。

(4)记录出入量。

(四)保持皮肤完整性及功能位

(1)患儿置于柔软平整的床上,有条件可用气垫床。

(2)保持头皮和全身皮肤清洁干燥。

(3)定时翻身、翻身时注意头部与身体轴向旋转,保持良肢位。

(4)眼睑闭合不良的患儿,要保持眼睛潮湿,预防角膜溃疡及感染。

(五)给予患儿父母情感支持,促进应对能力

(1)提供正确的知识和相关解释。

(2)纠正错误观念,以减轻家属的焦虑与自责。

(3)评估若发现有严重的适应不良,由专业医师给予解答、咨询与辅导。

(孙华娟)

第三节 小儿急性上呼吸道感染

急性上呼吸道感染是小儿最常见的疾病,主要侵犯鼻、鼻咽和咽部,常诊断为"急性鼻咽炎(普通感冒)""急性咽炎""急性扁桃体炎"等,也可统称为上呼吸道感染,或简称"上感"。

一、病因

各种病毒和细菌都可引起上呼吸道感染,尤以病毒为多见,占"上感"发病病原体的60%甚至90%以上,常见有鼻病毒、腺病毒、副流感病毒、流感病毒、呼吸道合胞病毒等,其他病毒如冠状病毒、肠道病毒、单纯疱疹病毒、EB病毒等也可引起。细菌感染常继发于病毒感染之

后,其中溶血性链球菌占重要地位,其次为肺炎链球菌、葡萄球菌、嗜血流感杆菌,偶尔也有革兰氏阴性杆菌。亦有报告肺炎支原体亦可引起上呼吸道感染。

二、病理改变

病变部位早期表现为毛细血管和淋巴管扩张,黏膜充血水肿、腺体及杯状细胞分泌增加及单核细胞和吞噬细胞浸润,以后转为中性粒细胞浸润、上皮细胞坏死脱落。恢复期上皮细胞新生、黏膜修复、恢复正常。

三、临床表现

本病多为散发,偶然亦见流行。婴幼儿患病症状较重,年长儿较轻。婴幼儿患病时可有或无流涕、鼻塞、打喷嚏等呼吸道症状,常突发高热、呕吐、腹泻,甚至因高热而引起惊厥。年长儿患者常有流涕、鼻塞、打喷嚏、咽部不适、发热等症状,可伴有轻度咳嗽与声嘶。部分患儿发病早期可出现脐周围阵痛、咽炎、咽痛等症状,咽黏膜充血,若咽侧索也受累,则在咽两外侧壁上各见一纵行条索状肿块突出。疱疹性咽峡炎,在咽弓、软腭、悬雍垂黏膜上可见数个或数十个灰白色小疱疹,直径1~3 mm,周围有红晕,1~2 d破溃成溃疡。咽结膜热患者,临床特点为发热39 ℃左右,咽炎及结膜炎同时存在,而有别于其他类型的上呼吸道感染。急性扁桃体炎除了发热、咽痛外,扁桃体可见明显红肿,表面有黄白色脓点,可融合成假膜状。

四、实验室检查

病毒感染时白细胞计数多偏低或正常,粒细胞不增高。病因诊断除病毒分离与血清反应外,近年来广泛利用免疫荧光、酶联免疫等方法开展病毒学的早期诊断,对初步鉴别诊断有一定帮助。细菌感染时白细胞计数及中性粒细胞可增高;由链球菌引起者血清抗链球菌溶血素"O"滴度增高,咽拭子培养可有致病菌生长。

五、诊断

急性上呼吸道感染具有典型症状,如发热、鼻塞、咽痛、扁桃体肿大等全身和局部症状,结合季节、流行病学特点等,临床诊断并不困难,但对病原学的诊断则需依靠病毒学和细菌学检查。

六、鉴别诊断

(1)症状中以高热惊厥和腹痛严重者,须与中枢神经系统感染和急腹症等疾病相鉴别。

(2)很多急性传染病早期,也有上呼吸道感染的症状,虽然现在预防接种比较普遍及传染病发病率明显下降,但在传染病流行季节要仔细询问麻疹、猩红热、腮腺炎、百日咳、流感,以及脊髓灰质炎的流行接触史。当夏季时尤要注意和中毒性疾病的早期相鉴别。

(3)如有高热、流涎、拒食、咽后壁及扁桃体周围有小疱疹及小溃疡者,可诊断为疱疹性咽峡炎;如高热、咽红伴眼结膜充血,可诊为咽结膜热;扁桃体红肿且有渗出者为急性扁桃体炎或化脓性扁桃体炎;如有明显流行史、高热、四肢酸痛、头痛等全身症状而较鼻咽部症状更重时,要考虑为流行性感冒。

七、治疗

(一)一般治疗

充分休息,多饮水,注意隔离,预防并发症。WHO在急性呼吸道感染的防治纲要中指出,关于感冒的治疗主要是家庭护理和对症处理。

(二)对症治疗

1.高热

高热时口服阿司匹林类,剂量为每次10 mg/kg,持续高热可每4 h口服1次;亦可用对乙酰氨基酚(扑热息痛),剂量为每次5～10 mg/kg,市场上多为糖浆剂,便于小儿服用。高热时还可用赖氨酸阿司匹林等肌内注射,同时亦可用冷敷、温湿敷、乙醇擦浴等物理方法降温。

2.高热惊厥

出现高热惊厥可针刺人中、十宣等穴位或肌内注射苯巴比妥钠每次4～6 mg/kg,有高热惊厥史的小儿可在服退热剂同时服用苯巴比妥等镇静剂。

3.鼻塞

乳儿鼻塞妨碍喂奶时,可在喂奶前用0.5%麻黄碱1～2滴滴鼻,年长儿亦可加用氯苯那敏等脱敏剂。

4.咽痛

疱疹性咽峡炎时可用冰硼酸、锡类散、鱼肝油或碘甘油涂抹口腔内疱疹或溃疡处;年长儿可口含碘喉片及其他中药利咽喉片,如华素片、度美芬、四季润喉片、草珊瑚、西瓜霜润喉片等。

(三)病因治疗

如诊断为病毒感染,目前常用1%利巴韦林滴鼻,每2～3 h双鼻孔各滴2～3滴,或口服利巴韦林口服液(威乐星),或用利巴韦林口含片。亦有用口服金刚烷胶、吗啉胍,但疗效不肯定。如明确腺病毒或单纯性疱疹病毒感染亦有用碘苷、阿糖胞苷。近年来有报道用干扰素治疗重症病毒性感染取得较好疗效。如诊断为细菌感染,大多合并有中耳炎、鼻窦炎、化脓性扁桃体炎、淋巴结炎及下呼吸道炎症时,可选用复方新诺明、氨苄西林、阿莫西林或其他抗生素。但多数上呼吸道感染病例不应滥用抗生素。

(四)风热两型

风热两型治法以清热解表为主,常用中成药有银翘解毒片、桑菊感冒片、感冒退热冲剂、板蓝根冲剂及双黄连口服液等。

八、预防

减少上呼吸道感染的根本办法在于预防。平时要多户外活动,增强体质,要避免交叉感染,特别是在感冒流行季节要少去公共场所或串门;注意气候骤变,及时添减衣服;对体弱儿及反复呼吸道感染儿可服玉屏风散或左旋咪唑,0.25～3 mg/(kg·d),每周服2 d停5 d,3个月为1个疗程。这些治疗目的多是增强机体抵抗力,预防呼吸道感染复发。

九、并发症

正常5岁以下小儿每年患急性呼吸道感染4～6次。但有的患儿患呼吸道感染的次数过于频繁,可称为反复呼吸道感染,简称复感儿。

（一）影响因素

由于小儿正处在生长发育之中，身体的免疫系统还未发育完善，缺乏抵御微生物侵入的能力，故很容易患急性呼吸道感染，但有的患儿由于环境或机体本身条件比一般小儿更易患急性呼吸道感染，影响因素有以下几点。

1.机体条件

如患儿长期营养不良，婴儿母乳不足又未及时添加辅食，体内缺乏必需的蛋白质、脂肪及热量不足，影响器官组织的正常发育致抵抗力低下；也有的家庭经济条件并不差，但父母缺乏科学育儿知识，偏食或喂养不合理，特别是只喝牛奶、巧克力，缺乏多种维生素和微量元素如铁、锌等，也会对免疫系统造成损害，抗病能力下降而易患病。

2.环境因素

环境因素特别是大气污染或被动吸烟。如冬天屋内生炉子，空气中大量烟雾、粉尘及有害物质进入小儿呼吸道；同样被动吸烟也是。这些有害物质不但损伤呼吸道正常黏膜，而且还可降低抵抗力，诱发呼吸道感染。有报道在吸烟家庭中生长的婴儿比无吸烟家庭的小儿患急性呼吸道感染的机会大数倍至近10倍。

3.先天因素

小儿患有先天的免疫缺陷病或暂时性免疫低下也可造成反复呼吸道感染。

（二）诊断

根据1987年全国小儿呼吸道疾病学术会议讨论标准做出诊断（表12-1）。

表 12-1　小儿反复呼吸道疾病诊断标准

年龄（岁）	上呼吸道感染（次/年）	下呼吸道感染（次/年）
0～2	7	3
3～5	5	2
6～12	5	2

（三）治疗

急性感染可参照上述方法外，还要针对引起反复上感的原因，如增加营养、改善环境因素。应该指出患先天性免疫缺陷的小儿是极少数，大部分还是护理问题，因此，增强患儿体质是治疗及预防之根本。加强体育锻炼及注意户外活动，使患儿增强适应外界环境及气候变化的能力；同时注意对反复呼吸道感染患儿的生活护理，随气候变化增减衣服，切忌过捂过饱，这些都是治疗反复呼吸道感染的关键。

十、护理评估

（一）健康史

询问发病情况，注意有无受凉史，或当地有无类似疾病的流行，患儿发热开始时间、程度，伴随症状及用药情况；了解患儿有无营养不良、贫血等病史。

（二）身体状况

观察患儿精神状态，注意有无鼻塞、呼吸困难，测量体温，检查咽部有无充血和疱疹，扁桃体及颈部淋巴结是否肿大，结合咽喉黏膜有无充血，皮肤有无皮疹，腹痛及支气管、肺受累的表现。了解血常规等实验室检查结果。

（三）心理-社会状况

了解患儿及家长的心理状态和对该病因、预防及护理知识的认识程度；评估患儿家庭环境及经济情况,注意疾病流行趋势。

十一、常见护理诊断与合作性问题

（一）体温过高

体温过高与上呼吸道感染有关。

（二）潜在并发症（惊厥）

其与高热有关。

（三）有外伤的危险

发生外伤与发生高热惊厥时抽搐有关。

（四）有窒息的危险

窒息与发生高热惊厥时胃内容物反流或痰液阻塞有关。

（五）有体液不足的危险

其与高热大汗及摄入减少有关。

（六）低效性呼吸形态

这与呼吸道炎症有关。

（七）舒适的改变

此与咽痛、鼻塞等有关。

十二、护理目标

（1）患儿体温降至正常范围（36.0 ℃～37.5 ℃）。

（2）患儿不发生惊厥或惊厥时能被及时发现。

（3）患儿维持于舒适状态,无自伤及外伤发生。

（4）患儿呼吸道通畅,无误吸及窒息发生。

（5）患儿体温正常,能接受该年龄组的液体入量。

（6）患儿呼吸在正常范围,呼吸道通畅。

（7）患儿感到舒适,不再哭闹。

十三、护理措施

（1）保持室内空气新鲜,每天通风换气 2～4 次,保持室温 18 ℃～22 ℃,湿度 50％～60％,空气每天用过氧乙酸或含氯制剂喷雾消毒 2 次。有患儿居住的房间最好用空气消毒机,消毒净化空气。

（2）密切观察体温变化,体温超过 38.5 ℃时给予物理降温,如头部冷敷、腋下及腹股沟处置冰袋,温水或乙醇擦浴。冷盐水灌肠,必要时给予药物降温:对乙酰氨基酚、小柴胡颗粒均可口服降热。

（3）发热者卧床休息直到退热 1 d 以上可适当活动,做好心理护理,提供玩具、画册等有利于减轻焦虑,不安情绪。

（4）防止发生交叉感染,患儿与正常小儿分开,接触者戴口罩,防止继发细菌感染。

(5)保持口腔清洁,每天用生理盐水漱口1～2次,婴幼儿可经常喂少量温开水以清洗口腔,防止口腔炎的发生。

(6)保持鼻咽部通畅,鼻腔分泌物和干痂及时清除,鼻孔周围应保持清洁,避免增加鼻腔压力,使炎症经咽管向中耳发展引起中耳炎。鼻塞严重时于清洁鼻腔分泌物后用0.5%麻黄碱液滴鼻,每次1～2滴;对鼻塞而妨碍吸吮的婴幼儿,宜在哺乳前10～15 min滴鼻,使鼻腔通畅,保持吸吮。

(7)多饮温开水,以加速毒物排泄和降低体温,患儿衣着、被子不宜过多,出汗后及时给患儿用温水擦干汗液,更换衣服。

(8)每4 h测体温1次,体温骤升或骤降时要随时测量并记录,如患儿病情加重,体温持续不退,应考虑并发症的可能,需要及时报告医师并及时处理,如病程中出现皮疹,应区别是否为某种传染病的早期征象,以便及时采取措施。

(9)注意观察咽部充血、水肿等情况,咽部不适时给予润喉含片或雾化吸入(雾化吸入药物可用利巴韦林、糜蛋白酶、地塞米松加20～40 mL注射用水,2次/天)。

(10)室内安静减少刺激,发生高热惊厥时按惊厥护理常规。

(11)给予易消化和富含维生素的清淡饮食,必要时静脉补充营养和水分。

(12)患儿安置在有氧气、吸痰器的病室内。

(13)平卧、头偏向一侧,注意防止舌咬伤。防止呕吐物误吸,防止舌后倒引起窒息,应托起患儿下颌同时解开衣物及松开腰带,以减轻呼吸道阻力。

(14)密切观察病情变化,防止发生意外,如坠床或摔伤等。

(15)抽搐时上、下牙之间放牙垫,防止舌及口唇咬伤,患儿持续发作时,可按照医嘱给予对症处理。

(16)按医嘱用止惊药物,如地西泮、苯巴比妥等,观察患儿用药后的反应,并记录。

(17)治疗、护理等集中进行,保持安静,减少刺激。

(18)保持呼吸道通畅,及时吸痰,发绀者给予吸氧,窒息者给人工呼吸,注射呼吸兴奋剂。

(19)高热者给予物理降温或退热剂降温,在严重感染并伴有循环衰竭、抽搐、高热者,可行冬眠疗法,冬眠期间不能搬动患儿或突然竖起,防止直立性休克。

(20)详细记录发作时间,抽动的姿势、次数及特点,因有的患儿抽搐时间相当短暂,虽有几秒钟,抽搐姿势也不同,有的像眨眼一样,有的口角微动,有的肢体像无意乱动一样等,因此需仔细注视才能发现。

(21)密切观察血压、呼吸、脉搏、瞳孔的变化,并做好记录。

十四、健康教育

(1)指导家庭护理:因上呼吸道感染患儿多不住院,要帮助患儿家长掌握上呼吸道感染的护理要点。让患儿多饮水,促进代谢及体内毒素的排泄;饮食要清淡,少食多餐,给高蛋白、高热量、高维生素的流质或半流质饮食;要注意休息,避免剧烈活动,防止咳嗽加重。患儿鼻塞时呼吸不畅可在哺乳及临睡前用0.5%的麻黄碱溶液滴鼻,每次1～2滴,可使鼻腔通畅。但不能用药过频,以免引起心悸等表现。

(2)指导预防并发症的方法,以免引起中耳炎、鼻窦炎,介绍如何观察并发症的早期表现,如高热持续不退而复升,淋巴结肿大,耳痛或外耳道流脓,咳嗽加重、呼吸困难等,应及时与医护人员联系并及时处理。

（3）介绍上呼吸道感染的预防重点，增加营养和体格锻炼，避免受凉；在上呼吸道感染流行季节避免到人多的公共场所；有流行趋势时给易感儿服用板蓝根、金银花、连翘等中药汤剂预防，对反复发生上呼吸道感染的小儿应积极治疗原发病，改善机体健康状况。鼓励母乳喂养，积极防治各种慢性病，如维生素 D 缺乏性佝偻病、营养不良及贫血等，在集体儿童机构中，如有上感流行趋势，应早期隔离患儿，室内用食醋熏蒸法消毒。

（4）用药指导：指导患儿家长不要给患儿滥服感冒药，如成人速效伤风胶囊及其他市场流行各种感冒药、消炎药、抗病毒药，必须在医师指导下服药，服药时不要与奶粉、糖水同服，两种药物必须间隔半小时以上再服用。

（孙华娟）

第四节　小儿支气管哮喘

一、定义

支气管哮喘简称哮喘，是一种以嗜酸性粒细胞、肥大细胞和 T 淋巴细胞等多种细胞参与的气道变应原性慢性炎症性疾病，具有气道高反应性特征。

二、疾病相关知识

（一）流行病学
以 1～6 岁患病较多，大多数在 3 岁以内起病。在青春期前，男孩哮喘的患病率是女孩的1.5～3.0 倍，青春期时此种差别消失。

（二）临床表现
反复发作性喘息、呼吸困难、胸闷或咳嗽等症状。

（三）治疗
去除病因、控制发作、预防复发。坚持长期、持续、规范、个体化的治疗原则。

（四）康复
经对症治疗，症状消失，维持正常呼吸功能。

（五）预后
预后较好，病死率为 2～4/10 万，70%～80%年长后症状不再复发，但可能存在不同程度气道炎症和高反应性，30%～60%的患儿可完全治愈。

三、专科评估与观察要点

（1）刺激性干咳、哮鸣音、吸气性呼吸困难。

（2）观察患儿精神状态，有无烦躁不安等症状发生。

（3）呼吸道黏膜、口腔黏膜干燥，评估是否有痰液黏稠不易咳出、皮肤弹性下降、尿量少于正常等情况发生。

四、护理问题

(一)低效性呼吸形态

与支气管痉挛、气道阻力增加有关。

(二)清理呼吸道无效

与呼吸道分泌物黏稠、体弱无力排痰有关。

(三)活动无耐力

与缺氧和辅助呼吸肌过度使用有关。

(四)潜在并发症

呼吸衰竭。

(五)焦虑

与哮喘反复发作有关。

五、护理措施

(一)常规护理

(1)保持病室空气清新,温湿度适宜。做好呼吸道隔离,避免有害气体及强光的刺激。

(2)保持患儿安静,给予坐位或半卧位,以利于保持呼吸道通畅。

(3)保证患儿摄入足够的水分,以降低分泌物的黏稠度,防止形成痰栓。

(4)遵医嘱给予氧气吸入,注意吸氧浓度和时间,根据病情,定时进行血气分析,及时调整氧流量,保持 PaO_2 在 70~90 mmHg(9.3~11.9 kPa)。

(5)给予雾化吸入、胸部叩击或震荡,以利于分泌物的排出,鼓励患儿做有效的咳嗽,对痰液黏稠、无力咳出者应及时吸痰。

(6)密切观察病情变化,及时监测生命体征,注意呼吸困难的表现。记录哮喘发作的时间,注意诱因及避免接触变应原。

(二)专科护理

(1)哮喘发作时应密切观察病情变化,给患儿以坐位或半卧位,背后给予衬垫,使患儿舒适,正确使用定量气雾剂或静脉输入止喘药物,记录哮喘发作及持续时间。

(2)哮喘持续状态时应及时给予氧气吸入,监测生命体征,及时准确给药,并备好气管插管及呼吸机,随时准备抢救。

六、健康指导

(1)指导呼吸运动,以加强呼吸肌的功能。

(2)指导患儿及家长认识哮喘发作的诱因,室内禁止放置花草或毛毯等,避免接触变应原。

(3)给予营养丰富、易消化、低盐、高维生素、清淡无刺激性食物。避免食用易过敏、刺激性食物,以免诱发哮喘发作。

(4)哮喘发作时应绝对卧床休息,保持患儿安静和舒适,指导家长给予合适的体位。缓解期逐渐增加活动量。

(5)教会家长正确认识哮喘发作的先兆,确认患儿对治疗的依从性,指导患儿及家长正确使用药物和设备,如喷雾剂、峰流速仪、吸入器,及早用药控制、减轻哮喘症状。指导家长帮助患儿进行缓解期的功能锻炼,多进行户外活动及晒太阳,增强御寒能力,预防呼吸道感染。

(6)建立随访计划,坚持门诊随访。

七、护理结局评价

(1)患儿气道通畅,通气量有改善。

(2)患儿舒适感增强,能得到适宜的休息。

(3)患儿能保持平静状态,焦虑得到改善,无并发症的发生。

八、急危重症观察与处理

哮喘持续状态:①表现,哮喘发作严重,有明显的呼吸困难及吸气三凹征,伴有心功能不全和低氧血症。②处理,应注意严密监测呼吸、心率变化,并注意观察神志状态,遵医嘱立即建立静脉通路,及时准确给药,随时准备行气管插管和机械通气。

(孙华娟)

第五节 小 儿 肺 炎

肺炎系指不同病原体或其他因素所致的肺部炎症,以发热、咳嗽、气促、呼吸困难和肺部固定湿啰音为共同临床表现,该病是儿科常见疾病中能威胁生命的疾病之一。据联合国儿童基金会统计,全世界每年有 350 万左右<5 岁儿童死于肺炎,占<5 岁儿童总病死率的 28%;我国每年<5 岁儿童因肺炎死亡者约 35 万,占全世界儿童肺炎死亡数的 10%。因此,积极采取措施,降低小儿肺炎的病死率,是 21 世纪世界儿童生存、保护和发展纲要规定的重要任务,同时,也是我国儿童保护重要内容。

目前,小儿肺炎的分类尚未统一,常用方法有 4 种,各种肺炎可单独存在,也可两种同时存在。①病理分类:可分为支气管肺炎、大叶性肺炎、间质性肺炎等。②病因分类:感染性肺炎,如病毒性肺炎、细菌性肺炎、支原体肺炎、衣原体肺炎、真菌性肺炎、原虫性肺炎;非感染性肺炎,如吸入性肺炎、坠积性肺炎等。③病程分类:急性肺炎(病程<1 个月),迁延性肺炎(病程 1~3 个月),慢性肺炎(病程>3 个月)。④病情分类:轻症肺炎(主要为呼吸系统表现)、重症肺炎(除呼吸系统受累外,其他系统也受累,且全身中毒症状明显)。

临床上若病因明确,则按病因分类,否则按病理分类。

一、病因与发病机制

引起肺炎的主要病原体为病毒和细菌,病毒中最常见的为呼吸道合胞病毒,其次为腺病毒、流感病毒等;细菌中以肺炎链球菌多见,其他有葡萄球菌、链球菌、革兰氏阴性杆菌等。低出生体质量、营养不良、维生素 D 缺乏性佝偻病、先天性心脏病等患儿易患本病,且病情严重,容易迁延不愈,病死率也较高。

病原体多由呼吸道入侵,也可经血行入肺,引起支气管、肺泡、肺间质炎症,支气管因黏膜水肿而管腔变窄,肺泡壁因充血水肿而增厚,肺泡腔内充满炎症渗出物,影响了通气和气体交换;同时由于小儿呼吸系统的特点,当炎症进一步加重时,可使支气管管腔更加狭窄,甚至阻塞,造成通气和换气功能障碍,导致低氧血症及高碳酸血症。为代偿缺氧,患儿呼吸与心率加快,出现鼻翼翕动和三凹征,严重时可产生呼吸衰竭。由于病原体作用,重症常伴有毒血症,引起不同程度的感染中毒症状。缺氧、二氧化碳潴留及毒血症可导致循环系统、消化系统、神经系统的一系列症状,以及水、电解质和酸碱平衡紊乱。

(一)循环系统

缺氧使肺小动脉反射性收缩,肺循环压力增高,形成肺动脉高压;同时病原体和毒素侵袭心肌,引起中毒性心肌炎。肺动脉高压和中毒性心肌炎均可诱发心力衰竭。重症患儿常出现微循环障碍、休克甚至弥散性血管内凝血。

(二)中枢神经系统

缺氧和高碳酸血症使脑血管扩张、血流减慢,血管通透性增加,致使颅内压增高。严重缺氧和脑供氧不足使脑细胞无氧代谢增加,造成乳酸堆积、ATP生成减少和 Na^+-K^+ 离子泵转运功能障碍,引起脑细胞内水、钠潴留,形成脑水肿。病原体毒素作用亦可引起脑水肿。

(三)消化系统

低氧血症和毒血症可引起胃黏膜糜烂、出血、上皮细胞坏死脱落等应激性反应,导致黏膜屏障功能破坏,使胃肠功能紊乱,严重者可引起中毒性肠麻痹和消化道出血。

(四)水、电解质和酸碱平衡紊乱

重症肺炎可出现混合性酸中毒,因为严重缺氧时体内需氧代谢障碍、酸性代谢产物增加,常可引起代谢性酸中毒;而二氧化碳潴留、H_2CO_3 增加又可导致呼吸性酸中毒。缺氧和二氧化碳潴留还可导致肾小动脉痉挛而引起水、钠潴留,重症者可造成稀释性低钠血症。

二、临床表现

(一)支气管肺炎

支气管肺炎为小儿最常见的肺炎。多见于3岁以下婴幼儿。

1.轻症

以呼吸系统症状为主,大多起病较急。主要表现为发热、咳嗽和气促。

(1)发热:热型不定,多为不规则热,新生儿或重度营养不良儿可不发热,甚至体温不升。

(2)咳嗽:较频,早期为刺激性干咳,以后有痰,新生儿则表现为口吐白沫。

(3)气促:多发生在发热、咳嗽之后,呼吸频率加快,每分钟可达40~80次,可有鼻翼翕动、点头呼吸、三凹征、唇周发绀。肺部可听到较固定的中、细湿啰音,病灶较大者可出现肺实变体征。

2.重症

重症肺炎常有全身中毒症状及循环、神经、消化系统受累的临床表现。

(1)循环系统:常见心肌炎、心力衰竭及微循环障碍。心肌炎表现为面色苍白、心动过速、心音低钝、心律失常,心电图显示 ST 段下移和 T 波低平、倒置;心力衰竭表现为呼吸突然加快,>60 次/分钟;极度烦躁不安,明显发绀,面色发灰;心率增快,>180 次/分钟,心音低钝有奔马率;颈静脉怒张,肝脏迅速增大,尿少或无尿,颜面或下肢水肿等。

(2)神经系统:表现为烦躁或嗜睡,脑水肿时出现意识障碍、反复惊厥、前囟膨隆、脑膜刺激征等。

(3)消化系统:常有食欲缺乏、腹胀、呕吐、腹泻等;重症可引起中毒性肠麻痹和消化道出血,表现为严重腹胀、肠鸣音消失、便血等。

若延误诊断或病原体致病力强,可引起脓胸、脓气胸、肺大泡等并发症,多表现为体温持续不退,或退而复升,中毒症状或呼吸困难突然加重。

(二)几种不同病原体所致肺炎的特点

1.呼吸道合胞病毒性肺炎

其由呼吸道合胞病毒感染所致,多见于 2 岁以内婴幼儿,尤以 2～6 个月婴儿多见。常于上呼吸道感染后 2～3 d 出现干咳、低至中度发热,喘憋为突出表现,2～3 d 后病情逐渐加重,出现呼吸困难和缺氧症状。肺部听诊可闻及多量哮鸣音、呼气性喘鸣,肺基底部可听到细湿啰音。喘憋严重时可合并心力衰竭、呼吸衰竭。临床上有两种类型。

(1)毛细支气管炎:有上述临床表现,但中毒症状不严重,当毛细支气管接近完全阻塞时,呼吸音可明显减低,胸部 X 线常显示不同程度的梗阻性肺气肿和支气管周围炎,有时可见小点片状阴影或肺不张。

(2)间质性肺炎:全身中毒症状较重,呼吸困难明显,肺部体征出现较早,胸部 X 线呈线条状或单条状阴影增深,或互相交叉成网状阴影,多伴有小点状致密阴影。

2.腺病毒性肺炎

此为腺病毒引起,在我国以 3、7 两型为主,11、12 型次之。本病多见于 6 个月至 2 岁的婴幼儿。起病急骤,呈稽留高热,全身中毒症状明显,咳嗽较剧,可出现喘憋、呼吸困难、发绀等。肺部体征出现较晚,常在发热 4～5 d 后出现湿啰音,以后病变融合而呈现肺实变体征,少数患儿可并发渗出性胸膜炎。胸部 X 线改变的出现较肺部体征为早,可见大小不等的片状阴影或融合成大病灶,并多见肺气肿,病灶吸收较缓慢,需数周至数月。

3.葡萄球菌肺炎

这主要包括金黄色葡萄球菌及白色葡萄球菌所致的肺炎,多见于新生儿及婴幼儿。临床起病急,病情重,进展迅速;多呈弛张高热,婴儿可呈稽留热;中毒症状明显,面色苍白、咳嗽、呻吟、呼吸困难,皮肤常见一过性猩红热样或荨麻疹样皮疹,有时可找到化脓灶,如疖肿等。肺部体征出现较早,双肺可闻及中、细湿啰音,易并发脓胸、脓气胸等,可合并循环、神经及胃肠功能障碍。胸部 X 线常见浸润阴影,易变性是其特征。

4.流感嗜血杆菌肺炎

此类肺炎由流感嗜血杆菌引起。近年来,由于广泛使用广谱抗生素和免疫抑制剂,加上院内感染等因素,流感嗜血杆菌感染有上升趋势,多见于＜4 岁的小儿,常并发于流感病毒或葡萄球菌感染者。临床起病较缓,病情较重,全身中毒症状明显,有发热、痉挛性咳嗽、呼吸困难、鼻翼翕动、三凹征、发绀等。体检肺部有湿啰音或肺实变体征,易并发脓胸、脑膜炎、败血症、心包炎、中耳炎等。胸部 X 线表现多种多样。

5.肺炎支原体肺炎

本型肺炎由肺炎支原体引起,多见于年长儿,婴幼儿发病率也较高。以刺激性咳嗽为突出表现,有的酷似百日咳样咳嗽,咯出黏稠痰,甚至带血丝;常有发热,热程 1～3 周。年长儿可伴有咽痛、胸闷、胸痛等症状,肺部体征不明显,常仅有呼吸音粗糙,少数闻及干湿啰音。婴幼儿起病急,呼吸困难、喘憋和双肺哮鸣音较突出。部分患儿出现全身多系统的临床表现,如心肌炎、心包炎、溶血性贫血、脑膜炎等。胸部 X 线检查可分为 4 种改变:①肺门阴影增浓;②支气管肺炎改变;③间质性肺炎改变;④均一的实变影。

6.衣原体肺炎

沙眼衣原体肺炎多见于6个月以下的婴儿,可于产时或产后感染,起病缓,先有鼻塞、流涕,后出现气促、频繁咳嗽,有的酷似百日咳样阵咳,但无回声,偶有呼吸暂停或呼气喘鸣,一般无发热。可同时患有结膜炎或有结膜炎病史。胸部X线呈弥漫性间质性改变和过度充气。肺炎衣原体肺炎多见于5岁以上小儿,发病隐匿,体温不高,咳嗽逐渐加重,两肺可闻及干湿啰音。X线显示单侧肺下叶浸润,少数呈广泛单侧或双侧浸润。

三、治疗要点

采取综合措施,积极控制感染,改善肺的通气功能,防止并发症。

(一)控制感染

根据不同病原体选用敏感抗生素积极控制感染,使用原则:早期、联合、足量、足疗程,重症宜静脉给药。

WHO推荐的4种第1线抗生素:复方磺胺甲基异噁唑、青霉素、氨苄西林、阿莫西林,其中青霉素为首选药,复方磺胺甲基异噁唑不能用于新生儿。怀疑有金葡菌肺炎者,推荐用氨苄西林、氯霉素、苯唑西林或氯唑西林和庆大霉素。我国卫健委对轻症肺炎推荐使用头孢氨苄(头孢菌素Ⅳ)。大环内酯类抗生素如红霉素、交沙霉素、罗红霉、阿奇霉素素等对支原体肺炎、衣原体肺炎等均有效;除阿奇霉素外,用药时间应持续至体温正常后5～7 d,临床症状基本消失后3 d。支原体肺炎至少用药2～3周。应用阿奇霉素3～5 d 1个疗程,根据病情可再重复1个疗程,以免复发。葡萄球菌肺炎比较顽固,疗程宜长,一般于体温正常后继续用药2周,总疗程6周。

病毒感染尚无特效药物,可用利巴韦林、干扰素、聚肌胞、乳清液等,中药治疗有一定疗效。

(二)对症治疗

止咳、止喘、保持呼吸道通畅;纠正低氧血症、水电解质与酸碱平衡紊乱;对于中毒性肠麻痹者,应禁食、胃肠减压,皮下注射新斯的明。对有心力衰竭、感染性休克、脑水肿、呼吸衰竭者,采取相应的治疗措施。

(三)肾上腺皮质激素的应用

若中毒症状明显,或严重喘憋,或伴有脑水肿、中毒性脑病、感染性休克、呼吸衰竭等及胸膜有渗出者,可应用肾上腺皮质激素,常用地塞米松,每天2～3次,每次2～5 mg,疗程3～5 d。

(四)防治并发症

对并发脓胸、脓气胸者及时抽脓、抽气;对年龄小、中毒症状明显、脓液黏稠经反复穿刺抽脓不畅者,以及有张力气胸者进行胸腔闭式引流。

四、护理措施

(一)改善呼吸功能

(1)保持病室环境舒适,空气流通,温湿度适宜,尽量使患儿安静,以减少氧的消耗。不同病原体肺炎患儿应分室居住,以防交叉感染。

(2)置患儿于有利于肺扩张的体位并经常更换,或抱起患儿,以减少肺部淤血和防止肺不张。

(3)给氧:凡有低氧血症,有呼吸困难、喘憋、口唇发绀、面色灰白等情况立即给氧;婴幼儿可用面罩法给氧,年长儿可用鼻导管法;若出现呼吸衰竭,则使用人工呼吸器。

(4)正确留取标本,以指导临床用药;遵医嘱使用抗生素治疗,以消除肺部炎症,促进气体交换;注意观察治疗效果。

(二)保持呼吸道通畅

(1)及时清除患儿口鼻分泌物,经常协助患儿转换体位,同时轻拍背部,边拍边鼓励患儿咳嗽,以促使肺泡及呼吸道的分泌物借助重力和振动易于排出;病情许可的情况下可进行体位引流。

(2)给予超声雾化吸入,以稀释痰液,利于咳出,必要时予以吸痰。

(3)遵医嘱给予祛痰剂,如复方甘草合剂等;对严重喘憋者,遵医嘱给予支气管解痉剂。

(4)给予易消化、营养丰富的流质、半流质饮食,少食多餐,避免过饱影响呼吸;哺喂时应耐心,防止呛咳引起窒息;重症不能进食者,给予静脉营养。保证液体的摄入量,以湿润呼吸道黏膜,防止分泌物干结,利于痰液排出;同时可以防止发热导致的脱水。

(三)加强体温监测

观察体温变化并警惕高热惊厥的发生,对高热者给予降温措施,保持口腔及皮肤清洁。

(四)密切观察病情

(1)如患儿出现烦躁不安、面色苍白、气喘加剧、心率加速(>160次/分钟)、肝脏在短时间内急剧增大等心力衰竭的表现,及时报告医师,给予氧气吸入并减慢输液速度,遵医嘱给予强心、利尿药物,以增强心肌收缩力,减慢心率,增加心搏出量,减轻体内水、钠潴留,从而减轻心脏负荷。

(2)若患儿出现烦躁或嗜睡、惊厥、昏迷、呼吸不规则等,提示颅内压增高,立即报告医师并共同抢救。

(3)患儿腹胀明显伴低钾血症时,及时补钾;若有中毒性肠麻痹,应禁食,予以胃肠减压,遵医嘱皮下注射新斯的明,以促进肠蠕动,消除腹胀,缓解呼吸困难。

(4)如患儿病情突然加重,出现剧烈咳嗽、烦躁不安、呼吸困难、胸痛、面色发绀、患侧呼吸运动受限等,提示并发脓胸或脓气胸,应及时配合进行胸穿或胸腔闭式引流。

(五)健康教育

向患儿家长讲解疾病的有关知识和护理要点,指导家长合理喂养,加强体格锻炼,以改善小儿呼吸功能;对易患呼吸道感染的患儿,在寒冷季节或气候骤变外出时,应注意保暖,避免着凉;定期健康检查,按时预防接种;对年长儿说明住院和注射等对疾病痊愈的重要性,鼓励患儿克服暂时的痛苦,与医护人员合作;教育患儿咳嗽时用手帕或纸捂嘴,不随地吐痰,防止病原菌污染空气而传染给他人。

(孙华娟)

第六节 小儿原发性心肌病

小儿原发性心肌病是指病因不明,病变局限于心肌的一组疾病。依据临床和病理改变可分为扩张型心肌病、肥厚型心肌病、限制型心肌病,以前两类常见。临床上以缓慢进展的心脏增大、心律失常及心功能不全为主要表现,病因尚不清楚,可能与遗传因素、免疫因素及感染因素有关,个别柯萨奇病毒所致心肌炎可转化为心肌病。本病预后不良,常并发心力衰竭而死亡。

一、临床特点

(一)扩张型心肌病

扩张型心肌病(dilated cardiomyopathy,DCM)又称充血型心肌病(congestive cardio myopathy,CCM),主要表现为慢性充血性心力衰竭。

1.症状与体征

较大儿童表现为乏力、食欲缺乏、不爱活动、腹痛,活动后呼吸困难及心动过速,尿少、水肿。婴儿出现喂养困难、体质量不增、吮奶时呼吸困难、多汗、烦躁不安、食量减少。约10％患儿会发生晕厥。体检时心率、呼吸加快,脉搏细弱,血压正常或偏低,有的可有奔马律,可闻及Ⅱ～Ⅲ/6级收缩期杂音,肝脏增大,下肢水肿。

2.辅助检查

(1)X线检查:心脏增大,并以左心室为主或普遍性增大,呈球形。心搏减弱,肺淤血明显。

(2)心电图:左心肥厚,各种心律失常及非特异性ST-T改变。

(3)超声心动图:左心房、左心室明显扩大,左心室流出道增宽,心室壁活动减弱。

(二)肥厚型心肌病

肥厚型心肌病(hypertrophic cardiomyopathy,HCM)是一种遗传性疾病,其特征为心室肥厚,心腔无扩大。临床表现具有多变性。

1.症状与体征

婴儿常见症状有呼吸困难,心动过速,喂养困难。较重者发生心力衰竭,伴随青紫。儿童多无明显症状,常因心脏杂音而首次就诊。少数儿童有呼吸加快、乏力、心绞痛、晕厥,并可于活动后发生猝死。体检有的可听到奔马律,有的在胸骨左缘下端及心尖部可听到Ⅰ～Ⅲ/6级收缩期杂音。

2.辅助检查

(1)X线检查:左室轻到中度增大。

(2)心电图:左室肥厚伴劳损,可有ST-T改变及病理性Q波及各种心律失常。

(3)超声心动图:室间隔非对称性肥厚,室间隔厚度与左心室后壁厚度之比大于或等于1.3。左心室流出道狭窄。

(三)限制型心肌病

限制型心肌病(restrictive cardiomyopathy,RCM)又称闭塞性心肌病,常见于儿童及青少年,预后不良。

1.症状与体征

起病缓慢,表现为原因不明的心力衰竭。右心病变主要表现为静脉压升高、颈静脉怒张、肝大、腹水及下肢水肿,很像缩窄性心包炎。左心病变有呼吸困难、咳嗽、咯血、胸痛,有时伴有肺动脉高压的表现。

2.辅助检查

(1)X线检查:心影扩大,肺影减少。

(2)心电图:心房肥大、房性期前收缩、心房颤动、ST-T改变、P-R间期延长及低电压。

(3)超声心动图:左右心房明显扩大(左房尤为明显)、左右心室腔正常或变小。

二、护理评估

(一)健康史
询问患儿发病前有无感染的病史及其家族史。

(二)症状、体征
测量生命体征,评估心率、心律、呼吸、血压、心功能。

(三)心理-社会状况
了解患儿及其家长对疾病的性质、预后的认识程度和心理需求。

(四)辅助检查
了解分析 X 线、心电图、超声等各种检查结果。

三、常见护理问题

(一)心排血量减少
与心室扩大、肥厚致心肌收缩力减弱有关。

(二)体液过多
与肾灌注量减少、水、钠潴留、尿量排出减少有关。

(三)有感染的危险
与机体抵抗力降低有关。

(四)合作性问题
患者配合治疗。

四、护理措施

(一)限制活动
卧床休息,让患儿保持稳定、愉悦的心情。

(二)饮食护理
低盐饮食,增加维生素、蛋白质、微量元素的摄入,对服用利尿剂者应鼓励多进食含钾丰富的食物,如香蕉、橘子等。

(三)供氧
根据缺氧程度可给予鼻导管或面罩吸氧。

(四)密切观察病情
监测患儿血压、脉搏、呼吸、心律、尿量及意识状态。注意观察心力衰竭的早期表现,有无心律失常及栓塞症状。

(五)用药护理
应用强心药、利尿剂、扩血管药物时要观察其疗效及不良反应,尤其是扩张型心肌病因其对洋地黄耐受性差,故尤应警惕发生中毒。

(六)预防诱因
心力衰竭者应避免过度劳累。饮食清淡,忌暴饮暴食,预防便秘,以免用力大便诱发心力衰竭。控制输液速度,保持病室安静、整洁、舒适,保证充足睡眠,保持室内空气新鲜和温度适宜,防止呼吸道感染。

(七)健康教育

(1)向家长解释该病病程长及本病预后等情况,需要长期调整生活及精神状况。

(2)合理安排活动与休息时间。

(3)当患儿出现心悸、呼吸困难时应立即停止活动,并取平卧位,必要时予以吸氧。

五、出院指导

(1)调整情绪,促进身心健康。

(2)饮食要易消化、低盐、高维生素、少量多餐。

(3)扩张型心肌病患儿应避免劳累,宜长期卧床休息,减轻与延缓心脏扩大,促进心功能的恢复;肥厚型心肌病患儿要避免剧烈运动、情绪激动、突然用力或提取重物致猝死。

(4)本病进展缓慢,应定期复查及指导合理用药。

(5)避免感染。居室空气清新,经常通风,不去人群集中的公共场所,注意气候变化,及时增减衣服,避免受凉而引发感冒。

(孙华娟)

第七节　小儿病毒性心肌炎

一、概述

病毒性心肌炎是由多种病毒侵犯心脏,引起局灶性或弥漫性心肌间质炎性渗出和心肌纤维变性、坏死或溶解的疾病,有的可伴有心包或心内膜炎症改变。可导致心肌损伤、心功能障碍、心律失常和周身症状。可发生于任何年龄,近年来发生率有增多的趋势,是儿科常见的心脏疾病之一。据全国九省市"病毒性心肌炎协作组"调查,其发病率占住院患儿总数的 5.97%,占门诊患者总数的 0.14%。

(一)病因

近年来由于病毒学及免疫病理学的迅速发展,通过大量动物实验及临床观察,证明多种病毒皆可引起心肌炎。其中柯萨奇病毒 B(1～6 型)最常见,其他如柯萨奇病毒 A、ECHO 病毒、脊髓灰质炎病毒、流感及副流感病毒、腮腺炎病毒、水痘病毒、单纯疱疹病毒、带状疱疹病毒及肝炎病毒等也可能致病。由于柯萨奇病毒具有高度亲心肌性和流行性,据报道在很多原因不明的心肌炎和心包炎中,约 39% 系由柯萨奇病毒 B 所致。

尽管罹患病毒感染的机会很多,而多数不发生心肌炎,在一定条件下才发病。例如,当机体由于继发细菌感染(特别是链球菌感染)、发热、缺氧、营养不良、接受类固醇或放射治疗等,而抵抗力低下时,可诱发发病。

病毒性心肌炎的发病原理至今未完全了解,目前提出病毒学说、免疫学说、生化机制等几种学说。

(二)病理

病毒性心肌炎病理改变轻重不等。轻者常以局灶性病变为主,而重者则多呈弥漫性病变。

局灶性病变的心肌外观正常,而弥漫性者则心肌苍白、松软,心脏呈不同程度的扩大、增重。镜检可见病变部位的心肌纤维变性或断裂,心肌细胞溶解、水肿、坏死。间质有不同程度水肿及淋巴细胞、单核细胞和少数多核细胞浸润。病变以左室及室间隔最显著,可波及心包、心内膜及传导系统。

慢性病例心脏扩大,心肌间质炎症浸润及心肌纤维化并有瘢痕组织形成,心内膜呈弥漫性或局限性增厚,血管内皮肿胀等变化。

二、临床表现

病情轻重悬殊。轻症可无明显自觉症状,仅有心电图改变。重型可出现严重的心律失常、充血性心力衰竭、心源性休克,甚至个别患者因此而死亡。大约有 1/3 以上病例在发病前 1～3 周或发病同时有呼吸道或消化道病毒感染,同时伴有发热、咳嗽、咽痛、周身不适、腹泻、皮疹等症状,继而出现心脏症状,如年长儿常诉心悸、气短、胸部及心前区不适或疼痛、疲乏感等。发病初期常有腹痛、食欲缺乏、恶心、呕吐、头晕、头痛等表现。3 个月以内婴儿有拒乳、苍白、发绀、四肢凉、两眼凝视等症状。心力衰竭者,呼吸急促、突然腹痛、发绀、水肿等;心源性休克者,烦躁不安、面色苍白、皮肤发花、四肢厥冷或末梢发绀等;发生窦性停搏或心室颤动时可突然死亡;高度房室传导阻滞在心室自身节律未建立前,由于脑缺氧而引起抽搐、昏迷称心脑综合征。如病情拖延至慢性期,常表现为进行性充血性心力衰竭、全心扩大,可伴有各种心律失常。

体格检查:多数心尖区第一心音低钝。一般无器质性杂音,仅在胸前或心尖区闻及Ⅰ～Ⅱ级吹风样收缩期杂音。有时可闻及奔马律或心包摩擦音。心律失常多见,如阵发性心动过速、异位搏动、心房颤动、心室扑动、停搏等。严重者心脏扩大,脉细数,颈静脉怒张,肝大和压痛,肺部啰音等;或面色苍白、四肢厥冷、皮肤发花、指(趾)发绀、血压下降等。

三、辅助检查

(一)实验室检查

(1)血白细胞计数在(10～20)×10^9/L,中性粒细胞偏高。红细胞沉降率、抗链"O"大多数正常。

(2)血清肌酸磷酸激酶、乳酸脱氢酶及其同工酶、谷草转氨酶在病程早期可增高。超氧化歧化酶急性期降低。

(3)若从心包、心肌或心内膜分离到病毒,或用免疫荧光抗体检查找到心肌中有特异的病毒抗原,电镜检查心肌发现有病毒颗粒,可以确定诊断;咽洗液、粪便、血液、心包液中分离出病毒,同时结合恢复期血清中同型病毒中和抗体滴度较第 1 份血清升高或下降 4 倍以上,则有助于病原诊断。

(4)补体结合抗体的测定及用分子杂交法或聚合酶链反应检测心肌细胞内的病毒核酸也有助于病原诊断。部分病毒性心肌炎患者可有抗心肌抗体出现,一般于短期内恢复,如持续提高,表示心肌炎病变处于活动期。

(二)心电图检查

心电图在急性期有多变与易变的特点,对可疑病例应反复检查,以助诊断。其主要变化为 ST-T 改变,各种心律失常和传导阻滞。恢复期以各种类型的期前收缩为多见。少数为慢性期患儿可有房室肥厚的改变。

(三)X线检查

心影正常或不同程度地增大,多数为轻度增大。若反复迁延不愈或合并心力衰竭,心脏扩大明显。后者可见心搏动减弱,伴肺淤血、肺水肿或胸腔少量积液。有心包炎时,有心包积液征。

(四)心内膜心肌活检

心导管法心内膜心肌活检(EMB),在成人患者中早已开展,小儿患者仅是近年才有报道,为心肌炎诊断提供了病理学依据。据报道,原因不明的心律失常、充血性心力衰竭患者,经心内膜心肌活检证明约40%为心肌炎;临床表现和组织学相关性较差。原因是EMB取材很小且局限,以及取材时不一定是最佳机会;心内膜心肌活检本身可导致心肌细胞收缩,而出现一些病理性伪迹。因此,对于心内膜心肌活检病理无心肌炎表现者不一定代表心脏无心肌炎,此时临床医师不能忽视临床诊断。此项检查一般医院尚难开展,不作为常规检查项目。

四、诊断与鉴别诊断

(一)诊断要点

1.病原学诊断依据

(1)确诊指标:自患儿心内膜、心肌、心包(活检、病理)或心包穿刺液检查,发现以下之一者可确诊心肌炎由病毒引起。①分离到病毒。②用病毒核酸探针查到病毒核酸。③特异性病毒抗体阳性。

(2)参考依据:有以下之一者结合临床表现可考虑心肌炎系病毒引起。①自患儿粪便、咽拭子或血液中分离到病毒,且恢复期血清同抗体滴度较第一份血清升高或降低4倍以上。②病程早期患儿血中特异性IgM抗体阳性。③用病毒核酸探针自患儿血中查到病毒核酸。

2.临床诊断依据

(1)心功能不全、心源性休克或心脑综合征。

(2)心脏扩大(X线、超声心动图检查具有表现之一)。

(3)心电图改变以R波为主的2个或2个以上主要导联(Ⅰ、Ⅱ、aVF、V_5)的ST-T改变持续4d以上伴动态变化,窦房传导阻滞,房室传导阻滞,完全性右或左束支阻滞,成联律、多形、多源、成对或并行性期前收缩,非房室结及房室折返引起的异位性心动过速,低电压(新生儿除外)及异常Q波。

(4)CK-MB升高或心肌肌钙蛋白(cTnI或cTnT)阳性。

3.确诊依据

(1)具备临床诊断依据2项,可临床诊断为心肌炎。发病同时或发病前1～3周有病毒感染的证据支持诊断者。

(2)同时具备病原学确诊依据之一,可确诊为病毒性心肌炎,具备病原学参考依据之一,可临床诊断为病毒性心肌炎。

(3)凡不具备确诊依据,应给予必要的治疗或随诊,根据病情变化,确诊或除外心肌炎。

(4)应除外风湿性心肌炎、中毒性心肌炎、先天性心脏病、结缔组织病及代谢性疾病的心肌损害、甲状腺功能亢进症、原发性心肌病、原发性心内膜弹力纤维增生症、先天性房室传导阻滞、心脏自主神经功能异常、β受体功能亢进及药物引起的心电图改变。

4.临床分期

(1)急性期:新发病,症状及检查阳性发现明显且多变,一般病程在半年以内。

（2）迁延期：临床症状反复出现，客观检查指标迁延不愈，病程多在半年以上。

（3）慢性期：进行性心脏增大，反复心力衰竭或心律失常，病情时轻时重，病程在1年以上。

（二）鉴别诊断

在考虑九省市心肌炎协作组制订的心肌炎诊断标准时，应首先除外其他疾病，包括风湿性心肌炎、中毒性心肌炎，结核性心包炎、先天性心脏病、结缔组织病或代谢性疾病或代谢性疾病的心肌损害（包括维生素 B_1 缺乏症）、原发性心肌病、先天性房室传导阻滞、高原性心脏病、克山病、川崎病、良性期前收缩和神经功能紊乱、电解质紊乱及药物等引起的心电图改变。

五、治疗、预防、预后

本症尚无特殊治疗。应结合患儿病情采取有效的综合措施，可使大部患儿痊愈或好转。

（一）一般治疗

1.休息

急性期至少应卧床休息至热退3～4周，有心功能不全或心脏扩大者，更应强调绝对卧床休息，以减轻心脏负荷及减少心肌耗氧量。

2.抗生素

虽对引起心肌炎的病毒无直接作用，但因细菌感染是病毒性心肌炎的重要条件因子，故在开始治疗时，均主张适当使用抗生素。一般应用青霉素肌内注射1～2周，以清除链球菌和其他敏感细菌。

3.保护心肌

大剂量维生素C，具有增加冠状血管血流量、心肌糖原、心肌收缩力、改善心功能、清除自由基、修复心肌损伤的作用。剂量为 $100\sim200$ mg/(kg·d)，溶于 $10\%\sim25\%$ 葡萄糖液 $10\sim30$ mL内静脉注射，每天1次，15～30 d 为1个疗程；抢救心源性休克时，第一日可用3～4次。

至于极化液、能量合剂及 ATP 等均因难进入心肌细胞内，故疗效差，近年来多推荐：①辅酶 Q_{10} 1 mg/(kg·d)，口服，可连用1～3个月；②1,6-二磷酸果糖 $0.7\sim1.6$ mL/kg 静脉注射，最大量不超过2.5 mL/kg(75 mg/mL)，静脉注射速度 10 mL/min，每天1次，10～15 d 为1个疗程。

（二）激素治疗

肾上腺皮质激素可用于抢救危重病例及其他治疗无效的病例。口服泼尼松 $1\sim1.5$ mg/(kg·d)，用3～4周，症状缓解后逐渐减量停药。对反复发作或病情迁延者，依据近年来对本病发病机制研究的进展，可考虑较长期的激素治疗，疗程不少于半年，对于急重抢救病例可采用大剂量，如地塞米松 $0.3\sim0.6$ mg/(kg·d)，或氢化可的松 $15\sim20$ mg/(kg·d)，静脉滴注。

（三）免疫治疗

动物及临床研究均发现丙种球蛋白对心肌有保护作用。从1990年开始，在美国波士顿及洛杉矶儿童医院已将静脉注射丙种球蛋白作为病毒性心肌炎治疗的常规用药。

（四）抗病毒治疗

动物试验中联合应用利巴韦林和干扰素可提高生存率，目前欧洲正在进行干扰素治疗心肌炎的临床试验，其疗效尚待确定。环孢霉素 A、环磷酰胺目前尚无肯定疗效。

（五）控制心力衰竭

心肌炎患者对洋地黄耐受性差，易出现中毒而发生心律失常，故应选用快速作用的洋地黄制剂如毛花苷 C 或地高辛。病重者用地高辛静脉滴注，一般病例用地高辛口服，饱和量用常规的 1/2～2/3 量，心力衰竭不重，发展不快者，可用每天口服维持量法。利尿剂应早用和少用，同时注意补钾，否则易导致心律失常。注意供氧，保持安静。若烦躁不安，可给镇静剂。发生急性左心功能不全时，除短期内并用毛花苷 C、利尿剂、镇静剂、氧气吸入外，应给予血管扩张剂如酚妥拉明 0.5～1 mg/kg 加入 10% 葡萄糖液 50～100 mL 内快速静脉滴注。紧急情况下，可先用半量以 10% 葡萄糖液稀释静脉缓慢注射，然后将其余半量静脉滴注。

（六）抢救心源性休克

镇静、吸氧、大剂量维生素 C、扩容、激素、升压药、改善心功能及心肌代谢等。

近年来，应用血管扩张剂硝普钠取得良好疗效，常用剂量 5～10 mg，溶于 5% 葡萄糖 100 mL 中，开始 0.2 μg/(kg·min) 滴注，以后每隔 5 min 增加 0.1 μg/kg，直到获得疗效或血压降低，最大剂量不超过每分钟 4～5 μg/kg。

（七）纠正严重心律失常

心律失常的纠正在于心肌病变的吸收或修复。一般轻度心律失常如期前收缩、一度房室传导阻滞等，多不用药物纠正，而主要是针对心肌炎本身进行综合治疗。若发生严重心律失常如快速心律失常、严重传导阻滞都应迅速及时纠正，否则威胁生命。

六、护理

（一）护理诊断

(1)活动无耐力：与心肌功能受损，组织器官供血不足有关。

(2)舒适的改变：胸闷与心肌炎症有关。

(3)潜在并发症：心力衰竭、心律失常、心源性休克。

（二）护理目标

(1)患儿活动量得到适当控制，休息得到保证。

(2)患儿胸闷缓解或消失。

(3)患儿无并发症发生或有并发症时能被及时发现和适当处理。

（三）护理措施

1.休息

(1)急性期卧床休息至热退后 3～4 周，以后根据心功能恢复情况逐渐增加活动量。

(2)有心功能不全者或心脏扩大者应绝对卧床休息。

(3)总的休息时间不少于 6 个月。

(4)创造良好的休息环境，合理安排患儿的休息时间。保证患儿的睡眠时间。

(5)主动提供服务，满足患儿的生活需要。

2.胸闷的观察与护理

(1)观察患儿的胸闷情况，注意诱发和缓解因素，必要时给予吸氧。

(2)遵医嘱给予心肌营养药，促进心肌恢复正常。

(3)保证休息，减少活动。

(4)控制输液速度和输液总量，减轻心肌负担。

3.并发症的观察与护理

(1)密切注意心率、心律、呼吸、血压和面色改变,有心力衰竭时给予吸氧、镇静、强心等处理,应用洋地黄制剂时要密切观察患儿有无洋地黄中毒表现,如出现新的心律失常、心动过缓等。

(2)注意有无心律失常的发生,警惕危险性心律失常的发生,如频发室早、多源室早、二度以上房室传导阻滞、房颤、室颤等。一旦发生,需及时通知医师并给予相应处理。如高度房室传导阻滞者给异丙肾上腺素和阿托品提升心率。

(3)警惕心源性休克,注意血压、脉搏、尿量、面色等变化,一旦出现心源性休克,立即取平卧位,配合医师给予大剂量维生素 C 或肾上腺皮质激素治疗。

(四)康复与健康指导

(1)讲解病毒性心肌炎的病因、病理、发病机制、临床特点及诊断、治疗措施。

(2)强调休息的重要性,指导患儿控制活动量,建立合理的休息制度。

(3)讲解本病的预防知识,如预防上呼吸道感染和肠道感染等。

(4)有高度房室传导阻滞者讲解安装心脏起搏器的必要性。

七、展望

近年来,由于对心肌炎的病原学进一步了解和诊断方法的改进,心肌炎已成为常见心脏病之一,对人类健康构成了不同程度的威胁,因而对此病的诊治研究也正日益受到重视。其中,胸闷、心悸常可提示心脏被波及,心脏扩大、心律失常或心力衰竭为心脏明显受损的表现,心电图 ST-T 改变与异位心律或传导阻滞反映心肌病变的存在。但对于怀疑为病毒性心肌炎的患者,提倡进行心脏活检以行病理学检查。

但分离病毒检查或特异性荧光抗体检查存在以下几个问题。①患者不宜接受。②炎性组织在心肌中呈灶状分布,由于活检标本小而致病灶标本不一定取到。③提取 RNA 的质量和检测方法的敏感性不同。④心脏上有病毒存在,而血液中不一定有抗原或抗体检出;心脏上无病毒存在,而心脏中有抗原或抗体检出;即使二者构成阳性反应也不足以证实有病毒性心肌炎存在;只有当感染某种病毒并引起相应的心脏损害时,心脏和血液检查呈阳性反应才有意义。在检查血液中抗原或抗体时,也会因检测试剂、检查方法、操作技术的不同而使结果迥异。

因此,病毒性心肌炎的确诊相当困难。由于抗病毒药物的疗效不显著,目前建议采用中西医结合疗法。有人用黄芪、牛磺酸及一般抗心律失常等药物为主的中西医结合方法治疗病毒感染性心肌炎,取得了比较满意的效果,如中药黄芪除具有抗病毒、调节免疫、保护心肌的作用,还可拮抗病毒感染心肌细胞对 L 型钙离子通道的增加,抑制内向钠钙交换电流,改善部分心电活动,清除氧自由基,而广泛应用于临床。牛磺酸是心肌游离氨基酸的重要成分,也可通过抑制病毒复制,抑制病毒感染心肌细胞引起的钙电流增加,使受感染而降低的最大钙电流膜电压及外向钾电流趋于正常,使心肌细胞钙内流减少,在病毒性心肌炎动物模型及临床病毒性心肌炎患者中,具有保护心肌、改善临床症状等作用。

（孙华娟）

第八节　小儿心源性休克

心源性休克是心排血量减少所致的全身微循环障碍,是由于某些原因使心排血量过少、血压下降,导致各重要器官和外周组织灌注不足而产生的休克综合征。儿科多见于急性重症病毒性心肌炎,严重的心律失常如室上性或室性心动过速和急性克山病等心肌病。

一、临床特点

(一)原发病症状

症状因原发病不同而异,如病毒性心肌炎往往在感染的急性期发病,重症者可突然发生心源性休克,表现为烦躁不安、面色灰白、四肢湿冷和末梢发绀;如因室上性阵发性心动过速,可有阵发性发作病史并诉心前区不适、胸闷、心悸、头晕、乏力,听诊时心律绝对规则,心音低钝,有奔马律,并有典型的心电图改变。

(二)休克症状

症状因病期早晚而不同。

1.休克早期(代偿期)

患儿的血压及重要器官的血液灌注尚能维持,患儿神志清楚,但烦躁不安、面色苍白、四肢湿冷、脉搏细弱、心动过速、血压正常或出现直立性低血压、脉压缩小、尿量正常或稍减少。

2.休克期(失代偿期)

出现间断平卧位低血压,收缩压降至 10.7 kPa(80 mmHg)以下,脉压在 2.7 kPa(20 mmHg)以下,神志尚清楚,但反应迟钝、意识模糊、皮肤湿冷、出现花纹、心率更快、脉搏细速、呼吸稍快、尿量减少或无尿,婴儿<2 mL/(kg·h),儿童<1 mL/(kg·h)。

3.休克晚期

重要生命器官严重受累,血液灌注不足、血压降低且固定不变或测不到,患儿出现昏迷、肢冷发绀、脉搏弱或触不到、呼吸急促或缓慢、尿量明显减少[<1 mL/(kg·h)],甚至无尿,出现弥散性血管内凝血和多脏器功能损伤。

二、护理评估

(一)健康史

了解患儿发病前有无病毒或细菌感染史,有无心律失常、先天性心脏病等基础疾病。

(二)症状、体征

测量心率、心律、呼吸、血压,评估患儿神志、周围循环及尿量。评估疾病的严重程度。

(三)心理-社会状况

了解患儿及其家长对疾病的严重性、预后的认识程度和家庭、社会支持系统的状况。

(四)辅助检查

了解心肺功能各参数的动态变化。

三、常见护理问题

(一)组织灌注改变
与肾、脑、心肺、胃肠及外周血管灌注减少有关。

(二)恐惧
与休克所致的濒死感及对疾病预后的担心有关。

四、护理措施

(一)卧床休息
患儿采取平卧位或中凹位,头偏向一侧,保持安静,注意保暖、避免受凉而加重病情。一切治疗、护理集中进行,避免过多搬动。烦躁不安者遵医嘱给镇静剂。

(二)吸氧
根据病情选择适当的吸氧方式,保持呼吸道通畅,使氧分压维持在 9.3 kPa(70 mmHg)以上。

(三)建立静脉通路
建立两条以上静脉通路,保证扩容有效进行。遵医嘱补生理盐水、平衡盐液等晶体溶液和血浆、右旋糖酐等胶体溶液。

(四)详细记录出入液量
注意保持出入液量平衡,有少尿或无尿者应立即报告医师。

(五)皮肤护理
根据病情适时翻身,骨骼突出部位可采用气圈。翻身活动后要观察血压、心率及中心静脉压的变化。

(六)病情观察
(1)监测生命体征变化,注意患儿神志状态、皮肤色泽及末梢循环状况。

(2)观察输液反应,因输液过快、过量可加重心脏负担,一般输液速度控制<5 mL/(kg·h)。

(3)观察药物的疗效及不良反应,应用血管活性药物时避免药液外渗引起组织坏死。

(4)观察周围血管灌注:由于血管收缩,首先表现在皮肤和皮下组织,良好的周围灌注表示周围血管阻力正常。皮肤红润且温暖时表示小动脉阻力降低;皮肤湿冷、苍白表示血管收缩,小动脉阻力增高。

(七)维持正常的体温
注意保暖,但不宜体外加温,因为加温可使末梢血管扩张而影响到休克最初的代偿机制——末梢血管收缩,影响重要器官的血流灌注。同时还会加速新陈代谢,增加氧耗,加重心脏负担。

(八)保护患儿的安全
休克时患儿往往烦躁不安、意识模糊,应给予适当的约束,以防患儿坠床或牵拉、拔脱仪器和各治疗管道。

(九)心理护理
(1)医务人员在抢救过程中做到有条不紊,为患儿建立信任感,从而减少恐惧。

(2)经常巡视病房,给予关心鼓励,让患儿最亲近的人陪伴,增加患儿的安全感。

(3)及时跟患儿及家长进行沟通,使其对疾病有正确的认识,增加战胜疾病的信心。

(4)适时给予听音乐、讲故事,以分散患儿注意力。

(十)健康教育

(1)向家长说明疾病的严重性,并要求配合抢救,不要在床旁大声哭泣和喧哗。

(2)要求家长协助做好保暖和安全护理,在患儿神志模糊时适当做好肢体约束和各种管道的固定。

(3)不要随意给患儿喂水喂食,以免窒息。

(4)教会家长给患儿肢体做些被动按摩,以保证肢体功能。

五、出院指导

(1)根据原发疾病,注意休息,如重症病毒性心肌炎总休息时间不能少于3个月。

(2)加强营养,提高机体免疫能力。

(3)告知预防呼吸道疾病的方法,冬春季节及时增、减衣服,少去人多拥挤的公共场所。

(4)对带药回家的患儿应让家长了解药物的名称、剂量、用药方法和不良反应。

(5)定期门诊随访。

(孙华娟)

第九节　小儿急性胃炎

急性胃炎是由不同病因引起的胃黏膜急性炎症。常见病因有进食刺激性、粗糙食物,服用刺激性药物,误服腐蚀剂,细菌、病毒感染及蛋白质过敏等。

一、临床特点

(一)腹痛

大多为急性起病,腹痛突然发生,位于上腹部,疼痛明显。

(二)消化道不适症状

上腹饱胀、嗳气、恶心、呕吐。

(三)消化道出血

严重者可有消化道出血,呕吐物呈咖啡样,出血多时可呕血及黑便。有的首发表现就是呕血及黑便,如应激性胃炎、阿司匹林引起的胃炎。

(四)其他

有的患儿可伴发热等感染中毒症状。呕吐严重可引起脱水、酸中毒。

(五)胃镜检查

可见胃黏膜水肿、充血、糜烂。

二、护理评估

(一)健康史

了解消化道不适感开始的时间,与进食的关系。有无呕血、黑便。病前饮食、口服用药情况,有否进食刺激性食物、药物或其他可疑异物。

（二）症状、体征

评估腹痛部位、程度、性质，大便的颜色和性状等。

（三）心理-社会状况

评估家庭功能状态，患儿及父母对疾病的认识、态度及应对能力。

（四）辅助检查

了解胃镜检查情况。

三、常见护理问题

（1）舒适改变：与胃黏膜受损有关。

（2）焦虑：与呕血有关。

（3）合作性问题：消化道出血、电解质紊乱。

四、护理措施

（1）保证患儿休息。

（2）饮食：暂停原饮食，给予清淡、易消化流质或半流质饮食，少量多餐，必要时可停食1～2餐。停服刺激性药物。

（3）对症护理：呕吐后做好口腔清洁护理。腹痛时给予心理支持，手握患儿，轻轻按摩腹部或听音乐，以分散注意力，减轻疼痛。有脱水者纠正水、电解质失衡。出血严重时按上消化道出血护理。

（4）根据不同病因给予相应的护理：如应激性胃炎所致的休克按休克护理。

（5）病情观察：注意观察腹痛程度、部位，有无呕血、便血，有消化道出血者应严密监测血压、脉搏、呼吸、末梢循环，注意观察出血量，警惕失血性休克的发生。

（6）心理护理：剧烈腹痛和呕血都使患儿和家长紧张，耐心解释症状与疾病的关系，减轻患儿和家长的恐慌，同时给予心理支持。

（7）健康教育：①简要介绍本病发病原因和发病机制；②讲解疾病与饮食的关系，饮食治疗的意义；③饮食指导：介绍流质、半流质饮食的分辨和制作方法，告之保证饮食清洁卫生的意义。

五、出院指导

（一）饮食指导

出院初期给予清淡易消化半流质饮食、软食，少量多餐，逐渐过渡到正常饮食。避免食用浓茶、咖啡、过冷过热等刺激性食物。饮食的配置既要减少对胃黏膜的刺激，又不失营养。牛奶是一种既有营养，又具有保护胃黏膜的流质，可以每天供给。同时由于孩子正处于生长发育阶段，食物种类要多元化。

（二）注意饮食卫生

保证食物新鲜，存留食物必须经过煮沸才能食用，凉拌食物要注意制作过程的卫生，饭前便后注意洗手。

（三）避免滥用口服药物

药物可刺激胃黏膜，破坏黏膜的保护屏障，不可滥用。某些药物还可引起胃黏膜充血、水肿、糜烂甚至出血,如阿司匹林、吲哚美辛、肾上腺皮质激素、氯化钾、铁剂、抗肿瘤药等。若疾病治疗需要则应饭后服,以减少对胃黏膜的损害。

(四)避免误服

强酸、强碱等腐蚀性物品应放置于孩子取不到的地方。

(孙华娟)

第十节 小儿营养性贫血

一、缺铁性贫血

缺铁性贫血是由于体内铁缺乏导致血红蛋白减少引起的一种小细胞低色素性贫血。

(一)疾病相关知识

1.流行病学

遍及全球,发病年龄以 6 个月至 2 岁小儿多见,是我国重点防治的常见病之一。

2.临床表现

起病缓慢,面色苍白、消瘦、出现精神神经症状、易疲乏、易激惹、异食癖。

3.治疗

去除病因,纠正不合理饮食习惯,铁剂治疗。

4.预后

早期发现,对症治疗预后较好。

(二)专科评估与观察要点

(1)皮肤、黏膜:逐渐苍白,以唇、口腔黏膜及甲床最明显,皮肤干燥,毛发枯黄,反甲。

(2)营养状况:早期体质量不增或增长缓慢。

(3)精神神经症状:烦躁不安或萎靡不振,易疲乏,注意力不集中,理解力下降,学习成绩下降,智能较同龄儿低。

(4)消化系统:食欲缺乏,少数患儿有异食癖,可出现呕吐、腹泻、口腔炎、舌炎,重者可出现萎缩性胃炎或吸收不良综合征。

(5)心血管系统:心率增快,心脏扩大,严重时可出现心力衰竭。

(6)年长儿可有头晕、耳鸣、眼前发黑等症状。

(7)髓外造血:肝、脾、淋巴结肿大。

(8)其他:行为及智力改变,易出现感染。

(三)护理问题

1.活动无耐力

与贫血致组织缺氧有关。

2.营养失调

低于机体的需要量与铁剂的供应不足,吸收不良,丢失过多或消耗增加有关。

3.知识缺乏

与缺乏营养及护理知识有关。

4.潜在并发症

充血性心力衰竭与心肌缺氧有关。

5.潜在不合作

与所给药物及饮食方案有关。

(四)护理措施

(1)注意休息,适量活动:评估活动耐力情况,制定规律的作息时间、活动强度、持续时间,避免剧烈运动,生活规律,睡眠充足。

(2)饮食指导:讲解发病病因,纠正不良饮食习惯,指导饮食制作和合理科学的饮食搭配。鲜牛奶必须煮沸后喂养小儿,提倡母乳喂养,按时添加辅食和含铁丰富的食物。早产儿、低体质量儿应在 2 个月时开始补充铁剂。维生素 C、氨基酸、果糖、脂肪酸可促进铁剂吸收,茶、牛奶、咖啡抑制铁的吸收,避免同服。

(3)指导正确应用铁剂、观察疗效与不良反应,观察血红蛋白及网织红细胞上升情况。口服铁剂从小剂量开始,在两餐之间服用,避免引起胃肠道的不适。服药期间大便变黑为正常现象,停药后恢复正常。为避免牙齿变黑,服用铁剂时应用吸管。网织红细胞 2～3 d 上升,1～2 周后血红蛋白上升。治疗3～4 周无效时,积极查找原因。

(4)防治感染:观察早期感染征象,注意无菌操作,实施保护性隔离。

(5)心理护理:给予家长心理疏导,关心患儿,学习成绩下降者减少其自卑心理。

(五)健康指导

(1)讲解本病的发病原因,护理要点。

(2)合理喂养,提倡母乳喂养,培养良好的饮食习惯。

(3)讲解服用铁剂的方法、注意事项,观察疗效。

(4)治疗原发病,预防感染。

(六)护理结局评价

(1)患儿活泼健康。

(2)家长能为患儿提供生长发育所需的含铁及营养丰富的食物。

(3)家长能够叙述病因及掌握护理知识。

(4)患儿血清铁 3 个月内达正常值。

二、营养性巨幼红细胞性贫血

营养性巨幼红细胞性贫血是由于维生素 B_{12} 或(和)叶酸缺乏所致的一种大细胞性贫血,随着叶酸等普遍应用,发病率有所下降。

(一)疾病相关知识

1.流行病学

单纯乳类喂养而未及时添加辅食,年长儿偏食、挑食者多见,年龄以 6 个月至 2 岁小儿多见。

2.临床表现

起病缓慢,面色苍白,皮肤蜡黄,毛发稀黄,虚胖,反应迟钝,智力及动作落后或倒退,震颤,共济失调。

3.治疗

去除诱因,加强营养,防治感染,维生素 B_{12} 治疗。

4.预后

精神症状发生时间短的治疗效果恢复快,精神症状出现 6 个月开始治疗的恢复较困难,治疗 6 个月至 1 年无症状改善者,会留有永久性损伤。

(二)专科评估与观察要点

1.皮肤、黏膜

皮肤呈蜡黄色,睑结膜、口唇、甲床苍白,毛发稀黄,颜面轻度水肿或蜡黄色。

2.贫血、出血表现

乏力,轻度黄疸,常有肝脾大。严重者有皮肤出血点或瘀斑。

3.精神神经症状

烦躁不安,表情呆滞,嗜睡,肢体或全身震颤,智力及运动发育落后甚至出现倒退现象。

4.消化系统

常有厌食,可出现呕吐、腹泻、口腔溃疡、舌炎等消化道症状。

5.其他

易出现感染,重症者可有心脏扩大或出现心力衰竭。

(三)护理问题

1.活动无耐力

与贫血致组织缺氧有关。

2.营养失调

低于机体的需要量与各种原因致需要量增加有关。

3.生长发育改变

与营养不足、贫血、维生素 B_{12}、叶酸缺乏致生长发育落后或倒退有关。

4.有感染的危险

与机体免疫力下降有关。

(四)护理措施

(1)注意休息,适量活动:根据患儿的活动耐力情况安排日常活动,一般不需卧床休息,严重贫血时适当限制活动,注意劳逸结合。震颤、烦躁、抽搐者遵医嘱给予镇静剂。心力衰竭时卧床休息。

(2)指导喂养,加强营养:母乳喂养儿及时添加辅食,合理搭配食物,改善乳母营养,养成良好的饮食习惯,维生素 C 可促进叶酸的吸收,提高疗效。年长儿做到不偏食、不挑食。推荐食物种类为肉类、动物肝、肾及蛋类含有丰富的维生素 B_{12},绿色新鲜蔬菜、水果、酵母、动物肝脏、谷类食物含有充足的叶酸。

(3)生长发育的监测:评估患儿的发育状况及智力水平,对于落后者尽早训练和教育。

(4)药物疗效观察:2～4 d 症状好转,网织红细胞 1 周增高,贫血症状好转。

(5)预防感染(同缺铁性贫血)。

(五)健康指导

(1)讲解本病的发病原因,预防发病的基本卫生知识。

(2)提供喂养知识,提高母乳喂养水平。

（3）培养良好的饮食习惯，纠正偏食、挑食。

（4）去除病因，积极治疗，合理用药，预防感染。

（六）护理结局评价

（1）患儿运动发育正常，智能不受损伤。

（2）家长掌握喂养的基本知识和预防措施。

（3）红细胞和血红蛋白正常。

（4）无感染发生。

（孙华娟）

第十一节 小儿手足口病

一、疾病概述

（一）概念和特点

手足口病是肠道病毒引起的常见传染病之一，以婴幼儿发病为主。多数患儿表现为手、足、口腔等部位的皮疹、疱疹，大多预后良好。但少数患儿可表现为严重的中枢神经系统损害，引起神经源性肺水肿、无菌性脑膜炎、急性迟缓性麻痹等，病情进展迅速，病死率高。

（二）发病机制与相关病理生理

手足口病是肠道病毒包括柯萨奇病毒 A16 和肠道病毒 EV71 引起的小儿急性传染病，发病人群主要为婴幼儿、学龄前儿童，多发生于夏秋季。口腔溃疡性损伤和皮肤斑丘疹为手足口病的特征性病变。光镜下斑丘疹可见表皮内水疱，水疱内有中性粒细胞、嗜酸性粒细胞碎片，水疱周围上皮有细胞间和细胞内水肿，水疱下真皮有多种白细胞的混合型浸润。电镜下可见上皮细胞内有嗜酸性包涵体。脑膜脑炎表现为淋巴细胞性软脑膜炎，脑灰质和白质血管周围淋巴细胞、浆细胞浸润，局灶性出血和局灶性神经细胞坏死及胶质反应性增生。心肌炎表现为局灶性心肌细胞坏死，偶见间质淋巴细胞和浆细胞浸润。肺炎表现为弥漫性间质淋巴细胞浸润、肺泡损伤、肺泡内出血和透明膜形成，可见肺细胞脱落和增生，有片状肺不张。

（三）临床特点

手足口病的潜伏期多为 2～10 d，平均 3～5 d。

1.一般症状

急性起病，发热，口腔黏膜、手、足和臀部出现斑丘疹、疱疹，疱疹周围可有炎性红晕，疱内液体较少。可伴有咳嗽、流涕、食欲缺乏等症状。部分病例仅表现为皮疹或疱疹性咽峡炎。多在一周内痊愈，预后良好。

2.重症病例表现

少数病例（尤其是小于 3 岁者）皮疹出现不典型，病情进展迅速，在发病 1～5 d 左右出现脑膜炎、脑炎（以脑干脑炎最为凶险）、脑脊髓炎、肺水肿、循环障碍等，可留有后遗症。极少数病例病情危重，可致死亡。

（1）神经系统表现：精神差、嗜睡、易惊、头痛、呕吐、谵妄甚至昏迷；肢体抖动，肌阵挛、眼球震颤、共济失调、眼球运动障碍；无力或急性弛缓性麻痹；惊厥。查体可见脑膜刺激征，腱反射减弱或消失，巴氏征等病理征。

（2）呼吸系统表现：呼吸浅促、呼吸困难或节律改变，口唇发绀，咳嗽，咯白色、粉红色或血性泡沫样痰液；肺部可闻及湿啰音或痰鸣音。

（3）循环系统表现：面色苍灰、皮肤花纹、四肢发凉，指（趾）发绀；出冷汗；毛细血管再充盈时间延长。心率增快或减慢，脉搏浅速或减弱甚至消失。

（四）辅助检查

1.血常规检查

白细胞计数正常或降低，病情危重者白细胞计数可明显升高。重症病例白细胞计数可明显升高（＞$15×10^9$/L）或显著降低（＜$2×10^9$/L），恢复期逐渐恢复正常。

2.血生化检查

部分病例可有轻度谷丙转氨酶（ALT）、门冬氨酸氨基转移酶（AST）、肌酸激酶同工酶（CK-MB）升高，病情危重者可有肌钙蛋白（cTnI）、血糖升高。C反应蛋白（CRP）一般不升高。乳酸水平升高。

3.血气分析

轻症患者血气分析在正常范围。重症患者呼吸系统受累时可有动脉血氧分压降低、血氧饱和度下降，二氧化碳分压升高，代谢性酸中毒。

4.脑脊液检查

脑脊液外观清亮，压力增高，白细胞计数增多，多以单核细胞为主，蛋白正常或轻度增多，糖和氯化物正常。脑脊液病毒中和抗体滴度增高有助于明确诊断。

5.病原学检查

用组织培养分离肠道病毒是目前诊断的标准，但CoxA16、EV71等肠道病毒特异性核酸是手足口病病原确认的主要方法。咽拭子、气道分泌物、疱疹液、粪便阳性率较高。

6.血清学检查

恢复期与急性期血清手足口病肠道病毒中和抗体IgG滴度4倍或4倍以上升高，证明手足口病病毒感染。

7.胸部放射学检查

胸部放射学检查可表现为双肺纹理增多，网格状、斑片状阴影，部分病例以单侧为著。

8.磁共振检查

神经系统受累者可有异常改变，以脑干、脊髓灰质损害为主。

9.脑电图检查

脑电图可表现为弥漫性慢波，少数可出现棘（尖）慢波。

10.心电图检查

心电图无特异性改变。少数病例可见窦性心动过速或过缓，Q-T间期延长，ST-T改变。

（五）治疗原则

1.普通病例

注意隔离，避免交叉感染。适当休息，清淡饮食，做好口腔和皮肤护理。

2.重症病例

（1）控制颅内高压：限制入量，积极给予甘露醇降颅内压治疗，每次 0.5～1.0 g/kg，每 4～8 h

一次,20~30 分钟快速静脉注射。根据病情调整给药间隔时间及剂量。必要时加用呋塞米。

(2)保持呼吸道通畅,吸氧;呼吸衰竭者,尽早给予气管插管机械通气。

(3)早期抗休克处理:扩充血容量,10~20 mL/kg 快速静脉滴入,之后根据脑水肿、肺水肿的具体情况边补边脱,决定再次快速静脉滴入和 24 h 的需要量,及时纠正休克和改善循环。

(4)及时使用肾上腺糖皮质激素:可选用甲泼尼龙或氢化可的松或地塞米松。病情稳定后,尽早停用。

(5)掌握静脉注射免疫球蛋白的指征,建议应用指征:精神萎靡、抽搐、安静状态下呼吸频率超过30~40 次/分;出冷汗、四肢发凉、皮肤花纹,心率增快,>140 次/分钟(按年龄)。

(6)合理应用血管活性药物,常用米力农注射液,维持量 0.25~0.75 $\mu g/(kg \cdot min)$,一般使用不超过 72 h。血压高者,控制血压,可用酚妥拉明 2~5 $\mu g/(kg \cdot min)$,或硝普钠 0.5~8 $\mu g/(kg \cdot min)$,一般由小剂量开始逐渐增加剂量,逐渐调整至合适剂量。如血压下降,低于同年龄正常下限,停用血管扩张剂,可使用正性肌力及升压药物,如多巴胺、多巴酚丁胺、肾上腺素、去甲肾上腺素等。

(7)注重对症支持治疗:①降温;②镇静、止惊;③保护各器官功能:特别注意神经源性肺水肿、休克和脑疝的处理;④纠正水电解质失衡。

(8)确保两条以上静脉通道通畅,监测呼吸、心率、血压和血氧饱和度,有条件监测有创动脉血压。

二、护理评估

(一)流行病学史评估

注意当地流行情况,评估患者病前 1 周内有无接触史。

(二)一般评估

注意患者有无发热、拒食、流涎、口腔疼痛、呕吐、腹泻等症状,注意皮疹出现部位和演变,有无脑膜炎、脑炎及心肌炎症状。

(三)身体评估

注意手、足、臀及其他体表部位有无斑丘疹及疱疹,形状及大小,周围有无红晕及化脓感染。注意唇、口腔黏膜有无红斑、疱疹及溃疡。有无局部淋巴结肿大。

(四)心理-社会评估

此病的患者多为小儿,评估小儿的状况,家长的关心和支持程度,家庭经济状况。

(五)辅助检查结果评估

白细胞计数及分类,咽拭子培养。疱疹如有继发感染,必要时取其内容物送涂片检查及细菌培养。咽拭子病毒分离;疱疹液以标记抗体染色检测病毒特异抗原,或 PCR 技术检测病毒 RNA。如有神经系统症状应作脑脊液常规、生化及病毒 RNA。必要时取血清检测病毒抗体。疑有心肌炎者检查心电图。

三、护理诊断/问题

(一)潜在并发症

潜在并发症如神经源性肺水肿、心力衰竭。

（二）体温升高

体温升高与病毒感染有关。

（三）皮肤完整性受损

皮肤完整性受损与手、足、口腔黏膜、臀部存在疱疹有关。

（四）营养失调，低于机体需要量

与口腔存在疱疹不易进食有关。

（五）有传播感染的可能

传播感染与病原体排出有关。

四、护理措施

（一）隔离要求

及时安置在负压隔离病房内进行单间隔离。严格执行消毒隔离措施，操作前后应严格洗手，做好手卫生。病房内每天以 600 mg/L 的含氯消毒剂对床及地面进行彻底消毒，医疗垃圾放入双层黄色垃圾袋中，外贴特殊标签，直接送至垃圾处理中心，不在其他地方中转。出院或转科后严格执行终末消毒。一旦诊断，医师应立即上报医院感染管理科，并留取大便标本备检。

（二）饮食护理

发热 1 周内应卧床休息，多饮开水。饮食宜给予营养丰富易消化的清淡、温凉的流质或半流质食物，如牛奶、米粥、面条等，禁食冰冷、辛辣等刺激性食物。意识障碍者暂禁食，逐渐改鼻饲流质，最后过渡到半流质饮食。

（三）病情观察

密切观察患儿的病情变化，24 h 监测心率、血氧饱和度、呼吸及面色，常规监测体温并观察热型和变化趋势。同时注意观察发热与皮疹出现的顺序。评估患儿的意识，大多数患儿神经系统受损发生在病程早期。对持续热不退，早期仅出现皮疹，但 1~2 d 后继发高热者需引起重视。

（四）对症护理

1.高热的护理

（1）体温超过 39 ℃且持续不退的患儿除给布洛芬混悬液等退热药物外，还需以温水擦浴、冰袋或变温毯降温。使用降温毯时严密监测生命体征，观察末梢循环，出现异常及时汇报医师。

（2）注意肢体保暖，防止冻伤，勤翻身，检查皮肤有无发红、发紫，衣被有无潮湿，防止压疮。

（3）遵医嘱给予抗病毒的药物。

2.口腔的护理

（1）每天四次口腔护理，常规的口腔护理用 0.05％的醋酸氯己定清洗口腔，然后喷活性银喷雾剂（银尔通），经口气管插管的患儿，采用口腔冲洗。

（2）患儿原有口腔疱疹，极易出现口腔溃疡，若出现溃疡，可给予复方维生素 B_{12} 溶液喷溃疡处，促进伤口的愈合。

3.皮肤黏膜的护理

（1）保持皮肤及床单位干燥清洁，剪短患儿指（趾）甲，必要时包裹患儿双手，避免抓破皮疹，防止感染。

（2）臀部有皮疹时要保持臀部干燥清洁，避免皮疹感染。皮疹或疱疹已破裂者，局部皮肤可涂抹抗生素药膏或炉甘石洗剂。

(五)并发症的护理

1.神经系统

EV71 具有嗜神经性,病毒在早期即可侵犯中枢神经系统,密切观察患儿入院后第 1~3 d 的病情变化,重点观察患儿有无惊跳、意识、瞳孔、生命体征、前囟张力、肢体活动情况等,注意有无精神差、嗜睡、烦躁、易呕吐等神经系统病变的早期症状和体征。患儿呕吐时应将其头偏向一侧,保持呼吸的通畅,及时清除口腔内的分泌物,防止误吸;观察呕吐物的性质,记录呕吐的次数、呕吐物的颜色及量。

2.循环系统

持续心电监护,注意有无心率增快或缓慢、血压升高或下降、中心静脉压过高或过低、尿量减少;观察有无面色苍白、四肢发凉、指(趾)甲发绀、毛细血管再充盈时间延长(>2 s)、冷汗、皮肤花纹;听诊有无心音低钝、奔马律及心包摩擦音等。立即报告医师,遵医嘱给予适当镇静,并遵医嘱给予强心、升压等处理,维持循环系统的稳定。

3.呼吸系统

严密观察呼吸形态、频率、节律,注意有无呼吸浅快、节律不规则、血氧饱和度下降、三凹征、鼻翼翕动等呼吸困难表现。神经源性肺水肿是手足口病常见的死亡原因,临床上以急性呼吸困难和进行性低氧血症为特征,早期仅表现为心率增快、血压升高、呼吸急促等非特异性表现,一旦出现面色苍白、发绀、出冷汗、双肺湿啰音、咳粉红色泡沫痰、严重低氧血症时应及时通知医师,备好各类急救用品,紧急气管内插管辅助呼吸。使用呼吸机可减轻心肺功能,缓解呼吸困难症状,早期的心肺功能支持可改善 EV71 病毒感染患儿的预后。

(六)心理护理

由于患儿患病突然,尤其确诊后家长担心患儿的生命危险和后遗症的发生。患儿住隔离病室,限制探视,病情变化时及时跟家长沟通,评估患儿家长的心理承受能力,帮助家长树立信心,同时帮助家长接受现实,以取得家长的支持与配合。

五、护理效果评估

(1)患者的疱疹、斑丘疹消退,自感舒适。

(2)患者未发生并发症或发生但被及时发现和处理。

(3)患者的家属学会了如何进行皮肤的护理,并对疾病的预防知识有了一定的了解。

(孙华娟)

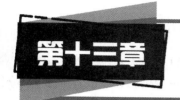

中医科护理

第一节　情　志　护　理

情志是指意识、思维、情感等精神活动。人的情志状态对健康有着极为重要的影响。正常情况下，喜、怒、忧、思、悲、恐、惊等情绪是人体对外界事物的正常生理反应，不引起疾病，但如果超出常度，就会引起气机紊乱，伤及内脏。

中医学非常重视人的情志调养，历代养生家均强调"养生莫若养性"，认为养性是养的首务，并创造了众多情志养生方法。既病之后，精神活动更是一直影响着病情的发展，所以，"善医者先医其心，而后医其身，而后医其未病"。不同的疾病，有不同的精神改变，不同的情志，又可以直接影响不同的脏腑功能，从而产生不同的疾病。如何设法消除患者紧张、恐惧、忧虑、愤怒等情绪因素的刺激，帮助患者树立战胜疾病的信心，积极配合治疗和护理，是情志护理的主要任务。

一、情志护理与养生的基本原则

（一）精神内守

所谓精神内守是指人们通过对自己的意识思维活动和心理状态进行自我调节，以达到神气内持，心无杂念的状态。

由于气血是神的物质基础，大量过分地耗散精神，可以使气血损耗，从而产生衰老。神气清静则利于保持气血充足可致健康长寿。因此，通过精神内守达到的"神净"为养神要达到的主要目的，亦是养生首务。

（二）情绪平和

七情六欲是人之常情，然喜、怒、忧、思、悲、恐、惊过激均可引起人体气机的紊乱导致各种疾病的发生。首先要使人知道少思寡欲、心无杂念是情绪平和的重要保证，还要患者创造能够宁心寡欲的客观条件，避免外界事物对心神的不良刺激。

（三）豁达乐观

保持豁达的心胸和乐观的情绪能使人体的气血调和，脏腑功能正常，从而有益于健康。对于患者来说，不管其病情如何，乐观的心情均可以促使其病情好转，反之则可使病情加重。要经常保持乐观的心态，首先要培养开朗的性格，因为乐观的情绪与开朗的性格是密切相关的。只有心胸宽广,知足常乐,精神才能愉快。

二、情志护理的基本方法

(一)关心体贴

对患者的情志调护应从环境和心理两方面着手。首先,护理人员应"视人犹己",善于体贴患者的疾苦,满腔热情地对待患者,全面关心患者,同情体谅患者,取得患者的信任。要体贴患者常常会产生的寂寞、苦闷、忧愁、悲哀、焦虑等不良情绪。对患者的态度和语言要和蔼亲切,温和礼貌。同时,还应当注意营造适宜康复的环境,从自身的衣着打扮、行为和病室内外环境的安静、舒适、美化等各方面入手,从而使患者从思想上产生安全感和安定、乐观的情绪,保持良好的精神状态,增强战胜疾病的信心。

患者由于出身、职业、文化、家庭、性格、生活阅历等各方面的情况和情感、意志、需要、兴趣、能力、气质的不同及病情的差异,其心理状态也不同。护理人员要因人制宜,对不同的患者采取不同的方法,有针对性地做好耐心细致的情志护理。

(二)言语开导

通过正面的说理疏导,可以了解患者的心理状态,开导其消除不良心理因素,从而改变患者的精神状况。要及时地解除患者对病情的各种疑惑,帮助他们多了解一些医学知识,使其消除疑问,丢掉思想包袱,树立战胜疾病的信心。对于患者遇到的困难,应积极帮助解决。患病之人,容易出现焦虑、沮丧、恐惧、愤怒等情绪,这些均可加重患者的病情,如不及时化解,将延误疾病的治疗,甚至产生严重后果。护士应适时地"告之以其败,语之以其善,导之以其便,开之以其所诉",帮助患者从各种不正常的心态中解脱出来,以加速康复的过程。

(三)移情易性

移情,指排遣情思,使思想焦点转移他处,在护理工作中,主要是指将患者精神的注意力,从疾病转移到其他方面。易性,指改易心志,包括消除或改变患者的某些不良情绪、习惯或错误认识,使其能恢复正常心态或习惯,以有利于疾病的康复。有些患者,其注意力往往过度集中在疾病上,或是没有脱离致病的情志因素,整天胡思乱想,陷入忧愁烦恼之中而不能自拔。这就要求将患者的注意力予以转移,使其克服不良情绪,以达到自我解脱。

(四)情志相胜

情志相胜是以五行相克规律为理论依据,用一种情志抑制另一种情志,达到使其淡化甚至消除,以恢复正常精神状态的一种方法。根据五行相克的规律,怒胜思、思胜恐、恐胜喜、喜胜悲、悲胜怒。古代医家常用情志相胜的方法治疗情志病证。

(五)顺情解郁

对于患者,特别是精神状态忧郁和感到压抑的患者,应尽量满足其合理的要求,顺从其意志和情绪。要积极鼓励甚至引导患者将郁闷的情绪诉说或发泄出来,以化郁为畅,疏泄情志。对悲郁者,当鼓励其扩展心胸,开阔眼界,提高对不良刺激的耐受性。此外,哭诉宣泄也是化解悲郁的方法之一。对于确有悲郁之情的患者,不要压抑其感情,应允许甚至引导其向医护人员哭诉倾泻苦衷,借此使其悲郁之情得以发泄而舒展,使气调而复原。但哭泣不应过久。

三、情志的自我调护

(一)清静养神

静,主要指心静,具体指心无邪思杂念、心态平静。神是生命活动的主宰,它统御精气,是生命存亡的根本和关键。清静养神,是指采取各种措施使精神不断保持淡泊宁静的状态,不为七情六欲所干扰。

我国历代医家均认为神气清静,五脏安和,可致健康长寿。而患病之人对于情志刺激尤为敏感,调摄精神就更为重要。古人所谓"静者寿,躁者夭",说的也是这个道理。

清静养神的方法很多,精神内守为清净养神的主要方法。只有屏除杂念,心境安宁,神气方可清静。要树立清静为本的思想,不过分劳耗心神,乐观随和,做到静神不用,劳神有度,用神不躁。还可以用"意守"的方法将注意力完全专注于机体或外界的某一特定事物或概念,以帮助达到静神的目的。

气功疗法在调摄精神中可以起到重要的作用。从气功的本质来说,"调神"是最主要的。它所强调的"入静",实际上就是用意念来调整控制体内的生理活动,使人排除情绪因素的干扰,从而达到"静"的境界。

(二)养性修身

"仁者寿",古人把道德和性格修养作为养生的一项重要内容,认为养生和养德是密不可分的,甚至把养性和养德列为摄生首务。道德和性格良好的人,待人宽厚,性格豁达,志向高远,对生活充满希望和乐趣。他们一般均具有良好的心理素质和精神状态,能够较好地控制和调节自己的情绪。养德可以养气、养神,有利于神定心静,气血调和,精神饱满,形体健壮,使"形与神俱",从而健康长寿。

(三)怡情快志

经常保持积极、乐观、愉快、舒畅的心情是情志养生的重要方法。善于摄生的人会创造健康的精神生活,在工作、学习和劳动之余往往有自己习惯的赋闲消遣方式,从而得到精神满足和充分的休息与调整。

(四)平和七情

1.以理胜情

即考虑问题要符合客观规律,能用理性克服情志上的冲动,使情志活动保持在适度状态而不过激,思虑有度,喜怒有节。

2.以耐养性

即有良好的涵养,遇事能够忍耐而不急躁、愤怒,日常生活中能淡泊名利,淡忘烦恼。

3.以静制动

神静则宁,情动则乱,应倡导清静少欲,避大喜大怒,常保平和心情。

4.以宣消郁

悲哀忧伤的最佳消除方法,就是及时用各种方法宣泄情绪,以免气机郁遏而生疾病。

5.思虑有度

思虑过度可致心脾损伤。对于力所不及,智所不能之事,不要空怀想象过于追求,以免导致疾病的发生。整日伏案劳神者,要合理用脑,节制心劳。用心思虑的时间不宜太长,工作 1～2 h 后应适当活动,以解除持续思想后的紧张和疲劳。平常应坚持体育锻炼,晚间不宜熬夜太过,要养成按时作息的好习惯。

6.慎避惊恐

惊恐对人体的危害极大。过度的惊恐可致气机紊乱,心神受损,肾气不固。要有意识地锻炼自己,培养勇敢坚强的性格,以预防惊恐致病。此外,还应避免接触易导致惊恐的因素和环境。

(郭师师)

第二节 饮食护理

一、饮食调护的意义

饮食调护是指在治疗疾病的过程中或在对健康人的保健方面,进行营养和膳食方面的调护和指导。饮食是维持人体生命活动必不可少的物质基础,是人体五脏六腑、四肢百骸得以濡养的源泉。对于患病之人,饮食的调护是疾病治疗中必不可少的辅助措施。

食物与中药同源,且同中药一样,也具有四气五味和升降沉浮的特性,因而许多食物具有治病、补体的作用。饮食调护得当,可以缩短疗程,提高疗效,反之则可以导致病情加重,病程延长,疾病反复,甚至产生后遗症。尤其是慢性疾病和重病恢复期的饮食调护,对于疾病的康复更是具有举足轻重的作用,许多疾病的后期,只要饮食调护得当,不必投药,其病便能自愈。

二、食物的性味及其对人体的影响

食物同药物一样,具有寒、凉、温、热等性和辛、甘、酸、苦、咸等味,以及升、降、浮、沉等作用趋向,只是其性能一般不如药物强烈。有部分食物兼有食物和药物的双重作用。常用食物分类方法如下。

(一)按食物的性质分类

1.热性食物

具有温里祛寒、益火助阳的作用,适用于阴寒内盛的实寒证。热性食物多辛香燥烈,容易助火伤津,凡热证及阴虚者应忌用。

2.温性食物

具有温中、补气、通阳、散寒、暖胃等作用,适用于阳气虚弱的虚寒证或实寒证较轻者。这类食物比热性食物平和,但仍有一定的助火、伤津、耗液倾向,凡热证及阴虚有火者应慎用或忌用。

3.寒性食物

具有清热、泻火、解毒等作用,适用于发热较高、热毒深重的里实热证。寒性食物易损伤阳气,故阳气不足、脾胃虚弱患者应慎用。

4.凉性食物

具有清热、养阴等作用,适用于发热、痢疾、痈肿及目赤肿痛、咽喉肿痛等里热证。凉性食物较寒性食物平和,但久服仍能损伤阳气,故阳虚、脾气虚弱患者应慎用。

5.平性食物

没有明显的寒凉或温热偏性,因而不致积热或生寒,故为人们日常所习用,也是患者饮食调养的基本食物。但因其味有辛、甘、酸、苦、咸之别,因而其功效也有不同,应根据患者的病情和体质状况灵活选用。

6.补益性食物

具有益气、养血、壮阳、滋阴的作用。根据其寒凉温热的不同,分为温补、清补和平补三类。

(1)清补类食物:一般具有寒凉性质,有滋阴、清热的作用,适用于阴虚证或热性病需进行补养和调护者。寒证和素体阳虚者慎用或禁用。

（2）温补类食物：一般具有温热性质，有温中、助阳、散寒的作用，适用于阳虚证、寒证或久病体弱，禀赋不足需进行补养和调护者。热证和阴虚火旺者慎用或禁用。

（3）平补类食物：所谓"平"，是指此类食物没有明显的寒凉或温热偏性，适用于各类病证，尤其常用于疾病的恢复期，也适用于正常人的补益。

7.发散性食物

习惯上称为"发物"，是中医饮食调护中应十分重视的一类食物。发散类食物多腥、膻、荤、腥，食之易于动风生痰，发毒助火助邪，诱发旧病尤其是皮肤病，或加重新病。

（二）按食物的味分类

食物具有辛、甘、酸、苦、咸等不同的味，不同的味有其各自的功能，而同一味的食物其作用则有相似或共同之处。

1.辛味食物

具有发散、行气、通经脉、健胃等作用，可用于外感、气血瘀滞、脾胃气滞等证。但辛味食物多辛香走串，多食容易助火伤津，耗散阳气。所以凡气虚自汗，或热病后期，津液亏耗，以及失血等证，均当慎食。

2.甘味食物

具有和中、缓急、补益、解痉和解毒等作用，可用于诸虚劳损、脏腑不和、拘挛疼痛等证，但过多食用甘味食物易引起脾胃气滞，出现胸闷、腹胀、食欲缺乏等症。

3.酸味食物

具有收敛、固涩作用。可用于久泄、久痢、久咳、久喘、多汗、虚汗、尿频、遗精、滑精等证。酸味还能增进食欲，健脾开胃，但过食可导致胃酸嘈杂、脾胃功能失调。

4.苦味食物

具有清热、泄降、燥湿的作用，可用于热证、湿热证。少量的苦味食物还可以开胃，促进消化，但多食易于败胃，故脾胃虚弱的患者宜禁食或少食。

5.咸味食物

具有软坚、散结、润下等作用。除盐之外，习惯上将大部分海产品也归于咸味。但过度嗜咸易损伤肾气。

三、饮食调护的基本原则

（一）饮食有节

饮食要有节制，不可过饥过饱，过饥则气血来源不足，过饱则易伤脾胃之气。进食要有规律，三餐应定时、定量，遵循"早吃好，午吃饱，晚吃少"的原则，切忌饥饱不调，暴饮暴食，以免伤及脾胃。

（二）饮食有方

饮食要有正确的方法，进食时宜细嚼慢咽，不可进食过快或没有嚼烂就下咽；食物应软硬恰当，冷热适宜；不要一边进食一边干其他事情；食后不可即卧，应做散步等轻微活动，以帮助脾胃的运化；晚上临睡前不要进食。饮食不洁可导致胃肠疾病或加重原有病情，食物要新鲜、干净，禁食腐烂、变质、污染的食物及病死的家禽和牲畜。

（三）调和五味

饮食应多样化，合理搭配，不可偏食。只有做到饮食的多样化和合理搭配，才能摄取到人体必需的各种营养，维持气血阴阳的平衡。

注意饮食气味的适中也很重要，如过食寒凉易损伤脾胃阳气，过食辛热则易助火伤阴。辛甘酸苦咸五味虽各有所宜，亦各有所偏。饮食性味不要过重，尤其应避免过度嗜咸和嗜甜。若对饮食的种类或气味过于偏嗜或偏废，易使体内阴阳失调，从而损害健康，发生疾病。

（四）荤素搭配

荤素搭配是饮食的重要原则，也是长寿健康的秘诀之一。饮食应以谷物、蔬菜、瓜果等素食为主，辅以适当的肉、蛋、鱼类，不可过食油腻厚味。

四、饮食宜忌

合理选择饮食，对养生和治疗护理疾病具有十分重要的意义。人的禀赋体质不同，疾病有寒热虚实和阴阳表里之分，药物和食物也各具偏性，有的食物于病所宜，有的食物于病所忌。特别是有些食物可诱发或加重疾病的病情，或与某些药物有拮抗作用，就更应该注意。习惯上，在因某种原因而不宜食用某些食物时，称为"忌口"。

饮食宜忌应根据患者的体质、病情、服药、季节、气候和饮食习惯等诸方面的因素综合考虑，总的原则是要有利于健康和疾病的康复。只有把握住宜和忌这两个方面，才能使饮食与防病治病相配合，达到理想的治疗和保健目的。一般而论，饮食的宜与忌应掌握以下原则和方法。

（一）辨证施食

病情有虚实寒热之分，食物也有寒热温凉补泻之别。总的来说，食物的性味应逆于疾病性质。如虚证应补益，实证宜疏利，寒证宜温热，热证宜寒凉。应注意忌食能够加重病情的食物。

1.热证

热证是机体感受热邪，或阳盛阴虚所引起的一类病证。阳热偏盛，伤阴耗液，故宜清热、生津、养阴，宜食寒凉和平性食物，忌辛辣、温热之品。

2.寒证

寒证是机体感受寒邪，或阳虚阴盛所引起的一类病证。阴寒偏盛，阳气亏虚，故宜温里、散寒，助阳，宜食温热性食物，忌寒凉、生冷之品。

3.虚证

虚证是指阴阳气血亏虚所引起的一类病证，宜补虚益损，食补益类食物。阳虚者宜温补，忌用寒凉；阴虚者宜清补，忌用温热；气血虚者可随病证的不同辨证施食。然虚证患者多脾胃虚弱，进补时不宜食用滋腻、硬固之品，食物以清淡而富于营养为宜。

4.实证

实证是指邪气过盛所引起的一类病证，饮食宜疏利、消导。应根据病情之表里寒热和轻重缓急辨证施食，采取急则治标，缓则治本和标本兼治的总体原则进行饮食调护，一般不宜施补。

5.外感病证

宜饮食清淡，可食葱、姜等辛温发散之品，忌油腻厚味。

6.其他

各类血证、阴虚阳亢证、目疾、皮肤病、痔瘘、疮疖、痈疽等病证忌辛热、发散类食物；肝阳肝风患者忌吃鹅、公鸡、鲤鱼、猪头等；患有各种皮肤病及可能复发的痼疾者，忌食发散类、海腥类食物,以免诱发旧病或加重新病。

(二)辨药施食

食物的性味应与患者所服药物的性能一致,忌与所服药物的性能拮抗,以免降低药效。如食物与所服药物的性味相同,甚至还可增强药物的效能,加速病情的康复。

(三)因人施食

人的体质有强弱不同,年龄有老少之分,故饮食宜忌也应有区别。如体胖之人多痰湿,宜食清淡、化痰之物,忌肥甘厚腻之品,以免助湿生痰;体瘦之人多阴虚,宜多食滋阴津、养血补血之物,忌辛辣动火之品,以免伤阴;老年人脾胃虚弱,食宜清淡,忌油腻、固、黏腻食物,以免伤及脾胃;妇女妊娠期和哺乳期忌辛辣温燥食品,以免助阳生火,影响胎儿;小儿气血未充,脏腑娇嫩,尤应注意饮食的宜忌。

(四)因时施食

四时季节的变化,对人体的生理功能产生不同的影响。因此,饮食宜忌也有所不同。应依据春夏秋冬四季阴阳消长和寒暑变化来调节人的饮食,以适应自然规律,保持人体阴阳的平衡协调。

(1)春季气候由寒转暖,阳气生发,食宜清润平淡,忌辛辣、耗气之品。

(2)夏季阳气亢盛,天气炎热,食宜甘寒,忌温热、生火、助阳之品,并应防过食生冷或不洁食物。

(3)秋季阳收阴长,燥气袭人,食宜滋润收敛,忌辛燥温热之品。

(4)冬季阳气潜藏,阴气盛极,最宜温补,适量黄酒、白酒等,忌生冷寒凉。

(五)特殊忌口

指服用某些药物时有特别的饮食禁忌要求或某两种食物不宜共食。

五、常用饮食调护方法

(一)汗法

汗法即解表法,是用具有解表作用的饮食发汗以疏散外邪,解除表证的方法,主要适用于外感初起,病邪侵犯肌表所表现出的一系列病证。根据表寒和表热证的不同,又分为辛温解表和辛凉解表两种方法。

辛温解表食疗适用于外感风寒初起,证见恶寒、发热、头痛、身痛、无汗、食欲缺乏、恶心;辛凉解表食疗适用于外感风热初起,证见身热、头痛、微恶寒、有汗、咽痛等。

(二)下法

下法即泻下法,是用具有通便作用的食物通泻大便或祛除肠内积滞的方法。主要适用于病后、产后、年老体虚和气血不足等所致虚证便秘需用润下法者。

(三)温法

温法即温里法,是用温热食物振奋阳气,祛除里寒的一种方法。多用于里寒证或素体阳虚之人,症如肢体倦怠、四肢不温、腹中冷痛等。

(四)清法

清法即清热法,是用寒凉性食物清除内热、泻火解毒的一种方法。多用于实热证或素体阳盛之人。症如发热、烦渴、口舌生疮、小便短赤等。

（五）消食法

消食法也称消导法，是用具有消食健胃作用的食物开胃消食的一种方法。适用于脾胃升降失调，饮食不化等证。如嗳腐吞酸、脘痞腹胀、厌食呕恶、纳呆等。

（六）补法

补法即补益法，是用具有补益作用的食物以补气养血，滋阴助阳，强身健体的一种方法，亦称为食补。适用于气虚、血虚、阴虚和阳虚等证。根据病情的不同需要，分为温补、清补和平补三类。

1.温补

温补主要适用于阳虚证。食物性味多偏温或偏热。症见畏寒肢冷、精神萎靡、腰膝冷痛、小便清长、阳痿、宫寒不孕等。

2.清补

清补主要适用于阴虚证。食物性味多偏凉。症见咽干舌燥、头晕耳鸣、视物模糊、健忘失眠、腰膝酸软、五心烦热、午后潮热、颧红盗汗等。

3.平补

平补主要适用于气虚、血虚证，也通用于其他各类虚证及常人养生保健进补。此类食物多没有明显的偏性，主要根据人的不同情况选择相应的食物。

（郭师师）

第三节　用　药　护　理

药物治疗是中医治疗疾病最常用的手段，护理人员除了要具备中药的基本知识外，更要正确地掌握给药时间和用药方法。

一、用药原则

（一）遵医嘱用药

药物不同，剂型不同，用药的途径、方法和时间也各有不同，用药时应严格遵医嘱。

（二）执行查对制度

用药时查对的内容包括患者姓名、住院号、病名、药物种类和剂型、给药途径、煎煮方法、给药时间及饮食宜忌等，对于药性峻烈甚至有毒的药物，尤其要加以注意。

（三）正确安全用药

用药是否正确，不仅关系到药物疗效，还可能出现毒副反应。用药时要特别注意了解患者有无药物过敏史及配伍禁忌，用药后要密切观察患者的用药反应，一旦发现毒副反应，应立即停药，报告医师，配合抢救。

二、药物的用法及护理

（一）解表类药物的用药护理

服药时宜热服，服药后即加盖衣被休息，并啜热饮，以助药力。发汗应以遍身微汗为宜，即汗出邪去为度，不可发汗太过。汗出过多时，应及时用干毛巾或热毛巾擦干，注意避风寒。如果出现大汗不止,易致伤阴耗阳,应及时报告医师,采取相应措施。

(二)泻下类药的用药护理

服用寒下剂,不能同时服用辛燥及滋补药;逐水剂有恶寒表证或正气虚者忌服;润下剂宜在饭前空腹或睡前服用;攻下剂苦寒、易伤胃气,应以邪去为度,得效即止,慎勿过剂。用药期间,应密切观察生命体征及病情变化,注意排泄物的色、量、质等,如果泻下太过,出现虚脱,应及时报告医师,配合抢救。

(三)温里类药的用药护理

使用温里药时,要因人、因时、因地制宜。若素体火旺之人,或属阴虚失血之体,或夏天炎暑之季,或南方温热之域,剂量一般宜轻,且中病即止;若冬季气候寒冷或素体阳虚之人,剂量可适当增加。温中祛寒药适用于久病虚证,由于药力缓,见效时间长,应嘱咐患者坚持服药。温经散寒药适用于寒邪凝滞经脉之证,服药后,应注意保暖,尤以四肢及腹部切忌受凉。回阳救逆药适用于阳气衰微,阴寒内盛而致的四肢厥逆、阳气将亡之危证。

(四)清热类药的用药护理

宜饭后服药,服药后应注意休息,调畅情志,以助药力顺达。清热类药多属苦寒,易伤阳气,故服药期间,应注意观察病情变化,热清邪除后宜停药,以免久服损伤脾胃。饮食宜清淡,忌食黏腻厚味之品。脾胃虚寒者及孕妇禁用或慎用。

(五)消导类药的用药护理

消食剂不可与补益药及收敛药同服,以免降低药效。服药期间,观察大便次数和形状,若泻下如注或出现伤津脱液,应立即报告医师。服药期间,饮食宜清淡,勿过饱,鼓励适当运动,有助于脾的升清和胃的降浊。

(六)补益类药的用药护理

补益药宜饭前空腹服用,以利药物吸收。服药期间,应注意观察精神、面色、体质量等变化,随时增减药量。由于补益药见效缓慢,故应做好心理护理,鼓励患者坚持用药,同时要注意饮食调护,忌食白萝卜和纤维素含量多的食物。

(七)化痰止咳平喘类药的用药护理

温肺化痰类药物大多有毒,服用剂量不可过大;祛痰药物系行消之品,宜饭后服用,中病即止;平喘药宜在哮喘发作前或发作时服用;治疗咽喉疾病宜少量多次频服,缓缓咽下。用药期间注意观察病情变化,指导患者进行适度的户外活动,呼吸新鲜空气,使肺气通达。忌食生冷、辛辣、肥腻及过咸、过甜等助湿生痰之品,严禁烟酒。

(八)安神类药的用药护理

安神类药宜在睡前半小时服用,病室应保持安静,做好情志护理,尤其是睡前要消除紧张和激动的情绪。

(郭师师)

第四节　生活起居护理

生活起居护理和养生是指对患者或健康人,分别给予环境的特殊安排与生活的照料,或给予健康方面的指导。其目的在于保持机体内外阴阳的平衡,恢复和保养正气,增强机体抵御外邪的能力,以维持健康的促进和疾病的康复。

一、生活起居护理与养生的基本原则

(一)顺应自然

人体与自然界是息息相关的,自然界的各种变化,都会影响人的生命活动,人与自然界实际上是一个整体。

一般护理与养生强调从顺应一年四时阴阳的变化规律入手,制定出不同的护理和养生方法。如春夏季节要注意保护人的阳气不要消耗过分;秋冬时节则应注意防寒以积蓄阴精。同样,一日之中人体的生理活动也随着昼夜晨昏而变化。随着阴阳之气的消长,人气也有着朝生夕衰的规律,从而使疾病出现"旦慧""夜甚"的现象。除此之外,气候、地域和居处等环境的改变,也会引起人体生理、病理方面的变化。因此,必须根据四时阴阳的变化规律从顺应自然的角度来进行护理和指导养生。

(二)平衡阴阳

生命活动从根本上来说,是阴阳两个方面保持对立统一相对平衡关系的结果。只有阴气平和,阳气秘固,即阴阳协调,人的生命活动才能正常。而患病的最根本原因,则是阴阳失去了平衡。因此,护理疾病和养生,首要的都是调理阴阳,即确保使机体自身和机体与自然界的阴阳保持动态的平衡。应根据人的阴阳偏盛偏衰的具体情况去制定措施,从日常起居、生活习惯、饮食调节、生活和治疗环境等各方面贯彻平衡阴阳的思想,以使人体达到"阴平阳秘,精神乃治"的境地。

(三)起居有常

起居有常是指作息和日常生活的各个方面要合乎自然界及人体生理的正常规律,以使机体阴阳两方面始终保持在一个平衡的状态。

要按照客观规律规范人的作息起居和日常活动,规律的生活是保证健康的重要条件之一。只有生活规律,起居有常,才能保持良好的身体状态。如不能遵循科学的生活规律,轻则会引起人体正气虚弱,重则可引发诸多疾病。

(四)劳逸适度

劳逸适度是指应合理地安排各种活动,包括体力活动、脑力活动和性活动。任何活动均应坚持适中有度的原则,不宜太过和不及。一旦出现太过和不及的因素,就会造成人体阴阳失衡的状态,从而导致疾病。

人的体力活动包括劳动和运动两个方面。坚持劳动和运动,可以调畅气机、流通血脉、滑利关节,从而增强机体的抗病能力。但如劳累过度,超出了自身的承受能力,也会引起机体损伤,影响健康。人的精神活动也是如此。一定限度内的情志活动包括脑力劳动和娱乐等是正常和必要的,但如果超出限度,出现情志活动过于激烈或持续时间过久,则同样会引发各种疾病。人的性生活是正常和必要的,但必须适中和有度。肾中精气之盛衰对于人的生老病死起着十分关键的作用,因而应非常重视对肾精的保养。

(五)慎避外邪

任何疾病的发生过程都是正气与邪气双方斗争的过程,正气虚弱者易于感受风、寒、暑、湿、燥、火六淫和疫疠之气等外邪的侵袭。因此,"虚邪贼风,避之有时"就是中医护理和养生的一个基本原则。人们应根据季节、气候、地域和生活居住环境等各方面的情况而采取相应措施,以避免外界不良因素的影响。在反常气候或遇到传染病流行时,更要注意避之有时,并及时采取其他措施提高机体防御变化的适应力,以避免外邪的侵袭。

(六)形神共养

人身有"形"有"神"。形是神的物质基础,神是形的外在表现,形神之间有着密切的关系。人不仅应注意形体的保养,而且还应重视精神的摄护,二者不可偏废。要做到形神共养,相辅相成,才能达到形体强健,精力充沛,形神兼备的境地。

所谓养形,主要是指对人的五脏六腑、气血津液、四肢百骸、五官九窍等形体的摄养,应以适当的休息和运动,提供良好的医疗、物质条件等来实现;所谓养神,主要是指人的精神调养,应以各种方式调节人的情志活动,在精神上为其提供愉快的氛围,达到怡情快志、心平气和的境地,从而使其能保持最佳的精神状态,有利于疾病的康复和健康的维持。

二、生活起居护理与养生的基本方法

(一)环境适宜

环境主要包括自然环境和居住、治疗环境。良好的环境,有利于人的健康。而对患者的康复来说,一个安静、整洁、舒适、有利于治疗和休息的环境更是至关重要的。

1.自然环境

良好的自然环境应是气候适宜,阳光充足,空气清新,水源洁净,景色秀美。

2.居室环境

(1)居室应保持良好的休息和治疗环境。

(2)居室应保持安静,避免噪声。噪声可使人产生烦躁、惊悸等情绪,对人体的身心健康十分有害,更不利于患者的康复。某些病证甚至可因声响过大而加重病情,或引起抽搐、惊厥等症状。

(3)居室应通风整洁。保持空气新鲜是居室应有的基本条件之一。室内应经常通风,及时排除秽浊之气。应根据季节和室内的空气状况而决定每天通风的次数和每次持续的时间。但每天至少通风1~2次。阳虚和易受风邪侵袭者,在通风时应注意不使其直接当风。居室的整洁有利于患者的康复,室内布置应力求简单、整齐,易于清洁消毒。地面和家具、用品等应每天清洁。患者要注意个人卫生。

(4)居室温湿度应适宜。适宜的温度和湿度对人体的健康十分重要,室内一般以18 ℃～20 ℃为宜。阳虚和寒证患者多畏寒肢冷,室温宜稍高;阴虚和热症患者多燥热喜凉,室温可稍低。病室的湿度以50％～60％为宜。阴虚证和燥证患者,湿度可适当偏高;阳虚证、湿证患者,湿度宜偏低。

(5)居室的光线应适度。居室要求光线充足,以使人感到舒适愉快。但针对某些患者病情的不同,也应适当调节。

(二)生活规律

保持科学合理的生活规律对人的健康十分重要,患病之人更需要静心修养,以达到培养正气,早日康复的目的。

1.作息定时

要因时、因地、因人、因病制订不同的作息时间。作息时间多因季节而异。

2.睡眠充足

健康人和患者均应有充足的睡眠和休息,一般每天睡眠时间不应少于8 h。患者更应增加睡眠和休息时间,重患者应卧床休息。若睡眠不足,易耗伤正气,故有"服药千朝,不如独眠一宿"之说。早上应按时起床,午间适当休息,晚间按时就寝,形成一定的生活规律。更要避免以昼作夜,阴阳颠倒。同时,睡眠也不宜过长,否则会使人精神倦怠,气血郁滞。

(三)顺应四时

1.气候

外感六淫是致病的重要因素,而患病之人由于正气虚弱,更易受到外邪的侵袭。因此,要注意气候变化对患者的影响。除室内应有适宜的温度外,还要注意随时增减衣服。衣着应宽松舒适,透气吸汗,外出活动时更要避免着凉或中暑。

2.季节

季节的交替变化也使人体的生理活动随之变化。要做到春防风,夏防暑,长夏防湿,秋防燥,冬防寒。春天乃阳气生发、万物以荣的季节,应注意养阳。夏天是阳气旺盛、万物繁茂的季节,天气酷热,暑湿当令,耗气伤津,阳气易于发泄,阴气相对不足,故应养阳护阴并重。秋天是万物成熟的季节,人体阳气逐渐内收,阴气渐长,应以"收养之道"为主,人们应"早卧早起",注意收敛精气。由于燥气较甚,昼夜温差悬殊,还应注意冷暖,保养阴津。冬季寒气主令,阴寒盛极,阳气闭藏,天气寒冷。人们应注意养精固阳,防寒保暖,饮食宜热,情志勿过,宜"早卧晚起",早起锻炼以待日光为宜。

3.昼夜

对于昼夜晨昏的阴阳变化,人体也必须与之适应。患者患病时,阴阳失去平衡,适应能力较弱,因此对昼夜的变化反应就特别敏感。有些疾病易于夜间发作,许多病情也往往昼轻夜重,应加强夜间的观察和防护。

(郭师师)

第五节 内治八法及护理

八法是清代医家程钟龄根据历代医家对治法的归类总结出来的,是中医的治疗大法,也是指导临床护理工作的主要法则。它包括汗、吐、下、和、温、清、消、补八种方法,简称"八法"。现将八法各自的含义及其护理分述如下。

一、汗法及护理

汗法是通过开泄腠理、调畅营卫、宣发肺气等作用,使邪气随汗而解的一种治疗方法,主要用于外感表证。麻疹、水肿、疮疡、痢疾初起等兼有表证者,也可采用汗法以透泄邪毒。由于病情有寒热、邪气有兼夹、体质有强弱,故汗法有辛温、辛凉等区别。其主要护理措施如下。

(一)生活起居护理

患者居室应安静,空气应清新,宜多加衣被。根据病情、气候调节室内温度与湿度。

(二)饮食护理

饮食宜清淡,忌生冷、油腻、酸性收涩之品。

（三）情志护理

表证患者因恶寒、发热、头痛、身痛等不适，精神亦有不畅，应做好精神安慰。

（四）用药护理

解表发汗之剂，多为辛散之品，不宜久煎；药宜温服，或药后饮热粥、热汤以助汗出，且以微汗为宜，不可大汗淋漓。如无汗，可再服。若病重可多次给药，以汗出病解。

（五）辨证施护

风寒表证多无汗，汤药宜热服，饮食中可加用姜、葱等以助汗。风热表证为有汗或汗出不畅，药宜温服，如伴有咽喉肿痛，汤药可不拘时频饮含服。

二、吐法及护理

吐法是通过涌吐的方法，使停留在咽喉、胸膈、胃脘的痰涎、宿食或毒物从口中吐出的一种治法，适用于病邪壅滞、病位较高、邪气有上越趋势的病证。其主要护理措施如下。

（一）病情观察

注意观察吐出物，如食积、痰涎或蛔虫等，并详细记录。如呕吐物中带有血液，及时报告医师。吐法易伤胃气，属暂用之法，不宜多次使用。

（二）饮食护理

饮食以流质、半流质或软食为宜，食量应控制或暂不进食，切忌过饱，以防再度壅滞。

三、下法及护理

下法是通过泻下通便，使积聚在体内的宿食、燥屎、冷积、瘀血、水饮等有形实邪排出体外的一种治疗方法，主要用于里实证。由于寒热虚实及病邪兼夹不同，下法又有寒下、温下、润下、逐水、攻补兼施之别。其主要护理措施如下。

（一）病情观察

泻下剂作用较快，服药后 15～30 min 即能生效，药物作用时间可达 4～8 h。药后注意观察泻下物的形状、颜色、气味及泻下次数等，并做好记录。若泻下物为柏油状便或有血液时，应及时报告医师，终止泻下，并采取止血措施。

（二）生活起居护理

应用下法可使大便变稀，大便次数增多，因此，病室应配备便器或适合器具，以便患者使用。

（三）饮食护理

下法药物易伤胃气，使用下法后，宜稀粥调养，或予以清淡、易消化的温热半流质或软食。若所治为里实热证，忌食辛热之物；里实寒证，忌食寒凉之物。

（四）用药护理

药宜空腹服用，得泻即止，切勿过剂。

（五）辨证施护

里实热证，应着重观察其服药后患者体温的改变，大便的形状、颜色、气味等；里实寒证，注意排便次数、大便的形状，使黏腻、冷粪结便转为清稀为度，如腹痛渐减，肢末回暖，为病情好转趋向；老年、体虚之人等出现大便燥结，多选用润下法；攻逐水饮之药多宜早晨空腹服用，1 d 1 次，用药前称体质量、量腹围，以观察水肿消退情况，此类方剂作用峻猛，中病即止，切勿过剂。

四、和法及护理

和法是通过和解或调和作用,以疏解邪气、调整脏腑功能的一种治疗方法。适用于伤寒少阳证或半表半里证、肝脾不和证、肠胃不和证等。和法作用较为缓和,应用广泛。其主要护理措施如下。

(一)病情观察

患者若有呕吐、腹泻,多为肠胃不和,应注意观察呕吐物,泻下物的情况。

(二)饮食护理

饮食宜平补,营养丰富,易于消化,忌食生冷油腻之品。

(三)情志护理

肝气郁结患者情志不畅,应注意情志护理,多进行语言开导,鼓励患者多参加文娱、体育、社交活动,使其心境平和,精神愉快。

(四)用药护理

症见呕吐者,汤液宜小量频服。

(五)辨证施护

伤寒半表半里证患者,多有寒热往来,乍寒乍热,汗时出时止。应根据寒热变化,增减衣被;汗出后及时擦干汗液,并更换汗湿的衣被,防止汗出当风。

五、温法及护理

温法是指通过温里祛寒的作用,以治疗里寒证的一类治法。里寒证根据部位、程度不同,又分中焦虚寒证、亡阳厥逆证、寒凝经脉证等,故温法又有温中祛寒、回阳救逆、温经散寒的区别。里寒证在形成和发展过程中,往往寒邪与阳虚并存,故温法常与补法配合应用。其主要护理措施如下。

(一)生活起居护理

病室温度应稍高,阳光充足,衣被增厚,注意气候变化,以防外寒侵袭。

(二)饮食护理

饮食宜温补,或温热饮食,忌食生冷寒凉之品。

(三)用药护理

汤药宜文火久煎,温热服用。

(四)辨证施护

中焦虚寒证,出现呕吐时可服姜汁汤止呕;如腹痛、吐泻较甚者,可采用艾灸、热敷。亡阳虚脱证,应注意观察其体温、呼吸、脉搏等的变化。服药后汗止、神色转佳、肢体渐温、脉渐有力等,为阳气来复,病情好转之象。寒凝经脉证,病房应保持温暖、干燥,鼓励患者多进行室外活动,多接触阳光;并可用针灸、温熨、按摩等,以温经散寒,促进血脉的流通。

六、清法及护理

清法是指通过清热泻火、凉血解毒等作用,以清除里热之邪的一类治法,适用于里热证。里热证有虚实不同,实热证可分为热在气分、营分、血分、热壅成毒及热在某一脏腑。故清法之中,又有清气分热、清营凉血、清热解毒、清脏腑热及清虚热之不同。其主要护理措施如下。

（一）病情观察

采用清法而服清热剂时,要注意观察、记录患者的体温、呼吸、脉搏、血压等情况,出现异常,及时报告医师,进行处理。

（二）生活起居护理

病室宜凉爽通风,衣着要宽松,汗后及时更换衣被;高热不退者,可采用物理降温法。对时邪疫疠患者,则应隔离,注意消毒。

（三）饮食护理

宜食清淡易消化之物,多饮清凉饮料,多食西瓜、梨、绿豆汤、冬瓜、苦瓜等凉性食品,忌辛辣、煎炸、油腻之品。

（四）情志护理

高热重病者,生活不能完全自理,情绪易于波动,应注意情志护理,做到细致耐心,精神上给予安慰,生活上给予照顾。神昏谵语患者,应特别注意看护,以防发生意外。

（五）用药护理

汤药一般宜凉服或微温服,高热患者可不拘时频服,但应热退即止,以免久服耗伤正气。

（六）辨证施护

气分高热者,应注意观察体温、神志、舌质等的变化。若壮热烦渴不减,并出现神昏、舌质红绛,是热由气分进入营血分,应加服清热解毒凉血之药或安宫牛黄丸等开窍之品,并可采用肛门给药降温或物理降温以阻止病情进一步发展。热入营血者,应注意观察其体温、神志、斑疹、出血等情况及其变化;有出血者,采用止血措施;神昏患者注意呼吸道的清理,令患者静卧休息,加强生活护理;热毒内盛或外科疮疡肿毒患者,应注意其口腔、咽喉、皮肤疮疡情况的变化,注意保持大便通畅,或加用泻下之品,使热毒从下窍排解。

七、消法及护理

消法是通过消食导滞、行气活血、化痰、利水、驱虫等方法,使气、血、痰、食、水、虫等积聚形成的有形之邪渐消缓散的一类治法。适用于食积、气滞血瘀、症瘕积聚、水湿内停、痰饮、虫积等病证。其主要护理措施如下。

（一）生活起居护理

病室宜安静整洁,空气清新,寒温适宜。

（二）饮食护理

饮食宜清淡、富有营养、易消化,忌食生冷肥甘油腻之品。伤食积滞者可暂禁食;脾虚食积者可少食多餐,给予易消化的半流质或软食为宜。另可用山楂汁、鸡内金粥以消除胃中积滞。水肿者饮食应无盐或低盐,辅以薏米、赤小豆或用冬瓜皮、葫芦等煎汤代茶饮。

（三）情志护理

注意情志调护,消除急躁、恐惧、紧张心理,生活上多予关照,以利疾病的治疗。瘿瘤患者要特别注意避免情志刺激,应指导患者进行自我心理调节。

（四）用药护理

消导药物若取其气者,煎煮时间可稍短;若药味厚重取其质者,煎煮时间宜稍长。采用利水法治水肿时,汤药应浓煎。虫积患者宜空腹服药,服用驱虫药后,要注意观察大便及排出肠内寄生虫的种类和数量。

(五)辨证施护

消法适宜范围很广,不同的病证应采用不同的护理措施。

八、补法及护理

补法是指通过补益人体气血阴阳,主治各种虚弱证候的一类治法。补法的具体内容很多,但主要有补气、补血、补阴、补阳4种。其主要护理措施如下。

(一)生活起居护理

阳气亏虚患者,病室温度可稍高,多加衣被,室内灯光以暖色为宜;阴虚患者室内温度可稍低,保持凉爽、通风,衣被略减,室内色调以冷色为宜。

(二)饮食护理

虚证患者的饮食调理非常重要,所谓"药补不如食补""三分治,七分养"。阳虚、气虚患者宜用温补类食物,如羊肉、狗肉之类;阴虚患者,宜用清补类食物;血虚患者宜用滋补类食物。

(三)情志护理

慢性虚弱疾病,一般病程长,病情缠绵难愈,患者情绪易低落,注意思想开导。

(四)用药护理

补益之品多味厚滋腻,宜文火久煎;饭前服药,有利药物的吸收。

(五)辨证施护

脾气虚者应加强饮食调护,宜用温补且易消化的食物。血虚患者应多食营养丰富食物,平日可多进红枣、阿胶等补血之品。阴虚患者饮食宜清补,忌食辛辣、油炸、煎炒食物,同时注意节房事、戒烟酒,以防劫伤阴津。阳虚患者饮食宜温补,多食羊肉等温热之品,忌食生冷瓜果。

此外,体虚之人宜循序渐进地加强锻炼,增强体质。同时,进行自我调节,保证睡眠质量,以利病情的恢复。

(郭师师)

第六节 感 冒

感冒是人体感受外邪引起的一种病证,以头痛、鼻塞、流涕、咳嗽、恶寒、发热、全身不适等为主要临床表现。本病四季皆可发生,尤以春、冬多见。如在一个时期内广泛流行,证候重且多相类似者,称为时行感冒。西医学的上呼吸道感染、流行性感冒可参本证辨证施护。

一、病因病机

(一)六淫

"风为百病之长",因而外感为病以风为先导,风邪常夹其他病邪(如寒、湿、热、暑等)伤人。

(二)时行病毒

主要是指具有传染性的时行疫邪病毒侵袭人体而致病,多由四时不正之气、天时疫疠之气流行而造成。其致病特点为发病快,病情重,有广泛的流行性,且不限于季节性,而六淫又易夹时行病毒伤人。

感冒主要是风邪兼夹时令之气侵袭人体,至于感邪后是否发病,又和机体正气的强弱有着密切的关系。其病机关键在于邪犯肺卫,卫表失和。

二、辨证施护

(一)风寒感冒

1.主症

恶寒重,发热轻,无汗,头身疼痛,鼻塞流清涕,或见咳嗽,痰稀薄色白,舌苔薄白而润,脉浮或浮紧。

2.调护方法

辛温解表,宣肺散寒。

(1)药物调护:选用荆防败毒散加减,汤药宜热服,药后稍加衣被,避风,多饮热水或热粥助其发汗。

(2)针灸调护:取印堂、迎香、太阳、风池、大椎、列缺、合谷穴,毫针刺以泻法。

(3)推拿调护:用按揉法在风府、风门两穴重点操作,每穴 2 min,使背部有轻松感为度;患者取俯卧位,术者位于患者右侧,用推法沿足太阳膀胱经经背部两条侧线,操作 3～5 min,以透热为度。

(二)风热感冒

1.主症

发热重,恶寒轻,有汗,头痛,咳嗽痰黄,咽喉红肿疼痛,鼻塞,流黄浊涕,口渴欲饮,舌苔薄白或微黄,脉浮数。

2.调护方法

辛凉解表,宣肺清热。

(1)药物调护:选用银翘散加减,汤药宜轻煎温服。

(2)针灸调护:取风池、大椎、曲池、外关、合谷穴,毫针刺以泻法。

(3)推拿调护:坐位,医者用一指禅推法沿督脉循行自印堂推至上星,反复操作 5 min;用按揉法在百会、曲池穴操作 1～2 min。

(4)饮食调护:饮食宜清淡、凉润,多饮水,多食用新鲜蔬菜、水果,忌辛辣、油腻之品,可用薄荷茶、菊花茶、绿豆汤、西瓜汁等清凉解热。

(三)暑湿感冒

1.主症

发热,微恶寒,无汗或少汗,肢体酸重或疼痛,头昏重胀痛,鼻塞流涕,胸闷泛恶,小便短赤,舌苔薄黄而腻,脉濡数。多见于夏季。

2.调护方法

祛暑解表,清热化湿。

(1)药物调护:选用新加香薷饮加减,汤药宜温服。

(2)针灸调护:取孔最、合谷、中脘、足三里穴,毫针刺以泻法。

(3)推拿调护:按揉法在心俞、脾俞、胃俞穴操作 2 min;摩揉腹部 5 min,拿三阴交 1～2 min。

（4）饮食调护：饮食宜清淡、易消化，少食多餐，多食清热化湿解暑之品，如绿豆粥、薏苡仁粥等，或藿香、佩兰煎水代茶饮，避免过食生冷、油腻和甜品。

（四）气虚感冒

1.主症

恶寒较甚，发热，肢体倦怠乏力，咳嗽，咳痰清稀，舌淡苔白，脉浮而无力。

2.调护方法

益气解表，理气化痰。

（1）药物调护：选用参苏饮加减，汤药宜热服。

（2）针灸调护：取风池、列缺、曲池、天枢、气海、足三里穴，毫针刺以补法。

（3）推拿调护：在肾俞、命门、足三里穴处按揉，每穴 2 min；重按合谷、太阳、肺俞，捶打足三里。

（4）饮食调护：宜选用温性食物，如山药粥等。

三、预防与调养

（1）加强锻炼，增强体质，注意卫生，起居有常，饮食有节。

（2）注意四时变化，冬春季节防寒保暖，随时增减衣服，避免外感。

（3）感冒流行季节，减少人群活动，室内保持空气新鲜，防止交叉感染。

（4）感冒流行季节，可预防性服药，如板蓝根冲剂，或大青叶、金银花等药物煎汤代茶。

（5）易患感冒者，可坚持按摩印堂、太阳、迎香、风池等穴。

（郭师师）

第七节　咳　　嗽

咳嗽是指肺气上逆作声，咯吐痰液。有声无痰谓之咳，有痰无声谓之嗽，一般多为痰声并见，故以咳嗽并称，为肺系疾病的主要证候之一。

咳嗽既是具有独立性的证候，又是肺系多种疾病的一个症状，本节讨论范围，重点在于以咳嗽为主要表现的病证，其他疾病兼见咳嗽的，可与本节联系互参。如西医学中的上呼吸道感染、急慢性支气管炎、肺炎、肺结核等疾病，均可参本证辨证施护。而久咳致喘，表现肺气虚寒或寒饮伏肺等证者，当参阅"喘证"。

一、病因病机

咳嗽分为外感和内伤两大类。外感咳嗽多因卫外功能减退或天气冷热失常，致使六淫外邪乘虚侵袭肺系；内伤咳嗽为脏腑功能失调，内邪干肺所致，又可分为肺脏自病和他脏及肺。以上因素均可引起肺失宣肃，肺气上逆而作咳。咳嗽是内、外病邪犯肺，肺脏为了祛邪外达所产生的一种病理反应。

二、辨证施护

首辨外感与内伤,外感者宜宣肺散邪,内伤者宜依病证虚实,随其所在而调之。

(一)风寒袭肺

1.主症

咳嗽声重,痰白稀薄,常伴鼻塞流清涕,头痛身楚,恶寒,发热,舌苔薄白,脉浮或浮紧。

2.调护方法

疏风散寒,宣肺止咳。

(1)药物调护:选用三拗汤合止嗽散加减,宜热服,药后饮热稀粥并盖被,以助邪外出,并注意血压变化。咳嗽剧烈时,可选用通宣理肺丸、急支糖浆等。

(2)针灸调护:针刺肺俞、合谷、列缺、风府、外关穴。鼻塞声重者加迎香,头痛者加头维、太阳、印堂等,发热、恶寒者加大椎。均用毫针刺以泻法。

(3)推拿调护:用拇指点按风池、风府两穴,每穴操作 2～3 min,以局部酸胀向周围扩散为宜;擦背部膀胱经,以透热为度;拿肩井 3 min,使头部、胸部有轻快感觉为宜。

(4)饮食调护:饮食宜辛温、清淡,多食葱白、芫荽、生姜、蒜等;忌食生冷、油腻、厚味、酸味食品。可用白萝卜 1 个切片,甜杏仁 10 g(去皮尖)捣碎,冰糖 30 g,共同蒸熟热服,连用 7 d。

(5)生活调护:室内保持空气清新、温暖,避免刺激性气体,戒烟,注意天气变化,及时增加衣被。

(二)风热犯肺

1.主症

咳嗽气粗,痰黄而稠,咳痰不爽,口渴咽干,常伴发热恶风、头痛汗出、舌苔薄黄,脉浮数。

2.调护方法

疏风清热,宣肺止咳。

(1)药物调护:选用桑菊饮加减,汤药宜轻煎温服。咳嗽剧烈时,选用急支糖浆、止咳枇杷露、鲜竹沥液等。川贝母 10 g,梨一个,煮水顿服。

(2)针灸调护:选取肺俞、大椎、尺泽、曲池、列缺、合谷等穴,鼻塞者加迎香,用泻法,或点刺曲池、合谷出血。

(3)推拿调护:用手掌小鱼际推、搓大椎、肺俞及背部压痛点各 3 min;用按揉法在曲池、合谷两穴操作 3 min,使感应扩散到整个上肢。拿肩井 2 min。

(4)饮食调护:饮食宜清淡可口,多食梨、枇杷、萝卜、海蜇、荸荠等,忌食辛辣、香燥、肥腻等食品。可食枇杷叶粥(鲜枇杷叶 15 g,粳米适量,煮粥服食)。或用川贝母 10 g,梨 1 个,煮水顿服。

(5)生活调护:保持室内空气清新,温、湿度适宜。恶风时应避免直接吹风,发热者卧床休息,衣被适中。

(6)对症调护:痰稠不易咯出,可用远志、金银花、桔梗各 3 g,煎水,做雾化吸入,使痰液稀释,以利于排出,或用竹沥水。

(三)痰湿蕴肺

1.主症

咳嗽反复发作,痰多色白稠厚而黏,容易咯出,胸脘满闷,时有呕恶,纳呆,体倦,舌苔白腻,脉濡滑。

2.调护方法

燥湿化痰,理气止咳。

(1)药物调护:调护选用二陈汤合三子养亲汤加减,宜饭后温服。痰多不宜咳出者,可用蛇胆陈皮口服液或蛇胆川贝口服液,亦可药物雾化吸入。症状缓解后服用六君子汤扶正固本。

(2)针灸调护:取肺俞、太渊、脾俞、太白、章门、丰隆、合谷等穴,平补平泻刺法,加灸法。

(3)推拿调护:重点在手三里、丰隆两穴按揉,每穴 3 min;用推、抹法施术于前胸与胁肋部 2～3 min,然后在章门穴按揉 2 min,以呼吸道通畅、咳出黏痰为度。

(4)饮食调护:饮食宜清淡、易消化,常食山药、茯苓、柑橘、薏苡仁、枇杷、白萝卜、白扁豆等;忌食辛辣、生冷、肥甘食品,禁烟酒。可食薏苡仁粥、山药粥、橘红粥、苏子粥(薏苡仁 30 g,或山药 30 g,或橘皮 15 g,或苏子 15 g,粳米适量,煮粥食用)等以健脾化痰。

(5)生活调护:避免受凉,劳逸结合,注意休息;室内空气清新,湿度应略低;患者患侧卧,定时更换体位,以利于痰液排出;若痰多而无力咯吐者,可拍其背部,以助排痰。

(6)情志调护:内伤咳嗽,反复发作,应及时做好患者的解释开导工作,解除顾虑,树立信心,配合治疗。

(四)痰热壅肺

1.主症

咳嗽气促,甚则胸胁满痛,痰黄黏稠质厚,咯吐不爽;或面赤身热,口干喜饮,便秘溲赤,舌红苔黄,脉滑数。

2.调护方法

清热化痰宣肺。

(1)药物调护:选用清金化痰汤,宜饭后稍凉服。痰多黄稠可用竹沥水、川贝粉以化痰清热;亦可选用橘红丸或蛇胆川贝液。

(2)针灸调护:针肺俞、尺泽、大椎、曲池、鱼际、合谷等穴,用泻法。

(3)推拿调护:用一指禅推法在天柱、肩井穴处操作各 1 min;重按太冲、行间、三阴交,使酸胀感沿经脉向上扩散。

(4)饮食调护:饮食宜清淡、凉润,多食枇杷、梨、荸荠、香蕉、马齿苋、薏苡仁、紫菜、番木瓜、蕨菜等以清热止咳;忌食辛辣、香燥食品。可食鲜芦根粥(鲜芦根 30 g,粳米适量,煮粥服食),或用川贝母 10 g、梨 1 个煮水顿服。

(5)生活调护:保持室内空气清新,温度宜偏低。

(五)燥邪犯肺

1.主症

干咳无痰或痰少而黏,不易咯出,咳甚则胸痛,鼻燥咽干;初期或伴恶寒发热,头痛肢楚,舌尖红,苔薄黄而干,脉浮数。

2.调护方法

温燥伤肺者,清宣燥热,润肺止咳;凉燥犯肺者,疏风散寒,润肺止咳。

(1)药物调护:温燥伤肺者选用桑杏汤加减,凉燥犯肺者选用杏苏散合止嗽散加减。汤药宜轻煎,小量多次服用。痰不易排出者可用竹沥水或杏苏止咳糖浆。

(2)针灸调护:选取肺俞、孔最、鱼际、复溜、照海等穴,用泻法。

(3)推拿调护:同"风热犯肺"。

(4)饮食调护:饮食宜清凉滋润,多食藕、梨、蜂蜜、西瓜、罗汉果、菠菜等;忌食辛辣、温燥品,禁烟酒。可用川贝母 10 g、桑叶 3 g、冰糖 15 g,共为细末,开水冲服。

(5)生活调护:居处温度宜偏低,湿度略高;注意卧床休息,避免劳累,适当进行户外活动;注意多饮水。

(六)肝火犯肺

1.主症

气逆咳嗽阵作,痰少质黏,咯吐不利,胸胁胀痛,咳则引痛,面红目赤,烦热口干,舌质红,苔薄黄少津,脉弦数。

2.调护方法

泻肝清肺,化痰止咳。

(1)药物调护:选用黛蛤散合泻白散加减。

(2)针灸调护:选取肺俞、肝俞、经渠、太冲等穴,用泻法。

(3)推拿调护:同"痰热犯肺"。

(4)饮食调护:饮食宜清凉疏利,多食梨、荸荠、柑橘、萝卜、海蜇、芹菜等;忌食辛辣食品,禁烟酒,可常饮菊花茶。

(5)情志调护:多安慰患者,稳定情绪,或转移注意力,避免不良因素刺激,防止情绪波动加重病情。

(七)肺阴亏虚

1.主症

干咳无痰,痰少而黏,或痰中带血,喉痒声哑,潮热,颧红,盗汗,消瘦,神疲,舌红,少苔,脉细数。

2.调护方法

养阴清热,润肺止咳。

(1)药物调护:选用沙参麦冬汤加减,宜饭前稍凉服。亦可选用养阴清肺膏或止咳枇杷露。

(2)针灸调护:针肺俞、膏肓俞、太溪、三阴交、足三里、阴郄等穴,用补法。

(3)推拿调护:同"风热犯肺"。

(4)饮食调护:饮食宜滋补肺阴,常食梨、枇杷、桑葚、蜂蜜、百合、甲鱼、芝麻、银耳、芒果、罗汉果等;忌食辛辣、香燥食品,禁烟酒。可食沙参山药粥(沙参 30 g,山药 60 g,粳米适量,煮粥服食);糯米阿胶粥(阿胶 10 g 烊化后加入糯米粥 1 碗,服食);或用沙参、麦冬煎水代茶饮。

(5)生活调护:注意卧床休息,避免劳累。适当进行户外活动,保持室内空气清新,居处温度宜偏低,湿度略高。

(6)情志调护:痰中带血或咯血时,应安定患者情绪,避免紧张。

三、预防与调养

(1)顺应四时气候变化,随时增减衣服,注意保暖,避免外邪侵袭。

(2)若已有感冒迹象者,可服用姜糖水或解表药以驱邪外出。

(3)锻炼身体,增强体质,配合气功或呼吸操等,以逐渐增强正气,增强抗御外邪的能力。

(4)戒烟,忌食辛辣油腻之品。

(5)养成良好的卫生习惯,咳嗽、打喷嚏时用纸巾遮挡,不随地吐痰。

(郭师师)

第八节　喘　证

喘证是以呼吸困难,甚至张口抬肩,鼻翼翕动,不能平卧为主要临床表现的病证,是许多急、慢性疾病过程中常见的症状。喘证分外感、内伤两个方面。病位在肺、肾,并与肝、脾二脏有相关,病甚可累及于心。基本病机为气机升降出入失常。西医学的喘息性支气管炎、支气管哮喘、肺部感染、肺气肿、肺结核、矽肺、心源性哮喘,以及癔症等疾病出现的呼吸困难、气息急促,均可参考本证辨证施护。

一、病因病机

(1)外邪侵袭或因风寒外束,壅遏肺气;或因风热犯肺,蒸液为痰,皆可致肺失宣降,气逆作喘。

(2)饮食不当,恣食肥甘生冷,或嗜酒无度,伤脾生痰,肺气壅阻,发为喘促。

(3)情志失调,忧思气结,肺气痹阻;或郁怒上肝,肝气上逆,肺失肃降,升多降少而作喘。

(4)劳欲久病,肾之真元损伤,气失摄纳,上出于肺,出多入少,气逆而喘。

总之,喘证病因有外感与内伤,病性有虚实不同,病位主要在肺肾两脏。实喘在肺,为外邪、痰浊、肝郁气逆等,邪壅肺气,宣降不利;虚喘责之于肺肾两脏,因精气不足,气阴亏耗而致肺肾出纳失常,重点在肾,且以气虚为主。

二、辨证施护

实喘者祛邪,虚喘者扶正。

(一)风寒袭肺

1.主症

喘息气促,咳嗽胸闷,痰多色白清薄,或伴恶寒发热,头痛无汗,苔薄白,脉浮紧。

2.调护方法

疏风散寒,宣肺平喘;外寒引动宿痰,调和营卫,宣肺平喘。

(1)药物调护:选用麻黄汤加减,宜热服。外寒引动宿痰,用桂枝加厚朴杏子汤。

(2)针灸调护:选取大椎、风门、定喘、肺俞、膻中、尺泽、列缺、合谷等穴,用泻法。

(3)推拿调护:点按定喘、风门、肺俞、肩中俞穴,直擦背部膀胱经,以温热为度。

(4)饮食调护:饮食宜温热宣通,多食姜、葱白、淡豆豉、胡椒、杏子、洋葱、荔枝等;忌生冷、肥甘、鱼虾等食品。可用杏仁粥(杏仁 10 g,粳米适量煮粥服食)。

(5)生活调护:生活起居规律,防寒保暖,避免直接吹风,保护胸背部免受风寒侵袭。

(6)对症调护:喘证发作时,应取半卧位,汗出过多,及时擦汗更衣。伴表证发热时,可用针刺或柴胡注射液降温,不宜物理降温。

(二)表寒里热

1.主症

咳逆上气、胸胀或痛,喘促气粗,甚则鼻翼翕动,咳而不爽,痰多黏稠,身热烦闷,口渴,身痛,有汗或无汗,舌红,苔薄白或薄黄,脉浮数或滑数。

2.调护方法

祛风泻热,宣肺平喘。

(1)药物调护:选用麻杏石甘汤加减,宜轻煎温服。

(2)针灸调护:选取肺俞、大椎、风门、膻中、中府、尺泽、列缺、合谷、丰隆等穴。喘重者加天突、定喘穴,用泻法。

(3)推拿调护:点按定喘、风门、肺俞、肩中俞等穴,直擦背部膀胱经。

(4)饮食调护:饮食宜清淡凉润,多食梨、藕、萝卜、枇杷、荸荠、柑橘、蜂蜜等;忌食辛辣、厚味食品,禁烟。可用菊花泡水代茶饮。

(5)生活调护:生活起居规律,防寒保暖,避免直接吹风,保护胸背部免受风寒侵袭。

(三)痰热郁肺

1.主症

喘咳气涌,胸部胀痛,痰多黏稠色黄,或夹血色,伴有胸中烦热,身热,有汗,渴喜冷饮,面红,咽干,尿赤,大便或秘,苔黄或腻,脉滑数。

2.调护方法

清肺降气,化痰止嗽。

(1)药物调护:选用桑白皮汤加减。咳痰困难者,可给予牡油胶丸;喘剧者,可用中药清热化痰剂进行雾化吸入。

(2)针灸调护:选取膻中、列缺、肺俞、尺泽、定喘等穴,宜用泻法。

(3)推拿调护:点按定喘、天突、风门、肺俞、肩中俞、丰隆等穴,直擦背部膀胱经。

(4)饮食调护:饮食宜清淡易消化,多食山药、茯苓、柑橘、薏苡仁、白萝卜、白扁豆等;忌食辛辣、生冷、肥甘食品,禁烟酒。可食薏苡仁粥(薏苡仁 30 g,粳米适量,煮粥服食);或橘皮 10 g,泡水代茶饮。

(5)生活调护:患者可取半卧位,持续低流量吸氧,室内应保持安静,室内温度应保持在 18 ℃～20 ℃,床铺保持整洁,2 h 翻身 1 次,预防压疮发生,并密切观察体温、心率、呼吸及血压的变化。

(6)情志调护:注重心理护理,给患者以精神安慰。

(四)痰浊阻肺

1.主症

气喘咳嗽,痰涎涌盛,量多色白而黏,咯出不爽,胸满窒闷,口黏不渴,或恶心纳呆,舌苔白厚腻,脉滑。

2.调护方法

祛痰降逆,宣肺平喘。

(1)药物调护:选用二陈汤合三子养亲汤加减,或用橘红化痰丸。

(2)针灸调护:选取肺俞、脾俞、膻中、中脘、内关、足三里、丰隆等穴,用平补平泻法。

(3)推拿调护:点按定喘、风门、肺俞、肩中俞、足三里、丰隆穴。

(4)饮食调护:同"痰热郁肺证"。

(5)生活调护:排痰困难或不能排痰,可给予半夏露、复方甘草合剂。鼓励患者用力咳痰,或用中药雾化吸入使痰液易于排出。

(五)肺气郁闭

1.主症

每因情志刺激,突然上气而喘,咽中如窒,胸闷胸痛,或失眠心悸,舌苔薄,脉弦。

2.调护方法

行气疏肝,降逆平喘。

(1)药物调护:选用五磨饮子,宜饭后温服。

(2)针灸调护:选取肝俞、期门、膻中、尺泽、内关等穴,用泻法。

(3)推拿调护:点按定喘、肺俞、肩中俞、列缺、行间等穴。

(4)饮食调护:饮食宜清凉疏利,多食梨、荸荠、柑橘、萝卜、海蜇、芹菜等;忌食辛辣食品,禁烟酒。可常饮菊花茶。

(5)生活调护:注意预防感冒,要寒温适宜,气候变化时要及时加减衣服;病室应通风,保持空气新鲜,尽可能地避免粉尘及刺激性气体;锻炼深呼气,增加肺脏的换气功能。

(6)情志调护:加强精神护理,劝慰患者保持情绪平稳,心情愉悦,以免加重病情。

(六)肺气虚

1.主症

喘促气短,气怯声低,咳声低弱,痰稀色白,自汗畏风,易于感冒,舌淡苔白,脉虚弱。

2.调护方法

补肺益气定喘。

(1)药物调护:选用补肺汤合玉屏风散加减,或用蛤蚧定喘丸。

(2)针灸调护:选取肺俞、定喘、膏肓俞、膻中、太渊等穴,用补法,或加灸。

(3)推拿调护:横擦胸部及背部心俞、肺俞区域,以透热为度,按揉肺俞、肾俞、脾俞穴。

(4)饮食调护:饮食宜清淡甘润,营养丰富,常食百合、白果、山药、茯苓等;忌辛辣、温燥及寒凉食品。可食山药茯苓粥(山药 60 g,茯苓 15 g,粳米适量,煮粥服食)。

(5)生活调护:同"肺气郁闭证"。

(七)肾气虚

1.主症

喘促日久,短气息促,呼多吸少,气不得续,动则喘甚,腰膝酸软,汗出肢冷,舌淡,苔白,脉沉弱。

2.调护方法

补肾纳气。

(1)药物调护:选用人参胡桃汤合参蛤散加减,宜空腹温服。

(2)针灸调护:选取肾俞、定喘、命门、关元、气海、三阴交、太溪等穴,用补法,可加灸法。

(3)推拿调护:直擦背部督脉及横擦肾俞、命门穴,以透热为度,点按肾俞、肺俞穴。

(4)饮食调护:饮食宜温补,常用山药、核桃、黑木耳、桑葚、莲子、白扁豆等,煮粥服食;忌食生冷、肥甘、油腻食品。可用紫衣胡桃肉 10 个,每晚睡前缓嚼,淡盐水送服。

(5)生活调护:同"肺气郁闭证"。

三、预防与调养

(1)起居有常,注意四时气候变化,防寒保暖。

（2）居室内切勿放置花草,禁止养宠物及铺设地毯等。

（3）戒烟酒,忌食海鲜发物等易引发过敏的食物。

（4）保持心情舒畅,避免情志刺激,介绍有关疾病的知识,消除患者忧虑和精神紧张,树立治疗信心。

（5）适当体育锻炼,节制房事。

（6）积极治疗感冒、咳嗽等肺系病证,防止演变成本证。

（郭师师）

第九节 胸 痹

胸痹是指以胸部闷痛,甚则胸痛彻背,喘息不得卧为主症的一种病证,轻者仅感胸闷如窒,呼吸欠畅,重者则有胸痛,严重者心痛彻背,背痛彻心。胸痹的发生多与寒邪内侵、饮食失调、情志失节、劳倦内伤、年迈体虚等因素有关。西医学的冠状动脉粥样硬化性心脏病、心包炎、心肌病等可参考本病护理。

一、病因病机

胸痹与寒邪、年迈、劳倦、情志、饮食等因素有关。病理性质分虚、实两个方面:虚为气虚、阴伤、阳衰,肺、脾、肝、肾亏虚,心脉失养;实为寒凝、血瘀、气滞、痰浊等痹阻胸阳,阻滞心脉。其病位在心,但与肺、肝、脾、肾有关。

（一）寒邪内侵

寒主收引,可抑遏阳气,即暴寒折阳,又可瘀滞血行,而发本病。素体阳衰,胸阳不足,阴寒之邪乘虚侵袭,寒凝气滞,致使胸阳痹阻、气机不畅而成胸痹,或阴寒凝结,日久寒邪伤人阳气,心阳虚衰,心脉痹阻,亦可成胸痹。

（二）年迈体虚

本病多见于中老年人,年过半百,肾气精血渐衰。肾阳虚衰,君火失用,使心气不足或心阳不振;肾阴亏损,不能滋养五脏之阴,心血失荣,血脉失于温运,心脉痹阻不畅,发为胸痹。心阴不足,心火燔炽,下汲肾水,耗伤肾阴阴损及阳;心肾阳虚,阴寒之邪上乘,阻滞气机,胸阳失运,发生胸痹。

（三）劳倦内伤

劳倦伤脾,脾失健运,聚生痰浊,气血乏源,心脉失养;积劳损阳,心肾阳虚,鼓动无力,胸阳不振,阴乘阳位,血行阻滞,发为胸痹。

（四）情志不遂

忧思伤脾,脾失健运,转输失能,津液不布,聚湿生痰,痰踞心胸,胸阳痹阻;郁怒伤肝,肝失疏泄,郁久化火,灼津生痰或气郁血滞,血行不利,脉络不通,胸阳不运,痹阻心脉,不通则痛。总之,七情所伤可使气机逆乱,心脉痹阻不通而发胸痹。

（五）饮食不节

嗜食膏粱厚味,或嗜烟酗酒,损伤脾胃,升降受阻,化热灼津生痰;或过食肥甘,湿热蕴积,郁结中焦,灼津为痰;日久痰浊内生,阻塞经络,气机不畅,心脉闭阻而成胸痹。如痰浊留恋日久,痰阻血瘀,亦成本病。

二、辨证施护

(一)心血瘀阻

1.主症

胸部刺痛或绞痛,痛有定处,常于夜间发作,日久不愈,多由暴怒而加重,舌质紫暗,脉沉涩或结代。

2.调护方法

活血化瘀,通络止痛。

(1)药物调护:选用血府逐瘀汤加减,宜温热服用。

(2)针灸调护:选取膻中、巨阙、心俞、膈俞、阴郄等穴,用泻法。

(3)饮食调护:饮食宜温热,素食,忌生冷、肥甘、厚味,少食多餐。

(4)生活调护:发作期停止活动,卧床休息,缓解期适当活动,避免剧烈运动。

(二)痰阻心脉

1.主症

心胸闷痛,阴天加重,气短喘促,痰多口黏,形体肥胖,身体困重,倦怠乏力,舌苔浊腻,脉弦滑。

2.调护方法

通阳泄浊,豁痰开窍。

(1)药物调护:选用瓜蒌薤白半夏汤加味,宜热服。

(2)针灸调护:选取膻中、巨阙、心俞、脾俞、丰隆、足三里等穴,用泻法。

(3)饮食调护:宜少食多餐,常食柑橘、萝卜、山楂、竹笋、洋葱等,忌油腻、肥甘、厚味、过饥过饱。

(三)寒凝心脉

1.主症

胸痛彻背,感寒痛甚,心悸,胸闷气短,重则喘息,不能平卧,面色苍白,四肢厥冷,舌苔白,脉沉紧。

2.调护方法

辛温通阳,开痹散结。

(1)药物调护:选用当归四逆汤加减,宜热服。

(2)针灸调护:选取心俞、厥阴俞、肾俞、肺俞、内关、通里等穴,用泻法,加灸。

(3)饮食调护:饮食宜温热,常食生姜、大葱、核桃、山药等,忌生冷。

(四)心气亏虚

1.主症

胸闷隐痛,心悸气短,动则尤甚,神疲懒言,倦怠乏力,面色无华,舌胖有齿痕,苔薄白,脉虚弱或结代。

2.调护方法

补养心血,鼓动心脉。

(1)药物调护:选用保元汤加减,宜热服。

（2）针灸调护：选取心俞、脾俞、神门、足三里、三阴交等穴，用补法，加灸。

（3）饮食调护：饮食宜温热，忌生冷、油腻、肥甘食品。

（五）气阴两虚

1.主症

胸闷隐痛，时作时止，遇劳则甚，心悸气短，头晕目眩，倦怠懒言，面色少华，舌红，脉细弱或结代。

2.调护方法

益气养阴，活血通络。

（1）药物调护：选用生脉散合人参养荣汤，宜温服。

（2）针灸调护：选取心俞、厥阴俞、肾俞、神门、三阴交等穴，用补法。

（3）饮食调护：饮食宜凉润、甘平，常食莲子、扁豆、山药、薏苡仁、桂圆、大枣等，可煮粥食用。忌生冷、油腻。

三、预防与调养

（1）居室安静，通风，温、湿度适宜。起居有节，避风寒，保持充足的睡眠。坚持运动，注意劳逸适度，动而有节，控制体质量，增强机体抗病能力。

（2）饮食应清淡少盐，少食肥甘厚腻。少量多餐，忌暴饮暴食，多吃水果、蔬菜，戒烟酒。保持大便通畅，切忌怒责。

（3）心乃五脏六腑之君，悲哀愁忧则心动。因此，本病尤其应重视情志调护，平素要保持愉快平和的心理状态，情绪稳定，避免喜怒忧思过度。

（4）积极治疗高血压、糖尿病、高脂血症等疾病。指导患者按医嘱服药，自我监测药物不良反应，定期进行心电图、血糖、血脂检查。

（5）常备芳香温通药物，若猝发胸中大痛及时服药，保持镇静，平卧休息。如胸中剧痛，持续时间长，服用药物不得缓解，应及时到医院诊治。

（郭师师）

第十节 胃 痛

胃痛又称胃脘痛，是以上腹部近心窝处经常发生疼痛为主症。胃主受纳，腐熟水谷，胃气宜降，以和为顺。如寒邪内客于胃、饮食不节伤胃、肝气横逆犯胃或脾胃自身虚弱，均可致胃气郁滞，失于和降而引起疼痛。胃痛是临床常见的一个症状，多见于西医的急慢性胃炎、胃与十二指肠溃疡、胃神经官能症等胃部疾病，也可见于其他消化系统疾病，如胰腺炎、胆囊炎、胆石症等，凡此皆可参照本证辨证施护。

一、病因病机

（一）寒邪犯胃

外感寒邪，内客于胃，胃气郁滞，不通则痛。

（二）饮食伤胃

饮食不节，损伤脾胃，胃失和降而发生胃痛。

（三）情志不畅

郁怒伤肝，肝气犯胃，致胃失和降而发生胃痛。或气滞日久，气滞血瘀或气郁化火，耗伤胃阴，使胃络失养，而致胃痛。

（四）脾胃虚弱

素体脾胃虚弱，或劳倦太过，或久病伤及脾胃，中焦虚寒，中阳不振，胃失温养而作痛。

二、辨证施护

（一）寒邪客胃

1.主症

胃痛暴作，恶寒喜暖，得温痛减，遇寒痛剧，口淡不渴，或喜热饮，苔薄白，脉弦紧。

2.调护方法

温中散寒止痛。

（1）药物调护：良附丸加减，汤剂宜饭前热服；亦可将白胡椒、肉桂各 6 g，共捣为丸，如梧桐子大，每服 5 粒。

（2）针灸调护：取上脘、中脘、梁门、足三里、内关穴，毫针刺以泻法。可艾灸中脘、足三里穴，或盐炒热后熨推胃脘部；亦可运用温热疗法，如拔火罐、药熨、熏蒸；局部作热敷或艾灸中脘、足三里等穴。

（3）推拿调护：按摩中脘、气海、天枢、足三里、肝俞、脾俞、胃俞穴；抹腹部自剑突下至脐下，摩腹；一指禅推上脘、中脘、天枢、气海，摩全腹；按揉足三里穴。

（4）饮食调护：以清淡、温热、易消化为原则，宜用姜、葱、芥末、胡椒、大蒜等性温热的食物作调料；忌食生冷和油腻之品。可常用高良姜粥；亦可热服生姜红糖汤或温黄酒一杯，顿服，温中散寒止痛。

（5）生活调护：慎风寒，免劳累。

（二）饮食停滞

1.主症

胃痛胀满拒按，厌食，嗳腐吞酸，呕吐不消化食物，吐后痛减，大便不爽，舌苔厚腻，脉滑。

2.调护方法

消食导滞，和胃止痛。

（1）药物调护：选用山楂丸或保和丸加减。

（2）针灸调护：取中脘、下脘、梁门、足三里、内关、天枢穴，毫针刺以泻法。

（3）推拿调护：按摩中脘、气海、天枢、足三里、肝俞、脾俞、胃俞穴，顺时针方向摩腹。

（4）饮食调护：适当控制饮食，或给予清淡、易消化的流食、半流食；忌煎炸、油腻、厚味、辛辣刺激食品，适当控制饮食，病重者禁食 6～12 h，待缓解后给予素食；养成定时、定量的习惯。也可用神曲 30 g 煎取药汁，加入 100 g 粳米煮粥服食；或炒莱菔子 10 g，与粳米同煮粥，连服 1～2 d；或用山楂、麦芽、萝卜煎汤饮用；为了保持大便通畅，亦可用番泻叶泡水代茶饮或焦米锅巴汤代茶饮。

（5）生活调护：生活起居有规律，保持大便通畅；可试用探吐法，使患者将积食吐出，胃痛有可能缓解。

（三）肝气犯胃

1.主症

胃脘胀满,通连两胁,胸闷,暖气,善叹息,矢气则舒,常伴吞酸,呕吐,大便不畅,舌苔薄白,脉弦。

2.调护方法

疏肝理气,和胃止痛。

(1)药物调护:柴胡疏肝散加减,以及舒肝丸或胃苏冲剂,宜餐后半小时温服。疼痛发作时,可用木香粉 1.5 g,元胡粉 1 g 调服。

(2)针灸调护:取中脘、章门、太冲、行间、天枢、足三里、脾俞、胃俞、肝俞、膻中、期门穴,毫针刺以泻法。

(3)推拿调护:抹腹部自剑突下至脐下,摩腹;一指禅推上脘、中脘、天枢、章门、期门穴,摩全腹;按揉肝俞、胆俞、足三里穴。

(4)饮食调护:少食生冷、甜黏食品,可食用大蒜、韭菜、香菇、萝卜、芫荽、洋葱、薤白、柑橘等行气开胃之品;忌食土豆、南瓜、红薯等食品,禁酒。可用玫瑰花茶(玫瑰花 6 g、佛手 10 g、泡水代茶饮);橙皮、生姜各 10 g,水煎服,1～2 次/天,7 d 为 1 个疗程。情志调护:及时做好心理疏导,消除郁怒烦恼,避免不良情绪刺激,保持情绪稳定、愉快,积极配合治疗。

（四）肝胃郁热

1.主症

胃脘灼热,痛势急迫,烦躁易怒,泛酸嘈杂,口干口苦,舌红苔黄,脉弦或数。

2.调护方法

疏肝泻热和胃。

(1)药物调护:化肝煎加减。

(2)针灸调护:一般治疗同"肝气犯胃"。痛甚可针刺中脘、合谷、内关穴止痛。禁用温热疗法。

(3)推拿调护:同"肝气犯胃"。

(4)饮食调护:多给予疏肝泻热之品,如绿豆汤、荷叶粥。疼痛发作时,宜少食多餐;忌辛辣烟酒、烤熏甜腻之品。

(5)生活调护:注意口腔卫生,胃酸过多者,用淡盐水漱口。

(6)情志调护:恼怒抑郁是导致疼痛的重要原因,故应避免各种不良情志刺激。

（五）瘀血停滞

1.主症

胃脘疼痛,如锥刺刀割,痛有定处而拒按,或有呕血,黑便,舌质紫暗有瘀斑,脉弦涩。

2.调护方法

活血化瘀,理气止痛。

(1)药物调护:选用失笑散合丹参饮加减,宜饭前温服。亦可用元胡止痛片或胃复春;桃仁、五灵脂各等份,为细末醋糊为丸,如梧桐子大,每服 20 丸,2 次/天;或以阿胶 10 g 烊化,加入三七粉 0.5 g 温开水送服,2 次/天。吐血、便黑者可选用三七片或血竭胶囊。

(2)针灸调护:取中脘、天枢、气海、膈俞、血海、内关、足三里穴,痛甚者加梁丘穴,毫针刺以泻法。

（3）推拿调护：按摩中脘、气海、天枢、足三里、肝俞、脾俞、胃俞穴。

（4）饮食调护：饮食应细、软、烂，以流质或半流质饮食，少量多餐；忌炙烤煎炸、坚硬食品，禁酒、吐血、便血者应暂禁食。可用三七粉 1 g，白芨粉 1.5 g，温开水送服，每天 2 次；鲜藕汁一小杯煮沸，加入生鸡蛋1个、三七粉 1 g。

（5）生活调护：环境安静，注意保暖，严密观察出血征兆，出血时应观察出血量、色及胃痛的性质。

（6）情志调护：对因出血而情绪紧张者，应及时做好解释工作，保持情绪稳定，积极配合治疗。

（六）胃阴亏虚

1.主症

胃脘灼痛，饥不欲食，口燥咽干，五心烦热，消瘦乏力，大便秘结，舌红少津或剥脱无苔，脉细数。

2.调护方法

养阴清热，和胃止痛。

（1）药物调护：选用一贯煎合芍药甘草汤加减，汤药饭前温服。

（2）针灸调护：取中脘、内关、足三里、三阴交、太溪穴，毫针刺以补法。

（3）推拿调护：抹腹部自剑突下至脐下，摩腹；一指禅推上脘、中脘、天枢、气海、关元穴，摩全腹；按揉肾俞、脾俞、足三里穴。

（4）饮食调护：多食润燥、生津之品，如西瓜、雪梨、莲藕、荸荠、甘蔗、菠萝、百合、银耳、甲鱼、花生、杨梅、柿子、番茄、蜂蜜等；忌辛辣、煎炸、烟酒、浓茶及咖啡类刺激之品。可常服八宝粥，多饮水或果汁；或用石斛、麦冬适量煎汤代茶饮。便秘者，每天早晚食蜂蜜一汤匙，或番泻叶通便；胃酸缺乏，可饭后吃山楂、话梅、乌梅汤等酸甘助阴。

（5）生活调护：室内宜偏凉润、向阴、清净，适当休息，减少活动，不宜作热敷或药熨等温热疗法。

（6）情志调护：消除恐惧心理，积极配合治疗。

（七）脾胃虚寒

1.主症

胃痛隐隐，喜暖喜按，空腹痛甚，得食痛减，遇寒发作或疼痛加重，泛吐清水，神疲，食欲缺乏，四肢欠温，大便溏薄，舌淡，苔白，脉细弱或沉迟。

2.调护方法

温胃散寒，健脾止痛。

（1）药物调护：选用黄芪建中汤加减；附子理中丸或香砂养胃丸，汤药温服。或以干姜10 g，砂仁 10 g，水煎服，亦可用饴糖 1～2 匙，温水化服，3 次/天。服药后宜进热粥、热饮，以助药力。疼痛时饮生姜红糖汤可温胃止痛。

（2）针灸调护：取中脘、足三里、脾俞、胃俞、内关穴，毫针刺以补法，可加灸法。痛时可胃脘部热敷、药熨；或艾灸中脘、足三里、神阙等穴。

（3）推拿调护：抹腹部自剑突下至脐下，摩腹；一指禅推上脘、中脘、天枢、气海、关元穴，摩全腹；按揉肾俞、脾俞、足三里穴；擦命门。

（4）饮食调护：饮食宜温热，有补中、益气、温胃作用的食品，如姜、葱、胡椒、花椒、桂圆、莲子、大枣、南瓜、扁豆、番茄、牛奶、鸡蛋、瘦肉、黄鱼、鳝鱼、河虾、胡桃等;忌生冷瓜果、油腻辛辣。可用吴茱萸粥(用饴糖1～2匙,温水化服,3次/天;或用粳米100 g煮粥,待米熟后下吴茱萸末3 g,生姜、葱白少许服用);或生姜红糖汤。饭前胃痛,可在饥饿时稍进糕点以缓中止痛。

(5)生活调护:本证患者遇寒则发,故应特别注意保暖,室温宜偏高,居室宜向阳。可用热水袋热敷上腹部。

三、预防与调养

(1)饮食有节,定时定量,勿暴饮暴食,戒烟酒,避免辛辣、油腻食物。

(2)保持良好的精神状态,注重劳逸结合,帮助患者克服不良情绪。

(3)注意胃脘部保暖,或用手掌自上脘向下按摩胃脘部,反复做20次,每天数次,可增强脾胃功能。

(4)查明引起胃痛的原因,积极治疗原发病,若反复发作,迁延不愈,应定期做有关检查,防止恶变。

(郭师师)

第十一节 泄 泻

泄泻是指以排便增多,粪质稀薄或完谷不化,甚至泻出如水样便为主要临床表现的一类病证。

一、病因病机

(一)感受外邪

六淫伤人,使脾胃失调,而致泄泻。以暑、湿、寒、热最为多见,其中又以湿邪为主。

(二)饮食所伤

食之过饱,宿食内停,或恣食生冷,或过食肥甘,或误食不洁之物,伤及肠胃,运化失常,而致泄泻。

(三)情志失调

脾胃素虚,复因郁怒忧思,肝郁不达,肝气横逆乘脾,脾胃受制,运化失司,而致泄泻。

(四)脾胃虚弱

饮食不节,劳倦内伤,久病缠绵,导致脾胃虚衰,不能受纳水谷和运化精微,水谷停滞,清浊不分,混杂而下,遂成泄泻。

(五)肾阳虚衰

久病及肾,或年老体弱,或肾阳不振,命门火衰,阳气不足,脾失温煦,不能腐熟水谷,则水谷不化而成泄泻。

二、辨证施护

(一)寒湿泄泻

1.主症

泄泻清稀,腹痛肠鸣,食少,脘腹胀闷,或伴恶寒发热,肢体酸痛,口淡不渴,头痛,舌苔薄白,脉浮或濡缓。

2.调护方法

解表散寒,芳香化浊。

(1)药物调护:藿香正气散加减,汤药偏热服,服后盖被静卧并微微汗出。或以车前子 15 g,藿香 10 g,生姜 10 g,水煎服;或用木香、肉桂各 1.5 g,研末吞服。寒重可用理中汤。

(2)针灸调护:取天枢、中脘、阴陵泉、上巨虚穴,毫针刺以平补平泻法,可加灸法。

(3)推拿调护:一指禅推摩中脘、天枢、气海、关元、脾俞、肾俞、胃俞、大肠俞、长强穴。

(4)饮食调护:以细软、少渣、少油腻之流食或半流食为主,泄泻缓解后给予软食,可多用炒米粉、炒面粉等食物,以燥湿止泻;可服茯苓粥(茯苓 30 g、粳米适量,煮粥服食),或服姜糖饮(生姜 10 g、红糖适量,水煎温服)。

(5)生活调护:居室宜温暖、向阳,注意腹部保暖;室内要清洁,污染的衣裤要及时更换;腹泻次数多或兼有表证者应卧床休息。

(二)湿热泄泻

1.主症

腹痛即泻,泻下急迫,势如水注,粪色黄褐而臭,肛门灼热,心烦口渴,小便短赤,或有身热,舌苔黄腻,脉濡滑而数。

2.调护方法

清热利湿止泻。

(1)药物调护:选用葛根芩连汤加减,宜饭前凉服。或以葛根 10 g、黄连 6 g、甘草 3 g,水煎服;或用滑石、黄柏、甘草各等份,研细末,每服 3 g,3 次/天;或用鲜扁豆叶、鲜藿香叶、鲜荷叶(捣汁)各 10 g,开水冲服。夹有暑湿者合香连丸;肛门灼热者,可用黄连 10 g、黄柏 10 g,煎水熏洗肛门。

(2)针灸调护:取天枢、大肠俞、阴陵泉、上巨虚、内庭穴、中脘、足三里、三阴交、曲池,毫针刺以泻法。

(3)推拿调护:一指禅推摩中脘、天枢、气海、关元、脾俞穴。

(4)饮食调护:饮食以清淡、细软为主。选用马齿苋粥 60 g,水煮去渣取汁,后入粳米 50 g,煮粥服食。重症患者可鼓励多饮淡盐水或糖盐水,以补充津液;液脱阴伤者可多给梨汁、荸荠汁、西瓜汁、藕汁,以增补津液,清热利湿。

(5)生活调护:室内宜凉爽干燥,伴有发热者,要卧床休息。

(三)食滞泄泻

1.主症

泄泻,腹痛肠鸣,粪便臭如败卵,泻后痛减,嗳腐酸臭,脘痞腹满,不思饮食,舌苔厚腻或垢浊,脉滑。

2.调护方法

消食导滞。

(1)药物调护:选用保和丸或枳实导滞丸,或用焦山楂 15 g、神曲 12 g,水煎服。宜饭后服。

(2)针灸调护:选取中脘、璇玑、天枢、脾俞、胃俞、足三里等穴,用泻法。

(3)推拿调护:推摩上脘、中脘、天枢、气海、关元穴。

(4)饮食调护:饮食宜清淡、易消化,少食多餐,泄泻重者,控制饮食,多食山楂、萝卜、麦芽等;

忌生冷、硬固、肥甘厚味食品。可食山楂萝卜粥(山楂 30 g、白萝卜 1 个、粳米适量,煮粥服食);亦可用麦芽粥(麦芽 30 g、粳米适量,煮粥服食)。

(四)肝气乘脾

1.主症

时有胸胁胀闷,嗳气,少食,每因恼怒、紧张等情绪波动而致腹痛泄泻,舌淡红,脉弦。

2.调护方法

抑肝扶脾,和中止泻。

(1)药物调护:选用痛泻要方加减,宜饭后温服。

(2)针灸调护:取中脘、天枢、期门、脾俞、肝俞、足三里、阴陵泉、太冲穴,毫针刺以补泻兼施法。

(3)推拿调护:一指禅推摩中脘、天枢、气海、关元穴,按摩脾俞、胃俞、大肠俞、长强、肝俞、章门、期门穴。

(4)饮食调护:饮食宜素食,清淡,少食多餐,常食萝卜、菠菜、番茄、山药、冬瓜、柑橘、金橘饼、陈皮等;忌生冷瓜果;忌食土豆、芋头等壅阻气机及其他辛辣、煎炸及烟酒等助湿困脾生热的食品。食莱菔子粥(莱菔子 10 g,粳米适量,煮粥服用)以理气消食。

(5)生活调护:居室宜宁静,生活环境宜舒适、宽松。

(6)情志调护:解除诱发腹泻的精神因素,避免忧思恼怒,使患者保持心情舒畅。

(五)脾胃虚寒

1.主症

大便溏薄,泄泻时作时止,完谷不化,食少纳呆,腹胀、腹痛,神疲倦怠,面色萎黄,舌淡,苔白,脉缓而弱。

2.调护方法

补脾健胃止泻。

(1)药物调护:选用参苓白术散或人参归脾丸加减,宜空腹热服。

(2)针灸调护:取中脘、水分、天枢、脾俞、胃俞、大肠俞、长强、足三里、三阴交穴,毫针刺以补法,可加灸法。

(3)推拿调护:一指禅推摩中脘、天枢、气海、关元穴,顺时针摩腹;按揉脾俞、胃俞、大肠俞、长强、足三里;擦肾俞、脾俞穴至温热。

(4)饮食调护:以营养丰富、易消化为原则,多选用豆制品、鱼、蛋、奶及扁豆、番茄、栗子、桂圆、苹果脯、大枣、莲子、山药、扁豆、薏苡仁、芡实等有补中益气、健脾功效的食品;亦可多食用胡椒、姜等调味品,增加食欲并散寒;忌生冷、油腻、甘肥、煎炸食品。可用莲子粥或山药粥(莲子或山药 30 g,粳米适量,煮粥服食);或用大麦芽 30 g,鸡内金 30 g,文火炒黄研末,再加白糖少许,温开水冲服 6~10 g,2~3 次/天;或以莲子 10 g、芡实 10 g、山药 10 g、白扁豆 10 g,加水适量煮熟,喝汤吃药。

(六)脾肾阳虚

1.主症

黎明泄泻,腹中隐痛,肠鸣即泻,泻后则安,或下利清谷,形寒肢冷,腰膝酸软,舌淡,苔白,脉沉细。

2.调护方法

温肾健脾,固涩止泻。

（1）药物调护：选用四神丸合附子理中丸加减,宜空腹热服。

（2）针灸调护：取天枢、关元、脾俞、肾俞、命门、足三里穴,毫针刺以补法,可加灸法。

（3）推拿调护：一指禅推摩中脘、天枢、气海、关元穴,按摩脾俞、胃俞、大肠俞、长强、肾俞、命门。

（4）饮食调护：忌生冷、油腻、甘肥、煎炸食品;以营养丰富、清淡、温热、细软、易消化之品为宜,多食补中益气,温补肾阳,如胡桃、山药、狗肉及动物肾脏;汤菜中适量加入胡椒粉、干姜粉、肉桂等以温煦脾肾。食莲子粥、芡实粥(芡实 10 g、干姜 5 g、粳米适量,煮粥服食)。

（5）生活调护：室内温暖向阳,黎明前如厕应穿好御寒的衣服,以免受凉。可根据病情,适当鼓励患者下床锻炼。腹痛者用食盐炒热后布包热敷腹部,或用肉桂、小茴香等量研粉,盐炒布包敷脐部。

三、预防与调养

（1）生活起居有常,根据气候变化及时增减衣服,注意休息,勿过劳。

（2）养成良好的饮食习惯,注重饮食饥饱适宜,戒烟戒酒,避免辛辣、油腻食物。小儿应合理喂养,添加辅食不宜过快,品种不宜过多。从小量开始逐渐适应新的食品,以后渐次增加。

（3）保持良好的精神状态,注重劳逸结合,帮助患者克服不良情绪。

（4）指导患者及家属观察泄泻次数、大便质地和颜色、有无伤津脱液等情况。

（5）勿滥用止泻药,以免掩盖病情,贻误治疗。

（6）指导患者保持肛周清洁,便后用柔软纸擦拭并用清水冲洗。

（7）不宜久蹲久坐,肛门下坠或肛脱者及时复位,加强肛门括约肌功能,坚持做提肛运动,2 次/天,每次提肛 30～40 次。

（郭师师）

第十二节 不 寐

不寐是指因脏腑功能紊乱、气血亏虚、阴阳失调所致,以不能获得正常睡眠为主要临床表现的病证。主要表现为睡眠时间、深度的不足,不能消除疲劳及恢复体力与精力。轻者入睡困难,寐而易醒,或时寐时醒,或醒后不能再寐;重者彻夜不能入睡,严重影响正常的生活、工作、学习和身心健康。以中老年人为多见,近年来由于生活不规律等原因,年轻人的发病率正逐渐提高。

西医学中的神经官能症、更年期综合征、慢性消化不良、贫血、动脉粥样硬化等,以不寐为主要临床表现时,可参照本节辨证施护。

一、病因病机

营卫阴阳的正常运行是保证心神调节寐寤的基础。人体"阴平阳秘",脏腑调和,气血充足,心神安定,卫阳能入于阴,阴阳相交,神安则得眠。若因心脾两虚、阴虚火旺、心胆气虚,或食积停滞、肝火扰神,均能导致心神不安,神不守舍,不能由动转静而致不寐。肝郁化火、痰热扰心,致神不安宅者为实证;心脾两虚、气血不足或心胆气虚、心肾不交,致心神失养,神不安宁者为虚证。

其病位在心,与肝、脾、肾密切相关。

(一)年迈体虚

年迈血少,心血不足;或久病之人,心血暗耗,致血虚而无以养心,心虚则神不守舍;或房劳过度,耗伤肾阴,致使阴衰不能上奉于心,心火独亢,火盛神动,心肾失交,神志不宁。

(二)情志失调

情志过极可导致脏腑功能失调。如思虑过度,伤及心脾,心伤则阴血暗耗,神不守舍,脾伤则脾不运化,生化乏源,心血亏虚,心失所养,心神不安;肝主疏泄,暴怒伤肝,或肝郁气滞,肝郁化火,扰动心神;或五志过极,心火炽盛,心神激动;或暴受惊恐,导致心虚胆怯,神魂不安,均可致夜不能寐。

(三)劳逸过度

劳倦太过则伤脾,脾伤纳少,生化之源不足,营血亏虚,血虚而不能上奉于心,致使心神失养而致不寐。

(四)饮食不节

暴饮暴食,伤及脾胃,宿食停滞,酿为痰热,上扰神明,心血不静,阳不入阴,而致不寐。

二、辨证施护

(一)肝郁化火

1.主症

失眠,急躁易怒,不思饮食,口渴喜饮,目赤口苦,小便黄赤,大便秘结,舌红苔黄,脉弦数。

2.调护方法

疏肝泻热,佐以安神。

(1)药物调护:选用龙胆泻肝丸,或黄连 6 g,水煎服,1 次/天;大便秘结者,可用番泻叶 10 g,泡水代茶饮。

(2)针灸调护:针刺百会、神门、内关、三阴交、合谷穴,用泻法。

(3)饮食调护:饮食宜清淡,多食新鲜水果、蔬菜,可常食柑橘、金橘,有理气之效。

(4)生活调护:居室安静、凉爽,避免噪音。

(5)情志调护:避免生气、焦急,以免使肝郁加重。应经常与患者交谈,了解其心理状态,给予心理疏导。在患者身体健康状况允许的情况下,应鼓励患者参加一些活动,如散步、下棋等,并多与别人接触。

(二)痰热内扰

1.主症

失眠头重,胸闷痰多,暖气吞酸,恶心口苦,心烦目眩,苔黄腻,脉滑数。

2.调护方法

化痰清热,和中安神。

(1)药物调护:炒酸枣仁 10 g,研末冲服,睡前用。

(2)针灸调护:针刺百会、神门、内关、三阴交、足三里穴,用泻法。

(3)饮食调护:饮食宜清淡,可用合欢皮 15 g、陈皮 10 g,沸水泡,加冰糖适量,代茶饮。

(4)生活调护:居室应凉爽,卧位宜舒适。

（三）阴虚火旺

1.主症

心烦不寐,心悸不安,头晕耳鸣,腰酸梦遗,五心烦热,口干津少,舌红,脉细数。

2.调护方法

滋阴降火,清心安神。

（1）药物调护:选用天王补心丹。

（2）针灸调护:针刺百会、神门、内关、三阴交、心俞、肾俞、太溪穴,用补法。

（3）饮食调护:饮食宜清淡,少食油煎肥腻之品。可服枸杞百合粥:以枸杞子 30 g、百合 30 g、粳米 200 g,水煮成粥,加入冰糖适量,每次 1 碗,1～2 次/天。

（4）生活调护:居室宜凉爽、安静、舒适;睡前不饮茶、咖啡等饮料,不看刺激性书刊、电视。

（5）情志调护:本型患者易心烦,应及时做好思想工作。

（四）心脾两虚

1.主症

多梦易醒,心悸健忘,头晕目眩,肢倦神疲,饮食无味,面色少华,舌淡苔薄,脉细弱。

2.调护方法

补养心脾,以生气血。

（1）药物调护:选用人参归脾丸。

（2）针灸调护:针刺百会、神门、内关、三阴交、足三里穴,用补法。

（3）推拿调护:①按摩腹部,用手掌心在心窝下作环形按摩 20 次;②按摩涌泉穴,左手按右脚,右手按左脚,各 20 次。

（4）饮食调护:饮食宜细软、易消化,忌生冷辛辣肥甘之品。可用补脾枣苡粥:薏苡仁 40 g、山药 40 g、红枣 50 g、粳米 250 g,水煮成粥,加入白糖适量,每次 1 碗,1～2 次/天。

（5）生活调护:居室宜安静、舒适,温、湿度适宜。

（五）心胆气虚

1.主症

失眠多梦,易于惊醒,胆怯心悸,气短倦怠,小便清长,舌淡,脉弦细。

2.调护方法

益气镇惊,安神定志。

（1）药物调护:党参 10 g、酸枣仁 30 g、茯神 15 g,水煎服。

（2）针灸调护:针刺百会、神门、内关、三阴交、心俞、胆俞、丘墟穴,用补法。

（3）饮食调护:饮食宜加强营养,忌酒、茶、咖啡。可用黄精炖猪肉,以黄精 50 g、瘦肉 200 g,葱、姜、食盐、料酒、味精适量,做成菜食用,隔天 1 次。

（4）生活调护:居室安静,取舒适卧位,避免嘈杂。

（5）情志调护:消除患者思想顾虑,给予精神安慰。

三、预防与调养

（1）重视精神调摄,避免过度紧张、兴奋、焦虑、抑郁、惊恐、愤怒等不良情绪刺激。鼓励患者多参加社会活动,加强交流,保持愉悦的心情。

（2）家居环境应保持静谧、舒适。养成合理作息、规律睡眠的习惯,睡前精神放松,避免从事紧张、兴奋的活动,可用温水或中药煎汤泡脚。

(3)饮食有节,晚餐不宜过饱,忌浓茶、咖啡、醇酒。根据不同证型,选择补益气血或滋阴化痰等功效的食物,如山药莲子粥、红枣莲子粥、银耳羹等。

(4)病后要注意调养,劳逸结合,适当从事体力劳动和体育运动,增强体质。脑力劳动者,应坚持每天适当进行体育锻炼。慎用安眠药。

(郭师师)

第十三节 水 肿

水肿是指体内水液潴留,泛滥肌肤,引起眼睑、头面、四肢、腹背甚至全身水肿,严重者可伴有胸腔积液、腹水等的一类病证。西医学中的急慢性肾炎、肾病综合征、充血性心力衰竭、营养不良、内分泌失调等出现的水肿,均可参考本证辨证施护。

一、病因病机

外邪侵入,或脏腑功能失调,使三焦渎职,膀胱气化不利而发水肿。

(一)外感风邪

因感受风寒之邪,而肺失肃降,水液不能下输膀胱,导致水液潴留,溢于肌肤发为水肿。

(二)饮食不当

由于饮食过饥过饱或七情内伤,使脾气失于转输,水液内停,溢于肌肤而致水肿。

(三)体虚过劳

久病体虚或劳累过度而损伤肾气,导致水液输布失调、水液积聚而生水肿。

二、辨证施护

(一)阳水

1.风水泛滥

(1)主症:眼睑水肿,继则四肢及全身水肿,来势迅速,多见恶风发热,肢节酸楚,小便不利等症。偏于风热者兼咽喉红肿疼痛,舌红,脉浮滑数;偏于风寒者兼恶寒,咳喘,舌苔薄白,脉浮滑或紧。

(2)调护方法:疏风解表,宣肺利水。

药物调护:越婢加术汤,汤药不宜久煎,宜热服,药后可给热饮料,或盖被安卧,以助药力。观察汗出情况及尿量变化。可用白茅根30 g或玉米须15 g泡水代茶饮。咽喉红肿疼痛者,可用金喉健、西瓜霜或锡类散吹患处。

针灸调护:选取水分、大杼、肺俞、三焦俞、合谷、上巨虚、阴陵泉等穴,用泻法。

饮食调护:以易消化、低盐、营养丰富的膳食为主,多食冬瓜、西瓜等,避免辛辣、生冷之品。可用茅根赤豆粥(以鲜白茅根100 g,加以水适量煎煮,取汁去渣,加入赤豆、粳米各适量,煮粥服食);亦可用冬瓜汤,或玉米须、冬瓜皮水煎代茶饮。

生活调护:病室宜温暖向阳,防止患者感冒,恶寒者可加盖衣被。观察水肿的部位、起始部位、程度、消长规律,以及小便的量、色、次数,记录 24 h 液体出入量。

2.湿毒浸淫

(1)主症:眼睑水肿,延及全身,小便不利,身患疮痍,甚者溃烂,恶风发热,舌质红,苔薄黄,脉浮数或滑数。

(2)调护方法:宣肺解毒,利湿消肿。

药物调护:麻黄连翘赤小豆汤合五味消毒饮加减,饭前凉服;或用蒲公英 30 g、白茅根 30 g,水煎服。

针灸调护:选取水分、肺俞、三焦俞、膀胱俞、曲池、合谷、阳陵泉、三阴交等穴,用泻法。

饮食调护:饮食宜寒凉渗利、营养丰富;忌膏粱厚味、辛辣生冷、醇酒等物。可多食苦瓜、黄瓜、冬瓜、马齿苋、赤小豆等。可用蒲公英粥(鲜蒲公英 60 g,粳米适量,煮粥服食);或赤小豆汤(赤小豆 30～60 g,水煎,饮汤食豆)。高热者予以素流质或半流质。

生活调护:病室阳光充足,湿度适宜,绝对卧床休息;加强皮肤及口腔护理,保持会阴部清洁,预防肌肤疮痍。

对症调护:保持皮肤清洁干燥,预防皮肤疮疡。皮肤疮疡痈肿未破者可用金黄膏或新鲜马齿苋、蒲公英洗净捣烂外敷;如脓肿溃破,注意引流排脓。

3.水湿浸渍

(1)主症:全身水肿,按之没指,小便短少,身体困重,胸闷,纳呆,泛恶,苔白腻,脉沉缓,起病缓慢,病程较长。

(2)调护方法:健脾化湿,通阳利水。

药物调护:五皮饮合胃苓汤加减,宜饭前热服。或用茯苓 30 g、泽泻 10 g、猪苓 10 g、水煎服。

针灸调护:选取中脘、中极、水分、脾俞、三焦俞、膀胱俞等穴,用泻法。

饮食调护:饮食宜辛温、淡渗,营养丰富,低盐之品,多食茯苓、薏苡仁、赤小豆、生姜等,忌生冷瓜果,适当限制水的摄入量。常食薏苡仁粥(薏苡仁 30 g,水煮成粥,加适量白糖,食用)、鲤鱼赤豆汤、茯苓皮饮等。水肿严重者可短期内给无盐饮食。

生活调护:卧床休息,加强皮肤护理,防止发生压疮。病情严重者取半卧位,适当抬高下肢,以减轻水肿。

4.湿热壅盛

(1)主症:遍体水肿,皮肤绷紧光亮,胸脘痞闷,烦热口渴,小便短赤,或大便干结,苔黄腻,脉沉数或濡数。

(2)调护方法:清热利湿,疏理气机。

药物调护:可选疏凿饮子加减,汤药宜饭前温服。亦可用车前草、玉米须水煎代茶饮;大便干者可用番泻叶 5～15 g 泡水代茶饮。烦渴者可用鲜芦根 30 g、冬瓜皮 30 g,煎水代茶饮;水肿严重者,可保留灌肠,如大黄 60 g、牡蛎 30 g,合煎为 100～200 mL,灌肠后记录大便次数,使水邪从大便而泄。

针灸调护:选取水分、曲池、合谷、三阴交、照海、足临泣等穴,用泻法。

饮食调护:饮食宜清淡、渗利,富营养,可用冬瓜、苦瓜、黄瓜等;忌辛辣、肥甘之品。可常服冬瓜粥(冬瓜 100 g,粳米适量,煮粥服食)、车前饮。烦渴用鲜芦根 30 g、冬瓜皮 30 g,水煎代茶饮。

大便干用番泻叶 5～15 g 泡水代茶饮;水肿严重者予低盐或无盐饮食。

生活调护:遵医嘱定时测腹围,量体质量,用攻下逐水药后注意观察,记录大便次数。

(二)阴水

1.脾阳不振

(1)主症:身肿,腰以下为甚,按之凹陷不易恢复,脘腹胀闷,纳减便溏,面色萎黄,神倦肢冷,小便短少,舌质淡,苔白腻,脉沉缓。

(2)调护方法:温阳健脾,利水祛湿。

药物调护:代表方实脾饮加减,汤药饭前温服。也可选用附子理中丸;或以茯苓 30 g,白术 10 g,干姜 10 g,水煎服。

针灸调护:选取中脘、关元、水分、脾俞、肾俞、三阴交、照海等穴,宜灸不宜针,以免流水不止,导致感染。也可行温热疗法,如药熨、热敷等。

推拿调护:纳呆乏力者可按摩内关、足三里等,或用捏脊疗法。

饮食调护:给予温热,富营养,低盐或无盐饮食,淡酒有助温阳通气可少饮之,多食鱼、蛋、山药、赤小豆、白扁豆、薏苡仁等;少食产气食物,如牛奶、豆类、红薯等;忌生冷瓜果。可用茯苓 30 g,水煎取药汁,另水煮粳米 60 g,待粥将成时加入药汁,煮熟食用。

生活调护:居室温暖向阳,严防感冒。不宜用针刺法。

2.肾虚水泛

(1)主症:面浮身肿,腰以下为甚,按之凹陷不起,心悸气促,腰部冷痛酸重,尿少或增多,怯寒神疲,面色灰暗,舌淡胖,苔白,脉沉细弱。

(2)调护方法:温肾助阳,化气行水。

药物调护:代表方真武汤合济生肾气丸加减,宜饭前热服。

针灸调护:选取气海、水分、脾俞、肾俞、命门、三阴交、太溪等穴,用补法兼灸。

饮食调护:给予温热,营养丰富,低盐或无盐饮食;多食动物肾脏、紫河车、乳类、黑芝麻、核桃、蛋类等。可用黑豆鲤鱼汤(以黑豆 200 g,鲤鱼 1 条,去鳞、内脏、头、尾、骨头,取肉,同煮,饮汤食鱼及豆),1 d 分两次服,连服 5～7 d。

生活调护:居室温暖,避免潮湿阴冷。注意保护皮肤,防止破损。注意病情变化,如有心悸、喘促、呕恶、尿闭等症,及时报告医师。禁忌房事。水肿明显者宜卧床静养,下肢水肿可抬高患肢,腰部酸痛者可局部热敷。

三、预防与调养

(1)积极调适生活起居,防止外邪侵袭。

(2)注意清洁卫生,保持皮肤清洁,勿冒雨涉水,以防外湿引发或加重水肿。

(3)积极防治痰饮、心悸、哮喘等原发病,预防水肿的发生。

(4)中医历代医家重视水肿忌盐,肿退后再逐渐加量,应偏淡饮食,忌食海鱼、虾、蟹、辛辣刺激性食物。

(5)劳逸适度,尤应节制房事,戒怒,以保护元气。

(郭师师)

第十四节 便 秘

便秘是指大便秘结不通，排便时间延长，或欲大便，但艰涩不畅的一种病证。燥热内结、气滞不行、气虚传送无力、血虚肠道干涩、阴寒凝结等，皆可使大肠传导功能失常而导致便秘。

西医学的习惯性便秘、体质虚弱致排便动力减弱引起的便秘、肠神经官能症、肠道炎症恢复期肠蠕动减弱引起的便秘、肛门直肠疾病引起的便秘及药物引起的便秘等，均可参照本证辨证施护。

一、病因病机

(一)肠胃实热

素体阳盛，或热病之后，余热留恋，或饮酒过多，或过食辛辣厚味，或过食辛热温补之品，或肺燥肺热下移大肠，均可导致肠胃积热，伤津耗液，肠道干涩，粪质干燥，难于排出，形成便秘。

(二)气机郁滞

忧愁思虑过度，情志失和，或久坐少动，气机不利，或抑郁恼怒，肝郁气滞，导致腑气郁滞，通降失常，传导失职，糟粕内停，不得下行，或出而不畅，或欲便不出，或大便干结，而成便秘。

(三)气血阴津亏虚

劳倦过度，饮食内伤，或病后、产后及年老体弱之人，多气血两亏，因气虚则大肠传送无力，血虚则津枯，不能滋润大肠，阴亏则大肠干涩，导致大便干结，阳虚则肠道失于温煦，阴寒内结，以致便下无力，大便艰涩。

(四)阴寒凝滞

常食寒凉生冷，凝滞胃肠；或过服寒凉，阴寒内结；或外感寒邪，积聚肠胃，均可导致阴寒内盛，凝滞胃肠，传导失职而成便秘。

综上所述，便秘的病因包括外感寒热、内伤饮食情志、阴阳气血不足等，各种病因又常相兼为病，概括地说，便秘的直接原因不外热、实、冷、虚四种，胃肠积热者为热秘，气机郁滞者为实秘，阴寒凝滞者为冷秘，气血阴阳不足者为虚秘。病机为大肠传导失常。病位在大肠，与脾、胃、肺、肝、肾等功能失调有关。临床上便秘常分为虚实两大类，热秘、冷秘、气秘属实，阴阳气血不足的虚秘属虚。实者在于邪滞胃肠，壅塞不通；虚者在于肠失温润，推动无力。虚实之间又常相互转化，可由实转虚，也可因虚致实，或虚实夹杂。

二、辨证施护

(一)实热便秘

1.主症

大便干结，小便短赤，面红心烦，或兼有身热，口干口臭，腹胀或痛，舌红苔黄或黄糙，脉滑数。

2.调护方法

清热润肠。

(1)药物调护:选用通便灵或清宁丸;或以生大黄 6 g,开水泡服;或以番泻叶 9 g,开水泡服。

(2)生活护理:居室宜凉爽,口臭者可每天用淡盐水漱口。

(3)针灸调护:针刺合谷、曲池、腹结、上巨虚穴,用泻法。

(4)推拿调护:一指禅推中脘、天枢、大横、大肠俞、八髎、长强、足三里穴。

(5)饮食护理:宜多食新鲜水果、蔬菜,如香蕉、梨、橘子、藕等;忌酒及少食肥腻之品。

(二)气虚便秘

1.主症

大便并非干硬,但临厕努挣乏力,难以排出,气短汗出,便后疲乏,面色不华,肢倦懒言,舌淡嫩,苔白,脉虚。

2.调护方法

益气润肠。

(1)药物调护:黄芪 15 g,郁李仁 15 g,水煎服。

(2)针灸调护:针刺脾俞、胃俞、大肠俞、关元、足三里、三阴交,用补法。

(3)推拿调护:一指禅推中脘、天枢、大横、大肠俞、八髎、长强穴,按揉足三里、支沟穴。

(4)饮食调护:用茯苓 15 g,水煎去渣取汁,加入粳米适量,煮粥啜食。

(5)生活调护:患者适当休息,适量运动,以增强体力。

(三)血虚便秘

1.主症

大便干结,面色萎黄,头晕目眩,心悸健忘,失眠多梦,舌淡苔白,脉细。

2.调护方法

养血润燥。

(1)药物调护:当归 15 g,火麻仁 15 g,水煎服。

(2)针灸调护:针刺气海、足三里、脾俞、胃俞穴,用补法。

(3)推拿调护:一指禅推中脘、天枢、大横、大肠俞、八髎、长强等穴,按揉足三里、支沟穴。

(4)饮食调护:宜食补血之品,可用当归大枣粥(以当归 12 g 水煎去渣取汁,入大枣 10 枚、粳米适量,煮粥服食);或用黑芝麻 60 g,捣碎,用蜂蜜调食。

(5)生活调护:保持居室安静,不饮浓茶、咖啡等饮料。

三、预防与调养

(1)向患者及家属宣教不良生活方式和饮食习惯、运动量不足、滥用药物、精神因素等与便秘的关系,指导患者的生活起居,注意寒温,劳逸适度,适当运动,保持情志舒畅。

(2)指导患者养成定时排便的习惯,克服忍便的不良做法,也不应养成服药通便的依赖思想,告知患者应从多方面调治,指导及协助患者或家属做腹部按摩。

(3)指导虚证患者平时多进补益气血的食物,如山药、红枣、桂圆、党参粥、黄芪粥等。肠燥便秘者可每晚睡前饮蜂蜜水、黑芝麻糊或晨起饮适量淡盐水(水肿患者忌用),以润肠通便。

(郭师师)

第十五节 眩 晕

眩晕病是以头晕、眼花为主症的一类病证。眩即眼花或眼前黑蒙；晕即头晕，感觉到自身或外界景物旋转，两者常同时并见，故统称为眩晕。轻者仅有眼花，头重脚轻，或摇晃浮沉感，不能睁眼，闭目即止；重者如坐舟船，视物旋转、不能站立或行走，甚则扑倒或有恶心、呕吐、汗出、面色苍白等症状。本节所述相当于现代医学的原发性高血压。

一、眩晕病的常见证型

(一)肾气亏虚证

腰脊酸痛(外伤性除外)、胫酸膝软和足跟痛，耳鸣或耳聋，心悸或气短，发脱或齿摇，夜尿频、尿后余沥或失禁。舌质淡、苔白，脉沉细弱。

(二)痰瘀互结证

头如裹，胸闷，呕吐痰涎，胸痛(刺痛、痛有定处或拒按)，脉络瘀血，皮下瘀斑，肢体麻木或偏瘫，口淡食少。舌胖、苔腻，脉滑，或舌质紫暗有瘀斑、瘀点，脉涩。

(三)肝火亢盛证

眩晕，头痛，急躁易怒，面红，目赤，口干，口苦，便秘，溲赤。舌质红、苔黄，脉弦数。

(四)阴虚阳亢证

腰酸，膝软，五心烦热，心悸，失眠，耳鸣，健忘。舌质红、少苔，脉弦细而数。

二、常见症状、证候施护

(一)眩晕

(1)眩晕发作时应卧床休息，改变体位时应动作缓慢，防止跌倒，避免深低头、旋转等动作。环境宜清静，避免声光刺激。

(2)观察眩晕发作的次数、持续时间、伴随症状及血压等变化。

(3)进行血压监测并做好记录。若出现血压持续上升或伴有眩晕加重、头痛剧烈、呕吐、视物模糊、语言謇涩、肢体麻木或行动不便者，要立即报告医师，并做好抢救准备。

(4)遵医嘱耳穴贴压(耳穴埋豆)，可选择神门、肝、脾、肾、降压沟、心、交感等穴位。

(5)遵医嘱穴位按摩，可选择百会、风池、上星、头维、太阳、印堂等穴位，每次 20 min，每晚睡前 1 次。

(6)中药泡足，根据不同证型，选用相应中药制剂，每天 1 次。

(7)遵医嘱穴位贴敷，可选择双足涌泉穴，每天 1 次。

(二)头痛

(1)观察头痛的性质、持续时间、发作次数及伴随症状。

(2)进行血压监测并做好记录，血压异常，及时报告医师，遵医嘱给予处理。

(3)头痛时嘱患者卧床休息，抬高床头，改变体位如起、坐、下床时，动作要缓慢，必要时有人扶持。

（4）避免劳累、情绪激动、精神紧张、环境嘈杂等不良因素。

（5）遵医嘱穴位按摩，常用穴位有太阳、印堂、风池、百会等穴。

（6）遵医嘱耳穴贴压（耳穴埋豆），可选择内分泌、神门、皮质下、交感、降压沟等穴位。隔天更换1次，双耳交替。

（7）遵医嘱穴位贴敷两侧太阳穴。

（8）目赤心烦、头痛者，可用菊花泡水代茶饮。

（三）心悸气短

（1）观察心悸发作是否与情志、进食、体力活动等变化有关。

（2）心悸发作时卧床休息，观察患者心率、心律、血压、呼吸、神色、汗出等变化。

（3）心悸发作时有恐惧感者，应有专人陪伴，并给予心理安慰。必要时遵医嘱给予镇静安神类药物。

（4）遵医嘱耳穴贴压（耳穴埋豆），可选择心、交感、神门、枕等穴位。

（5）遵医嘱穴位按摩，可选择内关、通里，配穴取大陵、心俞、膻中、劳宫、照海等穴位。

（四）呕吐痰涎

（1）急性发作，呕吐剧烈者暂禁食，呕吐停止后可给予流质或半流质易消化饮食。

（2）恶心呕吐后应及时清理呕吐物，指导患者采取正确体位，以防止发生窒息，可按揉双侧内关、合谷、足三里等穴位，以降血压、止吐。

（3）呕吐甚者，中药宜少量多次频服，并可在服药前口含鲜生姜片，或服少量姜汁。

（4）呕吐停止后协助患者用温开水或淡盐水漱口以保持口腔清洁。

（5）饮食以细软温热素食为宜，如生姜枇杷叶粥或生姜陈皮饮，忌食生冷、肥甘、甜腻生痰之品。

三、眩晕病的中医特色治疗与护理

（一）药物治疗

1.内服中药

（1）中药与西药的服药时间应间隔1～2 h，肾气亏虚证中药宜温服，肝火亢盛证宜凉服。

（2）眩晕伴呕吐者宜姜汁滴舌后服，并采用浓煎，少量频服。

（3）遵医嘱服用调节血压的药物，密切观察患者血压变化。

（4）中药汤剂宜温服，如眩晕定时发作，可在发作前1 h服药。

（5）服中药后静卧1 h，使药物通达周身而起效。

2.注射给药

静脉滴注扩血管药应遵医嘱调整滴速，并监测血压、心电图、肝肾功能等变化，如出现头晕、眼花、恶心等应立即平卧。

3.五音疗法

根据不同证型选择不同的音乐，如肝火亢盛者，可给予商调音乐，有良好制约愤怒和稳定血压作用，如《江河水》《汉宫秋月》等；如阴虚阳亢者，可给予羽调音乐，有助滋阴作用，如《二泉映月》《寒江残雪》等。

4.中药药枕

将夏枯草、菊花、草决明和晚蚕沙匀量装入布袋制成枕芯枕于头部，通过药物发散达到清肝明目、息风化痰之功效。

(二)特色技术

1.中药泡洗

夏枯草枸杞叶方:夏枯草 100 g,枸杞叶 150 g,加水适量,煎煮 30 min,去渣取汁,与热水一起放入足浴器中,先熏蒸,后浴足,并配合足底按摩,每天 1 次,每次 30~40 min,20 d 为 1 个疗程。本方平肝潜阳,清肝泻火。

2.穴位贴敷

降压外敷膏适用于原发性高血压,头晕眼花,耳鸣健忘,腰膝酸软,神疲乏力。蓖麻仁 50 g,吴茱萸、附子各 20 g 共研细末,加生姜 150 g 共捣如泥,再加冰片 10 g 和匀,调成膏状,备用。每晚取膏适量贴敷两足心(涌泉穴),外用纱布包扎固定。每天敷药 1 次,7 d 为 1 个疗程。连用3~4 个疗程。

3.耳穴贴压(耳穴埋豆)

(1)肝火上炎:取穴肝、肾、结节、耳背心、耳背肝、耳背肾、耳背沟、角窝上、内分泌、脑、枕、交感。

(2)阴虚阳亢:取穴肾、皮质下、耳背心、耳背肝、耳背肾、耳背沟、内分泌、脑、枕、交感。

(3)痰瘀互结:取穴心、肾、耳背心、耳背肝、耳背沟、内分泌、脑、枕、交感。

(4)肾气亏虚:取穴脾、三焦、耳背心、耳背肾、耳背沟、内分泌、脑、枕、交感。

4.穴位按摩

(1)抹前额:双手掌放在前额上,左手在上从左太阳穴抹至右太阳穴 25 次,然后再换左手在下,从右向左抹 25 次。

(2)挠头皮:双手五指分开抓挠头皮,先前后方向,再左右方向,最后旋转抓挠,直至感觉头皮微微发热为度。也可用木梳子梳头 250 次左右。

(3)搓涌泉穴:每晚睡前用 40 ℃左右的热水泡足 15 min 后擦干,两手交替,适当用力搓双足涌泉穴和全足掌各 200 次。

(4)搓降压沟:用两手拇指的侧面,同时沿着降压沟(双耳后上方的斜沟),向上斜搓 40 次左右。

5.艾灸

根据不同症状辨证施灸。重症患者要密切观察血压、呼吸、神志、脉搏等情况。

(1)肝火上炎。主穴:百会、风池、头维、太冲、太溪。配穴:少寐加神门;心烦易怒加内关。温和灸:每穴每天 1 次,每次 15~20 min,5~7 d 为 1 个疗程。温针灸:每穴每天 1 次,每次 20~30 min,5~7 d 为 1 个疗程。

(2)痰瘀互结。主穴:百会、风池、多加阴陵泉、三阴交。施灸方法同上。

(3)阴虚阳亢。主穴:百会、风池、腹胀加天枢。施灸方法同上。

(4)肾气亏虚。主穴:百会、风池、烦加内关;耳鸣加耳门。施灸方法同上。

6.毫针法

(1)肝火上炎。取穴:曲池、风池、或太冲、行间、风池。方法:毫针泻法。

(2)阴虚阳亢。取穴:太冲、三阴交、肾俞、风池。方法:平补平泻。

(3)肾气亏虚。取穴:三阴交、肝俞、肾俞、神门、关元穴。方法:毫针补法。

(4)痰瘀互结。取穴:阴陵泉、丰隆、太白穴。方法:毫针泻法。

针刺时注意事项：①过于疲劳、精神高度紧张、饥饿者不宜针刺；年老体弱者针刺应尽量采取卧位，取穴宜少，手法宜轻。②怀孕妇女针刺不宜过猛，腹部、腰骶部及能引起子宫收缩的穴位，如合谷、三阴交、昆仑、至阴等禁止针灸。③有出血性疾病的患者，或有自发性出血，损伤后不易止血者，不宜针刺。④皮肤感染、溃疡、瘢痕和肿瘤部位不予针刺。⑤眼区、胸背、肾区、项部，胃溃疡、肠粘连、肠梗阻患者的腹部，尿潴留患者的耻骨联合区针刺时应掌握深度和角度，禁用直刺，防止误伤重要脏器。⑥针刺对某些病症确实有极好的疗效，但并非万能，特别是一些急重病的治疗，应根据情况及时采用综合治疗，才能既有利于患者，又充分发挥针灸的作用。

7.刮痧疗法

（1）取穴部位及刮拭方法。①刮拭头部：取太阳、百会、风府、风池穴。以百会为中心，刮拭整个头部，由上而下按前后左右的方向各刮30～50次，推荐依次重点刮太阳、风府、风池穴，然后再百会、风池穴。刮拭手法先补后泻，补泻结合。②刮拭耳部：取耳背降压沟。用补法刮至感皮肤潮红微热。③刮拭颈部：取风池、肩井、人迎穴。从颈侧刮拭至肩上，即从风池穴刮拭至肩井穴，先用平刮法，手法要柔和连续，再用泻法加强刮拭肩井穴至出痧，然后再刮拭前颈两侧的人迎穴，亦需刮拭至出痧。④刮拭下肢：取风市、三里、涌泉穴。用泻法刮拭以上3穴至出痧，足底涌泉穴用刮板角点按刮拭至有强烈酸胀感。

（2）刮痧疗法注意事项：①体形消瘦者慎用，局部皮肤有瘀斑、水疱、瘢痕、炎症、破溃、出血等情况者禁止刮痧；女性月经期或妊娠期禁用。②室温保持在22 ℃～24 ℃，暴露刮痧部位，注意为患者保暖和保护隐私。③刮痧手法以患者能耐受为度，局部皮肤发红或有紫色痧点为宜，但不强求出痧，禁用暴力。④刮痧时不可过饥过饱，宜饭后1～2 h刮痧。⑤关节部位、脊柱、头面部禁止采用重手法，刮痧时间应相对较短。⑥糖尿病患者皮肤耐受性差，血管脆性增加，刮痧的力度不宜过大，速度不宜太快，时间不宜太长。下肢静脉曲张及下肢水肿者，宜从下往上刮。⑦刮痧过程中患者如果出现头晕、恶心，甚至晕厥等现象称为晕痧，应立即停止，迅速让其平卧，饮一杯糖盐水，报告医师配合处理。⑧刮痧部位可出现痧点或痧斑为出痧，出痧后1～2 d皮肤可能轻度疼痛、发痒，属正常现象。⑨刮痧后局部注意保暖，多喝热水，避风寒，3小时内避免洗浴。

四、眩晕病的康复与锻炼

（一）康复的意义

本段讨论的眩晕为原发性高血压，原发性高血压是以血压升高为主要表现的综合征，通常简称为高血压。高血压是多种心、脑血管疾病的重要病因和危险因素，影响到重要脏器如心、脑、肾的结构与功能，最终导致这些器官的功能衰竭，迄今仍是心血管病死亡的主要原因之一。近年来随着康复医学的发展，康复治疗可以有效地辅助降低血压，减少药物使用量及对靶器官的损害，干预高血压危险因素，能最大限度地降低心血管发病率和死亡率，提高患者体力活动能力和生活质量，是高血压治疗的必要组成部分。随着高血压人群的增多，高血压的康复越来越受到重视。血压的定义和分类见表13-1。

表13-1 高血压的定义和分类

类别	收缩压	舒张压
正常血压	＜16.0 kPa(120 mmHg)	＜10.6 kPa(80 mmHg)
正常高值血压	16.0～18.5 kPa(120～139 mmHg)	10.6～11.8 kPa(80～89 mmHg)

类别	收缩压	舒张压
高血压	≥18.6 kPa(140 mmHg)	12.0 kPa(90 mmHg)
1级(轻度)	18.7～21.2 kPa(140～159 mmHg)	12.0～13.2 kPa(90～99 mmHg)
2级(中度)	21.3～23.8 kPa(160～179 mmHg)	13.3～14.5 kPa(100～109 mmHg)
3级(中度)	≥24.0 kPa(180 mmHg)	14.7(110 mmHg)
单纯收缩期高血压	≥18.7 kPa(140 mmHg)	12.0 kPa(90 mmHg)

当收缩压和舒张压分属于不同级时,以较高的级别作为标准。以上标准适用于任何年龄的成人。儿童则采用不同年龄组血压值的95%位数,通常低于成年人。其中在 WHO/ISH 指南中强调,患者血压增高,决定是否给予降压治疗时,不仅要根据其血压水平,还要根据其危险因素的数量与程度,"轻度高血压"只是与重度高血压相对而言,并不意味着预后一定良好。

(二)康复评定

1.危险因素评估

原发性高血压的病因目前一般认为与下列因素有一定的关系。

(1)遗传因素。原发性高血压有群集和某些家族倾向,提示其有遗传学基础或伴有遗传生化异常。双亲均有高血压的正常血压子女,以后发生高血压的比例增高。高血压的遗传可能存在主要基因显性遗传和多种基因关联遗传两种方式。在遗传表现上,不仅血压升高发生率体现遗传性,而且在血压高度、并发症发生及其他有关因素(如肥胖)方面,也有遗传。

(2)环境因素。①饮食:不同地区人群血压水平和高血压患病率与钠盐平均摄入量显著有关,摄盐越多,血压水平和患病率越高,但是同一地区人群中个体间血压水平与摄盐量并不相关,摄盐过多导致血压升高主要见于对盐敏感的人群中。饮食中饱和脂肪酸与不饱和脂肪酸比值较高也属于升压因素。饮酒量与血压水平尤其与收缩压呈线性相关,每天饮酒量超过 50 g 酒精者高血压发病率明显升高。②精神因素:城市脑力劳动者高血压患病率超过体力劳动者,从事精神高度紧张职业者发生高血压的可能性较大,长期生活在噪声环境中听力敏感性减退者患高血压也较多。高血压患者经休息后往往症状和血压可获得一定改善。③其他因素:肥胖是血压升高的重要危险因素。一般采用体质量指数(BMI)来衡量肥胖程度,即体质量(kg)/身高(m)²(20～24 为正常范围)。血压与 BMI 呈显著正相关。此外,服用避孕药、阻塞性睡眠呼吸暂停综合征也可能与高血压的发生有关。

原发性高血压的危险因素有可干预和不可干预两类,不可干预危险因素主要是遗传因素,有原发性高血压家族史者发生高血压的机会大大高于无家族史者。可干预的危险因素主要有饮食因素、代谢因素、精神因素、缺乏体力活动等四方面。

2.血压测量

测量血压是高血压诊断和评价其严重程度的主要手段。临床上通常采用间接法在上臂肱动脉部位测得血压值。诊断高血压必须以非药物状态下两次或两次以上非同日血压测定所得的平均值为依据,同时排除其他疾病导致的继发性高血压。建立血压观察表。

3.辅助检查

(1)实验室检查:包括血常规、尿常规、肾功能、血糖、血脂、血尿酸等,可发现高血压对靶器官损害情况。

（2）心电图检查：可见左心室肥大、劳损。

（3）X 线检查：可见主动脉弓迂曲延长，左室增大，出现心力衰竭时肺野可有相应的变化。

（4）超声心动图检查：了解心室壁厚度、心腔大小、心脏收缩和舒张功能、瓣膜情况。

（5）眼底情况：有助于对高血压严重程度的了解，目前采用 Keiht-Wagener 分级法，其分级标准如下。1 级：视网膜动脉变细，反光增强；2 级：视网膜动脉狭窄，动静脉交叉压迫；3 级：眼底出血或棉絮状渗出；4 级：视神经盘水肿。

（6）24 h 动态血压监测：有助于判断高血压的严重程度，了解血压变异性和昼夜节律；指导降压治疗和评价降压药疗效。

（7）脑部 CT、MRI 检查：是诊断脑卒中的标准方法。对有神经系统异常的高血压患者有诊断价值。

4.功能评定

（1）肢体功能评定：主要包括肢体运动、关节活动度、感觉功能的评定。

（2）认知功能评定：有血管性痴呆或轻度认知功能损害的患者，可用简易智力量表测定。

（3）生活自理能力评定：日常生活自理能力受限的患者，可用改良巴氏指数评定（Barthel index，BI）和功能独立性评分（FIM）评定。

（三）康复治疗

高血压治疗的目的是最大程度地降低心血管病发病和死亡的危险。普通高血压患者血压降至18.6/12.0 kPa（140/90 mmHg）以下，年轻人或糖尿病及肾病患者降至 17.3/10.6 kPa（130/80 mmHg）以下，老年人收缩压降至 20.0 kPa（150 mmHg），如能耐受，还可进一步降低。

1.适应证

康复治疗主要适用于临界性高血压、1～2 级高血压及部分病情稳定的 3 级高血压患者。对于目前血压属于正常偏高的患者，也有助于预防高血压的发生。运动锻炼对于以舒张期血压增高为主的患者作用更明显。

2.禁忌证

任何临床症状不稳定者均应属于禁忌证。包括急进性高血压、重症高血压、高血压危象、病情不稳定的 3 级高血压；并发严重并发症，如严重心律失常、心动过速、肾血管痉挛、心力衰竭、不稳定型心绞痛、出现明显降压药的不良反应而未能控制；运动中血压过度增高[30.7/17.3 kPa（>230/130 mmHg）]。

3.康复治疗方案

（1）运动疗法：高血压患者的治疗侧重于降低外周血管阻力，强调中小强度、较长时间、大肌群的动力性运动（中至低强度有氧训练），以及各类放松性活动，包括气功、太极拳、放松疗法等。对轻症患者可以运动治疗为主，对于2 级以上的原发性高血压患者则应在应用降压药的基础上进行运动疗法。适当的运动疗法可以减少药物的应用及不良反应，稳定血压。高血压患者不提倡高强度运动。总的训练时间一般为 30～60 min，每天 1 次，每周训练 3～7 次。训练效应的产生至少需要 1 周的时间，达到较显著的训练效应需要 4～6 周。运动锻炼有助于降低外周血管阻力，改善或延缓心血管并发症。

有氧训练：有规律地进行中等强度的有氧运动。可使轻度原发性高血压患者的收缩压下降0.8～2.7 kPa（6～20 mmHg），舒张压下降 0.5～1.1 kPa（4～8 mmHg）。常用方式为步行、踏车、游泳、慢节奏的交际舞等。强度一般为 50%～70%，自我感觉劳累程度一般为轻至中度。停止活动后心率在 3～5 分钟内恢复正常。步行速度一般不超过 110 步/分钟。每次锻炼 30～40 min,期间可穿插休息或医疗体操、太极拳等中国传统疗法拳操。50 岁以上患者活动时心率一般不超过 120 次/分钟。医疗步行是最实用易行的有氧训练方法之一,步行时身体略前倾,双臂自然下垂,同时两臂可随身体自然前后摆动。身体的全部重量要集中落在脚掌的前部,在行走的过程中,步伐要均匀、稳健。在锻炼的过程中将行走的速度逐渐提高到每分钟 120～140 步。高血压患者在进行医疗步行时一定要在医师的指导下,从最初的散步逐渐增加为快速步行。不要在开始练习时就快速步行,这样不仅身体不能很好地适应,还会对身体造成伤害。在运动过程中,要选择合适的运动鞋。

循环抗阻运动:中、小强度的抗阻运动可产生良好的降压作用,而并不引起血压的过分升高。一般采用循环抗阻训练,即采用相当于最大一次收缩力 40% 的坐位运动强度,做肌群(如肱二头肌、腰背肌、胸大肌、股四头肌等)的抗阻收缩,每节运动重复 10～30 s,10～15 节为 1 个循环,每次训练 1～2 个循环,每周 3 次,8～12 周为 1 个疗程。注意在用力时呼气可减轻心血管的反应性。

中医学中运动训练方法包括太极拳、降压操或其他民族形式拳操等。要求锻炼时动作柔和、舒服、有节律、注意力集中、肌肉放松、思绪宁静、动作与呼吸相结合;头低位时,不宜低于心脏水平位置。一般可选择简化太极拳或选择个别动作练习。不宜强调高强度和高难度。

注意:锻炼要持之以恒,如果停止锻炼,训练效果可在 2 周内完全消失;高血压并发冠心病时活动强度应偏小;不要轻易撤出药物治疗,在很多情况下康复治疗只是高血压治疗的辅助方法,特别是 2 级以上的患者;不排斥药物治疗,运动时应该考虑药物对血管反应的影响。

(2)作业疗法:包括音乐疗法、综艺治疗、心理疗法、饮食康复、生物反馈、中医疗法等。

五、眩晕病的健康指导

(一)生活起居

(1)病室保持安静、舒适、空气新鲜,光线不宜过强。

(2)眩晕轻者可适当休息,不宜过度疲劳。眩晕急性发作时,应卧床休息,闭目养神,减少头部晃动,切勿摇动床架,症状缓解后可下床活动,动作宜缓慢,防止跌倒。

(3)为避免强光刺激,外出时戴变色眼镜,不宜从事高空作业。

(4)指导患者自我监测血压,如实做好记录,供临床治疗参考。

(5)指导患者戒烟、限酒。

(二)饮食指导

(1)肾气亏虚证:饮食以平补肾气、调和血脉为原则。食物宜富营养,滋阴益肾,如甲鱼、山药、银耳、黑豆、黑芝麻、黑米、坚果类等,日常可以用黑芝麻、核桃肉捣烂加适当蜂蜜调服或桑葚大枣饮。忌食煎、炸、炙、烤及辛辣食物,戒烟酒。

(2)痰瘀互结证:饮食以祛痰化浊、活血通络为原则。如薏米、大枣、桃仁、三七等。少食肥甘厚腻、生冷荤腥。形体肥胖者适当控制饮食,高血压患者饮食不宜过饱,急性发作呕吐剧烈者暂时禁食,呕吐停止后可给予半流质饮食。食疗方:荷叶粥等。

(3)肝火亢盛证:饮食以清肝泻火、疏肝凉肝为原则。食物宜以清淡素食为主,宜食山楂、紫菜、芹菜、赤小豆、枸杞子、豆制品等,禁食辛辣、动火、生风、滞气、油腻及过咸之品,如辣椒、葱、蒜、虾蟹等。日常可饮菊花茶。

(4)阴虚阳亢证:饮食以滋阴补肾、平肝潜阳为原则。食物宜清淡和富于营养、低盐,多吃新鲜蔬菜水果,如芹菜、萝卜、紫菜、海带、雪梨、瘦肉、枸杞子等,忌食辛辣、动物内脏等,戒烟酒。食疗可用天麻鲫鱼汤。日常可饮枸杞菊花茶。

(5)指导患者正确选择清淡、高维生素、高钙、低脂肪、低胆固醇、低盐饮食。忌食辛辣、肥腻、生冷之品,戒烟酒。

(三)情志调理

(1)多与患者沟通,了解其心理状态,进行有效针对指导。

(2)肝阳上亢、情绪易激动者,向其讲明情绪激动对疾病的不良影响,指导患者学会自我情绪控制。

(3)眩晕较重,心烦焦虑者,减少探视人群,给患者提供安静的休养空间,鼓励患者多听舒缓音乐,分散心烦焦虑感。

(四)功能锻炼护理

根据患者病情,在医师指导下可适当选择舌操、降压操等进行功能锻炼,在眩晕缓解期,在医师指导下做眩晕康复操,进行功能锻炼。

1.降压操操作流程

(1)预备动作:坐在椅子或沙发上,姿势自然端正,正视前方,两臂自然下垂,双手手掌放在大腿上,膝关节呈90°角,两足分开与肩同宽,全身肌肉放松,呼吸均匀。

(2)按揉太阳穴:顺时针旋转一周为一拍,共做32拍。

(3)按摩百会穴:用手掌紧贴百会穴旋转,一周为一拍,共做32拍。

(4)按揉风池穴:用双手拇指按揉双侧风池穴,顺时针旋转,一周为一拍,共做32拍。

(5)摩头清脑:两手五指自然分开,用小鱼际从前额向耳后按摩,从前到后弧线行走一次为一拍,共做32拍。

(6)擦颈:用左手掌大鱼际擦抹右颈部胸锁乳突肌,再换右手擦左颈,一次为一拍,共做32拍。

(7)揉曲池穴:按揉曲池穴,先用右手再换左手,旋转一周为一拍,共做32拍。

(8)揉内关穴:用大拇指按揉内关穴,先揉左手后揉右手,顺时针方向按揉一周为一拍,共做32拍。

(9)引血下行:分别用左、右手拇指按揉左、右小腿的足三里穴,旋转一周为一拍,共做32拍。

(10)扩胸调气:两手放松下垂,然后握空拳,屈肘抬至肩高,向后扩胸,最后放松还原。

2.舌操操作流程

(1)第一节伸舌运动:舌向口外缓慢用力伸出。主要锻炼舌内肌群中的舌垂直肌和部分舌外肌功能。八拍为一套动作,共循环做4次。

(2)第二节卷舌运动:舌尖抵上犬齿龈,沿着硬腭用力向后卷舌。主要锻炼舌内肌群中的舌上纵肌和部分舌外肌功能。八拍为一套动作,共循环做4次。

(3)第三节顶腮运动:舌尖用力顶在左腮部,主要锻炼左侧舌内肌群、舌横肌及颊部各肌群等。四拍为一套动作,共循环做8次。

(4)第四节咬舌运动:用上、下齿轻咬舌面,边咬边向外伸或缩回口内,咬一下发一声"da"。主要锻炼舌内肌群中的舌垂直肌,部分舌外肌和口轮匝肌等。八拍为一套动作,共循环做4次。

(5)第五节弹舌运动:舌尖抵至硬腭后快速在口内上下弹动。主要锻炼舌内肌群中的舌上、下纵肌、部分舌外肌。四拍为一套动作,共循环做 8 次。

3.眩晕康复操操作流程

两脚分开与肩同宽,两臂自然下垂,全身放松,两眼平视,均匀呼吸,站、坐均可。

(1)双掌擦颈:十指交叉贴于后颈部,左右来回摩擦 100 次。

(2)左顾右盼:头先向左后向右转动 30 次,幅度宜大,以自觉酸胀为好。

(3)前后点头:头先前再后,前俯时颈项尽量前伸拉长 30 次。

(4)旋臂舒颈:双手置两侧肩部,掌心向下,两臂先由后向前旋转 20~30 次,再由前向后旋转 20~30 次。

(5)颈项争力:两手紧贴大腿两侧,两腿不动,头转向左侧时,上身旋向右侧,头转向右侧时,上身旋向左侧 10 次。

(6)摇头晃脑:头向左一前一后旋转 5 次,再反方向旋转 5 次。

(7)头手相抗:以手交叉紧贴后颈部,用力顶头颈,头颈应向后用力,相互抵抗 5 次。

(8)翘首望月:头用力左旋,并尽量后仰,眼看左上方 5 s,复原后,再旋向右,看右上方 5 s。

(9)双手托天:双手上举过头,掌心向上,仰视手背 5 s。

(10)放眼观景:手收回胸前,右手在外,劳宫穴相叠,虚按膻中,眼看前方 5 s,收操。

(五)自我管理

(1)血压的监测:不能以发生的症状来估量血压水平,必须通过测量血压,作为调整用药的依据。如条件允许,可自备血压计学会自测血压,每天测血压2次,做到定体位、定部位、定血压计。目前使用的血压计有汞柱式、气压式和电子式 3 种。汞柱式虽然使用最为普遍,但因为需要较专业的测量技术,气压式血压计准确度较低。电子血压计的易用性和准确度较高,因此,电子血压计是家庭血压测量的主要工具。

(2)高血压往往与肥胖及血脂、血糖异常并存,因此,应定期监测血脂、血糖变化。长期高血压者可引起肾功能减退,应定期进行尿常规及肾功能检查。

(3)治疗高血压应坚持"三心",即信心、决心、恒心,只有这样做才能防止或推迟机体重要脏器损害。

(4)定时服用降压药,自己不随意减量或停药,可在医师指导下视病情加以调整,防止血压反跳。坚持长期用药,并了解药物的作用及不良反应,当出现不良反应时应及时报告医师,调整用药。

(5)除服用适当的药物外,还要注意劳逸结合、合理饮食、适当运动、保持情绪稳定、睡眠充足。

(6)老年人降压不能操之过急,收缩压宜控制在 18.6~21.2 kPa(140~159 mmHg)。

(7)突发血压升高时,应全身放松,静卧休息,立即舌下含服硝苯地平 1 片或口服其他降压药物,稍觉缓解后即到医院就诊。如出现心前区疼痛或一侧肢体麻木、无力、口角㖞斜及夜尿增多、少尿等,均应及时就诊。

(8)适当休息和充分睡眠对降低血压都有益处。一旦发生高血压危象,则必须严格卧床休息住院治疗。高血压病患者要注意生活起居有规律,不宜过度劳累,不宜看情节恐怖、紧张的电影电视,不宜熬夜,注意劳逸结合。

(9)适量运动,但运动量不宜太大,以运动后心率增加不超过 20 次/分钟,且以休息 15~30 min后恢复正常为宜。要采取循序渐进的方式来增加活动量。夏天活动时要避免中午,冬天要注意保暖。运动时穿着舒适吸汗的衣服及运动鞋。一般饭后 2 h 进行运动。

(10)体质量控制在理想体质量的 15% 以内,有助于血压控制。

(11)高血压患者血压显著或急骤升高,脑、心、肾、视网膜等重要器官出现特殊症状,称为高血压急症。高血压急症的发病率占高血压人群的 5%,常见有高血压脑病、脑出血、急性左心衰竭、可乐定急性停药综合征、急性心肌梗死、急进型恶性高血压等。根据以下症状,进行相应急救。①患者突然心悸气短,呈端坐呼吸,口唇发绀,肢体活动失灵,伴咯粉红色泡沫样痰时,考虑急性左心衰竭,应让患者双腿下垂,采取坐位,及时吸氧;当患者伴有心、肾衰竭时,可出现水肿,要严格记录出入量,并限制钠、水摄入,严格卧床休息,并迅速通知急救中心。②血压突然升高,伴有恶心、呕吐、剧烈头痛、心慌、尿频、甚至视物模糊,即已出现高血压脑病。家人要安慰患者别紧张,卧床休息,并及时服用降压药,还可另服利尿剂、镇静剂等。若有血压表应测量血压,观察心率,及时上医院就医。③患者在劳累或兴奋后,出现心前区疼痛、胸闷,并延伸至颈部、左肩背或上肢,面色苍白、出冷汗等症状,应安静休息,含化硝酸甘油,吸氧,及时通知急救中心。④高血压患者出现头痛、呕吐、意识障碍或肢体瘫痪时,要让患者平卧,头偏向一侧,以免呕吐时将呕吐物吸入气道,然后通知急救中心。

(郭师师)

第十六节　中　风

中风又名卒中,因本病起病急骤,变化迅速,与风性善行而数变的特征相似,故名中风。本病以卒然昏仆、不省人事、口眼㖞斜、半身不遂、语言不利,或不经昏仆而仅以㖞僻不遂为主症的一种疾病。西医学中的脑出血、脑血栓形成、脑梗死、蛛网膜下腔出血、脑血管痉挛等,以中风为主要临床表现者,均可参考本病辨证施护。

一、病因病机

(一)积损正衰
年老体弱,肝肾阴虚,肝阳偏盛;或思虑劳心,阴亏于下,肝阳亢盛,阳化风动,气血并逆,上蒙元神而发中风。

(二)痰浊内生
嗜酒肥甘,或劳倦伤脾,或肝阳素旺,横逆犯脾,脾失健运,痰浊内生,痰热或痰郁挟肝风,横窜经络,蒙蔽清窍,发为中风。

(三)情志失调
五志过极,心火暴盛,肝阳暴涨,风火相煽,气血逆乱,上冲犯脑,突发本病。

(四)气虚邪中
气血不足,脉络空虚,风邪入侵,中于经络,气血痹阻,肌肉筋脉失于濡养。

中风的基本病机为气血逆乱,上犯于脑。在本为肝肾阴虚,在标为风火交煽,痰浊壅塞,气血内闭,形成本虚标实、上盛下虚、阴阳互不维系的危急证候;病位在脑,与心、肝、脾、肾有关。

二、辨证施护

(一)中经络

1.风痰瘀血,痹阻脉络

(1)主症:半身不遂,口舌歪斜,舌强语謇,头晕目眩,偏身麻木,舌质暗淡,舌苔白腻,脉弦滑。

(2)调护方法:活血化瘀,祛风化痰,通络。

药物调护:选用化痰通络汤,或选用半夏白术大麻汤。宜饭后温服。

针灸调护:选取太阳、印堂、下关、颊车、人中、迎香、地仓、肩井、肩髃、手三里、曲池、外关、合谷、劳宫、环跳、风市、委中、阳陵泉、承山、足三里、绝骨、解溪、太冲、内庭等穴,用平补平泻法。

推拿调护:自印堂依次至阳白、睛明、鱼腰、丝竹空、太阳、下关、颊车、四白、地仓、人中、迎香、承浆等穴,推抹,配合按揉1~2遍;散扫头部两侧,拿五经,擦面部;拿揉擦肩和上肢前、后、外侧,活动肩、肘、腕关节,按揉肩井、肩髃、臂臑、曲池、手三里等穴,搓抖上肢,捻五指;直推督脉与膀胱经,擦背部,拍打背、腰部,点按膀胱经穴;擦、滚,直推下肢前、后、外侧,活动髋、膝、踝关节;按揉环跳、髀关、风市、承扶、伏兔、血海、膝眼、足三里、三阴交、昆仑、解溪等穴,搓下肢,捻五趾。

饮食调护:饮食宜清淡,低糖低盐,多食藕、香菇、梨、桃、山楂、木耳、梨、冬瓜等;忌食羊肉、鸡肉、狗肉等肥甘油腻、辛辣刺激等食物。进食不宜过快,防止呛咳。

生活调护:严密观察病情变化。若病情稳定,无眩晕、头痛,可进行功能锻炼;如头痛眩晕加重,应卧床休息,防止摔倒,并及时通知医师。

情志调护:对患者耐心做思想工作,解除患者因突发此病而产生的恐惧、急躁、忧虑等情绪,并避免一切精神刺激,使患者情绪稳定。

2.肝阳暴亢,风火上扰

(1)主症:半身不遂,口舌歪斜,舌强语謇,眩晕肢麻,头痛面红,心烦易怒,或尿赤便干,舌红,苔薄黄,脉弦。

(2)调护方法:平肝泻火,息风通络。

药物调护:选用天麻钩藤饮加减,血压高者可用牛黄降压丸,病情稳定后可常服杞菊地黄丸。

针灸调护:同风痰瘀血,痹阻脉络型。

推拿调护:同风痰瘀血,痹阻脉络型。

饮食方法:饮食宜清淡甘寒,多食芹菜、绿豆、冬瓜、黄瓜、银耳、橘、百合、梨等;忌食羊肉、狗肉、韭菜、大蒜、葱等肥甘油腻、辛辣刺激等食物。进食不宜过快,防止呛咳。

生活调护:保持环境安静,避免噪音和一切不良刺激。严密观察病情变化,若病情稳定,无眩晕、头痛,可进行功能锻炼;入睡困难、烦躁不安者,可睡前按摩涌泉穴;如头痛眩晕加重,应及时通知医师。

情志调护:对患者要耐心做思想工作,解除患者因突发此病而产生的恐惧、急躁、忧虑等情绪,并避免一切精神刺激,使患者情绪稳定。

3.痰热腑实,风痰上扰

(1)主症:半身不遂,口舌歪斜,舌强语謇,腹胀便秘,头晕目眩,痰多而稠,舌质暗红,苔黄腻,脉弦滑。

(2)调护方法:通腑泻下,化痰通络。

药物调护:选用星蒌承气汤。药后注意观察反应,如药后泻下,说明腑气已通,不需再用;若未见排便,需继续服药,以泻下为度。

针灸调护:同风痰瘀血,痹阻脉络型。

推拿调护:同风痰瘀血,痹阻脉络型。

饮食调护:饮食宜寒润、通利,可食萝卜、芹菜、冬瓜、绿豆、丝瓜、梨、香蕉等;忌辛热、香燥、肥甘食品。

生活护理:同肝阳暴亢,风火上扰型。

情志调护:同肝阳暴亢,风火上扰型。

(二)中脏腑

1.闭证

(1)痰热内闭清窍。①主症:突然昏仆,牙关紧闭,鼻鼾痰鸣,躁扰不宁,半身不遂,肢体强痉,面赤身热,气粗口臭,大小便闭,苔黄腻,脉弦滑而数。②调护方法:清热化痰,开窍醒神。

药物调护:急予灌服或鼻饲羚羊角汤合安宫牛黄丸或至宝丹,急用清开灵注射液静脉滴注。便秘者可用生大黄1~3 g装胶囊口服或溶化鼻饲,以通腑泻热;小便闭者,应行导尿术或用针刺法利尿。

针灸调护:高热者选取人中、百会、劳宫、太冲等穴,用泻法,三棱针点刺十宣穴出血。

推拿调护:轻柔按摩强痉肢体,缓解肌肉拘挛,切忌强劲拉伸,以防损伤肌肉或骨折。

饮食调护:宜给予清淡流食,如绿豆汤、萝卜汤、西瓜汁等鼻饲。

生活调护:注意保持患侧肢体的功能位置,防止发生患侧肢体受压、畸形、垂足等。躁动不安者应将指甲剪短,双手握软物,并加床栏,以免自伤或跌下。做好口腔护理和皮肤护理,防止口腔感染和压疮的发生。

对症调护:牙关紧闭者,可用冰片擦牙,防止舌被咬伤;喉间痰鸣可鼻饲竹沥水,或吸痰;呼吸困难时给氧。

(2)痰湿蒙蔽心神。①主症:神志昏迷,口噤不语,半身不遂,肢体松懈,甚则瘫软,痰涎壅盛,面白唇暗,静卧不烦,四肢不温,苔白腻,脉沉滑缓。②调护方法:豁痰熄风,开窍醒神。

药物调护:急予灌服或鼻饲苏合香丸,并用涤痰汤加减。

针灸调护:选取人中、少商、中冲、丰隆、涌泉等穴,用泻法。

推拿调护:同痰热内闭清窍。

饮食调护:饮食宜温,可将南瓜、萝卜、菠菜、糯米、油菜、南瓜等做成汤类的流质食物;忌食生冷。

生活调护:同痰热内闭清窍。

对症调护:定时清洁口腔;及时进行皮肤护理;注意将肢体保持在功能位置,防止关节脱位和足下垂。

2.脱证

(1)主症:突然昏仆,不省人事,目合口张,鼻鼾息微,手撒肢冷,汗多,二便自遗,肢体软瘫,舌痿,脉微欲绝。

(2)调护方法:回阳救逆,益气固脱。

药物调护:应中西药结合抢救,灌服或鼻饲参附汤,中药还可酌情给予参附注射液、生脉注射液静脉滴注。

针灸调护:可艾灸神阙、气海、关元等穴。

生活调护:病室安静,温、湿度适宜。

对症调护:四肢厥冷者,注意保暖,增加衣被,或给予热水袋;二便失禁者,勤换衣被,及时清洗,防止发生压疮。

(三)后遗症

1.半身不遂

(1)气虚血滞,脉络瘀阻。

主症:半身不遂,肢软无力,语言謇涩,口舌歪斜,患侧手足水肿,面色暗淡无华,舌体歪斜,色淡紫,或有瘀斑,苔薄白,脉细涩。

调护方法:益气活血通络。①药物调护:选用补阳还五汤,汤药宜温服。②针灸调护:同风痰瘀血,痹阻脉络型。③推拿调护:同风痰瘀血,痹阻脉络型。④饮食调护:饮食宜清淡、易于消化,多食新鲜水果、蔬菜,如白菜、冬瓜、丝瓜、木耳、赤小豆等;忌辛辣厚味、油腻甘咸。可选用黄芪粥(黄芪、山药、莲子等,粳米适量,煮粥)食用。⑤对症调护:加强患侧局部功能锻炼。

(2)肝阳上亢,脉络瘀阻。主症:半身不遂,患侧僵硬拘挛,舌强语謇,头晕胀痛,急躁易怒,耳鸣面赤,舌体歪斜,舌色红绛,舌苔薄黄,脉弦硬有力。调护方法:平肝潜阳,息风通络。①药物调护:选用镇肝息风汤或天麻钩藤汤,汤药宜早晚空腹服用。②针灸调护:同风痰瘀血,痹阻脉络型。③推拿调护:同风痰瘀血,痹阻脉络型。④饮食调护:饮食宜清淡、易于消化,忌食肥甘厚腻之品。可选用地黄粥。⑤对症调护:加强患侧局部功能锻炼。

功能锻炼:同前。

2.语言不利

(1)主症:舌强语謇或音喑失误,肢体麻木或腰膝酸软,心悸气短,舌色暗淡,脉弦滑或沉细。

(2)调护方法:以祛风豁痰,宣窍通络。

药物调护:选用解语丹或天麻钩藤饮;音喑失语者选用地黄饮子。

针灸调护:针刺廉泉、哑门、承浆、大椎等穴。

语言功能锻炼:每天定时训练患者发音。

3.口眼㖞斜

(1)主症:口眼㖞斜。

(2)调护方法:搜风除痰,通络宣窍。

药物调护:选用牵正散加味。

针灸调护:口眼㖞斜可用针刺或按摩地仓、颊车、下关、太冲、合谷、内庭等穴;眼歪斜可针刺或按揉太阳、阳白、鱼腰、攒竹、承泣、风池、昆仑等穴;表情淡漠,或口角流涎、咀嚼不利,舌苔白腻,脉弦滑,太阳、下关、颊车、地仓、阳白、鱼腰等,穴位外贴药物以祛风活血通络,如白附子、蝎尾各 15 g,僵蚕 30 g,共研细末,酒调涂患处。

三、预防与调养

(1)先兆症状眩晕、抽搐等应早期治疗。

(2)保持心情舒畅,避免急躁易怒、情志过激而使疾病再度复发。

(3)生活起居有常,避免劳累,适当休息。随天气变化增减衣服,注意保暖。

(4)饮食以低盐、低脂肪、低胆固醇食物为宜,多食新鲜水果、蔬菜及豆制品。禁忌食辛辣、刺激之品,戒烟酒;不宜过饱。

（5）保持大便通畅,避免用力过度,再发脑出血。

（6）积极治疗原发病,按时服药,注意血压变化,定期医院复查。

（7）对已有后遗症行走不利的患者,要有家人陪同。每晚温水泡脚,以增加血液循环。适当康复训练,以提高生活质量。

（郭师师）

第十七节　痹　　证

痹证是由于风、寒、湿、热等外邪侵袭人体,闭阻经络,气血运行不畅所致,以肌肉、筋骨、关节发生酸痛、麻木、重着、屈伸不利,甚或关节肿大灼热等为主要临床表现的病证。现代医学中的风湿热、风湿性关节炎、类风湿性关节炎、坐骨神经痛等,均可参考本证辨证施护。

一、病因病机

（一）风寒湿邪

居处寒湿,涉水冒雨,气候骤变,风、寒、湿邪乘虚侵入体内,留着于经络关节,使气血闭阻而发生痹证。以风邪偏盛者称为行痹,寒邪偏盛者称为痛痹,湿邪偏盛者称为着痹。

（二）风湿热邪

长夏潮湿,感受风热之邪与湿相并,致风湿热合邪为患;或风寒湿邪,郁久化热,形成风湿热痹。

二、辨证施护

（一）行痹

1.主症

肢体关节酸痛,游走不定,屈伸不利,或见恶风发热,苔薄白,脉浮。

2.调护方法

祛风通络,散寒除湿。

（1）药物调护:选用防风汤,宜热服或温服,黄酒为引,以助药力。亦可选用痹痛宁。

（2）针灸调护:上肢选取肩髃、曲池、尺泽、合谷、外关、膈俞、血海等穴;下肢取腰阳关、次髎、环跳、阳陵泉、足三里、风市、膝眼、昆仑、委中穴;腰背部取风池、大杼、命门、肾俞、后溪、委中穴,均用泻法。

（3）推拿调护:在疼痛部位采用一指禅推、点、按、拿、扳、拨、伸、滚、摇、抖、搓等手法按摩。

（4）饮食调护:饮食宜温热,忌生冷、肥腻食品。或选用五加皮酒、国公酒、木瓜酒等。

（5）生活调护:居室宜温暖、干燥、向阳、避风;衣着应注意防寒保暖,勿在寒冷及阴雨潮湿天气到室外活动。前人有"治风先治血,血行风自灭"之说。故对行痹的护理常应注意养血活血,保持血液的畅通。

(二)痛痹

1.主症

肢体关节疼痛,痛处固定,疼痛剧烈,屈伸不利,遇寒加重,得温痛减,日轻夜重,舌苔薄白,脉弦紧。

2.调护方法

温经散寒,祛风除湿。

(1)药物调护:选用乌头汤加减,取药汁加白蜜稍煎,分两次温服,药后观察有无毒性反应,乌头须先煎。亦可选用附桂骨痛宁;局部可外敷狗皮膏、追风膏等。

(2)针灸调护:选取关元、肾俞,配合局部腧穴,用平补平泻法。可加灸。局部关节疼痛可给艾灸、隔姜灸或拔火罐。

(3)推拿调护:同"行痹",或用当归酒按摩。

(4)饮食调护:饮食宜温热、辛散,忌生冷、油腻食品。可用五加皮酒、国公酒、木瓜酒(干木瓜15 g,五灵脂、川牛膝、当归、白芍、萆薢、川天麻、乌药、防风、黄芪、威灵仙、虎胫骨、川续断、乳香、没药、白僵蚕、松节、乌头各 35 g,轧碎,丝袋盛之,加酒 13 L,共放坛内,密封浸泡 14 d)等,每饭前饮 1 小杯。

(5)生活调护:居室宜温暖、干燥、向阳,注意局部保暖,多加衣被。

(三)着痹

1.主症

肢体关节重着、酸痛、麻木不仁,或有肿胀,痛有定处,手足沉重,苔白腻,脉濡数。

2.调护方法

除湿通络,祛风散寒。

(1)药物调护:选用薏苡仁汤(薏苡仁 30 g,豨莶草 15 g,水煎服),以除湿健脾,祛风散寒,宜温服。

(2)针灸调护:选取脾俞、足三里、阴陵泉等穴,配合局部腧穴,用平补平泻法,加灸;或用食盐炒热后热熨,以减轻疼痛。

(3)推拿调护:同"行痹"。

(4)饮食调护:饮食宜温热,忌生冷、油腻、甘肥食品。可用薏苡仁、鳝鱼、赤小豆、扁豆、茯苓粥、车前饮等健脾祛湿之品。每天早晚服少量药酒,如木瓜酒、蛇酒等。

(5)生活调护:居室宜温暖、通风而干燥、阴雨潮湿天气要提高室温以驱散湿气。酌情鼓励患者多活动。

(四)风湿热痹

1.主症

关节红肿热痛,痛不可触,得冷则舒,得热则甚,屈伸不利,多兼有发热恶风,心烦口渴,汗出,舌红,苔黄燥,脉滑数。

2.调护方法

清热通络,祛风除湿。

(1)药物调护:选用白虎加桂枝汤加减,宜凉服。局部红肿、灼热、疼痛,可用鲜凤仙草或鲜芙蓉叶捣泥涂局部以清热、通络、消肿;或用双柏散、金黄散、四黄散等外敷;或用青敷膏、金黄膏、毛茛膏外敷等,以清热除湿、消肿止痛。油松节、牛膝、黄芩各 10 g 煎水,稍冷后熏洗患处。

(2)针灸调护:选取大椎、曲池、合谷等穴,配合局部腧穴,用泻法。

(3)推拿调护:同"行痹"。

(4)饮食调护:宜给予清淡素食,多食丝瓜、绿豆、冬瓜、苋菜等蔬菜、水果,以清热止渴;亦可用鲜芦根泡水饮。忌辛辣、温热刺激性食品。热盛口渴者可饮绿豆汤。

(5)生活调护:居室宜清爽,不宜直接吹风。

(6)对症调护:局部红肿热痛明显,应减少活动,用鲜蒲公英或鲜凤仙花捣烂外敷局部。观察体温、关节、咽喉、胸闷、心悸等病情变化,注意出现"心痹"重证。

三、预防与调养

(1)改善生活及工作环境,避免久处湿地而感受寒湿。出汗时切忌当风,被褥常洗晒,保持干燥清洁。

(2)加强体育锻炼,增强体质,注意运动不过于激烈。

(3)注重随季节变化增减衣物,注意防寒保暖,防止外邪侵袭。

(4)均衡膳食,肥胖者需指导患者减轻体质量,以减轻关节负荷。

(5)痛风关节炎患者应减少嘌呤类的食物摄入。

(6)适当体育锻炼,以调护正气,减少感邪的机会,防止痹证的发生、发展及复发。

(郭师师)

第十八节 腹 痛

一、定义

肠梗阻系不同原因导致肠道内容物通过障碍而引起的一系列症候群,属中医"腹痛"范围。

二、临床表现

(一)气滞血瘀

腹部阵阵作痛,恶心呕吐,腹满拒按,无排气排便,舌质淡或红苔薄白,脉弦。

(二)肠腑热结

腹痛腹胀,痞满拒按,恶心呕吐,发热口渴,小便短赤,无排气排便,重者神昏谵语,舌质红、苔燥,脉洪数。

(三)肠腑寒凝

腹痛剧烈,遇冷加重,得热稍减,腹部胀满,恶心呕吐,无排气排便,脘腹怕冷,四肢畏寒,舌质淡、苔薄白,脉弦紧。

(四)水结湿阻

腹痛阵阵加剧,肠鸣辘辘有声,腹胀拒按,恶心呕吐,口渴不欲饮,无排气排便,尿少,舌质淡,苔白腻,脉弦数。

(五)食积中阻

饱餐、用力或剧烈运动之后,腹痛骤起,持续阵发加重,频繁呕吐,上腹胀满拒按,无排气排便,苔黄厚腻,脉滑而实。

(六)虫积阻滞

腹痛绕脐阵阵,腹胀不甚,腹部有条索状团块,恶心呕吐,有吐蛔、便虫史,苔薄白,脉弦。

三、护理

(一)非手术患者护理

1.一般护理

(1)保持病室整洁、干净、凉爽,要定时通风。及时更换污染衣被及呕吐物。要注意防寒保暖,尤其是患者的腹部保暖。

(2)观察疼痛的部位、性质、持续时间和规律。

(3)肠梗阻病员在血压稳定的情况下应取半卧位。

(4)禁食禁饮。

(5)胃肠减压:注意固定胃管,保持通畅,持续负压吸引。加强口腔护理,每天生理盐水或银花、甘草煎水清洁口腔。并应密切观察记录引流的颜色、性状和量。

(6)准确记录出入量。

(7)密切观察病情变化:定时测量体温、脉搏、呼吸和血压,并应密切观察生命体征的动态变化,以及神志、尿量、腹痛程度、皮肤弹性和肢温等情况。

(8)保持大便通畅,遵医嘱行中药直肠滴注。

(9)呕吐护理:患者要注意保暖,扶助其坐起或头偏向一边。呕吐后予以冷开水或等渗盐水漱口,保持口腔清洁,并注意颜面部的清洁。观察呕吐出现时间、次数、性质、量等,并做好记录。

2.临证护理

(1)腹痛时可遵医嘱行热水袋热敷或盐熨腹部,或遵医嘱654-2针足三里穴位封闭。

(2)呕吐者可遵医嘱针刺内关、中脘、足三里、上脘、曲池等穴位以助止吐。

(3)如发现血性引流液、面色苍白、烦躁不安、汗出、四肢厥冷、血压下降、脉细数等休克症状时立即报告医师。

(4)如全身恶化、神志恍惚、烦躁甚至昏迷、体温升高、腹痛腹胀加重、胃肠引流物是血性,应考虑绞窄,及时上报行手术治疗。

(5)如为麻痹性肠梗阻,腹胀甚者可用新斯的明封闭足三里穴位。

(6)预防药后呕吐可在足三里注射阿托品每穴 0.25 mg。

3.饮食护理

(1)肠梗阻者需绝对禁食禁水,肠梗阻解除后 12 h 可进少量流质,但也要禁食产气食物,48 h后进半流质。

(2)禁食生冷黏腻与不消化食物及牛奶、含气饮料等,以防再结。

4.情志护理

给予情志疏导,消除恐、怒、忧等不良刺激,保持乐观积极的心态,配合治疗。

5.用药护理

(1)中药汤剂尽量浓煎,每次从胃管注入 100 mL 左右,灌药后夹闭器 1~2 h,低位肠梗阻或呕吐频繁的患者,可灌肠给药,用药后密切观察疗效。

(2)年老体弱及孕妇宜润下:菜油、豆油或石蜡油 200 mL,温热后服下或胃管注入,隔 4～6 h再服 200 mL,服后注意排便情况。

(3)不可随意应用吗啡类止痛剂。

(4)忌滥用泻下药和止痛剂。

(二)手术患者的护理

1.术前护理

(1)除上述必要的处理外,按腹部术前准备。

(2)在确定手术后,可遵医嘱及时给予解痉止痛剂,以缓解痛苦。

(3)简单扼要地向患者及家属介绍术前准备、手术过程和术后注意事项,消除患者及家属的担忧和恐惧心理,取得患者的信任,树立战胜疾病的信心。

2.术后护理

(1)体位:硬膜外麻醉平卧 6 h,或血压平稳后取半卧位,以保持腹肌松弛,减轻疼痛,利于引流,防止膈肌下感染或脓肿的发生,同时有利于呼吸和循环。

(2)严密观察生命体征:患者回病房后,应及时测量血压、呼吸、脉搏、体温等生命体征,注意观察神志、尿量、汗出、脉象、腹部引流等情况并及时记录。以后每 1～2 h 测一次,一般观察4～6 h病情稳定即可。并要加强巡视,做好各项生活护理,及时解决患者出现的不适。

(3)胃肠减压:在肠功能恢复前,继续保持有效的胃肠减压,并应密切观察和记录引流物的量和性质。要保持负压状态及胃管通畅。

(4)饮食:肛门排气后,胃管即可拔除。拔管当日可每隔 1～2 h 饮水 20～30 mL;第二日可食少量米汤(忌食牛奶、豆浆和甜食)。饮食要有规律,忌暴饮暴食,忌食生硬、油炸及刺激性食物(酒、辣),少食多餐,直到胃肠功能完全恢复。

(5)术后康复指导:术后应鼓励患者早期活动,以利于肠功能恢复,防止肠粘连。术后当日血压平稳后,即可鼓励患者在床上翻身,做四肢运动。术后第 2 d 无其他禁忌可下床活动。并嘱患者活动时若出现心慌、疲乏、头晕立即停止活动,切忌过度劳累。

3.术后并发症护理

(1)术后创面感染:首先要严格执行无菌技术操作,及时更换污染的衣被及敷料,严格控制探望人员,保持床单清洁、干燥。如创面渗出要及时更换敷料,嘱患者勿触碰伤口,饮食忌发物,如鱼虾蟹及辛辣之品,多食健脾补气补血之食物。

(2)术后肠瘘:肠瘘一般发生在术后 1 周。对此,在护理患者时必须密切观察患者的体温、腹痛、腹壁切口等变化。如术后持续发热,血白细胞高,腹壁切口红肿,逐渐流出较多液体,有粪臭味,可疑为肠瘘,应立即报告医师进行处理。

(3)粘连性肠梗阻:可遵医嘱采用针灸疗法,如针刺足三里、大肠俞、内关、天枢等穴,每天1～2 次。并可用理疗仪进行局部照射。规律饮食,早期手术,早离床活动可预防。

(三)健康指导

(1)避免暴饮暴食或饱餐之后剧烈活动。对于从事重体力劳动者,在两餐之间劳动量安排应是"轻、重、轻",不可餐后就进行重体力劳动或急赴奔波。

(2)注意饮食卫生。

(3)注意饮食宜忌,有些食品可以导致肠梗阻的发生,如柿子、山楂、枣等含鞣酸较多的食物

(尤其是空腹时),可以在肠内形成食物团而梗阻肠道引发肠梗阻。禁食生冷黏硬油腻辛辣刺激性食物,禁饮含气饮料,保持规律饮食习惯,勿暴饮暴食、过冷过热。

(4)防止便秘:纠正便秘,养成定时排便的习惯。

(5)早期治疗各种腹外疝和腹腔内各种炎症。

(郭师师)

第十九节 石 淋

石淋多因湿热久蕴,煎熬尿液成石,阻滞肾系所致。以疼痛、血尿为主要临床表现。病位在膀胱和肾,涉及肝脾。泌尿系统结石可参照本病护理。

一、护理评估

(1)疼痛发生的时间、部位、性质、次数及有无放射痛。

(2)有无发热、血尿,有无砂石排出,有无排尿突然中断。

(3)对疾病的认知度及心理社会状况。

(4)辨证:湿热蕴结证、气血瘀滞证、肾气不足证。

二、护理要点

(一)一般护理

(1)按中医外科一般护理常规进行。

(2)遵医嘱做跳跃运动以利结石排出。

(二)病情观察,做好护理记录

(1)疼痛发生的时间、部位、性质、次数,有无发热、血尿,有无砂石排出,有无排尿突然中断等情况。

(2)患者面色苍白、汗出、呕恶、辗转呻吟时,报告医师配合处理。

(3)出现虚脱时,取平卧位或头低位,做好抢救准备。

(三)给药护理

中药汤剂温服,注意药后反应,做好记录。

(四)饮食护理

(1)嘱患者多饮水。

(2)限制含钙、草酸类的食物,避免高糖、高胆固醇和高脂肪饮食,多食用高纤维食物。

(3)尿酸结石不宜食高嘌呤食物,如动物内脏等。

(五)情志护理

做好与患者的沟通及交流,解释病情,以缓解患者的紧张情绪。

(六)临证(症)施护

湿热蕴结者,可遵医嘱针刺止痛。

三、健康指导

(1)养成多饮水习惯。

(2)积极治疗尿路感染。

(郭师师)

第二十节 遗 尿

凡3岁后经常发生或5岁以后有时在睡梦中不自主地排尿者,称为遗尿症或夜尿症。多由肾气不足,肺脾气虚及肝经湿热而致。以不能自主控制排尿,熟睡时经常遗尿,轻者数夜一次,重者可一夜数次为临床主要特征。西医学的遗尿症可参本证辨证施护。

一、病因病机

饮食入胃,经消化后,其中精微散布到脾,由脾上输于肺,通过肺的宣发肃降,使水道通畅,而体内多余的水分,则下输至膀胱成为尿,然后排出体外,这是水液代谢的过程;且肾主水,与膀胱互为表里,膀胱的气化有赖于肾气充足温煦;另外,三焦是为"决渎之官,水道出焉",是人体最大的水液代谢器官。由此可见,尿液的生成与排泄,与肺、脾、肾、三焦、膀胱有着密切关系。遗尿的发病机制虽主要在膀胱失于约束,然而与肺、脾、肾功能失调,以及三焦气化失司都有关系。其主要病因为肾气不固、脾肺气虚、肝经湿热。

(一)肾气不固

肾气不固是遗尿的主要病因,多由先天禀赋不足引起,如早产、双胎、胎怯等,使元气失充,肾阳不足,下元虚冷,不能温养膀胱,膀胱气化功能失调,闭藏失职,不能制约尿液,而为遗尿。

(二)脾肺气虚

素体虚弱,屡患咳喘泻利,或大病之后,脾肺俱虚。脾虚运化失职,不能转输精微,肺虚治节不行,通调水道失职,三焦气化失司,则膀胱失约,津液不藏,而成遗尿。若脾虚失养,心气不足,或痰浊内蕴,困蒙心神,亦可使小儿夜间困寐不醒而遗尿。

(三)肝经湿热

平素性情急躁,所欲不遂,肝经郁热,或肥胖痰湿之体,肝经湿热蕴结,疏泄失常,且肝之经络环阴器,肝失疏泄,影响三焦水道的正常通利,湿热迫注膀胱而致遗尿。此外,亦有小儿自幼缺少教育,没有养成夜间主动起床排尿的习惯,任其自遗,久而久之,形成习惯性遗尿。

二、辨证施护

(一)肾气不足

1.主症

睡中遗尿,醒后方觉,每晚1次以上,小便清长,面色苍白,神疲乏力,肢冷畏寒,智力较差,舌淡苔白,脉细弱。

2.调护方法

温补肾阳,固涩止遗。

(1)药物调护:可选用桑螵蛸散合巩堤丸加减口服,或益智仁10 g醋炒,研成细末,分3次开水冲服,1剂/天;或乌梅20 g、桑螵蛸9 g,1剂/日,水煎服;还可选用缩泉丸或金匮肾气丸。或用桑螵蛸3 g,炒焦研末,加红糖少许,每天下午用温开水调服,连服3 d。熟睡不易醒者,加菖蒲、远志、莲子心,以清心;气虚明显,加黄芪、党参以助气。也可选用外治法:黑胡椒适量,风湿膏1张,每晚睡前将适量黑胡椒填入脐窝中,填满为度,用风湿膏贴好压紧,2 h后去掉或更换,7次为1个疗程;或五倍子、首乌粉各3 g,醋调后纳入脐中胶布固定,对胶布过敏者,可用纱布绷带固定;或以葱白(连根)6～7 cm 3支,硫黄10 g,共捣烂敷脐,固定8～10 h。

(2)针灸调护:取穴关元、气海、三阴交、阴陵泉、足三里等,每次选2～3穴,6岁以下用迅速浅刺法,不留针,6岁以上用补法。手针取夜尿点(小指掌面第二指关节横纹中点);亦可用艾炷直接灸关元、三阴交、神门等穴;或神阙、关元等穴拔罐,留罐3～5 min,每天或隔天1次;或取关元、三阴交等穴,每穴注入5%当归注射液0.3～0.5 mL。2次/天,10 d为1个疗程。

(3)推拿调护:主要采用捏脊方法,患儿俯卧,从长强穴起,沿脊两侧双手捏提皮肤,逐渐向上移至大椎,3次捏提1下,共7遍;再行推拿法,仰卧,两手拇指分别从脐部沿腹白线直推到耻骨联合,推3～5 min,随后在脐下即两髂前上棘间连线中点处,用两手拇指向左右分推3～5 min;每天下午揉丹田200次,揉龟尾30次,摩腹20 min。

耳穴按摩,将胶布剪成约0.5×0.5 cm² 的小块,中间贴1粒未开化的王不留行籽,贴在耳郭所需按摩的穴位上,选用肾、膀胱、皮质下、枕、耳尖、外生殖器、交感等穴。每天早晚按摩1次,每次20 min,第1 d晚上按摩40 min,手法由轻到重,以不痛为度,使耳部发热。7 d后换贴对侧耳穴,1～4周为1个疗程。

(4)饮食调护:选用雀儿药粥。先把菟丝子、覆盆子、枸杞子各10 g,同放入砂锅内煎取药汁,去掉药渣,再将麻雀去毛及肠杂,洗净用酒炒,然后与粳米、药汁加适量水一并煮粥,欲熟时加入盐、葱白、生姜,煮成稀粥服食;冬季食用为最好,3～5 d为1个疗程;也可用肉桂炖鸡肝(肉桂研细末,鸡肝放入碗内,将肉桂末3 g撒在鸡肝上,盖上碗盖,蒸熟,以食盐、胡椒调味),分2次食;亦可常食韭菜、羊肉、牛肉等,以温阳补肾。

(5)生活调护:注意保暖,尿床后及时更换衣被,保持皮肤清洁卫生;睡姿不宜仰卧和俯卧,以侧卧为宜;被盖不要过紧,双脚不宜过温或受压;睡前尽量排空膀胱,少食有利尿作用的饮料和食品;训练定时排尿,逐渐建立良性的排尿条件反射;尽量寻找引起遗尿的原因,采取对因施护。

(6)情志调护:医护人员及家长不要责怪患儿,要耐心开导,消除患儿惊恐、紧张情绪,以减轻精神负担,积极配合治疗。

(二)肺脾气虚

1.主症

睡中遗尿,白天尿频,经常感冒,咳嗽痰喘屡作,气短自汗,面白少华,四肢无力,食欲缺乏,大便溏泄,舌淡苔白脉细弱。

2.调护方法

补益脾肺,固涩止遗。

（1）药物调护：选用补中益气汤合缩泉丸，亦可用桑螵蛸 3 g、山药 5 g，炒焦研末，加红糖少许，每天下午用温开水调服；或用炙黄芪、黑胡椒、葱白各 5 g，炒山药 10 g，研末调成糊状，敷贴于脐部，用胶布固定，每周 2 次，10 次为 1 个疗程。

（2）针灸调护：取穴脾俞、胃俞、关元、足三里、气海、三阴交、阴陵泉等，每次 2～3 穴，6 岁以下儿童用迅速浅刺法，不留针，6 岁以上儿童用补法；手针取夜尿穴，或用艾炷直接灸法；或选神阙、关元穴拔罐，留罐 3～5 min。

（3）推拿调护：补脾经、补肺经、揉外劳宫、按揉百会、揉中极、按揉膀胱俞和足三里。

（4）饮食调护：选用金樱子粥（先煎金樱子 15 g，取浓汁，去渣，入芡实 10 g 同粳米 30 g 煮粥，粥成后加白糖调味），分 2 次服；也可选用菟丝子山药糕（菟丝子煮熟捣烂，大枣煮熟去核，捣烂；山药、粳米研细末，同菟丝子、大枣加水混匀，揉成粉团，蒸熟）切块，每次食 50～100 g，7 次为 1 个疗程；还可用狗肉黑豆汤（将狗肉切成小块，与黑豆加水炖至豆烂肉熟，桑螵蛸、益智仁煎水取汁，加入汤中，以盐、生姜调味），分 2 次食用。

（5）生活调护：参见肾气不足证护理。

（6）情志调护：对患儿态度要和蔼，语言要亲切，努力避免不良精神刺激，鼓励其树立战胜疾病的信心。

（三）肝经湿热

1.主症

睡中遗尿，小便黄而量少，性情急躁，夜梦纷纭，或夜间磨牙，口渴欲饮，面赤唇红，舌红苔黄，脉弦数。

2.调护方法

清肝利湿，泻热止遗。

（1）药物调护：选用龙胆泻肝丸，据小儿年龄酌情服用。夜间惊惕不安者，加钩藤以安神；苔黄腻者，加黄柏、滑石以清热祛湿；苔少或花剥者，加石斛、山药以养阴健胃。

（2）针灸调护：取穴太冲、行间、肝俞、悬钟、三阴交、阳陵泉等，每次选 2～3 穴，6 岁以下用迅速浅刺，不留针；6 岁以上用泻法。手针取夜尿穴。

（3）推拿调护：泻肝经、心经、补脾经、揉二马、三阴交、揉涌泉。

（4）饮食调护：选用蒲公英粥（取干蒲公英 30 g 或新鲜蒲公英 60 g，洗净切碎，去渣取药汁，入粳米同煮为稀粥），2 次/天服食；也可选车前子、薏苡仁炖猪膀胱（猪膀胱洗净，车前子 10 g 纱布包，同薏苡仁 15 g 放入，并加入生姜、花椒、盐适量，将猪膀胱两端用线扎紧，加水炖至烂熟，去车前布包），分 2～3 次服。还可用西瓜汁、苦瓜汁代茶饮。

（5）生活调护：参见肾气不足证。

（6）情志调护：耐心抚慰患儿，避免不良刺激而加重病情。

三、预防与调养

（1）安排合理作息时间，养成午睡习惯，不过度疲劳，睡前排空膀胱。

（2）正确理解本病，减轻心理负担。

（3）积极预防和治疗引起遗尿的各种原发病。

（4）多参加文体活动，保持良好心态。

（郭师师）

第二十一节 肠 痈

一、定义

急性阑尾炎是指回盲部的急性化脓性感染,属中医"肠痈"范围,是外科常见的急腹症,早期颇似内科急性胃肠炎,随着病情发展,其特征疼痛由上腹部脐周围向右下腹转移,伴有反跳痛。

二、临床表现

(一)气滞血瘀

不发热或发热,腹胀,恶心,呕吐,苔白腻或黄苔,脉弦紧。气滞为主者腹痛绕脐不固定,腹壁柔软;血瘀为主者,痛点固定在右下腹,拒按,有轻度反跳痛。

(二)瘀滞化热

右下腹痛加剧,有明显反跳痛和肌紧张,发热,口渴,汗出,便秘。舌质红,苔黄或黄腻,脉弦细滑。

(三)热毒炽盛

疼痛剧烈可遍及全腹部,有弥慢性压痛,反跳痛和肌紧张,便秘,尿赤,烦躁不安。舌红绛,苔黄,脉洪数。

三、护理

(一)非手术患者的护理

1.一般护理

(1)卧床休息,限制活动,以半卧位或右侧卧位为宜,病情允许者可在指导下做轻微活动。

(2)遵医嘱进食。

(3)密切观察腹痛的程度、伴发症状、面色、生命体征等的变化,把握手术指征,积极做好术前准备。

(4)鼓励患者定时排便,遵医嘱行大黄牡丹皮汤直肠滴注。

2.临证护理

(1)腹痛时,可遵医嘱针刺足三里、阑尾、天枢等穴。

(2)呕吐的患者在服用中药制剂前,可在舌根滴数滴鲜姜汁以减轻症状。

(3)腹胀明显可用茴香、粗盐炒热温熨脐部,或艾灸关元、气海、足三里等穴。

(4)腹胀呕恶严重可针刺内关、中脘、足三里等穴,无效时行胃肠减压。

(5)体温过高者或出现高热烦躁时,可给予物理降温或遵医嘱给予退热药。

(6)便秘时,可给予开塞露。

(7)腹痛加重,范围扩大,压痛、反跳痛明显,腹肌紧张范围扩大或呈板状腹,发热超过39 ℃以上者立即置于半卧位,报告医师,及时处理,并按急诊腹部手术做好术前准备。

3.饮食护理

(1)饮食宜清淡易消化,忌食鱼虾、辛辣、油腻食物。

(2)气滞血瘀者,应进流质饮食或半流质饮食,气滞腹胀时应指导其多饮萝卜汤、梨汁等清热滋阴通便饮料。

(3)湿热蕴结者,宜进流质饮食,口渴时可给予鲜果汁、西瓜汁等以生津养阴止渴,并遵医嘱补充液体。

(4)毒热炽盛者,应禁食,必要时留置胃管。

4.情志护理

进行情志疏导,鼓励树立信心,配合治疗。

5.用药护理

(1)中药汤剂宜温服,呕吐者可于舌根部滴姜汁以减轻症状。

(2)禁止服用强泻药或刺激性强的肥皂水灌肠以免肠穿孔。

(3)应用退热剂后密切观察体温变化。

(4)服用清热解毒、攻下通腑的中药后应密切观察排便情况,并做好记录。

(5)遵医嘱补液,必要时记录 24 h 出入量。

(6)外用药剂时注意局部皮肤情况,如有异常及时处理。

(7)初患本病时的症状、体征消失后应继续服用中药 5～7 d,可避免形成慢性阑尾炎或再次发作。

(二)手术患者的护理

1.一般护理

(1)术前按手术护理常规。

(2)术后回房后,先取卧位,待血压平稳后改为半卧位,防止膈下脓肿发生。

(3)回房后要立即测生命体征,密切观察体温、心率、呼吸、血压(T、P、R、Bp)的动态变化,腹部引流量、色、性状、创面渗出等情况,并做好记录。

(4)抗感染,遵医嘱给予抗生素,并保持输液通畅。

(5)饮食护理:术后 1～2 d 胃肠功能恢复、排气后可给予流质饮食。无不适时逐渐改为半流质,术后 4～6 d 可给予软食,但一周内忌食牛奶或豆制品,以免腹胀。

(6)保持大便通畅,如便秘时可用开塞露通便。

(7)早期下床活动,轻症患者手术当日即可下床活动,重症者应鼓励床上多翻身、进行肢体活动,病情稳定后及早下床活动,以促进肠蠕动,防止肠粘连。

2.情志护理

关注服用地西泮患者情绪,少思虑,勿悲观易怒,树立战胜疾病的信心。

3.用药护理

(1)应用麻醉性镇痛药,应避免成瘾。

(2)中药汤剂宜温服。

(3)使用外用药物时注意观察局部有无不良反应。

4.术后并发症护理

(1)腹腔内出血:发生在术后 24 h 内,术后当日观察生命体征,若患者有面色苍白、脉速、血压下降等或腹腔引流管有血性分泌物,必须将患者平卧,立即报告医师,吸氧,快速静脉输液,输血,同时做好患者的心理护理。

(2)切口感染：预防切口感染，应观察切口敷料，如有污染应及时更换，并严格无菌操作。要保持病房环境温度适宜，清洁安静。指导患者多进食易消化的健脾益气食品，如怀山药、大枣、黄芪炖鸡汤等。伤口感染一般发生在术后3～5 d，如体温升高，切口疼痛且局部有压痛或有波动感时，考虑感染可能，应给予抗生素、理疗等应急处理。

(3)粘连性肠梗阻：常为慢性不完全性肠梗阻，患者可有阵发性腹痛、呕吐等症状，可遵医嘱，用针灸疗法或理疗以预防。早期手术，早下床活动可以预防。

(三)健康指导

(1)注意饮食卫生，忌辛辣刺激、油腻、含气食物和饮料。

(2)慎起居，避免腹部受凉。

(3)生活有规律，劳逸结合。

(4)阑尾周围脓肿患者出院时应嘱其3个月后再次住院做阑尾切除术。

(5)若出现腹痛腹胀等不适，及时就诊。

(郭师师)

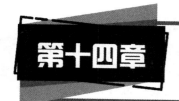

第十四章

精神科护理

第一节 神经衰弱

神经衰弱是由于脑神经活动长期持续性过度紧张,导致大脑的兴奋与抑制过程失调而产生的神经症,主要以脑和躯体功能衰弱为特征,主要特点是精神易兴奋和脑力易疲乏,以及紧张、烦恼、易激惹等情绪症状和肌肉紧张性疼痛、睡眠障碍等生理功能紊乱症状。症状不是继发于躯体或脑的疾病,也不是其他任何精神障碍的一部分。在我国 15～19 岁居民中,神经衰弱患病率为13.03%,占全部神经症的 58.7%,居各类神经症之首。

一、病因与发病机制

(一)社会-心理因素

神经系统功能过度紧张,尤其长期心理冲突和精神创伤引起负性情感体验是常见原因,如生活节奏紊乱,过分劳累紧张,学习和工作不适应,家庭纠纷,婚姻、恋爱问题处理不当等。

(二)器质性病变

感染、中毒、颅脑创伤、营养不良、内分泌失调等。

(三)素质因素

巴甫洛夫认为,高级神经活动类型属于弱型和中间型的人,个性特征表现为孤僻、胆怯、敏感多疑、急躁、易紧张者容易得病。但没有人格缺陷的人,在强烈而持久的精神因素作用下,同样可以发病。

神经衰弱大多缓慢起病,症状呈慢性波动性,症状的消长常与心理冲突有关。具有易感素质的个体如果生活中应激事件多,疾病往往波动且病程迁延,难以彻底痊愈。

二、临床表现

(一)脑功能衰弱

脑功能衰弱的症状是神经衰弱的常见症状,包括精神易兴奋与易疲劳。

1.兴奋症状

感到精神易兴奋,表现为回忆和联想增多,对指向性思维感到费力,而缺乏指向的思维却很活跃,且控制不住,因难以控制而感到痛苦,伴有不快感,但没有言语运动增多。这种情况在入睡前较多,有时对声光很敏感。

2.衰弱症状

脑力易疲劳是神经衰弱患者的主要特征。患者无精打采,自感脑子迟钝,注意力不集中或不能持久,记忆力差,脑力和体力均易疲劳,效率显著下降。有以下特点:①疲劳常伴有不良心境,休息不能缓解,但随着心境的恢复而消失;②疲劳常有情境性;③疲劳常有弥散性;④疲劳不伴有欲望与动机的减退;⑤以精神疲劳为主,不一定伴有躯体的疲劳。

(二)情绪症状

情绪症状主要表现为容易烦恼和易激惹等。其内容常与现实生活中的各种矛盾有关,感到困难重重,难以应付。可有焦虑或抑郁,但不占主导地位。这些情绪在健康人中也可见到,一般认为这些情绪症状必须具备下述 3 个特点才算病态:①患者感到痛苦而求助;②患者感到难以自控,遇事易激动,好发脾气,但事后又后悔,或伤感、落泪;③情绪的强度及持续时间与生活事件或处境不相称。约 40% 的患者在病程中出现短暂、轻度的抑郁情绪,但不持久,一般不产生自杀意念或企图。

(三)心理-生理症状

神经衰弱患者常常有大量的躯体不适症状,经各种检查找不到病理性改变的证据。

1.头痛

常为紧张性头痛,头痛多无固定部位,时间不定,痛时可耐受,偶尔可伴恶心,但无呕吐。看书、学习时头痛加剧,如情绪松弛,或睡眠好,得到充分休息,头痛可明显减轻,有时头部有压迫或紧箍感。

2.睡眠障碍

睡眠障碍是患者主诉较多的症状,最常见的是入睡困难,患者感到疲乏、困倦,但上床后又觉兴奋,辗转难眠。另外是多梦、易醒,或自感睡眠浅。还有一些患者缺乏真实睡感,即睡醒后否认自己入睡过。

3.自主神经功能障碍

可出现心动过速、血压高或低、多汗、有时发冷、厌食、便秘和腹泻、尿频、月经不调、遗精、早泄或勃起功能障碍等。

4.继发性反应

继发性反应是病后继发性病理心理反应,由于患者的躯体症状和自主神经功能紊乱的影响,过分关注这些不适,而产生疑病,如心悸则怀疑是心脏病,胃肠不适则怀疑是胃癌,从而易烦恼焦虑不安,加重神经系统功能的负担,而使病程迁延,症状加剧,又反过来增加焦虑不安,以致成为恶性循环。

三、诊断标准

神经衰弱是一种功能障碍性病症,临床症状表现繁多,但要诊断本病,应具备以下 5 个特点:

(1)显著的衰弱或持久的疲劳症状:如经常感到精力不足,萎靡不振,不能用脑,记忆力减退,脑力迟钝,学习工作中注意力不能集中,工作效率显著减退,即使是充分休息也不能消除疲劳感。对全身进行检查,无躯体疾病,也无脑器质性病变。

(2)表现以下症状中的任何两项:①易兴奋又易疲劳;②情绪波动大,遇事容易激动,烦躁易怒,担心和紧张不安;③因情绪紧张引起紧张性头痛或肌肉疼痛;④睡眠障碍,表现为入睡困难、易惊醒、多梦。

(3)上述情况对学习、工作和社会交往造成不良影响。

(4)病程在3个月以上。

(5)排除其他神经症和精神病。

四、护理诊断

(一)睡眠形态紊乱

与焦虑有关。

(二)疲乏

与患者主诉疲乏无力有关。

(三)疼痛

与患者有躯体不适、疼痛的主诉有关。

(四)便秘或感知性便秘

与自主神经功能紊乱有关。

(五)营养失调:低于机体需要量

与食欲缺乏、消瘦有关。

(六)情境性自我贬低

与患者自觉做事效率减低、能力不足有关。

(七)保持健康能力改变

与个人适应能力差有关。

五、护理措施

(一)心理护理

患者对人际关系较为敏感,护理人员在与患者交往的过程中要以同情、尊重态度对待患者,与患者建立良好的护患关系。帮助患者认识自己的性格特点,面对现实,接受现实,采用顺其自然的态度。鼓励患者配合治疗,发挥主观能动性,帮助患者与他人建立良好和谐的人际关系,进而调节自己的不良情绪。改变患者的认知,鼓励患者诉说烦恼和苦闷,可用转移法宣泄自己的不良情绪,指导患者学习生物反馈方法进行放松训练。

(二)睡眠护理

住院治疗的神经衰弱患者绝大部分有睡眠障碍,且为睡眠问题而焦虑,护理人员应尽量给患者提供适当的睡眠环境,如安静、温湿度适宜的病室,不和其他精神运动性兴奋患者同一病室,指导患者进行睡前准备,如喝热牛奶,用热水泡脚,听轻音乐,睡前不做剧烈运动,忌饮浓茶、咖啡等。禁止患者白天卧床睡眠,鼓励患者日间参加力所能及的文娱活动及体育锻炼。

(三)对症护理

患者常有脑力及躯体疲劳的症状,应让患者注意劳逸结合,科学规律地安排日常活动,适当进行体力劳动并加强体育锻炼,保持良好的睡眠。当存在易兴奋症状时,要尽量创造安静环境,调节患者的不良心境。患者出现头痛时,首先让患者休息,保持良好睡眠,如不能缓解,可遵医嘱给予地西泮或抗抑郁药等服用。患者出现心动过速、血压改变、多汗、便秘或腹泻等躯体不适时,告诉患者随着神经衰弱症状的缓解,躯体不适可逐渐减轻,直至消失。

六、健康教育

(一)患者

介绍神经衰弱的病因、表现等相关知识,培养患者乐观豁达的情绪。帮助患者科学规律地安排生活,劳逸结合,加强体育锻炼。克服不健康的性格特点,正确对待各种困难和挫折,建立并维持健康的正性情绪。

(二)家属

向家属介绍疾病知识,取得家属和社会支持,消除各种不良因素的干扰,有利于患者的治疗和康复。协助患者建立良好的人际关系,帮助纠正患者的错误认知。

(李　燕)

第二节　恐　惧　症

恐惧症是以恐惧症状为主要临床表现的神经症。患者对某种特定的客体、处境或与人交往时产生持续的和不合理的恐惧,并主动采取回避方式来解除。

一、病因与发病机制

遗传调查发现广场恐惧症患者的家属中有 19％的人患有类似疾病,且女性亲属的患病率较男性亲属高 2～3 倍。恐惧症患者具有一定人格特征,如害羞、被动、信赖、焦虑等。生化研究约 50％的社交恐惧症患者,在出现恐怖的同时有血浆肾上腺素含量的升高,惊恐发作则无。社会-心理因素精神分析理论认为成人单纯性恐惧症来源于儿童时期曾有过的体验,随着年龄的增长,一般至青春期消失,但当人体因疾病而变得软弱或被新的精神刺激所诱发,过去经历过的恐惧就可能再显出来。条件反射理论认为恐惧症是由于某些无害的事物或情境与令人害怕的刺激多次重叠出现,形成条件反射,成为患者恐怖的对象,促使患者采取某种行为去回避它。如果回避行为使患者的焦虑得到减轻或消除,便可成为一种强化因素,通过操作性条件反射,使这种行为本身固定下来,持续下去。

二、临床表现

恐惧症的中心症状是恐怖,并因恐怖引起剧烈焦虑甚至达到惊恐的程度。恐惧症的共同特征是:①某种客体或情境常引起强烈的恐惧;②恐惧时常伴有明显的自主神经症状,如头晕、晕倒、心悸、心慌、战栗、出汗等;③对恐惧的客体和情境极力回避,因为要回避常影响正常的生活,愈是回避说明病情愈重;④患者知道这种恐惧是过分的或不必要的,但不能控制。常见的临床类型有以下 3 种。

(一)场所恐惧症

场所恐惧症又称广场恐惧症、旷野恐惧症、聚会恐惧症等,在恐惧症中最为常见,约 60％。多起病于 25 岁左右,35 岁左右为发病高峰,女性多于男性。患者看到周围都是人或空无一人时,会产生剧烈的恐怖,担心自己无法自控或晕倒,或出现濒死感或焦虑不安。有时候害怕较小的封闭空间,如害怕使用公共交通工具,如乘坐汽车、火车、地铁、飞机。害怕到人多拥挤的场所,如剧院、餐馆、菜市场、百货公司等;对高空、黑暗等产生恐怖,而不愿立足于高处,甚至不敢在高楼上居住,或不敢独自一人处于黑暗之中;害怕排队等候;害怕出远门等。严重的患者,可长年在家,不敢出门,甚至在家中也要人陪伴。有的患者在有人陪伴时恐惧症状有所减轻。

(二)社交恐惧症

主要表现为在社交场合中出现恐怖,患者害怕出现在众人面前,在大庭广众面前害怕被别人注意,害怕会当众出丑,因此当着他人的面不敢讲话、不敢写字、不敢进食,不敢与人面对面就座,甚至不敢如厕,严重者可出现面红耳赤、出汗、心跳、心慌、震颤、呕吐、眩晕等。患者可因恐怖而回避朋友,与社会隔绝而仅与家人保持接触,甚至失去工作能力。

如果患者害怕与他人对视,或自认为眼睛的余光在窥视别人,因而惶恐不安者,则称为对视恐怖。如果患者害怕在与人相处时会面红或坚信自己有面红,则称为赤面恐怖。

(三)特定的恐惧症

或称特定的单纯恐惧症。表现为对以上两种类型以外的某些特殊物体、情境或活动的害怕。单纯恐惧症症状恒定,多只限于某一特殊对象,但部分患者在消除对某一物体的恐惧之后,又出现新的恐惧对象。多起始于童年,女性多见。

1.物体恐惧症

患者主要表现为对某些特定的物体如动物等产生恐怖,患者害怕的往往不是与这些物体接触,而是担心接触之后会产生可怕的后果,如害怕猫、老鼠、狗、鸟类或昆虫等小动物。在青春期前,对动物恐怖的男女患者比例相近,成人后则以女性为多。有些患者表现为对尖锐物体的恐怖,而不敢接触尖锐物体,害怕自己或别人会受到这些物体的伤害,也有的患者可表现为害怕见到血液等。

2.自然现象恐惧症

对打雷、闪电、波浪等恐惧。对雷雨恐怖者,不仅对雷雨觉得恐怖,而且对可能发生雷雨的阴天或湿度大的天气也可能感到强烈的不安。甚者为了解除焦虑主动离开这些地方,以回避雷雨发生。

以上各种恐惧症可单独出现,也可合并存在。

三、诊断标准

恐惧症是一种以过分和不合理地惧怕外界客体或处境为主的神经症。患者明知没有必要,但仍不能防止恐惧发作,恐惧发作时往往伴有显著的焦虑和自主神经症状。患者极力回避所害怕的客体或处境,或是带着畏惧去忍受。

(1)符合神经症的诊断标准。

(2)以恐惧为主,须符合以下 4 项:①对某些客体或处境有强烈恐惧,恐惧的程度与实际危险不相称;②发作时有焦虑和自主神经症状;③有反复或持续的回避行为;④知道恐惧过分、不合理,或不必要,但无法控制。

(3)对恐惧情景和事物的回避必须是或曾经是突出症状。

(4)排除焦虑症、精神分裂症、疑病症。

四、护理诊断

(一)社交障碍

与社交恐怖有关。

(二)个人应对无效

与缺乏信心、无助感有关。

(三)精力困扰

与过度紧张有关。

(四)有孤立的危险

与社交恐怖有关。

(五)自尊紊乱

与因恐惧症状而自卑有关。

(六)情境性自我贬低

与感觉自己无法控制局面有关。

五、护理措施

(一)心理护理

护士应以非评判性态度,认真倾听,多鼓励患者,及时肯定其进步。帮助患者认识其性格特点,认清各种负面想法,培养良好的个性。鼓励患者接触自己恐惧的事物和情景,根据患者的不同特点选用不同的方法。有的只是想象恐惧对象,有的真实面对,有的采用系统性脱敏方法,有的直接面对最高刺激,采取暴露疗法等。应鼓励患者主动反复练习,直至适应。患者接触恐惧对象时注意陪同,给予支持性心理护理。教会患者放松的方法,指导在面对恐惧对象和场合时,用放松方法对抗。鼓励患者参加文娱治疗,降低自我专注倾向,转移注意力。还可采用团体方式,让患者彼此讨论社交焦虑发病时情况及其带来的困扰,使患者知道自己的问题不是孤立的,并提供面对面与人交往的机会。

(二)观察

观察患者恐惧的类型、恐惧对象、恐惧发生时间,给予记录;观察患者睡眠情况、情绪变化,有无严重自主神经功能紊乱等,观察用药治疗后的不良反应。

(三)对症护理

患者出现恐惧情绪时,尽量安慰;欲晕厥时,可报告医师给予地西泮或普萘洛尔口服。对新入院患者,详细介绍住院环境和病友,消除其陌生感,尽快熟悉病房环境。患者产生焦虑时,应允许其来回走动,让其表达和倾诉。当患者为了避免紧张不安,产生回避行为时,护理人员要鼓励患者循序渐进接近恐惧对象,避免患者回避社会和社交而产生退缩行为。

六、健康教育

(一)患者

向患者介绍疾病的相关知识,教育患者认识自己错误的认识方式,改变不良性格特征。循序渐进地使自己暴露在恐惧的对象和环境中,正视恐惧的体验,不回避害怕的对象。遵医嘱使用药物辅助治疗。

（二）家属

帮助家属认识恐惧症特点，明确患者恐惧的对象。帮助家属采取正确态度对待患者，鼓励及陪同患者接触恐惧的场合及对象。

（李　燕）

第三节　焦　虑　症

焦虑症是以焦虑、紧张的情绪障碍，伴有自主神经功能兴奋和过分警觉为特征的一种慢性焦虑障碍。焦虑并非由于实际的威胁所致，其紧张惊恐的程度与现实情况很不相称。焦虑症是一种普遍的心理障碍，发病于青壮年期，女性发病率比男性高 1 倍。临床分为广泛性焦虑障碍与惊恐障碍两种主要形式。

一、病因与发病机制

焦虑症的起因，不同学派的研究者有不同的意见，这些意见相互补充。

（一）遗传

已有资料支持遗传因素在焦虑障碍的发生中起一定作用，如 Kendler 等（1992 年）研究了 1 033 对女性双生子，认为焦虑障碍有明显的遗传倾向，其遗传度约为 30%，且认为这不是家庭和环境因素的影响。但是某些研究表明，上述遗传倾向主要见于惊恐障碍，而在广泛性焦虑障碍患者中并不明显。

（二）生化因素

焦虑症患者有去甲肾上腺素能活动的增强，焦虑状态时，脑脊液中去甲肾上腺素的代谢产物增加。另外，许多主要影响中枢 5-羟色胺的药物对焦虑症状有效，表明 5-羟色胺参与了焦虑的发生，但确切机制尚不清楚。此外，苯二氮䓬类常用于治疗焦虑症取得良好效果，提示脑内苯二氮䓬受体异常可能为焦虑的生物学基础。

（三）心理因素

行为主义理论认为，焦虑是对某些环境刺激的恐惧而形成的一种条件反射。心理动力学理论认为，焦虑源于内在的心理冲突，是童年或少年期被压抑在潜意识中的冲突在成年后被激活，从而形成焦虑。焦虑症患者的病前性格大多为胆小怕事，自卑多疑，做事思前想后，犹豫不决，对新事物及新环境不能很快适应。在有生活压力事件或自然灾害发生的情况下，焦虑症患者比一般人更倾向于把模棱两可的，甚至是良性的事件解释成危机的先兆，从而出现焦虑症，压力事件还可使焦虑症状维持下去。

二、临床表现

焦虑症的具体症状包括以下特点，这些症状可以单独出现，也可以一起出现。

（1）身体紧张：焦虑症患者常常觉得自己不能放松，全身紧张。

（2）自主神经系统反应性过强。

（3）对未来无名的担心：担心自己的亲人、财产、健康等。

(4)过分机警:患者对周围环境充满警惕,影响了其他工作,甚至影响睡眠。

焦虑症有两种主要的临床形式,即惊恐障碍和广泛性焦虑。

(一)惊恐障碍

惊恐障碍又称急性焦虑症,据统计约占焦虑症的 41.3%。发作的典型表现常是患者在日常活动中,突然出现强烈恐惧,对外界刺激易出现惊恐反应,常伴有睡眠障碍,如入睡困难、睡眠不稳、做噩梦、易惊醒。患者感到心悸,有濒死感,有胸闷、胸痛、气急、喉头堵塞窒息感,因此惊叫、呼救或跑出室外。有的伴有显著自主神经症状,如过度换气、头晕、多汗、口干、面部潮红或苍白、震颤、手脚麻木、胃肠道不适等,也可有人格解体、现实解体等痛苦体验。

发作并不局限于任何特定的情况或某一类环境,发作无明显而固定的诱因,以致发作不可预测。发作突然,中止迅速,10 min 内达到高峰,一般持续 5～20 min,发作时意识清晰,事后能回忆发作的经过。此种发作虽历时较短暂,但不久又可突然再发,两次发作的间歇期,没有明显症状。大多数患者在间歇期因担心再次发病而紧张不安,并可出现一些自主神经活动亢进症状,称为预期性焦虑。在发作间歇期,多数患者因担心发作时得不到帮助,因此主动回避一些活动,如不愿单独出门、不愿到人多的场所、不愿乘车旅行等。惊恐发作患者也可有抑郁症状,有的有自杀倾向,需注意防范。

(二)广泛性焦虑症

广泛性焦虑症又称慢性焦虑症,是焦虑症最常见的表现形式。起病缓慢常无明显诱因,有显著的自主神经症状、肌肉紧张和运动性不安,患者难以忍受又无法解脱。

1.焦虑和烦恼

对未来可能发生的、难以预料的某种危险或不幸事件的经常担心是焦虑症的核心症状。患者常有恐慌的预感,终日心烦意乱,坐卧不宁,忧心忡忡,注意力难以集中,对日常生活中的事物失去兴趣,导致生活和工作受到严重影响。尽管知道这是一种主观的过虑,但患者不能控制使其颇为苦恼。

2.运动性不安

表现为搓手顿足、来回走动、不能静坐等,手指和面肌有轻微震颤,精神紧张时更为明显。患者可出现紧张性头痛,常表现为顶、枕区的紧压感。有的患者肌肉紧张和强直,特别在背部和肩部,经常感到疲乏。

3.自主神经功能兴奋

以交感神经系统活动过度为主,如心慌、心跳加速、胸闷、气急、头晕、多汗、面部潮红或苍白、口干、吞咽梗阻感、胃部不适、恶心、腹痛、腹胀、腹泻、尿频等。有的可出现勃起功能障碍、早泄、月经紊乱和性欲缺乏等性功能障碍。

4.过分警觉

表现为惶恐、易惊吓、对声音过敏、注意力不集中、记忆力下降等。难以入睡和容易惊醒,同时可合并抑郁、疲劳、恐惧等症状。

三、诊断标准

(1)在过去 6 个月中的大多数时间里,对某些事件和活动过度担心。

(2)个体发现难以控制自己的担心。

(3)焦虑和担心与至少下面 5 个症状中的 3 个(或更多)相联系(有某些症状至少在过去 6 个

月中的大多数时间里出现,在儿童中只要一个症状就可以):①坐立不安;②容易疲劳,难以集中注意力,心思一片空白;③易激惹;④肌肉紧张;⑤睡眠问题(入睡困难、睡眠不稳或不踏实)。

(4)焦虑和担心的内容不是其他神经症障碍的特征内容。

(5)焦虑、担心和躯体症状给个体的社交、工作和其他方面造成了有临床显著意义的困难。

(6)上述症状不是由于药物的生理作用或者躯体疾病所引起,也不仅仅是发生在情绪障碍、精神病性障碍或普遍发展障碍之中。

四、护理诊断

(一)焦虑
与担心再次发作有关。

(二)恐惧
与惊恐发作有关。

(三)精力困扰
与精力状态改变有关。

(四)孤立的危险
与担心发作而采取回避方式有关。

(五)睡眠障碍
与焦虑有关。

(六)有营养失调的危险
与焦虑、食欲差有关。

五、护理措施

(一)心理护理
建立良好的护患关系,在尊重、同情、关心患者的同时,又要保持沉着冷静的态度。帮助患者认识焦虑时的行为模式,护士要接受患者的病态行为,不进行限制和批评。鼓励患者用语言表达的方式疏泄情绪,表达焦虑感受。教会患者放松技巧,鼓励其多参加文娱治疗,转移注意力,减轻焦虑。

(二)观察
观察患者的面部表情、目光、语调、语气等,评估患者的焦虑程度、持续时间和躯体症状;观察用药后病情变化及睡眠情况;对伴自杀倾向的患者更要严密观察,防止意外。

(三)生活护理
改善环境对住院患者的不良影响,保持病室安静、整洁、舒适,避免光线、噪声等不良刺激,尽量排除其他患者的不良干扰。关注睡眠环境,必要时根据医嘱使用催眠药物。观察用药的情况及不良反应,及时报告医师给予处理。饮食障碍患者,要合理安排饮食,鼓励进食。

(四)对症护理
对焦虑患者应耐心倾听其痛苦和不安,可按医嘱给予抗焦虑药物;改善患者的焦虑情绪和睡眠,鼓励患者参加力所能及的文娱活动和体育锻炼。患者出现坐立不安、血压升高、心率增快、口干、头痛等症状时,要说明这些症状往往随着焦虑的控制而缓解,并配合生物反馈疗法减轻躯体不适。患者出现睡眠障碍时,注意保持生活规律,按时作息。避免导致患者情绪激惹的因素或话题,允许患者倾诉自己的情感,允许来回走动,发泄自己的情绪。

六、健康教育

(一)患者

介绍焦虑症的有关知识,寻找产生焦虑症的原因并避免,使患者明确躯体症状的产生原因,学会控制焦虑的技巧。积极参加各种活动,转移注意力。缺乏自信的患者要充分发挥自己的积极因素,提高自信。

(二)家属

介绍疾病相关知识,协助患者分析产生焦虑的原因。学会对患者支持的方法,主动督促患者参加各种社交活动。在焦虑发作时注意保护患者安全,并给予安慰。

(李　燕)

第四节　强　迫　症

强迫症是一种以强迫症状及强迫行为为主要临床症状的神经症,其共同特点为:①患者意识到这种强迫观念、意向和动作是不必要的,但不能靠主观意志加以控制;②患者为这些强迫症状所苦恼和不安;③患者可仅有强迫观念和强迫动作,或既有强迫观念又有强迫动作,强迫动作可认为是为了减轻焦虑不安而做出来的准仪式性活动;④患者自知力保持完好,求治心切。女性发病率略高,通常在青少年期发病,也有起病于儿童时期。一般而言,强迫症预后不良,部分患者能在 1 年内缓解。病情超过 1 年者通常呈持续波动的病程表现,可长达数年。

一、病因与发病机制

(一)遗传因素

该症有一定的家族遗传倾向。研究表明强迫症患者中 A 型血型较高,而 O 型血型较低。家系调查表明,强迫症患者的一级亲属中焦虑障碍发病危险率明显高于对照组,但患强迫症的危险率并不高于对照组。患者组父母的强迫症状危险率明显高于对照组父母,单卵双生子中的同病率高于双卵双生子。

(二)生化因素

有人认为强迫症患者 5-羟色胺能神经系统活动减弱导致强迫症产生,用增加 5-羟色胺生化递质的药物可治疗强迫症。

(三)器质性因素

现代脑影像学研究发现,强迫症患者可能存在涉及额叶和基底节的神经回路的异常。

(四)社会-心理因素

行为主义理论认为强迫症是一种对特定情境的习惯性反应,患者认为强迫行为和强迫性仪式动作可减轻焦虑,从而导致了重复的仪式行为的发生。生活事件和个体的人格特征(强迫型人格)在疾病的发生中也起了一定的作用。如工作环境的变化、处境困难、担心意外或家庭不和、性生活困难、怀孕、分娩造成的紧张等压力源的存在,可促发强迫症状。患者往往表现为墨守成规、优柔寡断、过分仔细、做事古板、苛求完美、力求准确的个性特征。但亦有部分患者没有强迫性格。

二、临床表现

(一)强迫观念

强迫观念多表现为同一意念的反复联想,患者明知多余,但欲罢不能,这些观念可以是毫无意义的。

1.强迫怀疑

患者对自己行为的正确性产生疑虑,虽然明知这种怀疑没有必要,但却无法摆脱。如患者离家后怀疑屋门是否锁好、煤气是否关闭、电灯是否熄灭。在此基础上,患者出现强迫行为,总是疑虑不安,常驱使自己反复查对才能放心,严重时可以影响工作及日常生活。

2.强迫性穷思竭虑

对于日常生活中的琐事或自然现象,明知毫无必要,但无休止地思索。如患者反复思考"天为什么会下雨""先有鸡还是先有蛋"等,但更多的则是日常生活中遭遇某种事情后出现。

3.强迫联想

患者看到或在脑子里出现一个观念或一个词语时,便不由自主联想到另一观念或词语,而大多是对立性质的,此时叫强迫性对立思维。如看到"温暖"即想到"寒冷",看见"安全"便想到"危险",造成内心紧张。

4.强迫表象

患者头脑里反复出现生动的视觉体验(表象),常具有令人厌恶的性质,无法摆脱。

5.强迫回忆

患者对于经历过的事情,不由自主地反复显现于脑海中,虽然明知无任何实际意义,但却无法摆脱。

(二)强迫意向

在某些场合下,患者出现一种与当时情况相违背的念头,而且被这种意向纠缠。患者明知这是违背自己意愿的,但却无法控制其出现。如患者见到墙壁上的电插座,就产生"触摸"的冲动;站在高楼上,就有"跳下去"的冲动。但是患者决不采取行动,患者意识到这种冲动的不合理,事实上也不曾出现过这一动作,但冲动的反复出现却使患者焦虑不安、忧心忡忡,以致患者回避这些场合,损害社会功能。

(三)强迫行为

1.强迫性洗涤

因害怕不清洁而偎患某种传染病,患者接触某物后反复洗手,明知手已洗干净,无须再洗,但却无法控制。

2.强迫性检查

常常表现为核对数字是否有误,检查门、窗、煤气炉是否关好,如患者将门锁上后,担心未锁紧,用钥匙打开验证,每开一次都证明确实已锁牢,但仍不放心,如此反反复复数十次,患者甚感痛苦。

3.强迫性计数

与强迫联想有关的不可克制的计数。患者不自主地计数一些事物,如计数自己的脚步、路边楼房的玻璃窗、公路旁边的标志灯。患者自知无任何意义,但无法控制。

4.强迫性仪式动作

强迫性仪式动作是某种并无实际意义的程序固定的刻板的动作或行为,但患者欲罢不能。此种仪式性动作往往对患者有特殊的意义,象征着吉凶祸福,患者完成这种仪式从而使内心感到安慰。如一患者进门时先进二步,再退一步,表示能逢凶化吉;进门时要完成一套动作表示他孩子的病就能逢凶化吉,自己明知毫无意义,但如不做到则焦虑不安。

5.强迫性迟缓

临床少见,这些患者可能否认有任何强迫观念,缓慢的动机是努力使自己所做的一切都非常完美。由于以完美、精确、对称为目标,所以常常失败,因而增加时间。患者往往不感到焦虑。

三、诊断标准

(1)符合神经症的诊断标准,并以强迫症状为主,至少有下列 1 项:①以强迫思想为主,包括强迫观念、回忆或表象,强迫性对立观念、穷思竭虑、害怕丧失自控能力等。②以强迫行为(动作)为主,包括反复洗涤、核对、检查或询问等。③上述的混合形式。

(2)患者称强迫症状起源于自己内心,不是被别人或外界影响强加的。

(3)强迫症状反复出现,患者认为没有意义,并感到不快,甚至痛苦,因此试图抵抗,但不能奏效。

(4)社会功能受损。

(5)符合症状标准至少已 3 个月。

(6)排除其他精神障碍的继发性强迫症状,排除脑器质性疾病特别是基底节病变的继发性强迫症状。

四、护理诊断

(一)焦虑

与强迫症状有关。

(二)睡眠障碍

与强迫观念有关。

(三)社交障碍

与强迫症状所致活动受限有关。

(四)保持健康能力改变

与强迫行为有关。

(五)生活自理能力下降

与强迫行为有关。

(六)有皮肤完整性受损的危险

与强迫行为有关。

五、护理措施

(一)心理护理

护士应与患者建立良好的护患关系,给予患者支持,使患者获得安全感和信任感,能主动与医护人员配合。在患者接受症状和相互信任的基础上,让患者参与护理计划的制订,使患者感到被关注和信任,减少焦虑情绪和无助感。帮助患者进行放松训练或进行生物反馈治疗,消除精神紧张及精神压力,转移注意力。用行为训练,如厌恶疗法等消除强迫行为及强迫思维。在患者的病情有所改善时,及时予以肯定和鼓励,让患者对疾病的康复抱有乐观的态度。

(二)生活护理

1.睡眠障碍

评估患者的睡眠状况并记录,做好交班。为患者创造良好的睡眠环境,维持病室的安静。白天督促患者多参加文娱活动,指导患者养成良好的睡眠习惯。必要时遵医嘱给予患者适量的催眠药物。

2.保持皮肤黏膜完整

每天详细评估患者洗涤处皮肤的情况,了解其损伤的程度,并做交班记录。洗涤时选择性质温和、刺激性小的肥皂,注意水温不能过热或过冷。临睡前,在皮肤上涂上护肤的营养霜或药膏。为患者制订每天的活动计划,督促患者多参加文娱活动,转移注意力。尽可能避免让患者在有水的地方停留过长的时间,以减少患者洗涤的次数和时间。对症状顽固者应适当限定其活动范围和施行必要的保护。

(三)安全护理

在疾病久治不愈、反复发作的情况下,患者可产生悲观厌世的情绪,严重者可出现自杀观念和行为。首先应与患者建立有效的沟通,了解患者的内心体验,及时、准确地掌握患者的情绪变化,并采取必要的防范措施。注意沟通技巧,避免使用中伤性的语言和使用粗暴的行为去制止患者的强迫动作和行为。以支持心理治疗为主,坚定患者的治疗信心。观察患者有无反常行为和语言,对有强烈自杀企图和行为的患者进行保护性约束时,要向患者讲清保护的目的,避免患者误解为是对他的惩罚而出现极端的行为反应。

六、健康教育

(一)患者

介绍强迫症的有关知识。教导患者采取顺应自然的态度,学习应付各种压力的积极方法和技巧。进行自我控制训练和放松训练,学会用合理的行为模式代替原有的不良行为模式,减少强迫症状和焦虑情绪。转移注意力,多关注日常生活、学习和工作,多参加体育锻炼。

(二)家属

帮助家属了解疾病知识和患者的心理状态,正确对待患者。教家属配合患者实施自我控制的强化技能,协助患者安排生活和工作。

（李　燕）

第五节　癫痫所致精神障碍

癫痫是一种常见的神经系统疾病,是由于大脑神经元异常放电而引起的大脑功能失常的临床综合征,具有突然发作和反复发作的特点。按照癫痫发作的国际分类,癫痫可分为部分性发作和全面性发作。按病因不同,分为原发性癫痫和继发性癫痫。Conlonp 报道(1991 年)1/3 以上的癫痫患者可出现各种精神障碍。

一、病因与发病机制

原发性癫痫原因不明,可能与遗传因素有较密切的关系;继发性癫痫多由脑部疾病或全身性疾病所引起,如脑血管病、颅脑外伤、脑膜炎等。其发病机制尚未完全明确。神经系统具有复杂的调节兴奋和抑制的机制,通过反馈活动,任何一组神经元的放电频率不会过高,也不会无限制地影响其他部位,以维持神经元细胞膜电位的稳定。不论是何种原因引起的癫痫,其电生理改变是一致的,即发作时大脑神经元出现异常的、过度的同步性放电。其原因为兴奋过程的亢进,抑制过程的衰减和/或神经膜的变化。脑内最重要的兴奋性递质为谷氨酸和天门冬氨酸,其作用是使钠离子和钙离子进入神经元,在发作前,病灶中发现这两种递质都显著增加。

二、临床表现

癫痫所致精神障碍可分为发作前、发作时、发作后,以及发作间歇期精神障碍。

(一)癫痫发作前精神障碍

表现为前驱症状或先兆,主要包括自主神经功能改变症状,如腹胀、流涎、脸色苍白或潮红等,患者出现咀嚼、咂嘴、吞咽动作等。认知改变,如强迫思维、梦样状态等。情感改变,如恐惧、焦虑、紧张、易激惹、抑郁、欣快等。

(二)癫痫发作时的精神障碍

1.精神性发作

精神性发作包括各种精神症状,如错觉、幻觉、视物变形、似曾相识症、旧事如新症、强制性回忆、强制性思维、焦虑、恐惧等。但是,就每个患者而言,仅出现其中几种症状。

2.自动症

这是一种无目的、反复发作、突然终止的运动和动作,持续时间一般为 1～5 min,事后不能回忆。发作时表现为无意识的重复动作,如咀嚼、伸舌、吞咽、咂嘴、摸索、走动、吐痰、扮鬼脸等;有时患者也能完成较为复杂的动作,如开门外出、整理床铺、搬运物体等看似有目的性的动作,但就其整体而言缺乏同一性,与周围环境不相适应。事后患者往往对发作期间的事情完全遗忘。

3.神游症

实际上它是一种持续时间较长的、更为罕见的自动症,历时可达数小时甚至数天,它和自动症的区别在于癫痫性神游症时意识障碍程度较轻、异常行为更为复杂、持续时间更长。而且,神游症时患者对当时周围的环境有一定的感知能力,可在相当长一段时间内从事复杂、协调的活动,如购物、付款、简单交谈等。

4.朦胧状态

在意识清晰度下降的情况下伴有意识范围缩小,可出现幻觉或错觉;会出现焦虑、恐怖情绪,以及攻击或逃避行为。

(三)癫痫发作后精神障碍

典型的表现就是谵妄状态的逐渐消失,此期持续时间从几分钟到几小时。

(四)癫痫发作间期精神障碍

此期是指在癫痫病程中发作间歇期出现的一组精神障碍,主要包括以下几种。

1.慢性精神分裂症样精神病

通常在癫痫发作许多年后发生,多见于颞叶癫痫。患者意识清晰,但出现偏执性妄想和幻觉(尤其是幻听),也可表现为思维紊乱,如思维贫乏和病理性赘述等。表现酷似精神分裂症,不同的是患者的情感表达和社会接触保持完好,同时也较少出现紧张综合征。

2.情感障碍

以焦虑和抑郁为主,躁狂较少见,也可出现周期性恶劣心境,患者在无明显诱因的情况下会突然出现情绪低落、紧张、苦闷、易激惹,甚至出现攻击性行为。情感障碍的患者自杀危险性增加。

3.人格障碍

约半数的癫痫患者会出现人格改变。主要特征是任性、固执、行为异常,有冲动、攻击行为,情绪不稳定,思维贫乏。

4.智能障碍

少数癫痫患者会出现记忆衰退,不能集中注意力,判断力下降,但大多数患者的智能障碍是轻度的,随着科学的进步及临床治疗效果的提高,成年患者因癫痫发作而出现进行性智能减退者已少见。

三、诊断要点

有原发性癫痫的证据,且精神症状发生和病程与癫痫有关。临床症状不典型的患者可进行重复性脑电图检查,脑部 CT、MRI 及 SPECT 检查,必要时还可试用抗癫痫药物作诊断性治疗。

四、治疗要点

治疗目的是去除病因,预防发作,综合性治疗对所有癫痫患者都非常重要。治疗方法包括药物治疗和手术治疗。

(一)药物治疗

药物治疗是目前治疗的主要手段,可减少和控制发作。应根据发作类型和治疗效果选择适当药物,如苯妥英钠、卡马西平、苯巴比妥、丙戊酸钠等,先自小量开始,逐渐加大直至获得最佳疗效而又能耐受的剂量,并要坚持长期治疗,至完全控制癫痫发作达 3～5 年后才可考虑逐渐减药,减药过程亦需用 1～2 年,切忌短期停药或突然停药。

(二)手术治疗

外科手术治疗可切除癫痫病灶,破坏癫痫发作性放电的传导路径以及抑制癫痫发作的强化机构。不是首选治疗方法,目前多在经几年药物治疗后才考虑。

五、护理

(一)护理评估

采用交谈、观察、身体检查及查询病历记录、诊断报告等方式,收集患者目前健康状况的主、客观资料。

1.意识方面评估

意识障碍的程度。

2.身体方面评估

患者营养状态、睡眠形态,以及排泄情况等。

3.认知方面评估

患者目前精神状况,是否有幻觉、妄想、判断力差及缺乏对疾病的认识。

4.情绪方面评估

了解患者是否情绪波动大,是否经常出现躁动不安、生气及愤怒。

5.社会方面评估

家庭是否有遗传病史,与家人、朋友的关系,是否能胜任社会及婚姻角色功能,经济状况、社会及个人的支持资源如何。

(二)护理诊断

1.有窒息危险

与癫痫发作时的意识丧失有关。

2.有受伤危险

与癫痫发作时的抽搐有关。

3.有暴力行为危险

与思维、感知、情感障碍有关。

4.知识缺乏

与患者本身对疾病的了解少有关。

5.气体交换受损

与癫痫发作时牙关紧闭、呼吸肌痉挛有关。

6.突发性意识障碍

与癫痫发作时短暂性的大脑功能障碍有关。

(三)护理目标

(1)患者能够保持良好的意识水平,意识清楚或意识障碍无进一步加重。

(2)患者能够减少或不发生外伤的危险,在照顾者看护或协助下很少有外伤发生。

(3)照顾者和周围人不发生受伤、患者所处环境不受破坏。

(4)患者能从口摄入足够的营养,或增加摄入营养品的品种和数量,在得到治疗、护理的帮助下,能够获得食物。

(5)患者能够在进食和饮水后,不发生误吸和噎食的危险。有的患者能叙述进食、吸水时应该注意的事项。

(6)患者能够自诉与其情感状态有关的感受,认识产生自杀观念及其行为的后果。接受护理人员或照顾者的护理帮助与支持。

(7)患者表现合作并能理解不合作的后果。患者能够在鼓励和提醒下接受治疗和护理,或患者不拒绝治疗和护理。

(四)护理措施

1.安全和生活护理

(1)避免各种诱因因素:癫痫的诱因有很多,如疲劳、饥饿、饮酒、情绪激动、便秘、睡眠不佳、惊吓、强烈的声光刺激、突然停药、减药、感冒、发热等,护理人员应了解癫痫患者的诱发因素,避免各种诱发因素,预防癫痫发作。

(2)先兆的预防:每个患者在每次癫痫发作前的先兆大致相同,如流涎、脸色苍白或潮红、幻嗅、恐惧、抑郁、欣快等。当患者出现先兆症状时,应立即将患者安置于病床上,防止跌伤,密切观察,一般几秒钟后患者就会有意识丧失和各种发作的表现。

(3)饮食护理:患者饮食宜清淡、无刺激、富营养的食物,保持大便通畅,避免饥饿或过饱,戒除烟、酒、咖啡。

(4)建立良好的生活习惯:患者应按时作息,劳逸结合,保持充足睡眠,避免过度劳累、紧张和情绪激动,如长时间地看电视、看恐怖电影、玩游戏机等。

(5)安全护理:患者入院时应安置在易于观察到的床位,床铺不能太高,以免抽搐时落地跌伤,床垫应用木板,以免抽搐时损害腰部。病房不能有危险物品,入院后应除去义齿和眼镜,如有松动的牙齿最好应拔除,以免患者在抽搐发作时牙齿脱落跌进气管中。患者在发作停止后,应卧床休息,专人护理,并及时通知医师给予处置。

2.用药护理

(1)遵医嘱服药:坚持长期有规律服药,督促及监护患者服下,切忌突然停药、减药、漏服药及自行换药,以免发展成难治性癫痫或诱发癫痫持续状态。

(2)注意观察药物的治疗效果:如癫痫发作是否缓解,精神症状有否减轻。并注意观察药物的不良反应,如是否有心、肾功能损害,是否引起共济失调、头晕、出血、牙龈增生等,如果发现应及时报告医师,给予适当处理。

(3)定期复查:一般于首次服药后 5~7 d 复查抗癫痫药物的血药浓度,每 3 个月至半年抽血检查 1 次,每月检查血常规和每季检查肝、肾功能 1 次,以了解抗癫痫药物的血药浓度、脑电图变化和药物不良反应。

3.心理护理

癫痫所致精神障碍的患者非常敏感别人对自己的态度,情绪容易波动,易激惹,会感到周围人对自己疏远、冷淡、歧视,从而产生自卑心理,导致情绪低落、消极悲观,因此心理护理非常重要。

(1)向患者解释疾病的特点,使患者认识到疾病的本质,帮助患者树立战胜疾病的信心。

(2)在与患者交往时,对患者提出来的各种问题要认真倾听,对于其合理要求一定要满足,对于不合理的要求,不能简单地拒绝或不理睬,甚至训斥患者,而应给患者耐心解释和劝慰,以免患者产生情绪低落。

(3)对于爱挑剔的患者,在分配食物或其他物品时要注意公平,使患者满意。在处理患者间冲突时,要合理公正,以免引起患者的不满而伺机报复。对于患者表现好的地方要及时表扬,如患者做得不好,也应少批评,增加正性强化,减少负性强化,使患者心理平衡。

(4)护理人员在与患者交流沟通时,要对患者尊重,态度诚恳、和善,语气恰当而委婉,不能流露出歧视与粗暴,使患者切实感觉到护理人员对自己的尊重。

4.对症护理

(1)发作时:癫痫患者有发作先兆时应立即平卧,防止摔伤。发作时,应将患者头偏向一侧,防止唾液及胃内容物进入呼吸道。立即在患者磨牙间放置缠有纱布的压舌板或牙垫,防止舌咬伤。松开患者领带、衣扣和裤带,及时清除口鼻腔分泌物,必要时用舌钳将舌拖出,防止舌后坠阻塞呼吸道,以利呼吸道通畅,防止窒息。并适度扶住患者的手脚,以防自伤和碰伤,切勿用力按压肢体,以免发生骨折或脱臼。

（2）恢复期：如果患者在抽搐停止后肌肉仍处于松弛状态、意识尚未完全恢复，应卧床休息。如果此时患者躁动不安则应加以保护。如果患者有大小便失禁，应及时更换衣裤、床单。

（3）癫痫所致精神障碍的护理：患者受幻觉及妄想的支配，往往出现冲动攻击行为，故应将患者安置在易于观察的病房，发现异常及时处置。当患者出现情绪暴躁、多疑、易激惹、固执时，护理人员应将患者与其他兴奋的患者分开管理，以免发生冲突及受到激惹。

（4）癫痫大发作及癫痫持续状态的护理：应密切观察患者的生命体征及瞳孔变化，做好记录，并交班，如有异常应及时报告医师。准备好各种急救物品和药品，如气管切开包、吸痰器、开口器、舌钳、氧气等，一旦需要能及时抢救。

（五）健康指导

（1）帮助患者养成良好的生活习惯，作息规律，劳逸结合，避免过度劳累、睡眠不足等，保持情绪稳定，避免过度兴奋、紧张或悲伤。

（2）饮食宜清淡，不吃过咸、辛辣食物，戒除烟、酒、咖啡。

（3）患者及家属均应了解疾病的诱发因素，如疲劳、饥饿、饮酒、情绪激动、便秘、睡眠不佳、惊吓、强烈的声光刺激等，尽量避免各种诱发因素，预防癫痫发作。

（4）癫痫是一种慢性病，规律、持续性、正确地服药非常重要，患者应按医嘱规律服药，不可随意增减或撤换。

（5）适当地参加体力和脑力活动，外出时随身携带诊疗卡，出院后及时回归社会，不要因为自卑感而孤独离群。

（6）禁止进行带有危险的活动，如攀高及从事高空作业、水上作业、驾驶，以及在炉火旁或高压电机旁作业等。

（7）定期来院复查，如有问题则应随时来院就诊。

（六）护理评价

（1）患者的意识障碍减轻或消除情况。

（2）患者自理能力的恢复情况。

（3）睡眠情况。

（4）营养状况。

（5）自我保护情况。

（李　燕）

第六节　品行障碍

品行障碍是以显著而持久、重复出现的行为模式为特点，这些行为模式通常具有社交紊乱、攻击或对抗的色彩。这些行为模式迥异于儿童常见的幼稚性调皮捣蛋或青春期的反抗行为，严重背离人们对与该年龄相称的社会性预期。孤立的反社会或者犯罪行为模式才是真正的问题所在。国内调查发现患病率为 1.45％～7.35％，男女之比为 9∶1，患病高峰年龄为 13 岁。可能由生物学因素、家庭因素和社会环境因素相互作用引起。

一、临床表现

临床形式表现多样,但主要有下列几点。

(一)反社会性行为

反社会性行为是指一些不符合道德规范及社会准则的行为。表现为偷窃钱物、勒索或抢劫他人钱财;强迫与别人发生性关系,或有猥亵行为;对他人故意进行躯体虐待或伤害;故意纵火;经常撒谎、逃学、离家出走,不顾父母的禁令而经常在外过夜;参与社会上的犯罪团伙,一起从事犯罪行为等。

(二)攻击性行为

攻击性行为表现为对他人或财产的攻击,如经常挑起或参与斗殴,采用打骂、折磨、骚扰及长期威胁等手段欺负他人;虐待弱小、残疾人和动物;故意破坏他人或公共财物等。

(三)对立违抗性行为

对立违抗性行为是指对成人,尤其是对家长的要求或规定不服从、违抗。表现为不是为了逃避惩罚而经常说谎,暴怒或好发脾气,喜欢怨恨和责怪他人、好记仇或心存报复,与成人争吵、与父母或老师对抗,故意干扰别人,违反校规或集体纪律,不接受批评等。

(四)合并问题

常合并多动、情绪抑郁或焦虑、情绪不稳或易激惹,也可伴有发育障碍,如语言表达和接受能力差、阅读困难、运动不协调、智商偏低等。品行障碍患儿一般以自我为中心,喜欢招人注意,好指责或支配别人,为自己的错误辩护,自私,缺乏同情心。

二、诊断要点

ICD-10 关于品行障碍的常见分类,以及诊断要点如下。

(一)局限于家庭的品行障碍

本诊断要求患儿在家庭环境以外没有显著的品行紊乱,家庭以外的社会交往也在正常范围内,大多由患儿与某一位或几位核心家庭成员的关系恶化而引起。

(二)未社会化的品行障碍

与同伴玩不到一块是本障碍与社会化的品行障碍的关键区别,这个区别比所有其他区别都更重要。与同伴关系不良主要表现为被其他儿童孤立和排斥,或不受欢迎;在同龄人中缺乏亲密朋友,也不能与同龄人保持持久、交心和相互的关系;与成人的关系倾向于不和谐、敌意和怨恨。

(三)社会化的品行障碍

鉴别本障碍的关键特征是患儿与其他同龄人有着持久良好的友谊。与有权威的成人关系常常不好,但与其他人却可有良好的关系,情绪紊乱通常很轻。

(四)对立违抗性障碍

本型品行障碍特别见于 9 岁或 10 岁以下的儿童。定义为具有显著的违抗、不服从和挑衅行为,但没有更严重的触犯法律或他人权利的社会紊乱性或攻击性活动。

三、护理评估

(一)健康史

询问患儿既往的健康状况,有无较正常儿童易于罹患某些疾病。

（二）生理功能

与同龄孩子比较，躯体发育指标如身高、体质量有无异常；有无躯体畸形和功能障碍；有无饮食障碍；有无营养失调及睡眠障碍；有无受伤的危险（跌倒，摔伤）；有无容易感染等生理功能下降。

（三）心理功能

1.情绪状态

有无焦虑、抑郁、恐惧、情绪不稳、易激惹或淡漠迟钝等异常情绪，有无自卑心理。

2.认知功能

有无注意力、记忆和智能方面的障碍。

3.行为活动

患儿的主要异常行为有哪些，严重程度如何，哪些是最需要解决的行为问题。

（四）社会功能

1.生活自理能力

有无穿衣、吃饭、洗澡，大小便不能自理等。

2.环境的适应能力

学习能力，有无现存或潜在的学习困难；语言能力，有无言语沟通困难；自我控制与自我保护能力，有无现存或潜在的自我控制力、自我防卫能力下降；社交活动，有无人际交往障碍，是否合群。

（五）其他

有无家庭养育方式不当、父母不称职、家长对疾病有无不正确的认知；有无现存的或潜在的家庭矛盾和危机；家庭能否实施既定的治疗方案；是否伴随有多动障碍、违拗障碍、情绪障碍及发育障碍。

四、护理诊断/问题

（一）社会交往障碍

与反社会性行为、攻击性行为、对立违抗性行为有关。

（二）语言沟通障碍

与疾病所致行为与社会要求不相一致、不被社会所接受有关。

（三）个人应对无效

与社会交往障碍、语言沟通障碍有关。

（四）有暴力行为的危险

与社会交往障碍、语言沟通障碍、反社会性行为、攻击性行为、对立违抗性行为等有关。

（五）自我概念紊乱

与疾病所致多动、情绪抑郁或焦虑、情绪不稳或易激惹等有关。

（六）知识缺乏

与缺乏心理方面的相关知识有关。

（七）焦虑、恐惧

与个人行为不能自主控制、又不能被社会所接受和理解有关。

（八）父母角色冲突

与语言沟通障碍、反社会性行为、攻击性行为、对立违抗性行为有关。

（九）执行治疗方案无效

与疾病所致遵医行为缺陷、不能按医嘱准确执行方案有关。

（十）生活自理能力缺陷

与疾病所致生活自理能力下降有关。

（十一）睡眠形态紊乱

与疾病所致情绪抑郁、焦虑、情绪不稳或易激惹有关。

五、护理目标

（1）行为更符合道德规范和社会准则。

（2）情绪稳定，破坏性、攻击性行为减少。

（3）患儿的社交能力、学习能力、人际关系得到改善。

（4）患儿的家庭关系得到改善。

六、护理措施

（一）生活、安全及生理方面的护理

培养良好的生活规律，从日常生活小事中培养患儿遵纪守法的习惯。

（二）心理护理

以耐心、关爱、同情、包容的态度与患儿建立良好的护患关系，取得患儿的信任和合作。讲解疾病的性质，使患儿对自己的病态行为有正确的认识。以支持、肯定和给予希望的语言与患儿交流，使患儿树立起战胜疾病的信心。

（三）行为矫正训练

主要有行为治疗和认知行为治疗两种方式。可采用个别治疗和小组治疗的形式，小组治疗的环境对患儿学会适当的社交技能更为有效。最好是家长、老师及医护人员在一起讨论，制定认识统一的治疗方案，切忌在患儿面前表现出不同的意见和争执。进行行为矫正技术应注意以下几点。

（1）将精力集中在处理主要问题上。

（2）行为指令要明确而不含糊，使患儿易于理解和执行。

（3）父母、照料者和老师要统一规则。

（4）奖罚结合：奖励的东西最好不是钱物，而是患儿喜欢而又无害的活动。较常用的阳性强化方式是周末推迟就寝时间，适当延长玩耍时间或给予一个选择就餐方式的机会。典型的阴性强化是关在房子里或不准看电视。

（5）对攻击行为不明显的患儿可以应用忽视技术，对患儿的病态行为不表现出情感反应，使患儿感觉得不到注意而减少负性强化。

（四）认知疗法

对冲动性行为有效，要点包括让患儿学习如何去解决问题；学会预先估计自己的行为所带来的后果，克制自己的冲动行为；识别自己的行为是否恰当，选择恰当的行为应对方式。

(五)督促服药

对需要服药者,应让家长和患儿理解药物治疗的好处和可能的不良反应,消除他们的顾虑,配合医师治疗;告知家长应经常与医师保持联系,定期接受咨询。

七、护理评价

(1)患儿的饮食、睡眠等生理状况是否改善。

(2)患儿伴随的病态症状是否控制,如注意缺陷、多动障碍、抑郁、焦虑、情绪不稳等。

(3)患儿不良行为是否改善,反社会行为、冲动行为、对立违拗行为是否减少或消除。

(4)患儿社会功能是否有改善,包括社会交往能力、学习能力、社会适应能力、与周围环境的接触、伙伴关系等。

(5)家庭功能是否改善,家庭参与、配合的程度是否提高,家庭态度和教养方式是否变得合理,家属对疾病的性质是否有正确理解等。

八、健康指导

包括对父母的训练和对老师的训练,提高家长的识别和处理能力,正确认识疾病和协调家庭关系,老师应协助家长观察患儿表现,强化其在家庭中所取得的成绩,提高识别和处理问题的能力。强化不导致品性障碍的保护因素,消除不利于品行障碍恢复的因素,如增强患儿的社交能力,减少患儿的应激,避免负性强化,限制看与暴力、物质滥用、性行为有关的电视和杂志等。

九、预后及预防

影响预后的因素很多,如智商、家庭状况,随访研究显示少数患儿预后较好,多数预后不良,如辍学率高、就业率低、社会经济地位低等,部分患儿的行为问题持续到成年期,致使成年期在就职、婚姻、人际关系等方面出现困难,其中约半数发展为成年期违法犯罪或人格障碍。

在预防方面,首先是在家庭养育管教上,提高父母的文化教育素质,以改善和加强儿童、少年的家庭教育。双亲要善于教育和引导,使孩子得以顺利地逐渐地完善社会化过程,使孩子学会社会规范、行为准则,树立正确的是非和道德观念,学会正确处理个人与他人、个人与家庭和社会的关系,把孩子培养成一个有益于社会的人。

（李　燕）

第七节　抽动障碍

抽动障碍是一种起病于儿童时期,以抽动为主要临床表现的神经精神性疾病,为一组原因未明的运动障碍,主要表现为不自主的、反复的、快速的、无目的的一个部位或多部位肌肉运动性抽动或发声性抽动,并可伴有多动、注意力不集中、强迫性动作和/或其他精神行为症状。抽动障碍的抽动症状可以时轻时重,呈波浪式进展,间或静止一段时间。新的抽动症状可以代替旧的抽动症状,或在原有抽动症状的基础上出现新的抽动症状。

抽动障碍的病因尚不明确,其发病是遗传、生物、心理和环境等因素相互作用的综合结果。症状较轻者无须特殊治疗,症状影响了学习、生活和社交活动的患儿需及时治疗,采用药物与心理调适相结合的综合治疗方法。抽动障碍经常共病注意缺陷多动障碍、强迫障碍、睡眠障碍、情绪障碍等心理行为障碍,给病情带来一定的复杂性,同时也给临床治疗带来一定的难度。

一、临床表现

主要表现为运动抽动或发声抽动,包括简单或复杂性抽动两种形式。简单的运动抽动表现为眨眼、耸鼻、张口、歪嘴、耸肩、转肩、摇头或斜颈;复杂的运动抽动如蹦跳、跑跳和拍打自己等动作。简单的发声抽动表现为类似咳嗽、清嗓、咳嗽、嗤鼻或犬吠的声音,或"啊""呀"等单调的声音;复杂的发声抽动表现为重复语言、模仿语言、秽语等。抽动可发生在单一部位或多个部位,有的抽动症状可从一种形式转变为另一种形式。

抽动症状的特点是不随意、突发、快速、重复和非节律性。若患者有意控制可以在短时间内不发生,但却不能较长时间地控制自己不发生抽动症状。患者在遭遇不良心理因素、情绪紧张、躯体疾病或其他应激情况下发作较频繁,睡眠时症状减轻或消失。

二、临床类型

(一)短暂性抽动障碍
短暂性抽动障碍为最常见类型。主要表现为简单的运动抽动症状,多首发于头面部。少数表现为简单的发声抽动症状,也可见多个部位的复杂运动抽动。抽动症状每天多次出现,持续 2 周以上,病程 1 年以内,部分患者可能发展为慢性抽动障碍或发声与多种运动联合抽动障碍。

(二)慢性运动或发声抽动障碍
多数患者表现为简单或复杂的运动抽动,少数患者表现为简单或复杂的发声抽动,但不会同时存在运动抽动和发声抽动。抽动部位除头面部、颈部和肩部肌群外,也常发生在上下肢或躯干肌群。某些患者的运动抽动和发声抽动交替出现。抽动可能每天发生,也可断续出现,发作间隙期不超过 2 个月。慢性抽动障碍病程 1 年以上。

(三)发声与多种运动联合抽动障碍
发声与多种运动联合抽动障碍又称 Tourette 综合征,是以进行性发展的多部位运动抽动和发声抽动为特征的抽动障碍,部分患者伴有模仿言语、模仿动作,或强迫、攻击、情绪障碍,及注意缺陷等行为障碍,起病于童年。一般首发症状为简单运动抽动,以面部肌肉的抽动最多,少数患者的首发症状为简单的发声抽动。随病程进展,抽动的部位增多,逐渐累及到肩部、颈部、四肢或躯干等部位,表现形式也由简单抽动发展为复杂抽动,由单一运动抽动或发声抽动发展成两者兼有,发生频度不断增加,约 30% 出现秽语症或猥亵行为。多数患者每天都有抽动发生,少数呈间断性,但发作间隙期不超过 2 个月。病程持续迁延,对患者的社会功能影响很大。

三、其他症状及共病

部分患者伴有重复语言、重复动作、模仿语言和模仿动作。患者中 30%～60% 共病强迫障碍,30%～50% 共病注意缺陷多动障碍,还有与心境障碍或其他焦虑障碍共病者。

四、实验室及其他检查

(一)颅脑 CT 检查

大多数抽动障碍患者的颅脑 CT 检查无异常发现,仅在少部分患者显示有孤立的不重要的脑结构改变,包括脑室轻度扩大、外侧裂明显加深、蛛网膜囊肿、透明隔间腔和大脑皮层轻度萎缩等。

(二)颅脑磁共振检查

抽动障碍患者的脑内皮质-纹状体-丘脑-皮质环路功能存在异常,功能磁共振成像研究发现环路内腹侧纹状体、额前皮质、壳核、皮质辅助运动区等部位激活异常。

(三)单光子发射型计算机断层扫描

显示抽动障碍患者的基底神经节、额叶、颞叶、枕叶等部位存在局限性血流灌注减低区。

五、诊断要点

抽动障碍诊断标准主要涉及 3 个诊断系统,包括 CCMD-3、ICD-10 和 DSM-Ⅴ。目前国内外多数学者倾向采用 DSM-Ⅴ中抽动障碍诊断标准作为本病的诊断标准。其实,DSM-Ⅴ诊断标准与 ICD-10 和 CCMD-3 中所涉及的诊断标准条目类同。目前我国学者倾向于采用 CCMD-3 或 DSM-Ⅴ诊断标准作为抽动障碍诊断标准。

(一)CCMD-3 关于抽动障碍的诊断标准

1.短暂性抽动障碍

(1)有单个或多个运动抽动或发声抽动,常表现为眨眼、扮鬼脸或头部抽动等简单抽动。

(2)抽动天天发生,1 d 多次,至少已持续 2 周,但不超过 12 个月。某些患者的抽动只有单次发作,另一些可在数月内交替发作。

(3)18 岁前起病,以 4～7 岁儿童最常见。

(4)不是由于 Tourette 综合征、风湿性舞蹈病、药物或神经系统其他疾病所致。

2.慢性运动性或发声性抽动障碍

(1)不自主运动抽动或发声,可以不同时存在,常 1 d 发生多次,可每天或间断出现。

(2)在 1 年中没有持续 2 个月以上的缓解期。

(3)18 岁前起病,至少已持续 1 年。

(4)不是由于 Tourette 综合征、风湿性舞蹈病、药物或神经系统其他疾病所致。

3.Tourette 综合征

(1)起病于 18 岁之前。

(2)表现为多种运动抽动和一种或多种发声抽动,运动和发声抽动同时存在。

(3)抽动 1 d 内发生多次,可每天发生或间断出现,病程持续 1 年以上,但 1 年之内症状持续缓解期不超过 2 个月。

(4)日常生活和社会功能明显受损,患者感到十分痛苦和烦恼。

(5)排除小舞蹈症、药物或神经系统其他疾病所致。

(二)DSM-Ⅴ关于抽动障碍的诊断标准

1.短暂性抽动障碍

(1)一种或多种运动性抽动和/或发声性抽动。

（2）自从首发抽动以来，抽动的病程少于1年。

（3）18岁以前起病。

（4）抽动症状不是由某些药物（如可卡因）或内科疾病（如亨廷顿舞蹈病或病毒感染后脑炎）所致。

（5）不符合慢性运动性或发声性抽动障碍或Tourette综合征的诊断标准。

2.慢性运动性或发声性抽动障碍

（1）一种或多种运动性抽动或发声性抽动，但在病程中仅有一种抽动形式出现。

（2）自从首发抽动以来，抽动的频率可以增多和减少，病程在1年以上。

（3）18岁以前起病。

（4）抽动症状不是由某些药物（如可卡因）或内科疾病（如亨廷顿舞蹈病或病毒感染后脑炎）所致。

（5）不符合Tourette综合征的诊断标准。

3.Tourette综合征

（1）具有多种运动性抽动及一种或多种发声性抽动，而不必在同一时间出现。

（2）自从首发抽动以来，抽动的频率可以增多和减少，病程在1年以上。

（3）18岁以前起病。

（4）抽动症状不是由某些药物（如可卡因）或内科疾病（如亨廷顿舞蹈病或病毒感染后脑炎）所致。

六、临床护理

（一）病情观察

抽动障碍患儿大多数以运动性抽动为首发症状，其中以眨眼最多，家长对此病缺乏认识，以为是不良习惯而加以训斥，或者错误就诊于眼科，因而延误诊断与治疗。护士要认真观察抽动障碍患者抽动发作的部位、形式、频率、强度、复杂性及干扰程度等，并做详细记录，以作为临床诊断和疗效观察的依据。充分了解引起抽动症状加重或减轻的因素，同时要注意观察有无发作先兆或诱因。

（二）用药护理

抽动障碍患儿常需服用硫必利、氟哌啶醇、可乐定、阿立哌唑等药物治疗，应向患儿及家长主动介绍药物的名称、用药时间、方法、剂量，药物的作用，注意事项及可能出现的不良反应。指导家长给患儿按时、按量服药，防止少服、漏服和多服；并告诉家长不要随便换药或改变剂量，需要调整用药时一定要在医师指导下进行；要求家长注意观察用药期间可能出现的不良反应及告知处理方法，减轻患儿及家长对药物治疗的顾虑及产生不良反应时的恐惧心理。如果出现不良反应，轻者不需要特殊处理，临床观察即可；重者应在医师的指导下减少药物剂量或更换药物品种，并进行必要的相关处理。

（三）生活护理

1.日常生活

应合理地安排好抽动障碍患儿的日常生活，做到生活有一定的规律性，如每天的作息时间相对比较固定等。要保证患儿有充足的睡眠时间，避免过度疲劳、紧张或兴奋激动等。患儿的饮食可以和正常儿童一样，但最好给予富于营养易于消化的食物，多食清淡含维生素高的蔬菜和水果，不食辛辣、刺激性食物，勿暴饮暴食。保持良好的生活习惯，注意头发不宜过长，衣领不可过高过硬。

当然,有部分抽动障碍患儿可因抽动给其生活带来不便,如头颈部抽动可影响患儿的进食;四肢抽动可影响患儿穿衣;膈肌的抽动可引起呕吐;膀胱肌肉抽动可引起尿频;还有的患儿出现频繁的强迫性咬唇、咬嘴、咬牙等症状,造成躯体感染。对于这部分患儿,在生活上必须给予照顾,如喂饭、协助穿衣、协助大小便等。

此外,抽动障碍患儿可以按时进行常见传染病的疫苗预防接种;如果因患其他方面的疾病万一需要手术时,也可以采用各种麻醉方法实施外科手术。

2.居室环境

抽动障碍患儿的居室环境除了要注意开窗通风、湿度、温度以外,最重要的是要求环境安静,减少噪声。噪声是一种公害,频率高低不一、振动节律不齐、难听的声音被称为噪声。过强的噪声会打乱人的大脑皮层兴奋与抑制的平衡,影响神经系统正常的生理功能,有害于健康。长期生活在较强噪声环境里,可使人感觉疲倦、不安、情绪紧张、睡眠不好。严重时则出现头晕、头痛、记忆力减退。抽动障碍患儿存在着中枢神经系统功能紊乱,如噪声长期干扰,必将加重病情或诱发抽动。所以,当儿童患有抽动障碍后,要保证居室安静,尽量减少噪声,如空调、冰箱、洗衣机等要离患儿居室远些;不要大声放摇滚乐、打击乐,可适当放些古典乐、小夜曲等缓慢、柔和的音乐。使患儿生活在一个相对安静的环境中,将有利于疾病的康复。

3.管教

对抽动障碍患儿的管教,应当像普通小孩一样去正常管教,不要娇惯。管教方式应该是耐心地说服教育,不要打骂或体罚。家长不要担心患儿有病就不敢管,否则,最后患儿的病治好了,却留下一身坏毛病,如不懂礼貌、任性、脾气暴躁、打骂父母等。关于游戏活动,不要让患儿玩电子游戏机或者电脑游戏,禁止看一些惊险、恐怖的影片或电视节目,对于武打片要少看甚至不看,以避免精神过度紧张而诱发抽动症状加重。对于秽语患儿,要正确引导使用文明语言。

4.上学

由于抽动障碍患儿的智力一般不受影响,故可以正常上学,但要注意患儿的学习负担不要过重,家长更不要对患儿提一些不切实际的要求,比如要求各门功课达到多少分以上,更不要过分强求患儿课外学习。患儿通常可以参加学校组织的各种活动,如春游、参观和课外文娱活动等。患儿也可以参加体育活动,至于参加哪种体育活动,可以根据患儿的年龄特点及兴趣选择,但要注意运动不要过量,有一定危险的活动应有人在旁边照看。但是,当患儿抽动发作特别频繁、用药不能控制或同时伴发比较严重的行为问题时,就需暂时停学一段时间,待临床症状明显减轻或基本控制后,再继续上学。

(四)心理护理

抽动障碍患儿虽然没有生命危险,但可能影响患儿的心理健康,影响患儿与家长、老师、同学及朋友的交流;长大成人后还可能影响社会交往,产生自卑,失去自信。因此,抽动障碍患儿的心理护理十分重要。首先应向抽动障碍患儿家长、老师和同学进行本病的特点、性质的解释与宣教工作,争取全社会对本病的了解及对患儿的理解和宽容。尤其是家长更要主动配合医师治疗,对患儿出现的抽动症状不给予特别注意或提醒,努力造就患儿良好的性格,保持一个稳定的情绪。

医护人员应对抽动障碍患儿进行精神安慰与正面引导,建立良好的护患关系,以友好的方式去主动接触患儿,主动与患儿交谈,语言和蔼,多使用表扬和鼓励的语言;耐心地了解患儿的心理活动,决不可表现出不耐烦和焦虑。当患儿发脾气时,不要激惹他(她),更不能训斥,而要耐心劝导、讲道理,以理服人。尽可能不谈及患儿不愉快的事情,用医护人员的爱心、耐心和同情心去关心体贴患儿,使患儿对我们充满着信任感。此外,在与患儿接触和交谈过程中,要树立医护人员的威信,为患儿办事认真求实,说一不二,答应的事一定办到。对年长患儿还要辅以奖励的正强化方法,以增强患儿的自制力,从而达到治疗之目的。

在心理护理中另一不可缺少的环节是争取家庭和社会配合,以保证患儿的情绪稳定性。家长应给患儿以耐心和关怀,平时要多关心照顾,合理安排生活。当患儿犯错误时,不能辱骂,殴打或大声吵闹,要细心开导,耐心说服,以使患儿的情绪平稳顺从。要与学校老师取得联系,让老师多给以正面引导,让同学们多给予帮助,其目的在于不要让同学或周围人对患儿有歧视,让患儿觉得到处都是温馨和安全的环境,让患儿感到生活中有快乐感,从而消除自卑心理,降低心理防御水平,有利于缓解抽动症状。

对于学习有可能的患儿,应给与主动帮助,不可训斥,以免加大精神压力。家长要正确评估患儿的能力,创造轻松愉快的学习环境,促进儿童健康成长,提高生活质量。

七、健康指导

(一)家长

就家长而言,当小孩患抽动障碍被确诊后,家长要尽量保持平静的心态,与医师做好配合对患儿进行治疗。虽然此病治疗较麻烦,但大部分预后良好,特别不要在患儿面前讲此病的难治性,更不要不时在患儿面前过多提及或过分关注其所表现的症状。患儿所表现的抽动症状为病理情况,并非患儿品质问题或坏习惯,家长不要认为是小孩故意捣乱,进而责骂甚至殴打。要知道,患儿对症状无控制能力,责骂或殴打会加重精神负担,可能使病情加重或反复,还将造成父母之间、父母和小孩之间的矛盾。另外,夫妻吵架、激烈动画片及电影、紧张惊险的小说等均对儿童不利,家长要尽量避免此类因素对患儿的影响。个别患儿有自残及伤害他人行为,家长要把利器、木棒等放在适当位置,不让孩子容易拿到。另外,也不要认为小孩有病就过分溺爱、顺从,以免促使患儿养成任性、固执、暴躁或不合群等不良性格。

家长要配合医师对患儿进行必要的治疗,认为没有治疗的必要,待青春期自愈的观点是不对的,特别是伴有行为异常的患儿更应积极干预治疗。如由于注意力不集中及无目的的活动太多,造成学习困难,长此以往必将影响学业,即使青春期抽动停止,但学习成绩下降,行为讨厌,也必将受到周围人们太多的批评,使儿童幼小天真的心灵受到伤害,形成自卑心理,对成年后进入社会不利。所以,当小孩患抽动障碍后,家长应积极主动地配合医师对患儿进行早期治疗,虽然短期内给家长及患儿带来一些麻烦,但对患儿以后的学习及身心健康是有好处的。此外,对抽动障碍的治疗不要频繁更换医师,因为本病是一种病程长易于反复的疾病,在治疗期间,要克服急于求成的心理,配合医师寻找一种合适的药物和剂量。抽动障碍虽然有通用的治疗方法,但不是对每例患者都有效,医师也各有自己的治疗经验和体会,当一种方法疗效不佳时,要酌情及时调整治疗方法,直至病情得到控制。在临床上可以见到一些家长见患儿服几次药效果不明显后,就认为这位医师治法不好,赶紧换一位医师,屡次换医师对每一位医师来说,都是第一次治疗该患儿,摸不准剂量及方法,对患儿非常不利。更有甚者,有的家长让患儿同时服用好几位医师的药,多种神经阻滞剂同时服用,这样不仅对患儿的治疗不利,而且还可能带来较多的不良作用。

（二）患儿

在小孩患有抽动障碍的家庭里,抽动障碍患儿像所有其他小孩一样,首先要了解他们自己及周围的世界。正是家庭给了他们对疾病的最初认识,也使得患儿的自我约束、自知力、自信及自尊等得到提高。抽动障碍多起病于学龄前期或学龄期儿童,这个年龄组的儿童,具备了一定的思考判断能力,家长要把此病适当地告诉儿童。当患儿知道自己的疾病后,可以充分调动主观能动性,对疾病的康复是有好处的。

为了促进病情的康复,建议儿童要做到:①树立战胜疾病的信心,了解自己的病是有可能治好的,积极主动地配合家长和医师的治疗。②了解自己的不可控制症状是因疾病而致,就像头痛时捂头一样自然,同学们是可以理解的,不要自己看不起自己。主动和同学交往,以增进友谊。③当影响学习使成绩下降时,要知道是暂时的,通过加倍努力后会追上或超过别人的。④避免情绪波动。平时少看电视,不玩游戏机,不看恐怖影视片。与同学和睦相处,不打架斗殴。

（三）社 会

抽动障碍被确定诊断后,如何让患者本人及其家人、师长和朋友了解并接受抽动障碍比任何治疗方式都重要,而社会开明到可以完全接纳抽动障碍患者尤为重要。尽量帮助家长开始适应他们这种变化了的家庭生活,接纳家长的愤怒和倾听他们诉说的犯罪感,使他们从日益增加的失望、愤怒、犯罪感的循环中解脱出来。对患儿的学习能力和神经心理问题进行评估,当发现有异常后,要及时与家长取得沟通,作出相应的矫正对策。帮助家长关注患儿的全面发展,包括自尊、自信,以及自我保护能力,积极参与活动的能力,离开家庭结交朋友的能力。还应该考虑对抽动障碍患儿的同胞兄弟或姊妹提供帮助。如果患儿的同胞抽动症状比较轻,可能容易被人们所忽视,但他们常常担心其症状会同他们的兄弟或姐妹一样变得严重。对于未患抽动障碍的同胞常常担心他们将来有可能会患该病,内心总是充满着恐惧感。因此,在提供任何家庭帮助的同时,也应为患儿的同胞提供教育和支持。

八、预后及预防

抽动障碍多数起病于学龄前期或学龄期,症状时轻时重,有的自发缓解。若共病强迫障碍、心境障碍等,对患者的日常生活、学业和社会适应能力影响较大。短暂性抽动障碍预后良好;慢性运动或发声抽动的病程迁延,多数在青春期缓解;发声与多种运动联合抽动障碍在青春后期症状减轻或消失,少数患者的症状可能持续到成年期。

抽动障碍的预防比其治疗更为重要,包括避免或减少致病因素、诱发因素等的发生,加强患儿日常生活管理及心理健康教育,防止抽动障碍症状加重或复发等。另外,家庭因素也不容忽视,应注重改善家庭环境与促进心理调适能力。减少外界致病因素或诱发因素,积极治疗抽动症状,改善家庭环境与促进心理调适能力,抽动障碍患儿行为问题与家庭精神环境相互作用、相互影响,帮助家庭成员提高对本病的认识,建立和谐宽松良好的家庭氛围,对减轻抽动障碍患儿的抽动症状和行为问题,缓解患儿的心理负担十分必要。加强对父母的心理健康教育,减轻学习压力、改善生活方式、避免症状加重,提高患儿应对应激的能力,加强心理健康教育与防止症状加重或复发,鼓励患儿建立战胜疾病的信心,保持积极向上的心态,加强社会交往,促进社会功能康复。

（李 燕）

第八节 注意缺陷多动障碍

注意缺陷多动障碍又称多动症,以在需要认知参与的活动中难以保持注意力的集中,缺乏对冲动行为的控制及不分场合的多动为核心临床表现的神经发育性障碍。由于诊断标准不统一和诊断工具的差异,该障碍的患病率在各个国家和地区之间差异比较大,一般报告为3%~5%,近半数4岁以前起病,男性多于女性。

一、临床表现

(一)注意障碍

注意障碍是此病的最主要症状,表现出与其年龄不相称的注意力不集中,容易因外界刺激而分心,做事往往有始无终,或不断从一种活动转向另一种活动。活动中不注意规矩和细节,交谈时心不在焉,做事丢三落四,经常遗失随身物品,忘记日常的生活安排。

(二)活动过度

活动过度是此病的突出症状,表现为与儿童年龄或所处场合不相称的活动过多、小动作过多和语言过多,不能较长时间静坐,常常在座位上扭来扭去。手常闲不住,凡是能碰到的东西都要碰一下,因喜欢招惹别人,常与同学争吵或打架。缺乏控制力,做事不计后果,在危险场所行事鲁莽,无视社会规范,如强行打断或加入别人的活动,因而不受欢迎。情绪常不稳定,易发脾气。

(三)冲动控制能力差

冲动控制能力差是此病的第三大主要症状,表现为耐力差,不能等待,遇事容易冲动,在集体活动或比赛中不能遵守游戏规则,不能静等按顺序轮流进行活动或游戏,总是插队抢先,被老师认为是不守纪律或不遵守规则,经常干扰别人的活动,往往与同伴发生冲突,不受人欢迎,平时行动鲁莽,在采取行动前缺乏思考、不顾后果、凭一时兴趣或冲动行事,而造成不良后果。

(四)其他表现

学习困难、品行不佳、社交受阻、情绪调节不良。

二、诊断要点

ICD-10的诊断标准比美国DSM-Ⅳ偏严格,ICD-10要求在注意缺陷及多动、冲动各项领域均需要具备至少一定数量的症状,而现行DSM系统则要求在注意缺陷或多动、冲动领域至少分别具有6条以上症状。因此,ICD-10多动性障碍不能再进一步分类为临床亚型,而根据现行DSM系统,则可进一步划分为注意缺陷为主型、多动冲动为主型或混合型3类,国内更为普遍地接受后者的观念。但两者均强调引人注目的注意缺陷或行为多动与冲动至少持续6个月以上。

(一)ICD-10关于多动性障碍的症状学诊断标准

1.注意障碍

下列注意缺陷的症状至少具有6条,持续时间至少6个月,达到适应不良的程度,并且患儿的发育水平不一致。

(1)常常不能仔细地注意细节,或在做功课或其他活动中出现漫不经心的错误。

(2)在完成任务或做游戏时常常无法保持注意。

(3)别人对他(她)讲话时,常常显得没注意听。

(4)常常无法遵守指令,无法完成功课、日常或工作中的义务。

(5)组织任务或活动的能力常常受损。

(6)常常回避或极其厌恶需要保持精神努力的任务,如家庭作业。

(7)常常丢失某种物品,如笔、玩具等。

(8)常易被外界刺激吸引过去。

(9)在日常活动中常常忘记事情。

2.多动

下列多动症状至少有 3 条,至少持续 6 个月。

(1)双手或双脚常常不安稳,或坐着时动来动去。

(2)在课堂上或其他要求保持坐位的场合离开位子。

(3)常常在不适当的场合奔跑或登高爬梯。

(4)游戏时常常不适当的喧哗,或难以安静地参与集体活动。

(5)表现出持久的运动过分,社会环境或别人的要求都无法改变。

3.冲动性

下列冲动性症状至少具备两条,持续时间至少 6 个月。

(1)常在提问未完时,抢先说出答案。

(2)在游戏或有组织的场合常不能排队按顺序等候。

(3)经常打扰或干涉他人。

(4)常说话过多,不能对社会规则作出恰当的反应。

(二)DSM-Ⅳ关于注意缺陷多动障碍的症状学诊断标准

DSM-Ⅳ关于注意缺陷多动障碍的症状学诊断标准只需满足注意缺陷或多动冲动症状的任何一类症状就可以。

1.注意缺陷

必须具备至少 6 项症状,且持续 6 个月以上,并且显著影响适应或与发育水平不一致。

(1)粗心大意。

(2)难以在活动过程中保持注意力。

(3)不留心听讲。

(4)做事不能坚持。

(5)做事缺乏组织性。

(6)遗漏重要物件。

(7)容易分心。

(8)日常生活中比较健忘。

(9)逃避或讨厌需要集中注意力才能完成的任务。

2.多动或冲动症状

必须具备至少 6 项症状,持续 6 个月以上,并且显著影响适应或与发育水平不一致。

(1)在座位上扭来扭去或手脚动个不停。

（2）不能安心坐下。

（3）过于活跃地奔跑或攀爬。

（4）不能安静地游戏或做事。

（5）忙忙碌碌,就像装了马达。

（6）言语过多。

（7）回答问题时,不假思索地脱口而出。

（8）不能按序排队。

（9）插嘴,打扰他人。

三、护理评估

（一）生理方面
患儿的身体状况。

（二）活动方式
将患儿与同年龄、同性别、同智龄的儿童比较,他的活动是否增多;观察患儿在什么环境中活动多,活动的性质是否具有危险性等。

（三）注意力评估
注意力是否集中,是否主动注意减弱,被动注意增强而易受外界刺激分心,上课时是否能专心听讲、完成作业,有无学习困难,学习成绩是否很差。

（四）情绪状态
有无情绪不稳、冲动、激惹或反应迟钝、平淡;或情感脆弱,情绪极易波动。

（五）交往状况
在无智力障碍的情况下与同龄儿童的交往情况及相处关系,能否有耐心好好和同学游戏,并遵守游戏规则。

四、护理诊断/问题

（一）社会交往障碍
与注意障碍、活动过度、冲动控制能力差有关。

（二）语言沟通障碍
与注意障碍、冲动控制能力不够有关。

（三）个人应对无效
与注意障碍、冲动控制能力差有关。

（四）有暴力行为的危险
与冲动控制能力差有关。

（五）生活自理缺陷
与注意缺陷、社交受阻、情绪调节不良有关。

（六）父母角色冲突
与疾病所致个人角色缺失有关。

（七）执行治疗方案无效
与疾病所致维护个人健康能力,遵医行为降低有关。

五、护理目标

（1）患儿在上课学习时能集中注意力,学习能力逐步改善,遵守纪律。

（2）患儿在一些特殊的缺陷方面建立起自信。

（3）患儿在社会交往中掌握一些技巧,社交能力逐步改善。

（4）能有效减少或避免患儿攻击行为。

（5）患儿的个人生活自理能力逐步改善。

（6）患儿的家庭功能改善。

（7）患儿父母的角色冲突减轻或消除。

六、护理措施

（1）制定合理的作息时间,培养良好的生活规律,保证充足的睡眠,从每件小事培养患儿专心的习惯。

（2）组织患儿参加一些需要精力的活动同时强调注意安全,如登山、打球、跑步等,以发泄患儿多余的精力。

（3）督促患儿按时服药,观察药物疗效与不良反应。

（4）经常了解患儿的心理状态,了解有无心理应激或烦躁,帮助患儿有效的应付心理压力。

（5）家长教育:向家长讲解有关疾病知识;教育家长面对现实,要意识到在培养、教育、管理上要花更多精力和时间,不要过高要求孩子。与家长一起帮助患儿消除可能有的心理压力与烦恼。要求家长平时要密切保持与老师的联系,随时了解患儿在学校的情况,家长、老师、同学、医护人员共同合作来帮助孩子。

七、护理评价

（1）患儿注意缺陷是否改善,听课、做作业等时是否能集中注意力。

（2）患儿异常活动水平是否改善,行为多动是否明显减少或消失。

（3）患儿社会功能是否改善,如社会交往、适应能力及同伴关系是否改善,攻击冲动等不良行为是否改善。

（4）患儿的不良情绪如焦虑、恐惧、发脾气等是否减少或消除。

（5）患儿家庭功能是否增强,家庭参与、配合培训的程度是否提高,家庭养育态度和方式是否合理,家属认识和处理疾病的能力是否加强。

八、健康指导

（一）对疾病认知的指导

改变家长和老师把患儿当成是不服管教的坏孩子这一错误认识,教育他们用赞扬、鼓励的正性强化方式代替单纯的惩罚教育。

（二）干预措施指导

让家长学会如何解决家庭问题,学会如何与患儿相处,如何共同制定明确的奖惩协定,如何使用阳性强化方式鼓励患儿的良好行为,如何使用惩罚方式消除患儿的不良行为等。

1.确定训练目标

训练目标要从患儿实际出发,简单明了,循序渐进,不要拿他们与正常孩子比较,挫伤患儿的自尊心。

2.增加交流沟通

家长应给患儿解释的机会,让患儿把不满和意见都讲出来,然后一起分析讨论,对的加以肯定,错的加以纠正,使孩子懂得事情可以通过沟通而获得解决,使患儿体会到民主、平等、被重视的感觉,这样有利于改善患儿与家长的关系,减少对立,配合治疗。

3.合理安排时间

多动症儿童做事没有头绪,父母每天要帮助孩子安排游戏、活动和学习的内容,合理分配好时间,使孩子意识到每天该做的事一件也不能少。患儿精力旺盛,可适当安排郊游、跑步、踢球等安全而又消耗体力的活动,给患儿过多的精力以发泄的渠道。

4.培养学习兴趣

对学习困难者,要积极鼓励、耐心辅导,消除其自卑情绪,培养学习兴趣,切忌讽刺挖苦与歧视贬低,树立患儿的自信心。对任何一点进步都要及时表扬鼓励,以求保持。

5.注意言传身教

家长要加强自身修养,身教重于言教。凡要求孩子做到的,家长首先要做到;家长不要将自己的不良情绪发泄到孩子身上;不能单纯依靠药物治疗或老师和医师的教育来对待孩子;家庭成员之间要融洽相处而不要相互指责,为患儿提供一个有利于疾病康复的环境。

6.沟通

建立家长、老师和医护人员治疗联盟互相沟通信息,共同商量制定解决问题的办法。

(三)学校教育

应使学校教师了解疾病的性质,学会观察评估患儿的病态表现,了解针对这类患儿的教育训练方法,避免歧视、体罚或其他粗暴的教育方法,恰当运用表扬和鼓励方式提高患儿的自信心和自觉性,通过语言或中断活动等方式否定患儿的不良行为,课程安排要考虑到给予患儿充分的活动时间。

九、预后及预防

随着多种治疗方法的应用,儿童多动的预后是较乐观的。此病的发展与预后受家族遗传因数、个体自身因素和环境等多方面影响,包括智力水平高低、不良的家庭与社会心理因素、父母精神状况等,以及是否合并品行障碍或对立违抗性障碍、认知功能损害、学习困难、各种情绪障碍等。一般来说,有严重注意障碍、智商偏低、学习困难、品行障碍者预后差,早期发现并早期干预者预后较好。

做好婚前检查、孕期保健,监测遗传疾病、做好围生期保健、避免围生期并发症、防治和尽早治疗中枢神经系统疾病是预防的重要措施。

(李 燕)

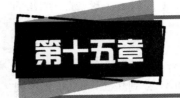

手术室护理

第一节　手术室护理人员的工作制度

现代科学技术的发展,对我们的护理职业提出了更高的要求。许多创新的科学仪器和新设备,扩大了手术配合工作范围同时也增加工作难度,因此手术室护士必须有热爱本职工作的态度和广泛的知识和技术,才能高标准地完成各科日益复杂的手术配合任务。

一、手术室护士应具备的素质

护理人员在工作中应不断提高个人素质,加强对护理事业重要意义的认识,把护理工作看作是光荣的神圣的职业。

(一)具有崇高的医德和奉献精神

一名护士的形象,通过他的精神面貌和行动表现出内在的事业品德素质,胜过一个护士的经验和业务水平所起的作用,甚至可能给患者带来希望、光明和再生。所以,护士要具备高尚的医德和崇高的思想,具有承受压力、吃苦耐劳、献身的精神,并有自尊、自爱、自强的思想品质,为护理科学事业的发展做出自己的贡献,无愧于"白衣天使"的光荣称号。

(二)树立全心全意为患者服务的高尚品德

手术室的工作和专业技术操作都具有独特性。要求手术室护士必须自觉的忠于职守、任劳任怨,无论工作忙闲、白班夜班,都要把准备工作、无菌技术操作、贯彻各种规章制度等认真负责地做好。对患者要亲切、和蔼、诚恳,不怕脏、不怕累、不厌烦,使患者解除各种顾虑,树立信心,主动与医护人员配合,争取早日康复。

(三)要有熟练的技能和知识更新

随着医学科学的发展,特别是外科领域手术学的不断发展,新的仪器设备不断出现,因而护理工作范围也日益扩大,要求也越来越高。护理工作者如无广泛的相关学科的基本知识,对今天护理的工作复杂技能就不能理解和运用。所以今天作为一名有远大眼光的护士,必须熟悉各种有关护理技能的基本知识,才能达到最好的职业效果。护理学已成为一门专业科学,因此,作为一名手术室护士,除了伦理道德修养外,还应有基础医学、临床医学和医学心理学等新知识。努力学习解剖学、生理学、微生物学、化学、物理学,以及各种疾病的诊断和治疗等知识,特别是外科学更应深入学习。此外,还要了解各种仪器的基本结构、使用方法,熟练掌握操作技能。只有这样,才能高质量完成护理任务。

二、手术室护士长应具备的条件

护理工作范围极广,有些工作简单、容易,有些工作却很复杂,需要有高度的判断力和精细的技术、熟练的技巧。今天的护理工作,一个人已不能独当重任,而需要既分工又协作来共同完成。因此,必须有一名护士长,把每个护理人员的思想和行为统一起来,才能使人的积极性、主动性和创造性得到充分发挥,团结互助,共同完成任务。护士长应具备的条件归纳如下。

(一)有一定的领导能力及管理意识

有一整套工作方法和决策能力。善于出主意想办法,提出方案,做出决定,推动下级共同完成;并具有发现问题、分析问题的能力,了解存在问题的因素,掌握本质,抓住关键,分清轻重缓急,提出中肯意见。出现无法协商的问题时能当机立断,勇于负责。有创新的能力,对新事物敏感,思路开阔,能提出新的设想。要善于做思想工作,能适时的掌握护士的心理动向,并进行针对性的思想教育,使之正确对待个人利益和整体利益的关系。不断提高思想水平,是提高积极性和加强凝聚力最根本的问题。

(二)有一定组织能力和领导艺术

管理是一门艺术,也是一门科学。首先处理好群体间人际关系。护士长需要具有丰富的才智和领导艺术,才能胜任手术室护士护理管理任务。具体要求如下:

(1)护士长首先应把自己置身于工作人员之中,经常想到自己与护士之间只是分工的不同,而无地位高低之分。要有民主作风,虚心听取护士的意见,甚至批评意见,认真分析,不埋怨、不沮丧,不迁怒于人,有助于建立自己的威信。

(2)护士长首先想到的是别人,是护士和工作人员,而不是自己,不管是关心任务完成情况,还要关心她们的生活、健康、思想活动及学习情况,都使每个护士和工作人员能亲身感到群体的温暖,对护士长产生亲切感。

(3)护士长要善于调动护士的积极性,培养集体荣誉感,善于抓典型,树标兵,运用先进榜样推动各项手术室工作,充分调动护士群体的积极性,这样护士长的领导作用才能得到体现。

(三)有较高的素质修养

手术室护士长应较护士具备更高的觉悟和更多的奉献精神。科里出现的问题应主动承担责任,实事求是向上级反映,且不责怪下级。凡要求护士做到的,首先自己要做到,严格要求自己,树立模范行为,才能指挥别人。要注意廉洁,不要利用工作之便谋私,更不能要患者的礼物,注意自身形象。此外,要做到知识不断更新,经常注意护理方面的学术动态,接受新事物,应在这方面较护士略高一筹,使护士感到护士长是名副其实的护理业务带头人。

三、手术室护士的分工和职责

(一)洗手护士职责

(1)洗手护士必须有高度的责任心,对无菌技术有正确的概念。如有违反无菌操作要求者,应及时提出纠正。

(2)术前了解患者病情,具体手术配合,充分估计术中可能发生的意外,术中与施术者密切配合,保证手术顺利完成。

(3)洗手护士应提前 30 min 洗手,整理无菌器械台上所用的器械、敷料、物品是否完备,并与巡回护士共同准确清点器械、纱布脑棉、缝针,核对数字后登记于手术记录单上。

(4)手术开始时,传递器械要主动、敏捷、准确。器械用过后,迅速收回,擦净血迹。保持手术野、器械台的整洁、干燥,器械及用物按次序排列整齐。术中可能有污染的器械和用物,按无菌技术及时更换处理,防止污染扩散。

(5)随时注意手术进行情况,术中若发生大出血、心脏骤停等意外情况,应沉着果断,及时和巡回护士联系,尽早备好抢救器械及物品。

(6)切下的病理组织标本要防止丢失,术后将标本放在 10%甲醛溶液中固定保存。

(7)关闭胸腹腔前,再次与巡回护士共同清点纱布及器械数,防止遗留在体腔中。

(8)手术完毕后协助擦净伤口及引流管周围的血迹,协助包扎伤口。

(二)巡回护士职责

(1)在指定手术间配合手术,对患者的病情和手术名称应事先了解,做到心中有数,有计划的主动配合。

(2)检查手术间各种物品是否齐全、适用,根据当日手术需要落实补充、完善一切物品。

(3)患者接来后,按手术通知单核对姓名、性别、床号、年龄、住院号和所施麻醉等,特别注意核对手术部位(左侧或右侧),避免发生差错。

(4)安慰患者,解除思想顾虑。检查手术区皮肤准备是否合乎要求,患者的假牙、发卡和贵重物品是否取下。将患者头发包好或戴帽子。

(5)全麻及神志不清的患者或儿童,应适当束缚在手术台上或由专人看护,防止发生坠床。根据手术需要固定好体位,使手术野暴露良好。注意患者舒适,避免受压部位损伤。用电刀时,负极板要放于臀部肌肉丰富的部位,防止灼伤。

(6)帮助手术人员穿好手术衣,安排各类手术人员就位,随时调整灯光,注意患者输液是否通畅。输血和用药时,根据医嘱仔细核对,避免差错。补充室内手术缺少的各种物品。

(7)手术开始前,与洗手护士共同清点器械、纱布、缝针及线卷等,准确地登记在专用登记本上并签名。在关闭体腔或手术结束前和洗手护士共同清点上述登记物品,以防遗留在体腔或组织内。

(8)手术中要坚守工作岗位,不可擅自离开手术间,随时供给手术中所需一切物品,经常注意病情变化。重大手术要充分估计术中可能发生的意外,做好应急准备工作,及时配合抢救。监督手术人员无菌技术操作,如有违犯,立即纠正。随时注意手术台一切情况,以免污染。保持室内清洁、整齐、安静,注意室温调节。

(9)手术完毕后,协助施术者包扎伤口,向护送人员清点患者携带物品。整理清洁手术间,一切物品归还原处,进行空气消毒,切断一切电源。

(10)若遇手术中途调换巡回护士,须做到现场详细交待,交清患者病情、医嘱执行情况、输液是否通畅,查对物品,在登记本上互相签名。必要时通知施术者。

(三)夜班护士职责

(1)要独立处理夜间一切患者的抢救手术配合工作,必须沉着、果断、敏捷、细心地配合各种手术。

(2)要坚守工作岗位,负责手术室的安全,不得随意外出和会客。大门随时加锁,出入使用电铃。

（3）白班交接班时，如有手术必须现场交接，如患者手术进行情况和各种急症器械、物品、药品等。认真写好交接班本，当面和白班值班护士互相签名。

（4）接班后认真检查门窗、水电、氧气，注意安全。

（5）严格执行急症手术工作人员更衣制度和无菌技术操作规则。

（6）督促夜班工友清洁工作，保持室内清洁整齐，包括手术间、走廊、男女更衣室、值班室和办公室。

（7）凡本班职责范围内的工作一律在本班完成，未完成不宜交班，特殊情况例外。

（8）每晨下班前，巡视各手术间、辅助间的清洁、整齐、安全情况。详细写好交接班报告，当面交班后签字方可离去。

（四）器械室护士职责

（1）负责手术科室常规和急症手术器械准备和料理工作，包括每天各科手术通知单上手术的准备供应，准确无误。

（2）保证各种急症抢救手术器械物品的供应。

（3）定期检查各类手术器械的性能是否良好，注意器械的关节是否灵活，有无锈蚀等，随时保养、补充、更新，做好管理工作，保证顺利使用。特殊精密仪器应专人保管，损坏或丢失时，及时督促寻找，并和护士长联系。

（4）严格执行借物制度，特殊精密仪器需取得护士长同意后，两人当面核对并签名后方能外借。

（5）保持室内清洁整齐，包括器械柜内外整齐排列，各科器械柜应贴有明显的标签；定期通风消毒。

（五）敷料室护士职责

（1）制定专人负责管理。严格按高压蒸汽消毒操作规程操作，定期监测灭菌效果。

（2）每天上午检查敷料柜 1 次，补充缺少的各种敷料。

（3）负责一切布类敷料的打包，按要求保证供应。

（六）技师职责

（1）负责对各种仪器使用前检查，使用时巡查，使用后再次检查其运转情况，以保证各种电器、精密仪器的正常运转。

（2）定期检查各种器械台、接送患者平车的零件和车轮是否运转正常，负责各种仪器的修理或送交技工室修理。

（3）坚守工作岗位，手术过程中主动巡视各手术间，了解电器使用情况。有问题时做到随叫随到随维修。协助器械组检查维修各种医疗器械。

（4）帮助护士学习掌握电的基本知识和各种精密仪器基本性能、使用方法与注意事项等。

（沙俊通）

第二节　手术前的准备

规范、严格的手术前准备是成功开展手术的基础与保障，每一名手术室护士都应加强操作练习，提高专科理论知识，以此确保和提高手术前准备质量。手术前准备主要分为三部分，分别是无菌手术器械台的准备、手术人员准备和手术患者准备,其中涵盖了许多手术室基础护理操作技能和手术室护理基本原则。

一、无菌手术器械台的准备

为保证手术全程所有手术物品的无菌状态,防止再污染,在手术开始前,洗手护士必须先建立无菌器械台,形成无菌区域。

(一)无菌手术器械台准备的基本原则

无菌手术器械台准备的基本原则包括:①在洁净、宽敞的环境中开启无菌器械包和敷料包,操作者穿着整洁,符合要求;②建立和整理无菌器械台过程中及洗手护士和巡回护士交接一次性无菌物品时,均不可跨越已建无菌区;③无菌器械包和敷料包应在手术体位放置完成后打开;④无菌器械台应保持干燥,一旦敷料潮湿必须更换或重新覆盖无菌巾;⑤无菌手术器械台应为现用现备,若特殊情况下不能立即使用,则必须使用无菌巾覆盖,有效期为 4 h。

(二)铺无菌器械台的步骤

1.无菌包开启前检查

无菌包开启前检查包括:①包外化学指示胶带变色情况;②包上灭菌有效期;③外包装是否破损、潮湿或污秽;④是否为所需的器械包或敷料包。

2.开启无菌包顺序

徒手打开无菌器械包或敷料包的最外层,注意手与未灭菌物品不能触及外层包布内面;内层包布应使用无菌镊子或无菌钳打开,注意顺序为先对侧,再左右两侧,最后近侧;或由洗手护士完成外科洗手,并戴上无菌手套后再打开。

3.建立无菌器械台

建立无菌器械台的方法包括:①直接利用无菌器械包或敷料包的包布打开后铺置于器械台上,建立无菌器械台;②利用无菌敷料包内的无菌敷料先建立无菌台面,然后打开无菌器械包将无菌器械移至无菌台面上;③铺无菌器械台时,台面敷料铺置至少应达到 4 层,台面要求平整,四周边缘下垂不少于 30 cm;④手术托盘一般摆放正在使用或即将使用的器械和物品,可在铺置无菌巾的过程中使用无菌双层中单和大孔巾直接铺置其上,建立无菌手术托盘,也可用双层无菌托盘套铺置。

4.整理无菌器械台

洗手护士按照相同的既定顺序整理常规手术敷料和器械。特殊手术器械及物品,可按术中使用顺序、频率分类放置,以方便洗手护士在手术配合中及时拿取所需器械及物品。

5.清点器械及物品

手术开始前洗手护士与巡回护士必须完成所有手术纱布、器械及物品的清点,巡回护士逐项记录。

二、手术人员准备

手术前,每一名手术团队成员必须严格按规范进行手术前自身准备,包括外科手消毒、穿无菌手术衣和戴无菌手套,通过规范、严格的手术前手术人员自身准备,建立无菌屏障,预防手术部位感染。

（一）外科手消毒

外科手消毒是指外科手术前医务人员用肥皂（皂液）和流动水洗手,再用手外科消毒剂清除或者杀灭手部暂居菌和减少常居菌的过程。使用的手消毒剂应具有持续抗菌活性。

1.明确外科手消毒定义

外科手消毒与洗手、卫生手消毒统称为手卫生,其中洗手仅指用肥皂或皂液和流动水洗手,去除手部皮肤污垢和暂住菌的过程。而卫生手消毒是指医务人员使用速干手消毒剂揉搓双手,减少手部暂住菌的过程,两者应与外科手消毒区分。

2.外科手消毒的设施准备

洗水池应设置在手术间附近,高矮合适,防溅喷,洗水池面应光滑无死角,每天清洁。水龙头应为非手接触式,数量不少于手术间数。清洁指甲用具指定容器存放,每天清洁与消毒。手刷等搓刷用品应指定放置,一人一用一灭菌或一次性无菌使用。外科手消毒剂应符合国家相关规定,并采用非手接触式出液器,宜使用一次性包装,重复使用的容器每次用完应清洁、消毒。

3.外科手消毒的原则

先洗手后消毒;不同手术患者之间、手套破损、手被污染时,应重新进行外科手消毒;在整个外科手消毒过程中应始终保持双手位于胸前,低于肩高于腰,使水由手指远端自然流向肘部。

4.洗手方法与要求

洗手方法与要求主要包括以下几个步骤:①洗手之前正确佩戴帽子、口罩及防护眼罩（图15-1）,摘除戒指、人工指甲等手部饰物,并修剪指甲,长度应不超过指尖。②取适量的清洗剂清洗双手、前臂和上臂下1/3,并认真揉搓。清洁双手时,可使用手刷等清洁指甲下的污垢和手部皮肤的皱褶处。③流动水冲洗双手、前臂和上臂下1/3。④使用干手物品擦干双手、前臂和上臂下1/3。

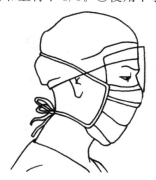

图15-1 洗手之前戴帽子、口罩及防护眼罩

5.外科手消毒方法

外科手消毒方法主要分为以下两种方法。①冲洗手消毒法:取足量的外科手消毒剂涂抹至双手的每个部位、前臂和上臂下1/3,并认真揉搓2～6 min,用流动水冲净双手、前臂和上臂下1/3,使用无菌毛巾或一次性无菌纸巾彻底擦干。②免冲洗手消毒法:取适量免冲洗手消毒剂涂抹至双手的每个部位、前臂和上臂下1/3,并认真揉搓至消毒剂干燥。具体消毒剂的取液量、揉搓时间及使用方法遵循外科手消毒剂产品的使用说明。

我国卫健委关于手卫生的规范中明确规定了外科手消毒中手部揉搓的步骤,包括:（A）掌心相对揉搓;（B）手指交叉,掌心对手背揉搓;（C）手指交叉,掌心相对揉搓;（D）弯曲手指关节在掌心揉搓;（E）拇指在掌心中揉搓;（F）指尖在掌心中揉搓（图15-2）。

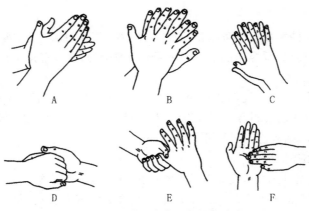

图 15-2　外科手消毒手部揉搓步骤

6.注意事项

冲洗手消毒法中,用无菌毛巾或一次性无菌纸巾彻底擦干是指将手、前臂和肘部依次擦干,先擦双手,然后将无菌毛巾或一次性无菌纸巾折成三角形,光边向心,搭在一侧前臂上,对侧手捏住无菌毛巾或一次性无菌纸巾的两个角,由手向肘部顺势移动,擦干水迹,不得回擦;擦对侧时,将无菌毛巾或一次性无菌纸巾翻转,方法同前。

(二)无菌手术衣穿着

常用的无菌手术衣有两种式样:一种是背部对开式手术衣,另一种是背部全遮式手术衣。

1.对开式无菌手术衣的穿着方法

对开式无菌手术衣的穿着方法详见图 15-3。

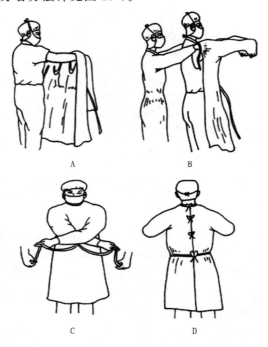

图 15-3　对开式无菌手术衣的穿着方法

（1）洗手后,取手术衣,提起衣领轻轻抖开,将手术衣轻掷向上的同时,顺势将双手和前臂伸入衣袖内,并向前平行伸展(A)。

（2）巡回护士在其身后协助向后拉衣(B)。

（3）洗手护士双手交叉,腰带不交叉向后传递(C)。

（4）巡回护士在身后系带。

（5）手术衣无菌区域为:肩以下、腰以上、腋前线的胸前及双手(D)。

2.全遮式无菌手术衣的穿着方法

全遮式无菌手术衣的穿着方法详见图15-4。

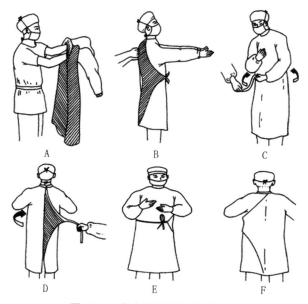

图 15-4　穿全遮蔽式无菌手术衣

（1）洗手后,取手术衣,将衣领提起轻轻抖开(A)。

（2）将手术衣轻掷向上的同时,顺势将双手和前臂伸入衣袖内,并向前平行伸展,巡回护士在其身后将手伸直手术衣内侧,协助向后拉衣,手不得碰触手术衣外侧(B)。

（3）穿衣者戴无菌手套后将前襟的腰带递给已完成外科手消毒并戴好无菌手套的洗手护士(C)。

（4）洗手护士拉住腰带后嘱穿衣者原地缓慢转动一周,再将腰带还与穿衣者(D)。

（5）穿衣者将腰带系于胸前(E)。

（6）无菌区域为:肩以下、腰以上的胸前、双手臂、侧胸及后背(F)。

3.注意事项

（1）穿手术衣必须在手术间进行,四周有足够的空间,穿衣者面向无菌区。穿衣时,手术衣不可触及任何非无菌物品,若不慎触及,应立即更换。

（2）巡回护士向后拉衣领、衣袖时,双手均不可触及手术衣外面。

（3）穿全遮式手术衣时,穿衣人员必须戴好手套,方可接取腰带。

（4）穿好手术衣、戴好手套,在等待手术开始前,应将双手放在手术衣胸前的夹层或双手互握置于胸前。双手不可高举过肩、垂于腰下或双手交叉放于腋下。

4.连台手术更换无菌手术衣的方法

需要进行连续手术时,连台的手术人员首先应洗净手套上的血迹,然后由巡回护士松解背部系带,先脱去手术衣,后脱去手套。脱手术衣时必须保持双手不被污染,否则必须重新进行外科手消毒。脱手术衣的方法有两种:①他人协助脱衣法:自己双手向前微屈肘,巡回护士面对脱衣者,握住衣领将手术衣向肘部、手的方向顺势翻转脱下,此时手套的腕部正好翻于手上(图15-5)。②个人脱衣法:脱衣者左手抓住右肩手术衣外面,自前拉下,使手术衣的衣袖由里向外翻转;同样方法拉下左肩并脱下手术衣,保护手臂及洗手衣裤不触及手术衣的外面,以免受到污染(图15-6)。

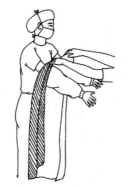 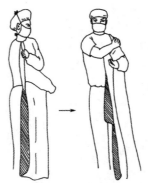

图15-5 他人协助脱手术衣   图15-6 自行脱手术衣

(三)戴无菌手套

由于外科手消毒仅能去除和杀灭皮肤表面的暂居菌,对皮肤深部常驻菌无效。在手术过程中,皮肤深部的细菌会随术者汗液带到手的表面。因此,参加手术人员必须戴无菌手套。需注意的是,戴无菌手套不能取代外科手消毒。

1.开放式戴无菌手套方法

(1)穿好手术衣,右手提起手套反折部,将拇指相对(A)。

(2)先戴左手:右手持住手套反折部,对准手套五指插入左手。再戴右手:左手指插入右手手套的反折部内面托住手套,插入右手(B)。

(3)将反折部分别翻上并包住手术衣袖口(C)(图15-7)。

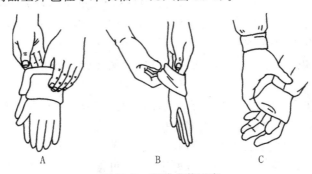

图15-7 开放式戴手套

2.密闭式戴无菌手套方法

该方法与开放式戴手套法的区别是手术者的双手不直接暴露于无菌界面中,而是藏于无菌手术衣袖中,完成无菌手套的佩戴。

3.协助术者戴无菌手套方法

(1)洗手护士双手手指(拇指除外)插入手套反折口内面的两侧,手套拇指朝外上,小指朝内下,呈外八字形,四指用力稍向外拉开以扩大手套入口,有利术者戴手套。

(2)术者左手掌心朝向自己,对准手套,五指向下,护士向上提,同法戴右手。

(3)术者自行将手套反折翻转包住手术衣袖口(图15-8)。

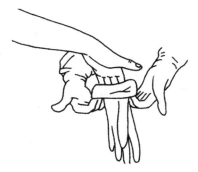

图 15-8　他人协助戴手套

4.注意事项

注意事项主要包括:①持手套时,手稍向前伸,不要紧贴手术衣;②戴开放式手套时,未戴手套的手不可触及手套外面,戴手套的手不可接触手套的内面;③戴好手套后,应将手套的反折处翻转过来包住袖口,不可将腕部裸露;翻转时,戴手套的手指不可触及皮肤;④戴有粉手套时,应用生理盐水冲净手套上的滑石粉再参与手术;⑤协助术者戴手套时,洗手护士戴好手套的手应避免触及术者皮肤。

5.连台手术的脱无菌手套法

(1)按连台手术脱手术衣法脱去手术衣,使手套边缘反折。

(2)将戴手套的右手插入左手手套外面的反折处脱去手套,然后左手拇指伸入右手手套内面的鱼际肌之间,向下脱去右手手套。

(3)注意戴手套的手不可触及双手的皮肤,脱去手套的手不可触及手套外面,以确保手不被手套外的细菌污染。

(4)脱去手套后,双手需重新外科手消毒后方可参加下一台手术。

三、手术患者准备

手术患者的皮肤表面存在大量微生物,包括暂住菌和常居菌,手术团队成员通过对手术患者进行清洁皮肤、有效备皮和消毒皮肤等术前准备工作,杀灭暂居菌,最大限度地杀灭或减少常居菌,以此避免手术部位感染。

(一)手术患者皮肤清洁

手术患者皮肤清洁的目的是清除患者皮肤残留污垢,根据患者的情况不同可采用以下方法。

1.活动自如的手术患者

术前一天用含抑菌成分(氯己定、醇类)的沐浴露进行淋浴,嘱手术患者清洗手术切口四周皮肤,清理皮肤皱褶内的污垢。

2.活动受限的手术患者

术前用含抑菌成分(氯己定、醇类)的沐浴露进行床上沐浴,条件许可的话床上沐浴最好两次以上(视患者身体状况和皮肤实际洁净度而定)。

(二)手术患者术前备皮

人体皮肤表面常有各种微生物,包括暂居菌群和常居菌群,特别是当术前备皮不慎损伤皮肤时,更易造成暂居菌寄居而繁殖,成为手术部位感染的因素之一。

1.备皮方法

应尽可能使用电动毛发去除器。应谨慎使用脱毛膏,使用前应严格按照生产商的说明进行操作,以及对手术患者进行相关的过敏试验;应尽量避免使用剃毛刀,防止手术患者手术区域毛囊受损,继发术后感染;如需使用,应在备皮前用温和型肥皂水对皮肤和毛发进行湿润。对于毛发稀疏的患者,不主张术前备皮,但必须做皮肤清洁。

2.备皮时间

手术当日,越接近手术时间越好。

3.备皮地点

建议在手术室的术前准备室内进行;不具备此条件的医院也可在病区治疗室内进行。

(三)手术患者皮肤消毒

手术患者皮肤消毒即手术前采用皮肤消毒剂杀灭手术区域皮肤上的暂居菌,最大限度地杀灭或减少常驻菌,避免手术部位感染的方法。严格进行手术区皮肤消毒是降低手术部位感染的重要环节。

1.常用皮肤消毒剂

手术患者皮肤消毒常用的药品、用途和特点,见表15-1。

表 15-1　手术患者皮肤消毒常用的药品、用途和特点

药品	主要用途	特点
2%～3%碘酊	皮肤的消毒(需乙醇脱碘)临床上使用很少	杀菌广谱、作用力强、能杀灭芽孢
0.2%～0.5%碘附	皮肤、黏膜的消毒	杀菌力较碘酊弱,不能杀灭芽孢,无须脱碘
0.02%～0.05%碘附	黏膜、伤口的冲洗	杀菌力较弱,腐蚀性小
75%乙醇	颜面部、取皮区皮肤的消毒;使用碘酊后脱碘	杀灭细菌、病毒、真菌,对芽孢无效,对乙肝等病毒无效
0.1%～0.5%氯己定	皮肤消毒	杀灭细菌,对结核杆菌、芽孢有抑制作用

2.注意事项

进行手术患者皮肤消毒时,应注意:①采用碘附皮肤消毒,应涂擦 2 遍,作用时间 3 min。②脐、腋下、会阴等皮肤皱褶处的消毒应注意加强。③在消毒过程中,操作者双手不可触碰手术区或其他物品。④遇术前有结肠造瘘口的手术患者,皮肤消毒前应先将造瘘部位用无菌纱布覆盖,使之与手术切口及周围区域相隔离,再进行常规皮肤消毒。⑤遇烧伤、腐蚀或皮肤受创伤的手术患者,应使用 0.9% 的生理盐水进行术前皮肤冲洗准备。⑥皮肤消毒后,应使消毒剂与皮肤有充分时间接触后,再铺无菌巾,以使消毒剂发挥最大消毒效果。⑦实施头面部、颈后入路手术时,应在皮肤消毒前用防水眼贴(或眼保护垫)保护双眼,防止消毒液流入眼内,损伤角膜。⑧皮肤消毒时,避免消毒液流入手术患者身下、止血袖带下或电极板下,防止发生化学性烧伤或诱发

压疮。消毒过程中一旦弄湿床单,应及时更换,以免术中患者皮肤长时间接触浸有消毒液的床单,造成皮肤灼伤(婴幼儿手术尤其应注意)。⑨遇糖尿病或有皮肤溃疡的手术患者,手术医师进行皮肤消毒时,动作应尽可能轻柔。⑩用于皮肤消毒的海绵钳使用后不可再放回无菌器械台。

3.皮肤消毒的方法和范围

以目前临床上使用较多的0.2%~0.5%碘附为例,介绍手术区域皮肤消毒的范围如下。

(1)头部手术:头部及前额(图15-9)。

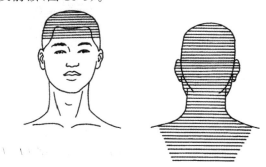

图15-9 头部及前额消毒范围

(2)口、颊面部手术:面、唇及颈部(图15-10)。

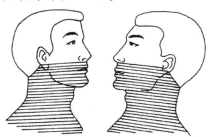

图15-10 面、唇及颈部消毒范围

(3)耳部手术:术侧头、面颊及颈部(图15-11)。

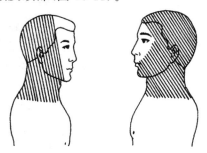

图15-11 耳部手术消毒范围

(4)颈部手术:①颈前部手术:上至下唇,下至乳头,两侧至斜方肌前缘;②颈椎手术:上至颅顶,下至两腋窝连线(图15-12)。

(5)锁骨部手术:上至颈部上缘,下至上臂上1/3处和乳头上缘,两侧过腋中线(图15-13)。

(6)胸部手术:①侧卧位:前后过腋中线,上至肩及上臂上1/3,下过肋缘,包括同侧腋窝(图15-14)。②仰卧位:前后过腋中线,上至锁骨及上臂,下过脐平行线(图15-15)。

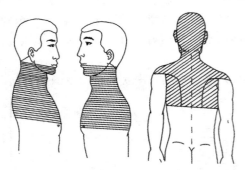

图 15-12 颈部手术消毒范围

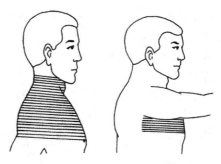

图 15-13 锁骨部手术消毒范围

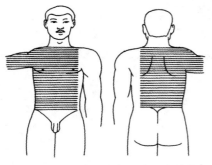

图 15-14 侧卧位胸部手术消毒范围

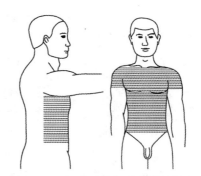

图 15-15 仰卧位胸部手术消毒范围

(7)乳癌根治手术:前至对侧锁骨中线,后至腋后线,上过锁骨及上臂,下过脐平行线(图 15-16)。

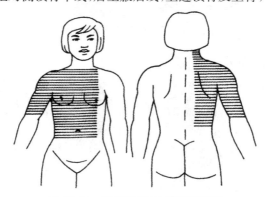

图 15-16 乳癌根治手术消毒范围

(8)腹部手术:①上腹部手术:上至乳头,下至耻骨联合,两侧至腋中线;②下腹部手术:上至剑突,下至大腿上 1/3,两侧至腋中线(图 15-17)。

(9)脊柱手术:①胸椎手术:上至肩,下至髂嵴连线,两侧至腋中线;②腰椎手术:上至两腋窝连线,下过臀部,两侧至腋中线(图 15-18)。

(10)肾脏手术:前后过腋中线,上至腋窝,下至腹股沟(图 15-19)。

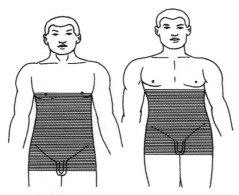

图 15-17 上腹部手术消毒范围和下腹部手术消毒范围

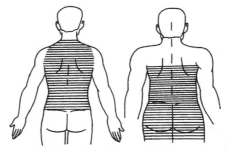

图 15-18 胸椎手术消毒范围和腰椎手术消毒范围

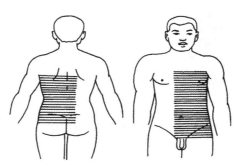

图 15-19 肾部手术消毒范围

(11)会阴部手术:耻骨联合、肛门周围及臀,大腿上 1/3 内侧(图 15-20)。

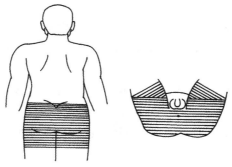

图 15-20 会阴部手术消毒范围

(12)髋部手术:前后过正中线,上至剑突,下过膝关节(图 15-21)。

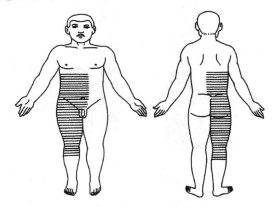

图 15-21　髋部手术消毒范围

(13)四肢手术:手术野周围消毒,上下各超过一个关节(图 15-22)。

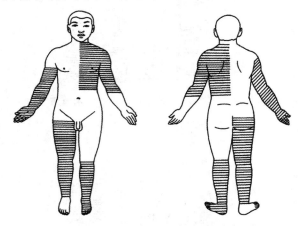

图 15-22　四肢手术消毒范围

(四)铺无菌巾

铺无菌巾即在手术切口周围按照规定铺盖无菌敷料,以建立无菌手术区域,同时保证暴露充分的手术区域。

1.铺无菌巾原则

(1)洗手护士应穿戴手术衣、手套后协助手术医师完成铺无菌巾。

(2)手术医师未穿手术衣、未戴手套,直接铺第 1 层切口单;双手臂重新消毒,再穿手术衣、戴手套,铺余下的无菌巾单。

(3)铺无菌巾至少 4 层,且距离切口 2～3 cm,悬垂至床沿下 30 cm,无菌巾一旦放下,不得移动。必须移动时,只能由内向外,不得由外向内。

(4)铺无菌巾顺序:先下后上,先对侧后同侧(未穿手术衣);先同侧后对侧(已穿手术衣)。

2.常见手术铺无菌巾方法

(1)腹部手术:①洗手护士递第 1～3 块治疗巾,折边开口向医师,铺切口的下方、对方、上方,第 4 块治疗巾,折边开口对向自己,铺切口同侧,布巾钳固定;②铺大单 2 块,分别遮盖上身及头架、遮盖下身及托盘,铺单时翻转保护双手不被污染;③铺大洞巾1块遮盖全身,对折中单铺托盘;④若肝、脾、胰、髂窝、肾移植等手术时,宜先在术侧身体下方铺对折中单1块。

(2)甲状腺手术:①对折中单铺于头、肩下方,巡回护士协助患者抬头,上托盘架;②中单1块横铺于胸前;③将治疗巾2块揉成团形,填塞颈部两侧空隙;④切口四周铺巾方法同腹部手术。

(3)胸部(侧卧位)、脊椎(胸段以上)、腰部手术:①对折2块中单,分别铺盖切口两侧身体的下方;②切口铺巾,同腹部手术。

(4)乳腺癌根治手术:①对折中单4层铺于胸壁下方及肩下;②中单1块包裹前臂,绷带包扎固定;③治疗巾5块,交叉铺盖切口周围,巾钳固定;④1块大单铺于腋下及上肢;另一块铺身体上部、头架;⑤铺大洞巾覆盖全身;⑥中单横铺于术侧头架一方,巾钳固定于头架或输液架上,形成无菌障帘。

(5)会阴部手术:①中单四层铺于臀下,巡回护士协助抬高患者臀部;②治疗巾4块铺切口周围,大单铺上身至耻骨联合;③双腿套上腿套,注意不能触及脚套内层。

(6)四肢手术:①大单四层铺于术侧肢体下方;②对折治疗巾1块,由下至上围绕上臂或大腿根部及止血带,巾钳固定;③中单包术侧肢体末端,无菌绷带包扎,用大单铺身体及头架;④术侧肢体从大洞巾孔中穿出。

(7)髋关节手术:①对折中单铺于术侧髋部下方;②大单铺于术侧肢体下方;③治疗巾:第1块铺于患者会阴部,第2～5块铺于切口四周用布巾钳固定;④中单对折包裹术侧肢体末端,铺大单于上身及头架;⑤铺大洞巾方法同"四肢手术"。

(沙俊通)

第三节　手术中的护理配合

一、洗手护士配合

(一)洗手护士工作流程

洗手护士工作流程主要包括以下几个步骤:①准备术中所需物品;②外科手消毒;③准备无菌器械台;④清点物品;⑤协助铺手术巾;⑥传递器械物品配合手术;⑦清点物品;⑧关闭伤口;⑨清点物品;⑩手术结束器械送消毒供应中心处理。

(二)洗手护士职责

1.手术前准备职责

洗手护士应工作严谨、责任心强,严格落实查对制度和无菌技术操作规程;术前了解手术步骤、配合要点和特殊准备,熟练配合手术;按不同手术准备术中所需的手术器械,力求齐全。

2.手术中配合职责

洗手护士应提前15 min洗手,进行准备。具体工作分器械准备、术中无菌管理和物品清点几个部分。

(1)器械准备包括:①整理器械台,物品定位放置;②检查器械零件是否齐全,关节性能是否良好;③正确、主动、迅速地传递所需器械和物品;④及时收回用过的器械,擦净血迹,保持器械干净。

（2）术中无菌管理包括：①协助医师铺无菌巾；②术中严格遵守无菌操作原则，保持无菌器械台及手术区整洁、干燥，无菌巾如有潮湿，应及时更换或重新加盖无菌巾。

（3）物品清点包括：①与巡回护士清点术中所需所有物品，术后确认并在物品清点单上签名；②术中病理标本要及时交予巡回护士管理，防止遗失；③关闭切口前与巡回护士共同核对术中所用的所有物品，正确无误后，告知主刀医师，才能缝合切口，关闭切口及缝合皮肤后再次清点所有物品。

3.手术后处置职责

术后擦净手术患者身上的血迹，协助包扎伤口；术后器械确认数量无误后，用多酶溶液浸泡15 min，初步处理后送消毒供应中心按器械处理原则集中处理，不能正常使用的器械做好标识并通知及时更换。

二、巡回护士配合

(一)巡回护士工作流程

巡回护士工作流程主要包括以下几个步骤：①术前访视手术患者；②核对(患者身份、所带物品、手术部位)；③检查(设备仪器、器械物品)；④麻醉前实施安全核查(Time-Out)；⑤放置体位；⑥开启无菌包，清点物品；⑦协助术者上台；⑧配合使用设备仪器，供应术中物品，加强术中巡视观察；⑨手术结束前清点物品，保管标本；⑩手术结束后与病房交接。

(二)巡回护士工作职责

1.术前准备职责

（1）术前实施术前访视，了解患者病情、身体、心理状况及静脉充盈情况，必要时简单介绍手术流程，给予心理支持；了解患者手术名称、手术部位、术中要求及特殊准备等。

（2）术前了解器械、物品的要求并准备齐全；检查所需设备及手术室环境，处于备用状态。

（3）认真核对患者姓名、床号、住院号、手术名称、手术部位、血型、皮试、皮肤准备情况；按物品交接单核对所带物品；用药时认真做到"三查七对"。

（4）根据不同手术和医师要求放置体位，手术野暴露良好，使患者安全舒适。

2.术中配合职责

（1）与洗手护士共同清点所有物品，及时准确地填写物品清点单，并签全名。

（2）协助手术者上台，术中严格执行无菌操作，督查手术人员的无菌操作。

（3）严密观察病情变化，重大手术做好应急准备。

（4）严格执行清点查对制度，包括各种手术物品、输血和标本等，及时增添所需各种用物。

（5）保持手术间安静、有序。

3.手术后处置职责

（1）手术结束，协助医师包扎伤口。

（2）注意保暖，保护患者隐私。

（3）患者需带回病房的物品应详细登记，并与工勤人员共同清点。

（4）整理手术室内一切物品，物归原处，并保证所有仪器设备完好，呈备用状态。

（5）若为特殊感染手术，按有关要求处理。

三、预防术中低体温

低体温是手术过程中最常见的一种并发症,60%～90%的手术患者可发生术中低体温,而术中低体温可导致诸多并发症,由此增加的住院天数和诊疗措施,会导致额外医疗经费的支出。因此手术室护士应采取有效的护理措施来维持手术患者的正常体温,预防低体温的发生。

(一)低体温的定义和特点

通常当手术患者的核心体温低于 36 ℃时,将其定义为低体温。在手术过程中发生的低体温呈现出三个与麻醉时间相关的变化阶段:即重新分布期、直线下降期和体温平台期。重新分布期,指发生在麻醉诱导后的 1 h 内,核心温度迅速向周围散布,可导致核心温度下降大约1.6 ℃;直线下降期,指发生在麻醉后的数个小时内,在这一时期,手术患者热量的流失超过新陈代谢所产热量。在这一时期给予患者升温能有效限制热量的流失;体温平台期,指在之后一段手术期间内,手术患者体温维持不变。

(二)与低体温相关的不良后果和并发症

手术过程中出现的低体温,除了给手术患者带来不适、寒冷的感觉外,在术中及术后可能导致一系列不良后果和并发症,包括术中出血增加,导致外源性输血、术后伤口感染率增加、术后复苏时间延长、麻醉复苏时颤抖、心肌缺血、心血管并发症、药物代谢功能受损、凝血功能障碍、创伤手术患者的死亡率增加、免疫功能受损、深静脉血栓发生率增加。

(三)与低体温发生相关的风险因素

1.新生儿和婴幼儿

由于新生儿和婴幼儿体积较小,体表面积相对较大,从而导致热量快速地通过皮肤流失;同时新生儿和婴幼儿的体温中枢不完善且体温调节能力较弱,容易受环境温度的影响,当手术房间室温过低时,其体温会急剧下降。

2.外伤性或创伤性手术患者

由于失血、休克、快速低温补液、急救被脱去衣服等多因素导致外伤性或创伤性手术患者极易在手术过程中发生低体温,而且研究显示术中低体温会增加创伤性手术患者的死亡率。

3.烧伤手术患者

被烧伤的组织引起的热辐射、暴露的组织与空气进行对流传导,以及皮肤保护功能的损伤,都使烧伤手术患者成为发生低体温的高危人群。

4.麻醉

全麻和半身麻醉(包括硬膜外麻醉和脊髓麻醉)过程中使用的麻醉药物尤其是抑制血管收缩类药物,使手术患者血管扩张,导致核心温度向患者体表散布。因此当麻醉过程长于 1 h,患者发生低体温的风险增加。

5.年龄

老年手术患者在生理上不可避免地出现生命器官功能减退,如脂肪肌肉组织的减少、新陈代谢率降低、对温度敏感性减弱等,以及对麻醉和手术的耐受性和代偿功能明显下降,因此更容易导致低体温。

6.其他与低体温发生相关的因素

其他与低体温发生相关的因素包括体质量(消瘦患者)、代谢障碍(甲状腺功能减退、垂体功能减退)、抗精神病和抗抑郁症药物治疗的慢性疾病、使用电动空气止血仪、手术室室温过低、低温补液及血液制品输注、手术过程中开放的腔隙等。

(四)围术期体温监测

1.围术期体温监测的重要性

围术期常规监测体温,能够为手术室护士制订护理计划提供建议;将体温监测结果与风险因素的评估结合,有助于采取有效措施,预防和处理低体温。

2.体温监测方式

能准确监测核心体温的四种体温监测方式是鼓膜监测法、食管末梢监测法、鼻咽监测法和肺动脉监测法,其中尤以前三种在围术期可行性较高。此外常用的体温监测部位还包括肛门、腋窝、膀胱、口腔和体表等。

(五)围术期预防低体温的护理干预措施

1.术前预热手术患者

进行麻醉诱导前对手术患者进行至少 15 min 的预热,能有效缩小患者核心温度和体表温度的温度梯度,同时能减小麻醉药物引起的血管扩张作用,预防低体温的发生,尤其是低体温发生第一阶段时核心温度的下降。

2.使用主动升温装置

(1)热空气加温保暖装置:临床循证学已证明热空气动力加温保暖装置能安全有效预防术中低体温,对新生儿、婴幼儿、病态肥胖患者均有效果。

(2)循环水毯:将循环水毯铺于手术患者身下能有效将热量通过接触传导传递给患者,维持正常体温。

3.加温术中输液或输血

术中当手术患者需要大量输液或输血时,尤其当成年手术患者每小时的输液量大于 2 L 时,应该考虑使用加温器将补液或血液加温至 37℃,防止因过量低温补液输入引起的低体温。同时有研究表明热空气动力加温保暖装置与术中静脉补液加温联合使用,预防低体温的效果更佳。

4.加温术中灌洗液

在进行开放性手术的过程中,当需要进行腹腔、胸腔、盆腔灌洗时,手术室护士可加温灌洗液至 37 ℃左右或用事先放于恒温箱中的灌洗液进行术中灌洗。

5.控制手术房间温度

巡回护士应有效控制手术间温度,避免室温过低。在手术患者进手术间前 15 min 开启空调,使手术间的室温在手术患者到达时已达到 22~24 ℃。

6.减少手术患者暴露

将大小适宜的棉上衣盖在非手术部位,保证非手术区域的四肢与肩部不裸露,起到保暖的作用。在运送手术患者至复苏室或病房的过程中,选用相应厚薄盖被,避免手术患者肢体或肩部裸露在外。

7.维持手术患者皮肤干燥

术前进行皮肤消毒时,须严格控制消毒液剂量,避免过剩的消毒液流至手术患者身下;术中洗手护士应及时协助手术医师维持手术区域的干燥,及时将血液、体液和冲洗液用吸引装置吸尽;手术结束时,应及时擦净擦干皮肤,更换床单保持干燥。

8.湿化加温麻醉气体

对麻醉吸入气体进行湿化加温这种护理预防措施对预防新生儿和儿童发生低体温尤其

有效。

四、外科冲洗和术中用血、用药

(一)外科冲洗

外科冲洗即在外科手术过程中采用无菌液体或药液冲洗手术切口、腔隙及相关手术区域,达到减少感染、辅助治疗的目的。常用于以下两种情况。

1.肿瘤手术患者

肿瘤手术患者常采用 42 ℃低渗灭菌水 1 000～1 500 mL 冲洗腹腔,或化疗药物稀释液冲洗手术区域,并保留 3～5 分钟,可以有效防止肿瘤脱落细胞的种植。

2.感染手术患者

感染手术患者常采用 0.9% 生理盐水 2 000～3 000 mL 冲洗,或低浓度消毒液体冲洗感染区域,尤其对于消化道穿孔的手术患者可以有效降低术后感染率。

(二)术中用血

1.术中用血的方式

根据患者的病情,可采用以下几种方式。①静脉输血:经外周静脉、颈内静脉、锁骨下静脉进行输血;②动脉输血:经左手桡动脉穿刺或切开置入导管,是抢救严重出血性休克的有效措施之一,该法不常用,可迅速补充血容量,并使输入的血液首先注入心脏冠状动脉,保证大脑和心脏的供血;③自体血回输:使用自体血回输装置,将术中患者流出的血进行回收,经抗凝、过滤、离心后,将分离沉淀所得的红细胞加晶体液即可回输给患者。

2.术中用血的注意事项

手术中用血具有一定的特殊性,应注意以下几个方面:①巡回护士应将领血单、领取血量、手术房间号等交接清楚;输血前巡回护士应与麻醉医师实施双人核对;核对无误,双方签名后方可使用,以防输错血。②避免快速、大量地输入温度过低的血液,以防患者体温过低而加重休克症状。③输血过程中应做好记录,及时计算出血量和输血量,结合生命体征,为手术医师提供信息以准确判断病情。④手术结束而输血没有结束,血制品必须与病房护士当面交班,以防出错。⑤谨防输血并发症及变态反应,特别是在全麻状态下,许多症状可能不典型,必须严密观察。

(三)术中用药

手术室的药品除了常规管理外,还必须注意以下几点:①手术室应严格区分静脉用药与外用药品,统一贴上醒目标签,以防紧急情况下拿错;②麻醉药必须专柜上锁管理,对人体有损害的药品应妥善保管;建立严格的领取制度,使用须凭专用处方领取;③生物制品、血制品及需要低温储存的药品应置于冰箱内保存,定期清点。

五、手术物品清点

手术过程中物品的清点和记录非常重要,应遵循以下原则:①清点遵循"二人四遍清点法"原则,即洗手护士和巡回护士两人,在手术开始前、关闭腔隙前、关闭腔隙后、缝合皮肤后分别进行清点;②在清点过程中,洗手护士必须说出物品的名称、数量和总数,清点后由巡回护士唱读并记录;③清点过程必须"清点一项、记录一项";④如果在清点手术用物时,发现清点有误,巡回护士必须立即通知手术医师,停止关闭腔隙或缝合皮肤,共同寻找物品去向,直至物品清点无误后再继续操作。物品清点单作为病史的组成部分具有法律效应,不可随意涂改。

六、手术室护理文书记录

护理文书是护理工作以书面记录保存的档案,是整个医疗文件的重要组成部分,护理文书与医疗记录均属于具有法律效力的证明文件。规范的手术室文书记录对提高手术室护理质量、确保手术安全、提高患者满意度起到了重要的辅助作用。

(一)手术室护理文书记录意义

手术护理文书指手术室护士记录手术患者接受专科护理治疗的情况,能客观反映事实。部分手术护理文书需保存在病历内,并且具有法律效力。特别是《医疗事故处理条例》引入了"举证责任倒置"这一处理原则,护理文书书写的规范及质量显得更为重要。手术室护士,应本着对手术患者负责、对自己负责的认真态度,根据卫健委 2010 年 3 月 1 日印发的《病历书写规范》要求及手术室护理相关规范制度,如实、准确地书写各类护理文书。

(二)手术室护理文书记录的主要内容

手术室护理文书一般包含四大部分:手术患者交接、手术安全核查、术中护理及手术患者情况和手术物品清点情况。

1.手术患者交接记录

记录的护理表单是《手术患者转运交接记录单》。手术患者入手术室后,巡回护士与病区护士进行交接,对手术患者的神志、皮肤情况、导管情况、带入手术室药物及其他物品等内容交接记录并签名;手术结束后,巡回护士对手术患者的神志、皮肤情况、导管情况、带回病区或监护室药物及其他物品等内容进行记录并签名。

2.手术安全核查

记录的护理表单是《手术安全核查表》。手术室巡回护士与手术医师、麻醉师应分别在麻醉实施前、手术划皮前和患者离开手术室前进行手术安全核查,核查步骤必须按照手术安全核查制度的内容和流程进行,每核对一项内容,并确保正确无误后,巡回护士依次在《手术安全核查表》相应核对内容前打钩表示核对通过。核对完毕无误后,三方在《手术安全核查表》上签名确认。巡回护士应负责督查手术团队成员正确执行手术安全核查制度和签名确认,不得提前填写《手术安全核查表》或提前签名。

3.术中护理及患者情况

记录的护理表单是《手术室护理记录单》。护理记录内容主要包括手术体位放置、消毒液使用、电外科设备及负压吸引使用、手术标本管理、术前及术中用药、术中止血带使用和植入物管理等内容。

4.物品清点情况

记录的护理表单是《器械、纱布、缝针等手术用品清点单》。手术室护士应记录手术中所使用的器械、纱布、缝针等手术用品名称和数目,确保所有物品不遗落在手术患者体腔或切口内。手术过程中如需增加用物,应及时清点并添加记录。手术结束,巡回护士与洗手护士应确认物品清点情况后,签名确认。

(三)手术室护理文书的书写要求

根据《病历书写基本规范》,填写手术护理记录单时,应符合以下的要求:①使用蓝黑墨水或碳素墨水填写各种记录单,要求各栏目齐全、卷面整洁,符合要求,并使用中文和医学术语,时间应具体到分钟,采用 24 h 制计时。②书写应当文字工整、字迹清晰、表述准确、语句通顺、标点正确;出现错字时用双划线在错字上,不得采用刮、粘、涂等方法掩盖或去除原来的字迹。③内容应客观、真实、准确、及时、完整,重点突出,简明扼要,并由注册护理人员签名;实习医务人员、试用期医务人员书写的病历应当经过本医疗机构合法执业的医务人员审阅、修改并签名。④护士长、高年资护士有审查修改下级护士书写的护理文件的责任。修改时,应当使用同色笔,必须注明修改日期、签名,并保持原记录清楚、可辨。⑤抢救患者必须在抢救结束后 6 h 内据实补记,并加以注明。

七、手术标本处理

(一)标本处理流程

1.病理标本

由手术医师在术中取下标本交给洗手护士,由洗手护士交予巡回护士;巡回护士将标本放入容器,并贴上标签,写明标本名称;术后与医师核对后,加入标本固定液,登记签名,交给专职人员送病理科,并由接受方核对签收。

2.术中冰冻标本

由手术医师在术中取下标本,交给洗手护士,由洗手护士交给巡回护士;巡回护士将标本放入容器,并贴上标签,写明标本名称,立即与手术医师核对,无误后登记签名,交给专职人员送病理科,并由接受方核对签收;病理科完成检查后电话通知手术室护士,同时传真书面报告;巡回护士接到检查结果后立即通知手术医师。

(二)注意事项

(1)术中取下的标本应及时交予巡回护士,装入标本容器,及时贴上标签,分类放置。

(2)术中标本应集中放置在既醒目又不易触及的地方妥善保管;传送的容器应密闭,以确保标本不易打翻。

(3)术后手术医师与巡回护士共同核对,确认无误后加入标本固定液,登记签名后将标本置于标本室的指定处。

(4)专职工勤人员清点标本总数,准确无误后送病理室,病理室核对无误后签收。

(沙俊通)

第四节　手术后的处置

一、保温、转运和交接患者

(一)手术患者离开手术室的保温与转运

1.转运前准备

确认患者生命体征平稳,适合转运;各管路的通畅和妥善固定;麻醉师、手术医师、护士,以及工勤人员准备妥善;确认转运车处于功能状态。

2.转运中护理

在搬运患者时,应确认转运床位处于固定状态。在转运中,应注意以下几个问题。

（1）手术患者的保温：麻醉削弱中枢体温调节功能，在全麻药物或区域阻滞麻醉下，肌肉震颤受抑制，不能产生热量。同时，血管收缩反应由于挥发性麻醉剂的舒张血管作用而减弱，致使体热丢失，导致低体温。同时周围环境温度，尤其是冬天，可能会加剧这种低温状态。

（2）手术患者的呼吸：麻醉师陪同转运，注意观察呼吸的频率和深度，必要时携带监护仪器。转运过程中注意氧气供给，并保证手术患者转运过程中头部位置在没有特殊禁忌下偏向一侧。若置有气道导管的手术患者，确保气囊充盈，防止麻醉后反应及搬运引起的恶心呕吐，造成误吸。

（3）手术患者的意识改变：评估患者的意识，如出现苏醒恢复期的躁动，可以遵医嘱适当使用镇静药物；如患者意识清醒但不能配合各项治疗措施，可以遵医嘱给予保护性约束，但要注意观察使用约束带处皮肤的情况；同时做好各类导管的固定，并尽量固定在患者不能接触的范围内；正确使用固定床栏。

（二）麻醉复苏室中手术患者的交接

麻醉复苏室亦称麻醉后监测治疗室（post-anesthetic care unit，PACU），用于为所有麻醉和镇静患者的苏醒提供密切的监测和良好的处理。人员配备包括麻醉医师和护士，物品配备除了常规处理装置（氧气、吸引装置、监测系统等）外，还需要高级生命支持设备（呼吸机、压力换能器、输液泵、心肺复苏抢救车等）及各种药物（血管活性药、呼吸兴奋药、各种麻醉药和肌松药的拮抗药、抗心律失常药、强心药等）。PACU应有层流系统，环境安静、清洁、光线充足，温度保持在20 ℃～25 ℃，湿度为50％～60％。复苏室的床位数与手术台数的比有医院采用约为1∶（1.5～2）；护士与一般复苏患者之比约为1∶3，高危患者为1∶1。复苏室应紧邻手术室或手术室管辖区域，以便麻醉医师了解病情、处理患者，或患者出现紧急情况时能及时送回手术室进一步处理。手术结束后，患者需要转入PACU，手术巡回护士应当先电话与PACU护士联系，告知患者到达的时间和所需准备的设备。当手术患者进入PACU后，手术医师、麻醉医师和手术护士应分别与PACU医师和护士进行交接班。

1.手术室护士交接的内容

手术患者姓名，性别，年龄，术前术后的诊断，手术方式，术后是否有引流管，引流管是否通畅，手术过程中是否存在植入物放置，手术中的体位和患者皮肤受压的情况等。

2.麻醉医师应交接的内容

麻醉方式，麻醉药的剂量，术前术中抗生素的使用，出入量，引流量等。

3.手术医师应交接的内容

术后立即执行的医嘱与特别体位，伤口处理情况等。

二、麻醉复苏患者的评估

当手术患者进入PACU后应立即吸氧或辅助呼吸，以对抗可能发生的通气不足、弥散性缺氧和缺氧性通气驱动降低，并同时监测和记录生命体征。麻醉医师应向PACU工作人员提供完整的记录单，并等到PACU工作人员完全接管患者后才能离开。

（一）基本评估

1.手术患者一般资料

手术患者一般资料姓名、性别、诊断、母语和生理缺陷（如聋、盲）。

2.手术

手术包括手术方式、手术者和手术可能的并发症。

3.麻醉

麻醉包括麻醉方法、麻醉药、剂量、药物拮抗、并发症、估计意识恢复的时间或者区域麻醉恢复的时间。

4.相关病史

相关病史包括术前和术中的特殊治疗、当前维持治疗药物,药物过敏史、过去疾病和住院史。

5.生命体征及其他

生命体征及其他包括基本的生命体征,以及液体的平衡(输液量和种类、尿量和失血量)、电解质和酸碱平衡情况等。

(二)监测内容

手术患者进入 PACU 后,应常规每隔至少 5 min 监测一次生命体征,包括血压、脉搏、呼吸频率等,持续 15 min 或至患者情况稳定;此后每隔 15 min 监测一次。全身麻醉的患者应持续监测 ECG 和脉搏氧饱和度直至患者意识恢复,监测尿量及尿液的性状、水电解质平衡情况等。还应监测患者体温情况,及时保暖,有助于患者尽快复苏。

对于神经系统和意识的监测是麻醉复苏室的特殊监测项目,可应用神经刺激器监测肌肉功能的逆转情况;以及采用新一代的麻醉深度监测仪(双频谱指数-BIS),直接测定麻醉药和镇静药对脑部的影响,该仪器可提供一个从 0(无脑皮层活动)到 100(患者完全清醒)的可读指数,能客观地描述镇静、意识丧失和恢复的程度,对术后患者意识水平恢复的评估有参考价值。

除了以上标准监测内容,对于一些血流动力学不稳定、需要用血管活性药和采取血样的患者,应置动脉导管进行有创监测血压,必要时使用中心静脉和肺动脉导管监测 CVP 和 PCWP。如果需要加强监测和处理,应送至 ICU 继续治疗。

三、麻醉后并发症的护理

手术麻醉结束后,大多数患者都会在麻醉复苏室经历一个相对平稳的麻醉苏醒期,但术后突发的且危及生命的并发症随时可能发生,尤其在术后 24 h 内。其中循环系统和呼吸系统的并发症是麻醉后最为常见的。如手术后患者能得到适当的观察和监测,可以有效预防大多数手术后患者的死亡。

(一)循环系统并发症

在术后早期,低血压、心肌缺血、心律失常是最常见的并发症。

1.低血压

手术后进行性出血、补液量不足、渗透性多尿、液体在体内转移而造成患者低血容量是出现麻醉后低血压最为常见的原因,其他还包括静脉回流受阻、心功能不全引起的心排血量下降、椎管内麻醉及残留的麻醉药物等都可导致低血压的发生。临床处理及护理措施包括准确评估患者术中及术后出血情况,监测出入量,积极采用对症治疗措施,给予吸氧,如患者需使用血管收缩药物,应严密监测血流动力学改变。

2.高血压

高血压指患者术后血压比手术前高 20%~30%。手术前原有高血压又未经系统药物治疗的患者,其术后发生高血压的概率大大增加。其他如颈内动脉手术、胸腔内手术、疼痛、血管收缩药物使用等诱因都可以导致高血压的发生。临床处理及护理措施包括止痛,给予吸氧,给予抗高血压药物,必要时可给予血管扩张剂。

3.心肌缺血及心律失常

心肌缺血及心律失常常见诱因包括低氧血症、电解质或酸碱失衡、交感神经兴奋、术中及术后低体温、特殊药物使用(一些麻醉药如阿片类药物和抗胆碱酯酶药)和恶性高热等,而术前原有循环系统疾病的患者,更容易在术后诱发心肌缺血或心律失常。对于患者出现的循环系统并发症,一定要在手术后密切观察病情,记录生命体征变化,按病因进行诊断和处理。

(二)呼吸系统并发症

呼吸系统并发症在 PACU 患者中的发生率为 2.2%,主要包括低氧血症、通气不足、上呼吸道梗阻、喉痉挛和误吸等。

1.低氧血症

术后常见的低氧原因包括肺不张、肺水肿、肺栓塞、误吸、支气管痉挛及低通气。临床表现为呼吸困难、发绀、意识障碍、躁动、迟钝、心动过速、高血压和心律失常。

2.通气不足

由于肌肉松弛剂的残余作用或麻醉性镇痛剂的使用、伤口疼痛、胸腹部手术的术后加压包扎、术前存在的呼吸系统疾病以及气胸都是术后导致通气不足的原因。

3.上呼吸道梗阻

上呼吸道梗阻原因包括舌后坠、喉痉挛、气道水肿、手术切口血肿、声带麻痹。临床表现为打鼾、吸气困难,可看见胸骨上、肋间由于肌肉收缩而凹陷,患者通常呈深睡状态,血氧饱和度明显降低。

术后出现上述并发症时,都应首先给予面罩吸氧,人工辅助通气,必要时可置入喉罩或重新气管内插管,根据病因对症处理。

(三)神经系统并发症

神经系统并发症主要包括苏醒延迟、谵妄、神经系统损伤、外周神经损伤。苏醒延迟最常见的原因是麻醉或镇静的残余作用;谵妄可发生于任何患者,更常见于老年患者,围术期应用的许多药物都可诱发谵妄。颅内手术、颈动脉内膜切除术和多发性外伤可能导致神经系统的损伤;而外周神经的损伤多和手术直接损伤和术中体位安置不当有关;最常见的损伤位置是腓外侧神经、肘部(尺神经)、腕部(正中神经和尺神经)、臂内侧(桡神经)、腋窝(臂丛)。因此,手术中应仔细操作,避免误伤;同时维持患者合理正确的体位并加强巡查。

(四)疼痛

手术本身是一种组织损伤,术后疼痛会引起机体一系列的复杂的生理、病理的反应。患者表现为不愉快的感觉和情绪体验。临床常用的方法有 BCS(Bruggrmann Comfort Scale)舒适评分。具体方法为:0 分为持续疼痛;1 分为安静时无痛,深呼吸或咳嗽时疼痛严重;2 分为平卧安静时无痛,深呼吸或咳嗽时轻微疼痛;3 分为深呼吸时亦无痛;4 分为咳嗽时亦无痛。

阿片类药物是术后止痛的主要方法;目前临床应用范围较广的自控镇痛(patient controlled analgesia,PCA)得到了患者的满意和认可。PCA 是一种由手术患者自己调节的镇痛泵,当手术患者意识到疼痛时,通过控制器将镇痛药注入体内,从而达到止痛的目的。PCA 事先由医护人员根据手术患者的疼痛程度和身体状况,对镇痛泵进行编程,预先设置镇痛药物和剂量,实现个性化给药。PCA 也是一种安全的术后疼痛治疗手段,通过医护人员设定最小给药时间间隔和单位时间内药物最大剂量,可以避免用药过量。

其他镇痛方法如非甾体类药物的使用、区域神经阻滞、局部镇痛,以及非药物性的干扰措施。具体包括:舒适的体位、冷热刺激、按摩、经皮神经电刺激、放松技术、想象等,但非药物治疗只能作为药物治疗的辅助,而不能替代药物有效镇痛。

(五)肾脏并发症

由于局麻药或阿片类药物的干扰,可导致括约肌松弛、尿潴留。常见的并发症有少尿、多尿致电解质紊乱。术后处理的方法为保证导尿管通畅;正确测量和记录尿量,至少每小时记录一次,为医师提供参考;监测电解质变化,及时纠正电解质的紊乱。

(六)术后恶心呕吐

手术后恶心呕吐的发生率在 $14\% \sim 82\%$,小儿的发生率是成人的两倍,女性比男性发生率高,肥胖比消瘦发生率高。恶心和呕吐主要由手术和麻醉本身引起,一些药物如麻醉性镇痛药、氯胺酮等也被认为可增加术后恶心呕吐的发生。临床处理方法为,评估恶心呕吐的原因,对症处理;防止呕吐物吸入而引起吸入性肺炎。对易出现术后恶心呕吐的患者,要进行预防性处理,如在术前或术中使用抗呕吐药。

(七)体温变化

在麻醉状态下体温调节中枢受到麻醉药物的干扰,当环境温度降低时,核心温度(指内脏温度、直肠温度或食管温度)可降低 6℃ 或更低,小儿尤其如此。低温会导致心肌抑制、心律失常、心肌缺血、心排量降低,使组织供氧不足。低温重在预防,和护理工作息息相关。临床处理方法为,术中适当升高环境温度,暴露的体腔应该用棉垫加以覆盖;使用加热毯,静脉输液使用温热仪。术后患者应常规测量体温,必要时采取保温复温措施。术后高温则与感染、输液反应、恶性高热有关,可使用药物和降温毯进行对症处理。

四、医疗废弃物的处置

(一)手术室医疗废弃物的分类

1.医疗废弃物的概念

医疗废弃物的概念指医疗卫生机构在医疗、预防、保健,以及其他相关活动中产生的具有直接或者间接感染性、毒性及其他危害性的废物。

2.医疗废弃物的分类

医疗废弃物可以分为感染性废物、病理性废物、损伤性废物、药物性废物和化学性废物,共五类。

(二)医疗废弃物管理的基本原则

在 2003 年 6 月 4 日国务院总理温家宝亲自签署了《医疗废弃物管理条例》,从 2003 年 6 月 16 日起执行。基本原则:为了维护人的健康和安全,保护环境和自然资源对医疗废弃物管理实行全程控制。

(三)医疗废弃物收集包装袋及锐器容器警示标识和警示说明

按 2003 年 10 月 15 日开始施行的卫健委第 36 号令《医疗卫生机构医疗废物管理办法》,医疗废物应放于专用的黄色医疗废弃物包装袋(以下简称包装袋)及锐器容器内,其外包装上应有明显的警示标识和警示说明(图 15-23)。

图 15-23　警示标识图

(四)手术室医疗废弃物处理的安全管理措施

手术室是医疗废弃物处置的特殊场所,必须做好以下几个方面的工作。

(1)不得将医疗废弃物混入生活垃圾中;应根据《医疗废物分类目录》五类要求,对医疗废弃物实施分类收集。

(2)医疗废物收集后,应当放置于有明显警示标识和警示说明的黄色袋内,损伤性废弃物放入专用锐器容器内;放入专用黄色袋内或者锐气容器内的废弃物不得取出;病理性废弃物由专职人员送医院规定的地方焚烧。

(3)盛装医疗废弃物的包装袋及专用锐器容器应密闭,无破损、渗漏及其他缺陷;盛装的废弃物不得超过整个容积的 3/4;使用后贴上标签,注明医疗废弃物产生的科室、日期、类别及特殊说明。专人定时回收,注意在手术室存放时间不得超过 24 h。

(4)特殊感染(如气性坏疽、朊毒体、突发原因不明的传染性疾病)患者产生的医疗废弃物应使用双层包装袋并及时封口,尽量缩短在科室内存放时间。

(5)废弃物运输车及存放场所应按照规定用 2 000 mg/L 含氯消毒剂擦拭、喷洒消毒。

(五)一次性物品的使用和管理

一次性物品可以分为一次性使用卫生用品、一次性使用医疗用品、一次性医疗器械共三类。本节涉及的一次性物品指的是一次性使用医疗用品和一次性器械。一次性物品处置的原则为,先毁形,再处理。所有使用后的一次性使用医疗用品及一次性医疗器械视为感染性废弃物,必须应先毁形,后按手术室医疗废弃物处理的安全管理措施处置。

五、术后手术环境的处理

(一)各类物品的处理

洗手护士收回手术台上各类物品,初步整理后,放在包布内或密闭容器内。其中污染的布类敷料放入污敷料车内,送洗衣房消毒处理后清洗;一次性辅料装入黄色垃圾袋作医疗垃圾处理,封口扎紧,并在外包装作明显标记;金属手术器械密封后,送消毒供应中心清洗灭菌;术中切取下的病理标本,按照病理标本处理原则和流程处理。

(二)环境的处理

用 500 mg/L 的有效氯消毒液擦拭手术室物品表面,如有血渍污渍的地方用 2 000 mg/L 的有效氯消毒液擦拭;更换吸引装置、污物桶、并用 2 000 mg/L 的有效氯消毒液擦拭地面;及时更换手术床面敷料,为接台手术做准备;整理室内一切物品,物归原处;开启手术室层流或空气洁净设备,关闭手术室,以达到空气自净目的,并为下一台手术做好准备。

(沙俊通)

参考文献

[1] 潘雷.普外科临床思维与实践[M].北京:科学技术文献出版社,2019.

[2] 周庆云,褚青康.内科护理[M].郑州:郑州大学出版社,2018.

[3] 张阳.外科护理学理论基础与进展[M].北京:科学技术文献出版社,2020.

[4] 何文英,侯冬藏.实用消化内科护理手册[M].北京:化学工业出版社,2019.

[5] 于红,刘英,徐惠丽,等.临床护理技术与专科实践[M].成都:四川科学技术出版社,2021.

[6] 张翠华,张婷,王静,等.现代常见疾病护理精要[M].青岛:中国海洋大学出版社,2021.

[7] 李燕,郑玉婷.静脉诊疗护理常规[M].北京:人民卫生出版社,2021.

[8] 刘巍,常娇娇,盛妍.实用临床内科及护理[M].汕头:汕头大学出版社,2019.

[9] 孙爱针.现代内科护理与检验[M].汕头:汕头大学出版社,2021.

[10] 刘爱杰,张芙蓉,景莉,等.实用常见疾病护理[M].青岛:中国海洋大学出版社,2021.

[11] 高淑平.专科护理技术操作规范[M].北京:中国纺织出版社,2021.

[12] 马雯雯.现代外科护理新编[M].长春:吉林科学技术出版社,2019.

[13] 张俊英.精编临床常见疾病护理[M].青岛:中国海洋大学出版社,2021.

[14] 丁明星,彭兰,姚水洪.基础医学与护理[M].北京:高等教育出版社,2021.

[15] 郑祖平,林丽娟.内科护理[M].北京:人民卫生出版社,2018.

[16] 郭丽红.内科护理[M].北京:北京大学医学出版社,2019.

[17] 金莉,郭强.老年基础护理技术[M].武汉:华中科技大学出版社,2021.

[18] 刘毅.外科护理技术指导[M].北京/西安:世界图书出版公司,2019.

[19] 安利杰.内科护理查房手册[M].北京:中国医药科技出版社,2019.

[20] 高一鹭.神经外科诊疗常规[M].北京:中国医药科学技术出版社,2020.

[21] 丁四清,毛平,赵庆华.内科护理常规[M].长沙:湖南科学技术出版社,2019.

[22] 张薇薇.基础护理技术与各科护理实践[M].开封:河南大学出版社,2021.

[23] 姜雪.基础护理技术操作[M].西安:西北大学出版社,2021.

[24] 赵静.新编临床护理基础与操作[M].开封:河南大学出版社,2021.

[25] 刘峥.临床专科疾病护理要点[M].开封:河南大学出版社,2021.

[26] 初钰华,刘慧松,徐振彦.妇产科护理[M].济南:山东人民出版社有限公司,2021.

[27] 张宏.现代内科临床护理[M].天津:天津科学技术出版社,2018.

[28] 刘萍.内科临床护理技能实践[M].汕头:汕头大学出版社,2019.

［29］王秀兰.外科护理与风险防范［M］.哈尔滨:黑龙江科学技术出版社,2021.

［30］丁琼,王娟,冯雁,等.内科疾病护理常规［M］.北京:科学技术文献出版社,2018.

［31］王为民.内科护理［M］.北京:科学出版社,2019.

［32］高清源,刘俊香,魏映红.内科护理［M］.武汉:华中科技大学出版社,2018.

［33］王妍炜,林志红.儿科护理常规［M］.开封:河南大学出版社,2021.

［34］赵风琴.现代临床内科护理与实践［M］.汕头:汕头大学出版社,2019.

［35］陈素清.现代实用护理技术［M］.青岛:中国海洋大学出版社,2021.

［36］陈世超,冯恩山,孙际典,等.AIDS合并神经外科疾病的手术治疗经验分析［J］.医学综述,
2019,25(1):189-192.

［37］齐辉.临床护理路径在妊高症产妇产后出血护理中的应用及对出血量的影响［J］.国际护理
学杂志,2021,40(18):3421-3424.

［38］高攀嵩.探讨预见性护理在阴道分娩产后出血护理中的改善作用及效果［J］.中国医药指南,
2021,19(25):128-129.

［39］任新芝.精细化护理在卵巢肿瘤腹腔镜下剥除术中对患者术后并发症的影响［J］.黑龙江中
医药,2021,50(1):276-277.

［40］刘正英,郭洁仙.循证护理应用于卵巢良性肿瘤患者术后下床活动时对跌倒的预防作用［J］.
中外女性健康研究,2022(4):115-116.